国家中医药管理局高水平中医药重点学科“中医文献学”
国家中医药管理局“中医药古籍文献与文化研究传承创新团队”
中医药文化与中华文明研究中心

中医古籍音释字诂

邵冠勇 编著

山东科学技术出版社
·济南·

图书在版编目（CIP）数据

中医古籍音释字诂 / 邵冠勇编著 . -- 济南 : 山东科学技术出版社 , 2025.8
ISBN 978-7-5723-1982-2

Ⅰ . ①中…　Ⅱ . ①邵…　Ⅲ . ①中国医药学 - 古籍 - 注释　Ⅳ . ① R2-52

中国国家版本馆 CIP 数据核字 (2024) 第 046601 号

中医古籍音释字诂

ZHONGYI GUJI YINSHI ZIGU

责任编辑：马　祥
装帧设计：孙　佳

主管单位：山东出版传媒股份有限公司
出 版 者：山东科学技术出版社
地址：济南市市中区舜耕路 517 号
邮编：250003　电话：（0531）82098088
网址：www.lkj.com.cn
电子邮件：sdkj@sdcbcm.com
发 行 者：山东科学技术出版社
地址：济南市市中区舜耕路 517 号
邮编：250003　电话：（0531）82098067
印 刷 者：山东华立印务有限公司
地址：山东省济南市莱芜高新区钱塘江街 019 号
邮编：271100　电话：（0531）76216033

规格：32 开（143 mm × 210 mm）
印张：24.75　**字数：**535 千　**印数：**1~1 000
版次：2025 年 8 月第 1 版　**印次：**2025 年 8 月第 1 次印刷
定价：108.00 元

前言

这是一部中医古籍的训诂资料汇编，大体可分三部分：

一是音释。音释是古书注释的一种，是对古书中的疑难字词加以注音释义，其方法多是注明字的四声，以别其义；或者以直音、反切注音，再加释义；或仅注音，或仅释义。其目的旨在帮助读者阅读古籍，扫除阅读中的“拦路虎”。其名目，唐代王冰《黄帝内经素问注》称释文，《灵枢经》《难经》《厘正按摩要术》等称音释，《注解伤寒论》等称释音，《伤寒总病论》称音训。其方式，或置于每卷之后，如《黄帝内经素问注》《注解伤寒论》；或置于每篇之后，如《灵枢经》；或置于夹行注解之后，如《类经》；或置于注解之中，如《太素》；或置于全书之末，如《伤寒总病论》《历代名医蒙求》等。唐代陆德明作《经典释文》三十卷，所释包括十二部经书，外加《老子》《庄子》，可以称得上是音释类的经典著作。其书总称“经典释文”，所含诸书则称“某某音义”。本是单独成书，后世遂分附于各书夹行注疏之后，如《十三经注疏》《庄子集释》等。

二是字诂。字诂就是对字词的解释。这里是指中医古籍中音释之外，在注解之中对某一字词的解释。这里收录的解释主要出自杨上善《黄帝内经太素》、王冰《黄帝内经素问》、唐慎微《证类本草》、李时珍《本草纲目》、张介宾《类经》等。

三是生字。在音释、字诂之外，偶遇生僻之字，亦酌情收录，引字书为注，以资博览。

本书正文皆照录诸书原文，编者所加按语之类，则改换字体，加圆括号以示区别。

因为笔者从事医古文教学工作，所以对中医古籍的训诂颇为留意，其中《黄帝内经太素》《黄帝内经素问》《类经》曾于1977—1978年间手抄于薄。有心集录自古以来至清代各家为中医古籍所作训诂，汇为一册，然工程浩大，非一人之所能。清代经学训诂大家阮元，视学浙江期间，“思治经必先通诂训，庶免凿空逃虚之病。而倚古以来，未有汇辑成书者。”于是编写《凡例》，遴拔人才，分籍纂训，依韵归字，终成《经籍纂诂》一书，可谓“经典之统宗，诂训之渊薮”。可惜《经籍纂诂》医书古籍中只收录了《黄帝内经素问》一书。吾退休赋闲，以绵薄余热，仿照《经籍纂诂》体例，就手边所及之十六部中医古籍中的音释，与其注释中的字诂部分，连其所在例句，一一摘出，按拼音音序排列，勒成一部，题曰《中医古籍音释字诂》。

中医古籍成千上万，本编所及九牛一毛而已。虽非全璧，亦可略见一斑。兹公诸同好，恭请指正。

邵冠勇

2025年2月

目录

音序检字表

【E】

【F】

【G】

【H】

【J】

【K】

【L】

【M】

【N】

【O】

【P】

【Q】

【S】

【Y】

笔画检字表

【五画】

【六画】

【七画】

【八画】

【九画】

【十画】

【十一画】

【十二画】

【十四画】

【十五画】

【十六画】

【十七画】

【十八画】

【十九画】

【二十画】

【二十一画】

【二十二画】

【二十四画】

【二十五画】

【二十六画】

【二十七画】

【二十八画】

【二十九画】

【三十画】

A

阿 ā　方音称我也。《本草纲目·阿芙蓉》。○阿，夷人自称曰阿。《本草纲目·阿魏》。

埃 āi　尘微也。《太素·五节刺》："病恶埃烟。"○埃，白气似云而薄也。埃固有微甚，微者如纱縠之腾，甚者如薄云雾也。《素问·六元正纪大论》："山泽埃昏。"○埃，青尘也。《素问·至真要大论》："则太虚埃昏。"○埃，土雾也。《素问·五常政大论》："埃冒云雨。"○埃，昏也。《素问吴注·六元正纪大论》："其运阴埃。"○埃，尘也。《类经·运气类十七》："其运阴埃。"○埃昏，尘埃蔽日而昏也。《素问吴注·六元正纪大论》："埃昏黄黑。"

焥 āi　乌开切。《素问·藏气法时论》："禁犯焠焥热食温炙衣。"○焥，音埃。《素问吴注·藏气法时论》："禁犯焠焥热食温炙衣。"○焥，音哀。焠焥，烧爆之物。《类经·疾病类二四》："禁犯焠焥热食温炙衣。"

挨 ái　乙谐切，推也。《历代名医蒙求·都料取钩》："挨之到喉。"

嗳（嗳）ǎi　音蔼。《厘正按摩要术·腹痛》："面黄嗳酸。"

蔼（藹）ǎi　於盖切。《伤寒论·辨脉法》："脉蔼蔼如车盖者，名曰阳结也。”○蔼，於盖切。《难经·十五难》：“其脉来蔼蔼如车盖。”○蔼，於盖切。《医宗金鉴·伤寒论注·平脉法》：“脉蔼蔼如车盖者名曰阳结也。”

鼳 ài　音艾。鼳鼳（lí ài）。《本草纲目·鼠附录》：“鼳鼳。”

爱（爱）ài　珍子为爱。《本草纲目·原蚕》。

噫 ài　乙戒反，饱满出气也。《太素·藏府气液》：“心主噫。”○噫，乌界切。《素问·阴阳应象大论》注：“哕，谓哕噫，胃寒所生。”○噫，乌介切。《难经·十六难》：“面黄，善噫。”○噫，乌介切。《伤寒论·平脉法》：“噫而吞酸。”○噫，乙界切。《伤寒论·辨脉法》：“气噫而除。”○噫，嗳气也。《类经·疾病类六》：“善噫善欠。”○噫，伊、隘二音。《类经·疾病类九》：“哕噫腹满。”○噫，伊、隘二音。《类经·疾病类六七》：“嗌干善噫。”○噫，伊、隘二音。嗳气也。释义曰：饱食息也。《礼记》注曰：不寤之声。《类经·疾病类二五》：“心为噫。”○噫，伊、隘二音。嗳气也。释文曰：饱食息也。《灵枢·口问》：“人之噫者，何气使然？”○噫，伊、隘二音。嗳叹声。《类经·疾病类十》：“胃脘痛腹胀善噫。”○噫，伊、隘二音。噫出于心，阴邪胜也。《类经·脉色类二五》：“必发哕噫。”○噫，乙介切。《医宗金鉴·伤寒论注·太阳中篇》：“干噫食臭。”

鳵（鳵）ài　鴮雌曰鳵。《本草纲目·巧妇鸟》：“《尔雅》云：桃虫，鴮；其雌曰鳵。”

礙（碍）ài　音艾。《素问·五运行大论》注："言太虚无碍，地体何冯而止住？"

安 ān　何也，言何以生之。《素问·脉要精微论》："此皆安生？"○安，何也。《素问·疟论》："夫病温疟与寒疟而皆安舍？"○安，犹何也，言何以生也。《素问·痹论》："痹之安生？"○安，谓顺胜气以和之也。《素问·至真要大论》："安其屈伏。"○安，留聚也。《类经·针刺类三四》："不安处所乃散亡。"○安安，定静貌。《类经·藏象类三一》："太阳之上安安然。"○安卧，安于卧也。《素问吴注·平人气象论》："安卧脉盛。"

庵 ān　草屋也。《本草纲目·庵蕳》："庵蕳。"○庵蕳，音淹闾。《本草纲目·庵蕳》："庵蕳。"

菴 ān　音谙。《证类本草·菴摩勒》："菴摩勒。"○菴，音淹。《证类本草·菴蕳子》："菴蕳子。"○菴，音淹。《证类本草·卷六目录》："菴蕳子。"○菴，音淹。《证类本草·总目录》："菴蕳子。"

鵪（鹌）ān　同"鹌"。《本草纲目·鷃》："鹌，一作鵪。"

盦 ān　谙入声。覆盖也。《厘正按摩要术·总目》："盦法。"

鹌（鹌）ān　一作"鵪"。鹑属也。《本草纲目·鷃》："鹌，一作鵪。"

按 àn　谓按摩。《素问·金匮真言论》："冬不按蹻。"○按，谓抑按皮肉。《素问·异法方宜论》："其治宜导引按跻。”○按，按摩也。《素问吴注·玉机真藏论》：“可按若刺耳。”○按，手按也。《素问吴注·金匮真言论》：“故冬不按跻。”○按，手摩谓之按。《素问吴注·异法方宜论》：“其治宜导引按跻。”○按，谓按摩也。《素问吴注·阴阳应象大论》：“按而收之。”○按，察也。《类经》：“按而收之。”○按，捏按也。《类经》：“其治宜导引按跻。”○按，抑也。《类经·疾病类七三》：“治之每切按之致死。”

盎 àng　浊者曰盎。《本草纲目·酒》。

凹 āo　音凅，又音敖。低下也。《厘正按摩要术·按胸腹》：“高低凸凹，如畎亩状。”

顟（颟）āo　於交切。凹也。《素问·厥论》音释。（顾校：“经注并无颟字，未详。”）

獒 áo　高四尺曰獒。《本草纲目·狗》。

蔜 áo　五高切。《证类本草·蘩蒌》：“《尔雅》云：蔜，蔢蕠。”○蔜，音敖。《本草纲目·繁缕》：“蔜。”

螯 áo　音敖。《证类本草·马刀》：“车螯。”

芺 ǎo　哀老切。《证类本草·紫草》：“一名紫芺。”○芺，音袄。《证类本草·苦芺》：“苦芺。”○芺，音袄。《证类本草·十一目录》：“苦芺。”○芺，音袄。《证类本草·总目录》：“苦芺。”○芺，音夭。《证类本草·芺树》：“芺树。”○芺，音袄。《本草纲目·苦芺》：“苦芺。”“凡物稗曰芙。”〇芙，音袄。《本草纲目·紫草》：“紫芙。”

𫚓（𩾃）ào　小者名𫚓。《本草纲目·鰌鱼》。

懊 ào　音鏖。懊侬。《类经·运气类二三》：“甚则瞀闷懊侬。”〇懊，影考切。《医宗金鉴·伤寒论注·太阳上篇》：“心中懊侬。”〇懊侬，心乱也。懊侬，痛悔声。《伤寒论·辨太阳病中》：“心中懊恼。”成注：“懊恼者，俗谓鹘突是也。”〇懊侬，上于报切，悔也。《伤寒总病论·阳明证》：“心中懊侬。”〇懊侬，音襖农。心乱也。《厘正按摩要术·黄疸》：“心中懊侬。”

B

八 bā　八动，谓八节之风变动。《素问·宝命全形论》：“能存八动之变。”〇八动，八风也。《素问吴注·宝命全形论》：“能存八动之变。”〇八风，八方之风也。《素问·脉要精微论》：“八风之变也。”〇八风，谓八方之风。《素问·移精变气论》：“以去八风五痹之病。”〇八风者，东方婴儿风，南方大弱风，西方刚风，北方大刚风，东北方凶风，东南方弱风，西南方谋风，西北方折风。《素问·八正神明论》：“所以候八风之虚邪以时至者也。”〇八风，八方之风。《素问吴注·金匮真言论》：“天有八风。”〇八极，八方目极之所也。《素问·五运行大论》：“临观八极。”〇八极，八方目及之处。《素问吴注·五运行大论》："临观八极。"〇八极，八方远际也。《素问吴注·阴阳类论》："临观八极。"〇八极，八方远际也。《类经·疾病类七》："临观八极。"〇八间，自腋下至胠凡八肋，故云八间。《素问吴注·气府论》："八间各一。"〇八溪，八脉也。《太素》证候之一："此四支八溪之朝夕也。"〇八溪，谓肘膝腕也。《素问·五藏生成》："此四支八溪之朝夕也。"〇八溪，每支二溪也。《素问吴注·五藏生成》："此四支八溪之朝夕也。"〇八正，谓八节之正气也。《素问·八正神明论》："八正者，所以候八风之虚邪以时至者也。"〇八正，八风正气。《素问吴注·八正神明论》："八正神明论。"〇八正，八节之正气。《类经·论治类十八》："八正九候。"〇八纪，八节之风纪。《素问吴注·阴阳应象大论》："天有八纪。"

馸（馸）bā　音八。八岁曰馸。《本草纲目·马》。

巴 bā　俗谓干物为巴，巴亦焦意也。《本草纲目·芭蕉》。

肥 bā　音巴。《本草纲目·贝子》："海肥。"

蚆 bā　音巴。《本草纲目·贝子》："博而頯曰蚆。"

贝八 bā　肥俗作贝八。《本草纲目·贝子》："海肥。俗作贝八。"

拔 bá　谓出本。《素问·五常政大论》："其变振拉摧拔。"〇拔，谓出本。《类经·运气类十三》："其变振拉摧拔。"〇拔，发根也。《类经·运气类十七》："其变振拉摧拔。"

菝 bá　蒲八切。《证类本草·目录》："菝葜。"〇菝，蒲八切。《证类本草·菝葜》："菝葜。"〇菝，蒲八切。《证类本草·目录》："菝葜。"〇菝菰，同葜。《本草纲目·菝葜》："菝菰。"〇菝茼，音跋活。《本草纲目·薄荷》："菝茼。"〇菝葜，上蒲八切，下弃八切。《本草纲目·菝葜》。

炦 bá　炦鲒，短也。《本草纲目·菝葜》："菝菰，犹炦鲒也。"

跋 bá　乃狼足名。《本草纲目·黄环》："实名狼跋子。"

鼥 bá　音拔。《本草纲目·土拨鼠》："鼧鼥。"

把 bǎ　持也。《太素·知官能》："把而行之。"〇把，一本作犯。《灵枢·官能》："把而行之。"

白 bái　寒也。《太素·经脉皮部》："多白则寒。"〇白，鱼脬曰鳔，曰白。《本草纲日·鱼鲩》。〇白者，金之色。《类经·藏象类一》："白色薄皮弱肉者。"〇白，肺之色也。《素问吴注·五藏生成》："白，脉之至也。"〇白，淫浊也。《素问吴注·玉机真藏论》："出白。"〇白埃，气如白尘者也。《素问吴注·六元止纪大论》："白埃。"〇白气，今之山岚也。《素问吴注·六元正纪大论》："化为白气。"〇白血，谓咳出浅红色血，似肉似肺者。《素问·至真要大论》："咳不止而白血出者死。"〇白淫，谓白物淫衍，如精之状，男子因溲而下，女子阴器中绵绵而下也。《素问·痿论》："及为白淫。"

百 bǎi　标也。《素问吴注·标本病传论》："言一而知百病之害。"〇百，标也。《类经·标本类五》："言一而知百病之害。”

柏 bǎi　犹伯也。故柏从白。《本草纲目·松》。

擺（摆）bǎi　拜上声。《厘正按摩要术·苍龙摆尾法》：“苍龙摆尾图。”〇摆，拜上声。开也，拨也。《厘正按摩要术·摇法》：“掐威灵、精宁二穴，摇摆之。”

敗（败）bài　谓气终尽而败坏也。《素问·诊要经终论》：“此十二经之所败也。”〇败，谓气终尽而败坏也。《素问吴注·诊要经终论》：“此十二经之所败也。”〇败，遇其克贼而败也。《素问吴注·三部九候论》：“五脏已败。”

稗 bài　音败。《本草纲目·稗》：“稗乃禾之卑贱者也，故字从卑。”

蒲 bài　步卖切。《证类本草·稷》：“又有生野中如蒲，荒年代粮。”

頒（颁）bān　班同。《素问吴注·上古天真论》：“发鬓颁白。”〇颁，斑同。《类经·藏象类十三》：“发鬓颁白。”

瘢 bān　音盘。《证类本草·蠡鱼》：“令人瘢白。”

粄（粄）bǎn　音板，米饼也。《本草纲目·鼠曲草》：“三月三日，取鼠曲汁，蜜和为粉，谓之龙舌粄。”

拌 bàn　音半。搅拌，搅和。《厘正按摩要术·食积》：“即以本物拌绿矾烧灰。”

辦（办）bàn　当作瓣，瓜瓤之类也。《类经·脉色三三》：

“大便赤瓣飧泄脉小者。”

蚌 bàng　长者通曰蚌。《本草纲目·蚌》。○蚌，音棒。蜃属。《厘正按摩要术·浴法》：“以蚌粉轻轻扑之。”

傍 bàng　左右箱也。《太素·刺疟节度》：“傍五胠输各一。”○傍，经之侧处也。《素问吴注·通评虚实论》：“刺手太阴傍三痏。”

棓 bàng　杖也。《本草纲目·桃符》：“许慎曰：羿死于桃棓。”

胞 bāo　豹交反，生儿裹也。《太素·藏府气液》：“脑髓骨脉胆及女子胞。”○胞，女子胞也。《素问·气厥论》：“胞移热于膀胱。”○胞者，任冲之脉，起于胞中，为经络海，故曰胞脉也。《太素·风水论》：“胞脉闭。”○胞，精室也，女人谓之血室。《素问吴注·痹论》：“胞痹者，少腹膀胱按之内痛。”○胞，精室也，在女人为血海。《素问吴注·痿论》：“则胞络绝。”○胞，精室也。《素问吴注·大奇论》：“是胞精予不足也。”○胞，阴胞也，在男则为精室，在女则为血室。《素问吴注·气厥论》：“胞移热于膀胱。”○胞，子室也。《素问吴注·奇病论》：“胞之络脉绝也。”○胞，即子宫也，男女皆有之，在男谓之精室，在女谓之血海。《类经·疾病类五七》：“石瘕生于胞中。”○胞，音包。《类经·藏象类二三》：“脑髓骨脉胆女子胞。”○胞，子宫也，命门元阳之所聚也。《类经·脉色类二四》：“是胞精予不足也。”○胞，子宫也。《类经·疾病类四六》：“胞移热于膀胱。”○胞络，谓子室中之支络也。《素问吴注·奇病论》：“胞络者系于肾。”

雹 báo　音泊。冰雹。《类经·藏象类六》："其眚冰雹。"〇雹，音薄。《类经·运气类十》："乃零冰雹霜雪杀物。"

保 bǎo　近也。《太素·知汤药》："形别不与衣相保。"〇保，守而不失也。《素问吴注·脉要精微论》："虚静为保。"〇保，不失也。《类经·脉色类九》："虚静为保。"

葆 bǎo　音保。平也。《素问·征四失论》："治数之道，从容之葆。"〇葆，音保。《素问吴注·征四失论》："从容之葆。"〇葆，音保。韬藏也。《类经·论治类十九》："从容之葆。"

寶（宝）bǎo　宝命，珍重其所赋之命。《素问吴注·宝命全形论》："宝命全形论。"

毕 bǎo　音保。相次也。《本草纲目·鸨》："鸨性群居，如雁有行列，故字从毕。"

鴇（鸨）bǎo　音保。水鸟也。《本草纲目·鸨》："鸨性群居，如雁有行列，故字从毕。"

抱 bào　怀胎之义，如西北称伏鸡为抱者是也。《类经·藏象类十六》："以抱人形。"

豹 bào　豹文刺（bào wén cì），左右前后针痏状若豹文，故曰豹文刺也。《太素·五刺》："二曰豹文刺。"

報（报）bào　复也。《类经·疾病类十七》："虚则少气不能报息。"

暴 bào　速也。《素问·五常政大论》："其用暴。"〇暴，犹卒也。《素问·厥论》："或令人暴不知人。"〇暴，强暴，脉来猛也。《素问吴注·大奇论》："肝脉骛暴。"〇暴，卒然也。《素问吴注·厥论》："或令人暴不知人。"〇暴，猝也。《类经·疾病类一》："诸暴强直。"〇暴，急疾也。《类经·脉色类二四》："肝脉骛暴。"〇暴厥，暴气上逆也。《素问吴注·通评虚实论》："暴厥而聋。"〇暴厥，谓猝然厥逆而不知人也。《类经·脉色类二四》："脉至如喘，名曰暴厥。"〇暴仆，猝倒也。《类经·针刺类三七》："脉巅疾者，暴仆。"〇暴痈，暴患之痈。《素问吴注·通评虚实论》："暴痈筋软。"〇暴注，卒暴注泄也。《类经·疾病类一》："暴注下迫。"〇暴气，暴悍之气。《素问吴注·阴阳应象大论》："暴气象雷。"

㸆 bào　㸆牛。《本草纲目·驼》："《尔雅》谓之㸆牛。"

鲍（鮑）bào　即今之干鱼也。鱼之可包者，故字从包。《本草纲目·鲍鱼》。〇鲍鱼，腐物也。《素问吴注·腹中论》："饮以鲍鱼汁。"〇鲍鱼，即今之淡干鱼也。《类经·疾病类六三》："饮以鲍鱼汁。"

卑 bēi　卑监（bēi jiàn），卑下监守也。《素问吴注·五常政大论》："土曰卑监。"

鹎（鵯）bēi　鹎鶋（bēi jū）。音匹居。《本草纲目·乌鸦》："鹎鶋。"

椑 bēi　音卑。《证类本草·椑柹》："椑柹，味甘寒，无毒。"

《证类本草·总目录》："椑柿。"○椑，音卑。《证类本草·第二十三目录》："椑柿。"○椑，音卑。《证类本草·椑柿》："椑柿。"○椑，音卑。《证类本草·鼠李》："一名椑。"○椑，音卑。《本草纲目·鼠李》："椑。"○椑柿，音卑士。《本草纲目·椑柿》："椑，乃柿之小而卑者，故谓之椑。"

悲 bēi　凄怆为悲。《素问吴注·六元正纪大论》："少阴所至为悲妄衄衊。"

北 běi　北越，北行而越其常度也。《素问吴注·气交变大论》："则运星北越。"

背 bèi　谓胸中之府。《素问·气交变大论》："中热，肩背热。"○背者何，俞之所在也。《素问吴注·长刺节论》："迫藏刺背。"○背，身之后曰背。《类经·脉色类三二》："挟绳而上者背也。"○背骨，除项骨之外，以第一节大椎骨为言也。《类经·经络类十八》："项发以下至背骨长二寸半。"○背俞，背上挟脊俞也。《素问吴注·刺疟》："刺背俞，用中针傍。用五胠俞背俞各一。"

輩（辈）bèi　类也。《太素·十二邪》："此厥逆走上，脉气辈至也。"（按：辈，《甲乙》作"皆"。）○辈，俗作輩。辈者，类也。《类经·疾病类七九》："脉气辈至也。"

備（备）bèi　谓备历天气。《素问·天元纪大论》："六朞为一备。"

憊（惫）bèi　旧读bài，蒲拜切。《素问·生气通天论》注：

“二气分离，经络决惫。”○惫，坏也。《素问吴注·脉要精微论》：“筋将惫矣。”○惫，与败同。《素问吴注·脉要精微论》：“肾将惫矣。”

B

構 bèi　音倍。《本草纲目·盐麸子》：“五構……《山海经》云：橐山多構木。”

鯆（鲱）bèi　音沛。《本草纲目·海豚鱼》：“鲟鲱。”○鲱，音沛。《本草纲目·河豚》：“《山海经》云：橐山多鲱鱼。”

被 bèi　及也。《素问吴注·调经论》：“必被经脉。”○被，及也。《类经·疾病类二十》：“节有病必被经脉。”

賁（贲）bēn　当隔也，补昆反。《太素·五藏命分》：“肺下则居贲迫肝。”（按：居贲，《甲乙》作“逼贲”。迫肝，《灵枢》《甲乙》均作“迫肺”。）○贲，隔也，为隔息也。《太素·阴阳杂说》：“其传为息贲。”○贲，膈也，音奔。《太素·五藏脉诊》：“滑甚为息贲上气。”○贲，膈也。《太素·量缪刺》：“气上走贲上。”○贲，膈也。《太素·杂刺》：“刺贲之原。”（按：贲，《灵枢》《甲乙》作“盲”。疑“盲”）○贲，谓膈也。《太素·经筋》：“散贯贲。”○贲，鬲也。《素问·脉要精微论》注：“肝主贲。”○贲，谓气奔也。《素问·缪刺论》：“气上走贲上。”新校正云：详王注以贲上为气奔者，非。按《难经》胃为贲门。杨玄操云：贲，鬲也。是气上走鬲上也。○贲，音奔。《灵枢·邪气藏府病形》：“滑甚为息贲上气。”○贲，音奔。《本草纲目·贲龟》。○贲，音奔。《素问吴注·缪刺论》：“气上走贲上。”○贲，奔同。息贲，息气奔迫也。《素问吴注·阴阳别论》："其传为息贲者。"〇贲，奔、秘二音。《类经·藏象类二八》："肺下则居贲迫肺。"〇贲，奔、秘二音。《类经·针刺类三十》："气上走贲上。"〇贲，奔同。贲响，肠胃雷鸣也。《类经·疾病类十》："贲响腹胀。"〇贲，忿、奔二音。大也，沸起也。《类经·脉色类十七》："尺之皮肤亦贲而起。"〇贲，气迫也。《类经·疾病类六》："其传为息贲者。"〇贲，音奔。《类经·脉色类十九》："滑甚为息贲上气。"〇贲，音秘，又音奔。贲者，膈也。《类经·经络类四》："散贯贲。"〇贲响，腹胀貌也。《太素·三变刺》："怫忾贲响。"〇贲嚮，虚起貌。《太素·邪传》："贲嚮腹胀。"（按：嚮，《灵枢》作"響"。）〇贲响，肠胃雷鸣也。《类经·疾病类十》："贲响腹胀。"〇贲响，腹鸣如奔也。《类经·针刺类三二》："怫忾贲响。"

本 běn　起处为本。《太素·刺法》："必先明知十二经之本末。"〇本，谓天六气，寒暑燥湿风火也。《素问·六微旨大论》："言天者求其本。"〇本，谓元气也。《素问·六微旨大论》："所谓本者。"〇本，先病。《素问·标本病传论》："小大利治其本。"〇本，根也。《本草纲目·藁本》："藁本。"〇本，根也。《素问吴注·移精变气论》："本末为助。"〇本，主治之气，本也。《素问吴注·六微旨大论》："本标不同。"〇本，根本也。《类经·阴阳类一》："生杀之本始。"〇本，根也。《类经·经络类二》："连舌本。"〇本，原也。《类经·标本类一》："六气标本。"〇本，致病之源也。《类经·阴阳类一》："治病必求其本。"〇本节，指之后节根也。《类经·经络类十八》："腕至中指本节长四寸。"〇本节，指之后节曰本节。《类经图翼·骨度》。〇本末，标本也。《类经·针刺类十》："审于本末。"〇本始，谓生杀皆因而有之也。《素问·天元纪大论》："生杀之本始。"

B

祊 bēng　音伻。《神农本草经·名医》："铁落……祊城或析城。"

崩 bēng　下血也。《太素·阴阳杂说》："阴虚阳搏谓之崩。"〇崩溃，洪水冲决也。《类经·运气类十三》："其变震惊飘骤崩溃。"

螕 bī　音卑。啮牛虱也。《本草纲目·牛虱》："牛螕。"〇螕，啮牛虱也。《本草纲目·蓖麻子》：时珍曰："蓖亦作螕。"

鵖（鸥）bī　鸥鸡（bī fú），音匹汲。《本草纲目·禽部·伯劳附鵊鸠》："又曰鸥鸡。"

鼻 bí　所以司嗅呼吸。《素问·阴阳应象大论》："在窍为鼻。"〇鼻窒，鼻塞也。《素问吴注·五常政大论》："鼻窒疮疡。"

匕 bǐ　匕箸上音比，匙也；下与筯同。《历代名医蒙求·张锐两治》："尽敛席上金匕箸遗之。"

比 bǐ　并也。《本草纲目·比目鱼》。〇比，属也。《类经·藏象类三一》："比于上角。"

疕 bǐ　音屁。《正韵》音"匕"。《本草纲目·马勃》："马疕。"

柀 bǐ　音彼。《证类本草·杉材》："《尔雅》云：柀，煔。"

〇柀，音彼。《本草纲目·榧实》：“柀子。”

秕 bǐ　亦纰薄之义也。《本草纲目·米秕》。

粃 bǐ　音比，糠秕也。《类经·运气类十三》：“成而粃也。”

俾 bǐ　音比。使也。《素问吴注·评热病论》：“精无俾也。”〇俾，使也。《类经·疾病类四三》：“精无俾也。”

萆 bì　萆薢（bì xiè），时人呼为白菝葜。《本草纲目·萆薢》。

佖 bì　皮笔切，又音必。满貌。《灵枢·小针解》：“言补者佖然若有得也。”〇佖，音弼。《诗》云：威仪佖佖。《类经·针刺类七》：“言补者佖然若有得也。”

毖 bì　音秘。《素问·气府论》新校正：“按《甲乙经》伏骨作毖骨。”〇毖，音琵。《奇经八脉考·阳维脉》“天髎”注：“天髎在缺盆中上毖骨际陷中央。”

畢（毕）bì　尽也。《类经·疾病类二九》：“使人毫毛毕直。”〇毕直，尽直也。《素问吴注·玉机真藏论》：“使人毫毛毕直。”

熚（烨）bì　音毕。《证类本草·冬葵子》：“取此葵子微炒令烨炸。”〇烨炸（bì zhà），音毕乍。《本草纲目·葵》：“术家取葵子微炒，令烨炸，散着湿地，遍踏之，朝种暮生。”

敝 bì　毗祭切。敝，尽也。《素问·上古天真论》：“故能寿敝天地。”〇敝，疲敝也。《素问·上古天真论》：“形体不敝。”〇敝，坏也。《素问吴注·上古天真论》：“形体不敝。”○敝，尽也。《素问吴注·上古天真论》：“故能寿敝天地。”○敝，尽也。《类经·摄生类三》：“故能寿敝天地。”○敝，坏也。《类经·摄生类三》：“形体不敝。”

B

蔽 bì　塞也。《太素·五节刺》：“常不得蔽。”○蔽，必寐切。《素问·气穴论》注：“居心蔽骨与脐之中。”○蔽，耳门也。《类经·脉色类三一》：“蕃蔽见外。”

閉（闭）bì　谓七窍闭也。《太素·病解》：“鬲塞、闭、绝，上下不通。”○闭，谓密闭。《素问·举痛论》：“寒则腠理闭。”○闭塞，谓气之门户闭塞也。《素问·通评虚实论》：“冬则闭塞。”○闭，九窍塞也。《素问吴注·玉机真藏论》：“五脏绝闭。”○闭塞，气门闭塞也。《素问吴注·通评虚实论》：“冬则闭塞。”

閇 bì　闭同。《类经·针刺类五二》：“犹閇也。”

閟（闷）bì　大便干涩不利也。《素问·五常政大论》：“其病癃闷。”○闷，音秘。《素问·水热穴论》注：“二阴闷则胃填满。”○闷，大便不通为闷。《素问吴注·五常政大论》：“其病癃闷。”○闷，闭同。《类经·运气类十三》：“其病癃闷。”

熇 bì　皮逼切。《证类本草·柿》：“火熇者亦好。”○熇，音偪。火干也。《厘正按摩要术·淬法》：“熇熚有声。”

痹 bì　痛也。《素问·脉要精微论》：“当病食痹。”［新校正云］：详谓痹为痛，义则未通。痹，谓藏气不宣行也。○痹，谓痛痹也。《素问·五藏生成》：“名曰心痹。”

〇痹，谓痛也。《素问·四时刺逆从论》：“厥阴有余病阴痹。”〇痹，湿病也。必至切。《历代名医蒙求·谥受母言》：“后得风痹疾。”〇痹，《痹论》所谓五脏痹也。《素问吴注·宣明五气》：“邪入于阴则痹。”〇痹，气不流行而凝结也。《素问吴注·五藏生成》：“名曰心痹。”〇痹，顽痹，肌肉失常之名。《素问吴注·玉机真藏论》：“或痹不仁肿痛。”〇痹，顽痹麻木也。《素问吴注·五藏生成》：“血凝于肤者为痹。”〇痹，顽痹也。《类经·论治类十四》：“搏脉痹躄。”〇痹，音秘。《类经·论治类九》：“其病挛痹。”〇痹，音秘。《类经·脉色类十九》：“微大为心痹引背。”〇痹，音秘。闭也。《类经·疾病类六》：“一阴一阳结谓之喉痹。”〇痹者，闭也。痹，音秘。《类经·疾病类六七》：“痹之安生。”〇痹者，正气不行也。《类经·疾病类四五》：“是人多痹气也。”〇痹，音畀。《医宗金鉴·伤寒论注·厥阴篇》：“其喉为痹。”〇痹气，气不流畅而病痹者也。《素问吴注·逆调论》：“是人多痹气也。”

痺 bì　风寒湿等，各为其病；若三气杂至，合而为一，并称为痹。《太素·痺论》：“痺安生。”〇痺，必至切。《素问·上古天真论》注：“《痺论》曰。”〇痺，音闭。《灵枢·四时气》：“著痺不去。”〇痺，音卑。湿病也。《厘正按摩要术·灸法》：“或痺不仁。”

蓖 bì　音卑。《证类本草·蓖麻子》：“蓖麻子。”〇蓖，音卑。《证类本草·十一目录》：“蓖麻子。”〇蓖，音卑。《证类本草·总目录》：“蓖麻子。”〇蓖，音卑。《本草纲目·蓖麻》。

篦 bì　其齿细密相比也。《本草纲目·梳篦》。

蜌 bì　音陛。《本草纲目·淡菜》："海蜌。"○蜌，音陛。《本草纲目·马刀》："蜌。"

髲 bì　音被。《神农本草经·发髲》："发髲。"○髲，音被。髢也。《本草纲目·发髲》。

辟 bì　筋挛也。《太素·热病说》："于四逆筋辟目浸。"（按：辟，《甲乙》作"躄"。）○辟，稗尺反。辟积，辟叠停废之谓也。《太素·调阴阳》："精绝辟积。"○辟，避也。《素问吴注·六元正纪大论》："阳气乃辟。"○辟，叠也。言皮肤皱叠也。《素问吴注·调经论》："虚者聂辟气不足。"○辟，避同。《类经·运气类二三》："阳气乃辟。"○辟，避同。《类经·运气类十七》："阳气退辟。"○辟，避同。《类经·运气类十三》："燥政乃辟。"○辟，避同。《类经·针刺类十》："以辟奇邪。"○辟，偏歌也。《类经·运气类十》："筋骨并辟。"○辟，音壁。病也。《类经·疾病类五》："辟积于夏。"○辟，音壁。足弱不能行曰辟。《类经·疾病类十九》："虚者聂辟气不足。"○辟著，著着同。辟著，枝茎干而不落也。《素问·气交变大论》："则刚木辟著。"

壁 bì　墙壁也。《类经·脉色类三一》："方壁高基。"

嬖 bì　嬖臣（bì chén），爱幸曰嬖，又宠也。音闭。《历代名医蒙求·郭玉诊手》："仍试令嬖臣美手腕者。"

蝉 bì （同鼊。）《本草纲目·蠵（xī）龟》："鼅鼊，一作蚼蝉。"

薜 bì 音百。《说文》：生山中者名薜。《本草纲目·当归》："《尔雅》薜，山蕲。"〇薜荔，音壁利。《本草纲目·木莲》："薜荔。"

避 bì 去也。《太素·十二邪》："避左右而问岐伯曰。"（按：避，《灵枢》作"辟"。）

臂 bì 尺地也。《太素·尺寸诊》："臂多青脉曰脱血。"〇臂，腕后为臂。《太素·量缪刺》："邪客于臂掌之间。"〇臂，肘之上下皆名为臂。一曰：自曲池以下为臂。《类经图翼·周身骨部名目》。〇臂，当作贲。《类经·经络类四》："结于臂。"〇臂，音被。手上也。今谓自肩至肘曰臑；自肘至腕曰臂。《厘正按摩要术·大肠经图》："臂臑，肘上七寸。"〇臂阳，臂外也。《素问吴注·骨空论》："臂骨空在臂阳。"

躄 bì 音擘。《太素·十五络脉》："虚则痿躄。"〇躄，必亦切。躄，谓挛躄，足不得伸以行也。《素问·痿论》："则生痿躄也。"〇躄，必益切。《素问·玉版论要》："搏脉痹躄，寒热之交。"王注："脉搏击于手而病瘰痹及挛躄者，皆寒热之气交合所为，非邪气虚实之所生也。"〇躄，谓挛躄，足不得伸以行也。《素问·痿论》："则生痿躄也。"〇躄，必亦切。躄，足不用也。《素问吴注·痿论》："著则生痿躄。"〇躄，必益切。足跛倚也。《素问吴注·玉版论要》："搏脉痹躄。"〇躄，音碧。足不能行也。《类经·论治类十四》："搏脉痹躄。"○躄，音壁，足不能行也。《类经·经络类五》："虚则痿躄。"○躄，音壁，足不能行也。《类经·论治类十八》："痿躄为挛。"○躄，音壁。《类经·疾病类七一》："著则生痿躄也。"○躄，音壁。筋躄者，足不能行也。《类经·针刺类四十》："筋躄目浸。"

髀 bì　步米切。股也。《灵枢·骨度》："季胁以下至髀枢长六寸。"○髀，音箅。《灵枢·经脉》："以下髀关。"○髀，比、婢二音。股也。一曰：股骨。《类经图翼·周身骨部名目》。○髀，比、婢二音。足股也。《类经·针刺类五一》："足髀不可举。"○髀，并米切，又音比。《类经·疾病类十》："髀不可以曲。"○髀，并米切，又音比。《类经·疾病类十七》："尻阴股膝髀腨胻足皆痛。"○髀，并米切，又音比。《类经·疾病类十五》："髀有邪。"○髀，并米切，又音比。《类经·经络类四》："上走髀。"○髀，并米切，又音比。足股曰髀。《类经·经络类十八》："季胁以下至髀枢长六寸。"○髀，并米切。股也。《类经·经络类二》："以下髀关。"○髀，病米切，又音比。《类经·运气类十》："尻阴股膝髀腨胻足皆病。"○髀，股上曰髀。《类经图翼·骨度》。○髀，音皮。《类经·脉色类二四》："髀胻大跛易偏枯。"○髀，音背。股也。《厘正按摩要术·膀胱经图》："脾俞，十一椎旁一寸五分。"○髀关，伏兔上交绞处曰髀关。《类经图翼·周身骨部名目》。○髀枢，尻髀二骨相接之处，名曰髀枢。《太素·骨度》："季胁以下之髀枢。"○髀枢，髋骨如臼，髀骨如枢，髀转于中，故曰髀枢也。《太素·经筋》："直上结于髀枢。"○髀枢，揵骨之下，髀之上，曰髀枢，当环跳穴。《类经图翼·周身骨部名目》。○髀枢，揵骨之下，大股之上，两骨合缝之所曰髀枢。当足少阳环跳穴处也。《类经图翼·骨度》。○髀厌，音箄掩。股后骨，即环跳也。《奇经八脉考·阳维脉》："循膝外廉，上髀厌。"○髀厌，髀之分也。《素问吴注·气穴论》："两髀厌分中二穴。"○髀厌，揵骨之下为髀厌，即髀枢中也。《类经图翼·周身骨部名目》。○髀阳，髀之外测也。《类经·经络类二》："以下循髀阳。"

鼊 bì　音璧。《本草纲目·蠵龟》："鼂鼊。"

贔（屃）bì　屃屓（bì xì），音备戏。《本草纲目·蠵龟》："屃屓。"

鮅（鲍）bì　音必。《证类本草·石鮅鱼》："石鮅鱼。"○鮅，音必。鳟好独行，尊而必者，故字从尊，从必。《本草纲目·鳟鱼》："鮅鱼。"

鷩（鷩）bì　敝、鳖二音。鷩性憋急耿介，故名。《本草纲目·鷩雉》。○鷩，朱黄曰鷩雉。《本草纲目·雉》："朱黄曰鷩雉。"

砭 biān　甫廉反，伩同，以石刺病也。《太素·痈疽》："治之砭石。"○砭，普廉切。砭石，谓以石为针也。《素问·异法方宜论》："其治宜砭石。"○砭，方验切。《素问·示从容论》："当投毒药刺灸砭石汤液。"○砭，陂验切。《难经·二十八难》注："凡八脉为病，皆砭射取之。"○砭，悲廉切。石针也。《伤寒论·伤寒例》注："东方治宜砭石。"

○砭，石针也。附廉、方验二切。《历代名医蒙求》异人治疽："不假刀砭。"○砭，音贬。《素问吴注·示从容论》："尝投毒药针灸砭石汤液。"○砭，标兼切。《类经·疾病类八九》："其唯砭石铍锋之所取也。"○砭，标兼切。《类经·疾病类八六》："治之以砭石。"○砭，标兼切。《类经·疾病类九》："粗工下砭石。"○砭，音边，石针也。《类经·藏象类二二》："其不耐针石之痛者。"（按：经文、注文均未出现"砭"字。）○砭，音边。砭石，石针也，即磁峰之属。《类经·论治类九》："其治宜砭石。"○砭石，石针也，即磁峰之属。《类经·论治类九》："其治宜砭石。"○砭，贬平声。以石刺病也。《厘正按摩要术·砭法》："砭，石针也。"○砭石，古者以砭石为针，故不举九针，但言砭石尔。《素问·宝命全形论》："四曰制砭石小大。"［新校正云］按全元起云：砭石者，是古外治之法，有三名，一石针，二砭石，三镵石，其实一也。古来未能铸铁，故用石为针，故名之针石。言工必砥砺锋利，制其小大之形，与病相当。黄帝造九针以代镵石。○砭石，谓以石为针也。《素问·异法方宜论》："其治宜砭石。"○砭石，谓以石为针也。《素问吴注·异法方宜论》："其治宜砭石。"

䃸 biān　甫廉反，砭同，以石刺病也。《太素·痈疽》："治之砭石。"

猵 biān　音频。《证类本草·獭肝》："獱，或作猵。"○猵，音编。《本草纲目·水獭》："大者曰獱，曰猵。"

獱（猸）biān　音宾。《证类本草·獭肝》："有猸。"〇猸，音宾。《本草纲目·水獭》："大者曰猸。"

萹 biān　音褊。《证类本草·萹蓄》："萹蓄。"〇萹蓄，音楄畜。《本草纲目·萹蓄》。

蝙 biān　蝙蝠（biān fú），音编福。《本草纲目·伏翼》："蝙蝠。"

鯿（鳊）biān　音编。鳊，扁也。《本草纲目·鲂鱼》："鳊鱼。"

扁 biǎn　音褊。《证类本草·扁青》："扁青。"〇扁，音褊。《证类本草·牛扁》："牛扁。"〇扁，音褊。《证类本草·十一目录》："牛扁。"〇扁，音褊。《证类本草·总目录》："扁青。"〇扁，音褊。《证类本草·总目录》："牛扁。"〇扁骨，谓尻间扁戾骨也。《素问·骨空论》："扁骨有渗理腠。"〇扁骨，对圆骨而言，圆骨皆有髓空，扁骨则但有渗灌之腠，无复髓空也。《素问吴注·骨空论》："扁骨有渗理腠。"〇扁鹊，上薄泫切。《历代名医蒙求·王遂炼石》："扁鹊云。"

褊 biǎn　鞭缅反。《太素·人迎脉口诊》："知虑褊浅。"

鶣（鶣）biǎn　匹免切。《玉篇·鸟部》："鶣，鹰鷂二年色。"《本草纲目·鸱》："鶣曰鵄。"

藊 biǎn　音扁。《证类本草·总目录》："藊豆。"〇藊，音扁。《证类本草·第二十五目录》："藊豆。"〇藊，音扁。

《证类本草·萹豆》："萹豆。"○萹，音扁。《本草纲目·扁豆》："萹本作扁，荚形扁也。"

便 biàn　平声。《灵枢·厥病》："临病人问所便。"○便者，相宜也。《类经·论治类二》："临病人问所便。"○便血，赤利也。《素问吴注·通评虚实论》："肠澼便血何如？"

徧 biàn　音遍。《太素·寒热杂说》："足之太阳有入頄徧齿者。"○徧，甫见反。《太素·经脉之一》："下鬲徧属三焦。"（按：徧，《灵枢》作"循"。）

辨 biàn　别也。《类经·摄生类三》："辨列星辰。"

變（变）biàn　散易也。《素问·天元纪大论》："物极为之变。"○变，谓变改。《素问·移精变气论》："惟其移精变气。"○变，谓变异天常也。《素问·六节藏象论》："非常则变矣。"○变，谓变易。《素问·针解》："勿变更也。"○变，谓变易常候。《素问·经脉别论》："皆为变也。"○变，谓变易容质也。《素问·五常政大论》："草木变。"○变，谓气变动也。《素问·四时刺逆从论》："则依其藏之所变候知其死也。"○变，谓气至而变易。《素问·宝命全形论》："能存八动之变。"○变，谓太甚也。《素问·五常政大论》："政暴变则名木不荣。"○变，谓易其常也。《素问·皮部论》："则络脉盛色变。"○变，变病也。《素问吴注·宝命全形论》："能存八动之变。"○变，变易常候而病也。《素问吴注·经脉别论》："皆为变也。"○变，变易也。《素问吴注·脉要精微论》："病成而变何谓？"○变，谓变其常。《素问吴注·玉机真藏论》："小便变。”〇变，谓变易为病。《素问吴注·六节藏象论》：“非常则变矣。”〇变，谓宰其变也。《素问吴注·六节藏象论》：“神之变也。”〇变，谓脏气变动为病也。《素问吴注·四时刺逆从论》：“则依其藏之所变。”〇变，形气改易也。《素问吴注·宝命全形论》：“观适之变。”〇变，物极谓之变。《类经·阴阳类一》：“变化之父母。”〇变者，变乎常也。《类经·运气类二一》：“气变之常也。”〇变者，化之渐。《类经·阴阳类一》：“变化之父母。”〇变者，体兼男女，俗名二形。《晋书》以为乱气所生，谓之人痾。其类有三：有值男即女、值女即男者，有半月阴、半月阳者，有可妻不可夫者。《本草纲目·人傀》：“五不男：天、犍、漏、怯、变也。”〇变化，谓变化物之形。《素问·灵兰秘典论》：“变化出焉。”〇变气，变化藏气。《素问吴注·移精变气论》：“移精变气论。”〇变易，谓不常其象也。《素问·五常政大论》：“其动彰伏变易。”

彪 biāo　似虎而非真曰彪。《本草纲目·虎》：“似虎而非真曰彪。”

標（标）biāo　末也，方昭反，谓枝与叶也。《太素·顺养》：“春夏先治其标，后治其本。”〇标，末也。《太素·知汤药》：“标本不得。”〇标，必尧切。《素问·移精变气论》：“标本已得，邪气乃服。”（按：此条影本音释误在《异法方宜论》下，横排本已改。）〇标，后病。《素问·标本病传论》：“小大不利治其标。”〇标，末也。《素问·六微旨大论》：“此所谓气之标。”〇标，谓上首也。《素问·天元纪大论》：“少阴所谓标也。”〇标，首也。《素问吴注·天元纪大论》："少阴所谓标也。"〇标，中见之气，标也。《素问吴注·六微旨大论》："本标不同。"〇标，末也。《类经》："标本类一、六气标本。"〇标，首也。《类经·运气类三》："少阴所谓标也。"〇标，万物盛长之表也。《类经·运气类十八》："冬气始于标。"〇标本，本末也。《类经·经络类十二》："能知六经标本者。"〇标本不得，谓工病失宜。《素问·移精变气论》："标本不得。"

熛 biāo　匹摇切。《素问·至真要大论》："客胜则丹胗外发，及为丹熛疮疡。"〇熛，音漂。《素问吴注·至真要大论》："及为丹熛疮疡。"〇熛，飘、标二音。《类经·运气类三十》："及为丹熛疮疡。"

贆（贆）biāo　音标。《本草纲目·贝子》："按《尔雅》云：贝在陆曰贆。"

表 biǎo　谓表陈其状也。《素问·四气调神大论》："交通不表。"〇表，彰示也。《素问·六节藏象论》："表正于中。"〇表，标也。《类经·疾病类十一》："盛者心之所表也。"〇表，识记也。《类经·运气类一》："表正于中。"〇表里者，诸阳经脉皆为表，诸阴经脉皆为里。《素问·阴阳应象大论》："皆有表里。"

鳔（鰾）biào　毗妙切。《证类本草·鯢鯷鱼》："一名鳔。"〇鳔，匹少切。即诸鱼之白脬。其中空如泡，故曰鳔。《本草纲目·鯢鯷》："鳔。作胶名鳔胶。"〇鳔，鱼脬曰鳔。《本草纲目·鱼鱿》。

别 bié　谓别络分而各行之于焦也。《素问·骨空论》：“别绕臀。”○别，彼列反。《难经·四难》：“何以别之。”○别，波列切。《难经·十六难》：“何以别之。”○别，彼劣反。《素问吴注·上古天真论》：“分别四时。”○别，辨其志谓之别。《素问吴注·著至教论》：“解而未能别。”○别，明审也。《素问吴注·方盛衰论》：“别五中部。”○别，谓往时也。《素问吴注·示从容论》：“子别诚通五藏之过。”○别，必列切。《类经·论治类六》：“必别阴阳。”○别，入声。《灵枢·阴阳二十五人》：“别而以候。”○别，审也。《类经·脉色类五》：“别五中部。”○别，音鳖。《素问·阴阳别论》：“别于阳者，知病处也。”○别论，言五脏别有所论，不在常谈之例也。《素问吴注·五藏别论》：“五藏别论。”

蛂 bié　肠中长虫也，音友。《太素·厥心痛》：“肠中有虫瘕及蛂蛕。”（按：蛂，《灵枢》《甲乙》作“蛟”）。

賓（宾）bīn　客也。先至者为主，后至者为宾。《类经图翼·二十四气》：“鸿雁来宾。”

濱（滨）bīn　水际也。《素问·异法方宜论》：“海滨傍水。”○滨，水际也。《素问吴注·异法方宜论》：“海滨傍水。”

豳 bīn　音邠。《证类本草·葛上亭长》：“出豳州。”

鬢（鬓）bìn　耳前曰鬓，属手足少阳。《本草纲目·乱发》。

臏（膑）bìn　膝之端骨也，频忍反。《太素·经脉之一》：“下膝膑中。”○膑，膝端骨也。《太素·五藏脉诊》：“膑痛。”〇膑，音牝。《素问·痿论》注：“下入膝髌中。”（按：注文膑作髌。）〇膑，频、牝二音。《类经·疾病类十》：“膝膑肿痛。”〇膑，频、牝二音。膝盖骨也。《类经图翼·周身骨部名目》。〇膑，频、牝二音。膝盖曰膑。《类经·经络类二》：“下膝膑中。”〇膑，音牝。《类经·脉色类三二》：“巨屈者膝膑也。”

B

髕（髌）bìn　音牝。《素问·刺禁论》：“刺膝髌出液为跛。”〇髌，频、牝二音。膝盖骨也。《类经·针刺类六四》：“刺膝髌。”

栟 bīng　音并。《本草纲目·棕榈》：“栟榈。”

蛃 bīng　音丙。《证类本草·衣鱼》：“衣书中虫，一名蛃鱼。”

屏 bǐng　音饼。去也。《历代名医蒙求·娇卢议疾》：“众医也，亟屏之。”

丙 bǐng　鱼尾曰魶，曰丙。《本草纲目·鱼鱿》。

餅（饼）bǐng　《说文》：饼，面养也。从食，并声。必郢切。《本草纲目·蒸饼》。

並（并）bìng　薄浪反。《太素·脏腑之一》：“并精而出入者谓之魄。”〇并，薄浪反。《太素·十五络脉》：“并太阴之经直入掌中。”〇并，去声。《素问·阴阳应象大论》：“阳者其精并于上。”〇并，谓并合也。《素问·调经论》：“血气未并。”〇并，谓各并于本位也。《素问·解精微论》：“阴气并于下。”〇并，谓合并也。《素问·腹中论》："须其气并而治之。"〇并，谓气交通也。《素问·生气通天论》："上下不并。"〇并，谓盛实也。《素问·生气通天论》："并乃狂。"〇并，谓他脉共受邪气而合病也。《素问·标本病传论》："间者并行。"〇并，迸迫也。《素问吴注·至真要大论》："胠胁气并。"〇并，合而入之也。《素问吴注·宣明五气》："五精所并。"〇并，兼也。《素问吴注·阴阳应象大论》："阳者其精并于上。"〇并，一也，言阳尽入于阴也。《素问吴注·疟论》："阳并于阴。"〇并，阴阳不和，自为并一也。《素问吴注·调经论》："气血以并。"〇并，拘挛也。《类经·运气类十》："筋骨并辟。"〇并，聚也。《类经·阴阳类三》："阴者其精并于下。"〇并，挛束不开也。《类经·运气类三十》："主胜则筋骨繇并。"〇并，偏聚也。《类经·疾病类八十》："夫人厥则阳气并于上。"〇并，偏聚也。《类经·疾病类十八》："血气未并。"〇并，偏胜也。《类经·疾病类十九》："气血以并。"〇并，阴阳交通也。《类经》："上下不并。"〇并者，阳邪入于阴分，谓重阳也。《类经·疾病类五》："并乃狂。"

蛢 bìng　音蠯。蛢蛢。《证类本草·马刀》："大都似今蛢蛢。"

併（并）bìng　去声。《素问·生气通天论》注："气血奔并。"（按：影印本注文原作"并"，卷末音释作"併"。横排本均作并。）〇併辟，挛急也。《素问吴注·气交变大论》："筋骨併辟。"

病 bìng　谓经闭也。《素问·腹中论》："身有病而无邪脉也。"

○病，谓力少不自胜也。《素问·宣明五气》："气病无多食辛。"○病，谓孙络之中波陇高起瘀血留止也。《素问吴注·决死生论·三部九候论》："孙络病者治其孙络血。"○病者，变脉。《类经·脉色类二五》："然后知病脉。"○病成，邪客之久而病成也。《素问吴注·脉要精微论》："病成而变奈何？"○病脉，腑脏受病之脉。《素问吴注·决死生论》："然后知病脉。"○病音，呻吟喘息之声也。《素问吴注·玉机真藏论》："下闻病音。"

B

瓟 bó　与雹同。《本草纲目·莱菔》："菘乃菜名，因其耐寒如松柏也。莱菔乃根名，上古谓之芦萉，中古转为莱菔，后世讹为萝卜，南人呼为萝瓟（瓟与雹同），见晋灼汉书注中。"

襏（袯）bó　袯襫（bó shì），音泼适。《本草纲日·故蓑衣》："袯襫"。

脖 bó　脖胦（bó yāng），上蒲没切，下乌朗切，又於桑切。《灵枢·九针十二原》："肓之原，出于脖胦。"○脖胦，上蒲没切，下乌朗切。《素问·腹中论》注："脐下，谓脖胦，在脐下同身寸之二寸半。"○脖胦，脖音孛，胦音英。脖胦，即下气海，一名下肓，在脐下一寸半，任脉穴。《类经·经络类十五》："出于脖胦。"

勃 bó　蒲没切。《医宗金鉴·伤寒论注·可汗篇》："口中勃勃气出。"

伯 bó　爵也。《素问吴注·上古天真论》："岐伯对曰。"

帛 bó　素丝所织，长狭如巾，故字从巾。《本草纲目·帛》。

博 bó　大也。《素问·标本病传论》："浅而博。"

蝷 bó　普莫切。《证类本草·桑螵蛸》："一名蝷蟭。"〇蝷蟭，音煿焦。《本草纲目·螳螂》："蝷蟭。"

鼱 bó　音博。《本草纲目·鼠附录》："《尔雅》《说文》又有鼸、鼶、鼮、鼣、鼭、鼤、鼨、鼱八鼠。"

搏 bó　谤各反，聚也。《太素·调食》："其大气之抟而不行。"〇抟，附也，或有也。《太素·调阴阳》："故圣人抟精神。"（按：抟，《素问》作"传"。）〇抟，相得也。《太素·阴阳合》："抟而勿传。"（按：原校云"杨注训为'相得'，后文又训为'聚'，疑当作'抟'"。）〇搏，谓搏触于手也。《素问·阴阳别论》："阴搏阳别谓之有子。"〇搏，谓搏击于手也。《素问·脉要精微论》："心脉搏坚而长。"〇搏，补洛切，手击也。《伤寒总病论·叙论》："为寒索搏。"〇搏，伏而鼓也。《素问吴注·阴阳别论》："阴搏阳别。"〇搏，过于有力也。《素问吴注·通评虚实论》："脉搏大滑。"〇搏，脉来手中有力也。《素问吴注·大奇论》："肾脉小搏沉为肠澼下血。"〇搏，脉至也。《素问吴注·阴阳离合论》："搏而勿浮。"〇搏，下文伏鼓是也。《素问吴注·经脉别论》："太阴脏搏者。"〇搏，言伏鼓也。《素问吴注·玉机真藏论》："故其气来沉以搏。"〇搏，搏击于手也。《类经·脉色类二三》："阴搏阳别。"〇搏，击也。《类经·疾病类二五》："搏阳则为巅疾。"〇搏，交也。《类经·藏象类二五》："两神相搏。"〇搏，谓弦强搏击于手也。《类经·脉色类二十》：“心脉搏坚而长。”〇搏，音博。交结也。《类经·藏象类九》：“两精相搏谓之神。”〇搏脉者，搏击于手也，为邪盛正衰。阴阳乘乱之脉。《素问·玉版论要》：“搏脉痹躄。”〇搏膺，捶胸也。《历代名医蒙求·缓知膏肓》：“搏膺而踊。”

焞 bó　音博。本作爆。《厘正按摩要术·淬法》：“煏焞有声。”

膊 bó　音薄。肩膊。《厘正按摩要术·摩法》：“左右胁在胸腹两旁肋膊处。”

薄 bó　迫也。《太素·调阴阳》：“反此三时，形乃困薄。”〇薄，其形方廉而薄，故曰帘，曰薄。《本草纲目·帘薄》。〇薄，搏也。《素问吴注·气交变大论》：“真邪相薄。”〇薄，雷风相薄之薄，邪正摩荡之名。《素问吴注·生气通天论》：“使人薄厥。”〇薄，雷风相薄之薄。击荡之称也。《素问吴注·通评虚实论》：“内气暴薄也。”〇薄，两物摩荡之名。《素问吴注·热论》：“因其谷气相薄。”〇薄，摩荡也。《素问吴注·六微旨大论》：“变化之相薄。”〇薄，摩荡也。《素问吴注·脉解》：“阳气与阴气相薄。”〇薄，摩荡也。《素问吴注·卒痛论》：“与炅气相薄则脉满。”〇薄，邪正摩荡之名。《素问吴注·四时刺逆从论》：“与精相薄。”〇薄，迫切也。《类经·运气类十三》：“五运回薄。”〇薄，气相迫也。《类经·疾病类十一》：“阳气与阴气相薄。”〇薄，气相迫也。《类经·疾病类五》：“则脉流薄疾。”〇薄，侵迫也。《类经·运气类九》：“变化之相薄。”〇薄，侵迫之谓。《素问·通评虚实论》：“内气暴薄也。”

○薄，邪正相迫也。《类经·针刺类十九》："与精相薄。"○薄之，迫其隐藏也。《类经·论治类四》："薄之劫之。"○薄疾，谓极虚而急数也。《素问·生气通天论》："则脉流薄疾。"○薄之，谓渐磨也，如日月剥蚀，以渐而蚀之也。《素问吴注·至真要大论》："薄之劫之。"○薄脾，邪气搏激于脾也。《素问吴注·评热病论》："薄脾则烦不能食。"

踣 bó　倒也。浦北切，又音赴。与仆同。《历代名医蒙求·李祐救妇》："姜氏气绝踣地。"

箔 bó　今东人多以芒草为箔。《本草纲目·帘箔》。

馞 bó　音孛。香气也。《本草纲目·榅桲》："榅桲性温而气馞，故名。"

駮（驳）bó　《说文·马部》："驳，兽如马，倨牙，食虎豹。从马，交声。"○驳，北角切。《本草纲目·虎》："驳。"

鲌（鲌）bó　白亦作鲌。《本草纲目·白鱼》。

髆 bó　音博。《太素·经脉之一》："循肩髆内挟脊抵腰中。"（按：髆，《甲乙》作"膊"。）○髆，音博。《素问·骨空论》注："在肩髆内廉侠第六椎下两旁。"○髆，音博。《素问·评热病论》注："循肩髆内。"○髆，肩髆也。《素问吴注·骨空论》："两髆骨空。"○髆，音搏。《素问吴注·骨空论》："循肩髆内。"○髆，肩髆也。《类经·经络类十九》："两髆骨空。"○髆，音博。《类经·经络类二》："循肩髆内。"○髆，音博。《类经·经络类二七》："循肩髆内。”○髆，音博。肩胛骨也。《奇经八脉考·二维为病》：“上行于股外至胁肋肩髆。”○髆阳，髆之外也。《素问吴注·骨空论》：“在髆中之阳。”

蚾 bǒ　音皮。《本草纲目·蟾蜍》：“蚵蚾。”

跛 bǒ　谓左脚偏跛也。《太素·经脉病解》：“故偏虚，故跛。”○跛，有本为“跂”也。《太素·病解》：“跖跛。”○跛，波上声。一足偏引谓之跛。《素问吴注·通评虚实论》：“跖跛。”○跛，音波。《素问吴注·刺禁论》：“刺膝髌出液为跛。”○跛，音波。《素问吴注·脉解》：“病偏虚为跛。”○跛，波上声。《素问·通评虚实论》：“跖跛。”○跛，补火切。《素问·脉解》：“故偏虚为跛也。”○跛，补火切。《类经·针刺类二二》：“出液，为跛。”

簸 bò　簸箕（bò jī），簸扬之箕也。《本草纲目·簸箕舌》。

檗 bò　博厄切。《历代名医蒙求·与权识证》：“宜用大黄、黄檗等物。”

蘗 bò　音伯。《医宗金鉴·伤寒论注·阳明篇》：“黄蘗二两。”

蔔（卜）bo　音北。《本草纲目·莱菔》：“萝卜。”

晡 bū　布胡切。《伤寒论·辨痉湿暍脉证》：“日晡所剧者。”○晡，布胡切，申时也。《伤寒总病论·可下证》：“日晡则发潮热者。”○晡，帮模切。晏晡，戌时也。《素问·标本病传论》：“夏晏晡。”○晡，布胡切。《医宗金鉴·伤寒论注·太阳上篇》："日晡所小有潮热。"

鯆（鯆）bū　普胡反。鯆魮（bū bǐ）。《证类本草·䱵鱼》："鯆魮鱼。"〇鯆，音脯。《证类本草·鲟鱼》："又有鯆魮。"〇鯆魮，音铺毗。《本草纲目·海鹞鱼》："鯆魮鱼。"

餔（𫗦）bū　如糖而浊者谓之𫗦。《本草纲目·饴糖》。

鳪（鸔）bú　黄色自呼。《本草纲目·雉》："《尔雅》云：鸔雉，黄色自呼。"

鸔（鸔）bǔ　《说文·鸟部》：鸔，乌鸔也。从鸟，暴声。蒲木切。《本草纲目·鸤鸠》："名青鸼，一名乌鸔。"

補（补）bǔ　致其气也。《素问吴注·痿论》："各补其荥而通其俞。"〇补者，补其不及。《素问吴注·五常政大论》："补上下者从之。"

不 bù　〇不长（cháng），短促也。《类经·藏象类十四》："使道不长。"〇不从，不顺也。《素问吴注·生气通天论》："营气不从。"〇不殆，不危也。《素问吴注·至真要大论》："用之不殆。"〇不得偃卧，谓不得仰卧也。《素问·病能论》："人之不得偃卧者何也。"〇不等，各各不同，古曰不等。《素问吴注·调经论》："其气不等也。"〇不合，运五气六，不相合也。《素问吴注·五运行大论》："不合阴阳。"〇不和，偏病也。《类经·疾病类五》："两者不和。"〇不惑，明之至也。《素问吴注·移精变气论》："用之不惑。"〇不及，不足也。《素问·天元纪大论》："各有太过不及也。"

〇不及，邪自中生，则病不及。《素问吴注·玉机真藏论》："其气来不实而微，此谓不及。"〇不绝，不断也。《素问吴注·阴阳类论》："弦急悬不绝。"〇不利，不滑利也。《素问吴注·太阳阳明论》："脉道不利。"〇不利，逆也。《素问吴注·风论》："其道不利。"〇不去，不能行步也。《素问吴注·刺要论》："体解㑊然不去矣。"〇不然，言不沉也。《素问·病能论》："不然，病主安在。"〇不仁，谓𤸷而不知寒热痛痒。《素问·风论》："故其肉有不仁也。"〇不仁，谓不应其用，则群痹矣。《素问·血气形志》："病生于不仁。"〇不仁，谓不知善恶。《素问·诊要经终论》："不仁。"〇不仁者，皮顽不知有无也。《素问·痹论》："其不痛不仁者。"〇不仁，不柔和也。《素问吴注·玉机真藏论》："或痹不仁肿痛。"〇不仁，不知疼痛，若不仁爱其身者。《素问吴注·诊要经终论》："不仁则终矣。"〇不仁，麻木顽痹也。《素问吴注·逆调论》："则不仁且不用。"〇不仁，不知痛痒寒热也。《素问·逆调论》："荣气虚则不仁。"〇不仁，麻痹无知也。《灵枢·五色》："寒甚为皮不仁。"〇不仁者，不知痛痒，肌肤顽木之谓。《素问·痹论》："或不仁。"〇不收，肌肤虚浮，不收敛也。《素问吴注·调经论》："皮肤不收。"〇不调，少有相失，不得调和也。《素问·三部九候论》："参伍不调者病。"〇不同，谓针石灸焫毒药道引按跻也。《素问·异法方宜论》："一病而治各不同。"〇不相得，五行偏胜，谓之不相得。《素问吴注·五运行大论》："不相得则病。"〇不肖，谓拥造不法。《素问·解精微论》：

“行治有贤不肖。”〇不衣，裸其身也。《素问吴注·异法方宜论》：“其民不衣而褐荐。”〇不已，病去不尽也。《素问吴注·移精变气论》：“十日不已。”〇不用，手足痿弱不运用也。《素问吴注·逆调论》：“则不仁且不用。”〇不用，不能举动也。《素问·逆调论》：“卫气虚则不用。”〇不与，不及也。《素问吴注·皮部论》：“不与而生大病也。”〇不月，谓经事不下也。《素问吴注·阴阳别论》：“女子不月。”〇不泽，谓枯燥也。《素问·玉机真藏论》：“色夭不泽。”〇不泽，枯焦也。《类经·脉色类》：“色夭不泽。”〇不治，乱也。《类经·藏象类九》：“迷惑而不治。”〇不致，不能也。《类经·针刺类四五》：“至其开阖不致。”〇不转，谓不逆转也。《素问·四时刺逆从论》：“精气不转。”〇不字，母子不产病也。《太素·督脉》：“其女子不字。”〇不足，阳气不足也。《素问吴注·气穴论》：“命曰不足。”

布 bù　字从手，从巾，会意也。《本草纲目·布》。〇布，谓分布也。《太素·经筋》：“上腹而布。”

步 bù　谓六十日余八十七刻半。《素问吴注·至真要大论》：“间气者纪步也。”

部 bù　皆谓本经络之部分。《素问·皮部论》：“视其部中有浮络者。”〇部，谓身形部分也。《素问·阴阳类论》：“一阳为游部。”〇部主，部有六元，元有所主也。《素问吴注·六元正纪大论》：“分其部主。”

C

材 cái　谓材干，可以立身者也。《素问·上古天真论》：“材力尽邪？”○材力，犹精力。《素问吴注·上古天真论》：“材力尽邪？”○材力，精力也。《类经·藏象类十三》：“材力尽邪？”

裁 cái　禁也。《太素·调食》：“五裁。”○裁，度也。《素问·疏五过论》：“论裁志意。”

参（參）cān　合也。《太素·邪传》：“参以虚实。”○参，三也。《太素·骨度》：“君子参折。”（按：参，《灵枢》作“终”，《甲乙》作“参”，注云：“又作二，又作终。”）○参，谓参校。《素问·三部九候论》：“参伍不调者病。”○参，絫同。《类经·藏象类二八》：“所以参天地。”○参，三以相参。《素问·三部九候论》：“参伍不调者病。”○参舂，谓大数而鼓，如杵之舂。《素问·三部九候论》：“相应如参舂者病甚。”○参舂，大而有力，与参舂同等也。《素问吴注·决死生论》：“如参舂者病甚。”○参居，三脏俱在膈下，故曰参居。《素问吴注·示从容论》：“若夫三藏土木水参居。”○参伍，揣量也。《太素·虫痈》：“以参伍禁。”（按：以参伍禁，《灵枢》作“伍以参禁”，《甲乙》作“互以参禁”。）

餐 cān　七安切。《历代名医蒙求·卿诈鱼脍》：“请退谋朝餐。”

鰲（鳌）cān　音餐。鳌，粲也，其色也。《本草纲目·鲦鱼》“鳌鱼。”

殘（残）cán　谓残害。《素问·宝命全形论》：“以为残贼。”〇残贼，残忍其死而贼害不仁也。《素问吴注·宝命全形论》：“以为残贼。”

戔cán　残同。《灵枢·岁露论》：“戔伤人者也。’

蠶（蚕）cán　从朁，象其头身之形；从䖵，以其蘗也。《本草纲目·蚕》：“俗作蚕字者，非矣。”（按：蠶，今简作蚕。）。

慘（惨）cǎn　惨栗，寒甚也。《素问·至真要大论》：“则凝肃惨栗。”

穇（䅟）cǎn　衫、惨二音。《本草纲目·䅟子》。

倉（仓）cāng　方曰仓。《本草纲目·陈廪米》：“陈仓米……方曰仓，圆曰囷，皆私积也。”〇仓，无屋曰仓。《本草纲目·陈廪米》：“陈仓米。有屋曰廪，无屋曰仓，皆官积也。”〇仓庚，黄鹂也。《类经图翼·二十四气》：“仓庚鸣。”〇仓廪，谓脾胃。《素问·脉要精微论》：“仓廪不藏者。”〇仓廪，脾胃也。《素问吴注·脉要精微论》：“仓廪不藏者。”〇仓仓，青色也，肝病也。《太素·厥心痛》：“色仓仓如死状。”（按：仓仓，《灵枢》《甲乙》作“苍苍”。）

傖（伧）cāng　助庚切。《证类本草·石蚕》："伧人得而食之。"

滄（沧）cāng　音仓，寒也。《类经·论治类二》："寒无沧沧。"○沧，音仓。凄沧，寒气也。《类经·运气类十》："其德凄沧。"○滄滄（沧沧）cāng cāng，寒也，音仓。《太素·顺养》："寒毋沧沧。苍干。"

C

蒼（苍）cāng　青也。《太素·五脏痿》："色苍而爪枯。"○苍，青也。《素问·气交变大论》："柔萎苍干。"○苍，青也。《素问·至真要大论》："司气为苍化。"○苍，谓薄青色，象木色也。《素问·阴阳应象大论》："在色为苍。"○苍，青色为苍。《素问吴注·五运行大论》："苍天之气。"○苍，青色，木气也。《类经·运气类四》："苍天之气。"○苍，卒疾也。《类经·针刺类三四》："凡此热邪越而苍。"○苍干，凋落也。《类经·五郁之发之治》："草木苍干。"○苍落，色苍而落，肃杀之令过也。《素问吴注·五运行大论》："其眚苍落。"○苍天，谓苍苍然之天。《素问吴注·生气通天论》："苍天之气。"○苍陨，物方苍色而陨落也。《素问吴注·气交变大论》："其灾苍陨。"○苍陨，草木苍枯而雕落也。《类经·运气类十》："其灾苍陨。"

藏 cáng　肺为少阴，阴藏之始，故曰藏也。《太素·知针石》："肺藏于右。"○藏，贼郎反。《太素·杂刺》："必喘内藏为故止。"（按：必喘内藏为故止，《素问》作"必喘内针为故正"，《甲乙》作"必端内针为故正"。）○藏，贼郎反。人能不劳五藏之气，则五神各守其藏，故曰神藏也。《太素·阴阳杂说》："静则神藏。"○藏，犹深也，言深刺之。《素问·长刺节论》："为藏针之。"○藏，犹闭也。《太素·阴阳别论》："魄汗未藏。"○藏，平声。《素问吴注·平人气象论》："肝藏筋膜之气也。"○藏，平声。《类经·脉色类十一》："肝藏筋膜之气也。"

操 cāo　执持也。《素问·平人气象论》："如操带钩。"○操，七刀切。《难经·十五难》："如操带钩。"○操篙，上七刀切。《历代名医蒙求·书生疗傔》："操篙理缆。"

螬 cáo　蛴螬，方言作蠀螬。《本草纲目·蛴螬》。

草 cǎo　○草荄（gāi），谓草根也。《素问·移精变气论》："治以草苏草荄之枝。"○草苏，谓煎药也。《素问·移精变气论》："治以草苏草荄之枝。"○草苏草荄，二药之易得者也。《素问吴注·移精变气论》："治以草苏草荄之枝。"○草偃，谓无风而自低。《素问·六元正纪大论》："长川草偃。"○草滋，草得滋养而色益深也。《素问吴注·五藏生成》："色见青如草兹者死。"

畟 cè　音即。尽力治稼也。《本草纲目·稷》："稷，从禾，从畟。谐声也。"

側（侧）cè　侧梨、陟厘，声相近也。《本草纲目·陟厘》："侧梨。"

廁（厕）cè　初吏切。圊溷（hùn）也。《伤寒论·辨阳明病脉证并治》注："古人登厕必更衣。"

測（测）cè　度也。《太素·疽痈逆顺刺》："有喜怒不测。"

簎 cè　昌角切。《本草纲目·介部》序："《周官·鳖人》：取互物以时簎。"

参（參） cēn　参差（cēn cī），上初簪切，下楚宜切。《伤寒论·平脉法》："尺寸参差。"

C

差 chā　愆期也。《素问吴注·六元正纪大论》："命其差。"

查（查） chá　音槎。乃水中浮木。《本草纲目·山楂》："（楂）世俗皆作查字，误矣。"

搽 chá　搽（chá）、途（tú）二音。《本草纲目·茗》："苦搽。"

察 chá　观也。《太素·阴阳大论》："智者察同，愚者察异。"

拆 chāi　裂也。《素问吴注·六元正纪大论》："其化鸣紊启拆。"

茈 chái　音柴（按：茈字有三音，茈胡之茈音柴，此草之此音紫，凫茈之茈音磁。）《伤寒论·辨太阳病脉证并治》："柴胡半斤。"（按：音释作"茈"，经注均作"柴"。）○茈，音柴。《证类本草》总目录："茈胡。"○茈，柴字。《证类本草》卷六目录："茈胡。"○茈，柴字。《证类本草》："茈胡。"○茈，是古柴字。茈草之茈音紫，茈胡之茈音柴。《本草纲目·茈胡》："茈胡。"

豺 chái　音柴。《素问·四气调神大论》注："豺乃祭兽。"○豺，音侪。《本草纲目·豺》。

瘥 chài　楚懈切、楚嫁切。病除也。《奇经八脉考·带脉为病》："大病瘥后。"

差 chài　楚懈切。《伤寒论·平脉法》："诊其脉沉而迟者，知其差也。"（按："楚懈切"，谓读如瘥。）○差，凡差字皆音钗，去声。病除也。本作瘥。《历代名医蒙求·嗣明十万》："不疗自差。"○差，瘥同。《素问吴注·风论》："昼日则差。"○差，瘥同。《类经·疾病类二八》："昼日则差。"○差，与瘥同。《医宗金鉴·伤寒论注·辨太阳病脉证并治上篇》："若一服汗出病差。"

蠆（虿）chài　丑介切，䘍虫。《伤寒总病论·辟瘟疫论》："务成子萤光丸，主辟疾病恶气，百鬼虎狼，蛇虺蜂虿诸毒。"

覘（觇）chān　音沾。视也。《厘正按摩要术·总目》："觇神气。"

孱 chán　孱弱，力劣也。上音潺。《历代名医蒙求·王遂炼石》："然性孱弱。"

梴 chán　音蟾。《本草纲目·梴子》。

蠦 chán　音廛。《证类本草·石龙子》："或谓之蚱蠦。"

毚 chán　狡也。《素问·解精微论》："请问有毚愚仆漏之问。"○毚，音谗。《本草纲目·兔》："狡兔曰㲋，曰毚。"○毚，士衔切。毚愚朴陋，谓毚弱愚昧朴野鄙陋也。《素问吴注·解精微论》："请问有毚愚仆陋之问。"○毚，音谗。妄也。《类经·疾病类七九》："请问有毚愚仆漏之问。"

蟬（蝉）chán　变化相禅也。《本草纲目·蚱蝉》。

蟾 chán　十占切。《证类本草·虾蟆》："一名蟾蜍。"

鱻（鱻）chán　音谗。《本草纲目·海豚鱼》："鱻鱼。"

鑱（镵）chán　仕监反，铍也。《太素·人迎脉口诊》："恶于镵石者，不可与言至巧。"（按：镵，原抄作"镜"，《素问》作"针"。）○镵，仕衫、仕忏二切。《历代名医蒙求》："镵石挢引。"○镵，锄衔切。《素问·奇病论》："身羸瘦无用镵石也。"○镵，钼衔切。《灵枢·九针十二原》："一曰镵针。"○镵，锄御切。镵针。《素问吴注·刺疟》："以镵针针绝骨出血。"○镵，沮衔切。《素问吴注·汤液醪醴论》："镵石针艾治其外也。"○镵，针名。《素问吴注·奇病论》："身羸瘦无用镵石也。"○镵，锐也。《类经·针刺类二》："一曰镵针者。"○镵，音惭，锐也。针也，九针论：一曰镵针。《素问·汤液醪醴论》："镵石针艾治其外也。"○镵，音谗。《类经·疾病类六二》："无用镵针也。"○镵，音谗。《类经·针刺类二》："一曰镵针。"○镵，音谗。镵针，第一针也。《类经·疾病类五十》："以镵针针绝骨出血。"

蒇（蒇）chǎn　敕辇切。《素问·序》："蒇谋虽属乎生知，标格亦资于诂训。"

顫（颤）chàn　音战。四肢寒动也。《厘正按摩要术·惊风》："手足动摇为颤。"

鯧（鲳）chāng　美也，以味名。《本草纲目·鲳鱼》。

鯧（鲳）chāng　（鲳），闽人讹为鲳鱼。《本草纲目·鲳鱼》："鲳鱼。"

長（长）cháng　谓寸口脉长一寸也。《太素·五藏脉诊》："心脉揣坚而长。"〇长，往来远，是谓长。《素问·至真要大论》："太阳之至大而长。"〇长，平声。《灵枢·终始》："面黑齿长而垢。"〇长，上声。《类经·藏象类十三》："齿更发长。"〇长，深也。《类经·藏象类二六》："唇至齿长九分。"〇长刺，长于刺着也。《素问吴注·长刺节论》："长刺节论。"〇长衡，阔大也，即从衡之义。《类经·藏象类二一》："长衡直扬。"〇长久，万世不殆也。《素问吴注·方盛衰论》："故能长久。"〇长命，尽寿也。《太素·真邪补写》："绝人长命。"〇长虫，蛕（蛔）虫也。《太素·欬论》："欧甚则长虫出。"

常 cháng　谓平和不肥瘦人。《太素·刺法》："刺常人奈何。"〇常，谓五色见者定是络色也。《太素·经脉皮部》："经有常色而络无常变。"〇常，谓岁四时之气不差晷刻者。《素问·气交变大论》："应常不应卒。"

腸（肠）cháng　肠澼（cháng pì），后泄血沫也。《素问吴注·阴阳别论》："阴阳虚，肠澼死。"〇肠澼，滞下也，利而不利之谓。《素问吴注·通评虚实论》："肠澼便血何如？"〇肠澼，下利也。《类经·脉色类二四》："脾脉外鼓沉为肠澼。"〇肠澼，滞下也，利而不利之谓。《类经·疾病类七二》："肠澼便血何如？"〇肠辟，利脓血也。《类经·脉色类二九》："肠澼死。"

瑒（玚）chàng　音畅。《本草纲目·山矾》："玚花。""按周必大云：柘音阵，出《南史》。荆楚讹柘为郑，呼为郑矾，而江南又讹郑为玚也。”

怅（怅）chàng　丑亮切。《医宗金鉴·伤寒论注·可汗篇》：“客热在皮肤怅快不得眠。”〇怅快，上丑亮切。望恨也。《伤寒论·辨不可下病脉证并治》：“客热在皮肤，怅快不得眠。”

朝 cháo　朝请（cháo qìng），请，音净。（按：请读去声，朝会。）《历代名医蒙求·弘景表辞》：“除奉朝请。”

罺 cháo　音抄。《本草纲目·鱼笱》：“取鱼之器曰笱、曰䈰、曰罛、曰篧、曰罺。”

麨 chǎo　昌少切。《证类本草·粟米》：“糗一名麨。”（按：《本草纲目》作“麨”，义同。）

麨（麨）chǎo　尺沼切。《本草纲目·麨》：“麨以炒成……故麨从炒省也。”

坼 chè　敕白反，分也。《太素·顺养》：“水冰地坼。”〇坼，拆同。《素问吴注·四气调神大论》：“水冰地坼。”〇坼，音策。裂也。《类经·摄生类》：“水冰地坼。”

掣 chè　读为导，导引则气行条畅。《素问·阴阳应象大论》：“气虚宜掣引之。”（［新校正云］按：《甲乙经》掣作掣。）〇掣，掣同。《素问吴注·阴阳应象大论》：“气虚宜掣引之。”〇掣，《甲乙经》作掣，挽也。《类经·论治类八》：“气虚宜掣引之。”

掣 chè　死曳反，引也。《太素·阴阳》：“气虚宜掣引之。”

（按：掣，《素问》作“觢”。）○掣，尺列切。《灵枢·论疾诊尺》：“耳间青脉起者，掣痛。”○掣，昌列切。挽也。《伤寒论·辨太阳病下》：“骨节烦疼掣痛。”○掣，尺折切，牵也。《伤寒总病论·湿证》：“掣痛不得屈伸。”○掣，撤、翅二音。心掣，心动不宁，若有所引，名曰心掣。《类经·疾病类六》：“其传为心掣。”○掣，音彻。《类经·脉色类三三》：“青主痛肝主筋故为掣痛。”○掣，音彻。《医宗金鉴·伤寒论注·痉湿暍病篇》：“风湿之痛则轻掣不可屈伸。”

烲 chè　音掣。汴人呼为烲岸。《本草纲目·马刀》：“烲岸。”

徹（彻）chè　彻衣，犹彻去衣服。《类经·针刺类三三》：“彻衣者，尽刺诸阳之奇输也。”

嗔 chēn　音称。嗔，恨怒也。《素问吴注·上古天真论》：“无恚嗔之心。”○嗔，唱真切，怒也。《类经·摄生类三》：“无恚嗔之心。”

瞋 chēn　叱邻反。《太素·刺法》：“肝肺内瞋。”（按：瞋，《甲乙》作“瞋胀”。）○瞋，张盛也。《太素·营卫气行》：“瞋则阴气益少。”（按：瞋，《灵枢》无。）○瞋，音嗔。怒目张也。《奇经八脉考·二跻为病》：“阳气盛则瞋目。”○瞋，昌真切。《灵枢·刺节真邪》：“愤瞋肩息。”○瞋，音嗔。《类经·针刺类四四》：“阳气盛则瞋目。”

膹 chēn　叱邻反，张起也。《太素·顺养》：“胃中寒则䐜胀。”〇䐜，音嗔，充人切。引起也。《丹溪手镜·肿胀》：“小腹䐜满引腰痛。”校云：䐜，音瞋，称人切。起也。如《素问》曰：“浊气在上，则生䐜胀。”《丹溪手镜·音释》：䐜，胀也。《素问吴注·六元正纪大论》：“甚则心痛胁䐜。”〇䐜，昌真切。《素问吴注·阴阳应象大论》：“则生䐜胀。”〇䐜，塞谓之䐜。《素问吴注·五藏生成》：“腹满䐜胀。”〇䐜，昌真切。䐜愤，胀满也。《类经·运气类十七》：“腹满身䐜愤。”〇䐜，昌真切。《素问·风论》：“故使肌肉愤䐜而有疡。”〇䐜，昌真切。《类经·疾病类十四》：“腹满䐜胀。”〇䐜，昌真切。《类经·运气类二三》：“䐜愤胪胀。”〇䐜，音嗔。《类经·疾病类二》：“有寒则䐜胀满雷引。”〇䐜，音嗔。《类经·疾病类十三》：“入五藏则䐜满闭塞。”〇䐜，音嗔。《类经·疾病类五六》：“少腹䐜胀。”〇䐜，音嗔。《类经·阴阳类一》：“浊气在上，则生䐜胀。”〇䐜，音嗔。《类经·针刺类二四》：“腹䐜胀。”〇䐜，胀也。《类经·运气类二三》：“甚则心痛胁䐜。”〇䐜胀，上昌真切。肉胀起也。《素问·阴阳应象大论》：“浊气在上，则生䐜胀。”〇䐜胀，胸膈满也。《类经·阴阳类一》：“浊气在上，则生䐜胀。”

沉 chén　深按得之，曰沉。《太素·诊候之一》：“皆沉细悬绝者为阴。”〇沉，阴气盛也。《太素·尺寸诊》：“寸口脉沉而弱。”〇沉，久也。《素问·至真要大论》：“则沉阴且布。”〇沉，谓沉浮也。《素问·四气调神大论》：“肾气独沉。”〇沉，下也。按之乃得，下诸位脉也。《素问·至真要大论》:“太阴之至其脉沉。”○沉,言殊见也。《素问·阴阳离合论》:“搏而勿沉。”○沉者,按之乃得也。《素问·五藏生成》:“夫脉之小大滑涩浮沉。”○沉,持林反。《难经·七难》:“厥阴之至,沉短而敦。”○沉,里谓之沉。《素问吴注·五藏生成》:“夫脉之小大滑涩浮沉。”○沉,脉行肌肉之下也。《素问吴注·大奇论》:“肾肝并沉为石水。”○沉,脉行肌肉之下也。《素问吴注·大奇论》:“肾脉小搏沉为肠澼下血。”○沉者,脉来行于肌肉之下也。《素问吴注·至真要大论》:“太阴之至气脉沉。”

莐 chén　莐藩(chén fān),音沉烦。《本草纲目·知母》:“莐藩。”

陳(陈)chén　久也。《素问·针解》:“宛陈则除之者。”○陈,谓久也。《素问·奇病论》:“除陈气也。”○陈,尘也。《素问吴注·六元正纪大论》:“面陈色恶。”○陈,久也。《素问吴注·针解》:“宛陈则除之者。”○陈,久者谓之陈。《素问吴注·汤液醪醴论》:“去宛陈莝。”○陈,设也。《素问吴注·生气通天论》:“是以圣人陈阴阳。”○陈,故也。《素问·四气调神大论》:“春三月,此谓发陈。”○陈,晦也。《类经·运气类二三》:“嗌干面陈色恶。”○陈,积也。《类经·针刺类七》:“宛陈则除之。”○陈,久也。《类经·论治类十五》:“去宛陈莝。”○陈其方,言其略也。《素问吴注·六节藏象论》:“请陈其方。”

敶 chén　古“陈”字。《素问·五常政大论》:“是谓启敶。”○敶,古陈字。布也。《类经·运气类十三》:“是谓启敕。”

梣 chén　音岑。苦枥木也。《本草纲目·秦皮》：“梣皮。秦皮本作梣皮。其木小而岑高，故以为名。”

辰 chén　北辰也。《素问·上古天真论》：“辨列星辰。”〇辰，谓躔度之次。《素问吴注·八正神明论》：“星辰八正何候。”〇辰，季春也。《类经·疾病类十一》：“厥阴者辰也。”

麎 chén　音辰。《本草纲目·麋》：“牝曰麎。”

磣（碜）chěn　插茬切。《新修本草·姜石》：“以烂不碜者好。”

疢 chèn　昌震切，病也。《类经·论治类六》注：“千般疢难。”

榇 chèn　梧桐，《尔雅》谓之榇。《本草纲目·梧桐》：“榇。”〇榇，音衬。赤曰榇。《本草纲目·木槿》：“榇。”

稱（称）chèn　去声。《类经·藏象类二八》：“肉䐃不称身者胃下。”

齔（龀）chèn　抄近切。毁齿也。《类经·藏象类十六》注：“故男子八月生齿，八岁而龀。”

檉（柽）chēng　音侦。《本草纲目·柽柳》。

蟶（蛏）chēng　丑真切。《本草纲目·蛏》。

鐺（铛）chēng　小者曰铛。《本草纲目·土部》：“铛墨。”

成 chéng　收成也。《类经·运气类十三》：“其化成。”〇成骨，膝膑外侧起大骨。《太素·腰痛》："成骨在膝外廉之骨独起。"（按：成骨，《甲乙》作"盛骨"。）〇成骨，膝外廉之骨独起者。《类经图翼·周身骨部名目》。〇成数，谓水数六，火数七，木数八，金数九，土数五也。《素问·六元正纪大论》："太过者其数成。"

城 chéng　城郭，藏府所处也。《太素·胀论》："藏府之城郭也。"

呈 chéng　呈阴，无风而叶皆背见，是谓呈阴。《素问·六元正纪大论》："柔叶呈阴。"

承 chéng　下奉上也。《类经·运气类三》："承岁为岁直。"〇承，犹随也。《类经·运气类六》："承乃制。"

乘 chéng　因其虚而入之也。《素问吴注·痹论》："阳乘阴。"〇乘，食陵切。侵也。《难经·三难》："此阴乘之脉也。"〇乘危，乘其孤危也。《素问吴注·五常政大论》："故乘危而行。"

橙 chéng　柚属也。可登而成之，故字从登，又谐声也。《本草纲目·橙》。

逞 chěng　疾也。《类经·疾病类八六》："逞焫之。"

秤 chèng　称去声。正斤两之物也。《厘正按摩要术·牙疳》："各研细末，秤准和匀。"

胵 chī　音鸱。鸡肫也。《本草纲目·鸡》："膍胵里黄皮。"〇胵，音痴，充脂切。鸟胃也。《丹溪手镜·音释》。

眵 chī　音蚩。《证类本草·光明盐》："目赤痛多眵。"○眵，音嗤。《证类本草·旋覆花》："目中眵䁾。"○眵，音痴，充支切。目相背也。《丹溪手镜·目》："眵泪。"○眵，音鸱。目汁凝也。《厘正按摩要术·察眼》："肝气实则眵干硬。"

螭 chī　螭龙，无角曰螭龙。《本草纲目·蛟龙》。

鵄（鸱）chī　尺脂切。《证类本草·鸱头》："鸱头。"○鸱，尺脂切。《证类本草·第十九目录》："鸱头。"○鸱，尺脂切。《证类本草·目录》："鸱头。"

齝（齝）chī　丑知切。《证类本草·牛黄》："口中齝草绞汁主哕。"○齝，音痴。一名牛转草，即牛食而复出者，俗曰回噍。《本草纲目·牛》："齝草。"○齝，嚼草复出曰齝。《本草纲目·牛》。

弛 chí　施是切。《素问·刺要论》："肝动则春病热而筋弛。"○弛，纵缓也。《素问·刺要论》："肝动则春病热而筋弛。"○弛，缓也。《素问吴注·生气通天论》："筋脉沮弛。"○弛，往者为弛。《素问吴注·天元纪大论》："寒暑弛张。"○弛，施、始二音。纵也。《类经·疾病类五》："筋脉沮弛。"○弛，音矢，废弛也。《类经·疾病类五》："小筋弛长。"○弛，音矢，解弛也。《类经·疾病类七六》："脆者皮弛。"○弛，音矢。纵缓也。《类经·经络类三一》："热多则筋弛骨消。"○弛张，往来也。《类经·运气类三》："寒暑弛张。"

弛 chí　缓也。《素问·皮部论》："热多则筋弛骨消。"〇弛，缓也。《素问·生气通天论》："筋脉沮弛。"〇弛，引也。《素问·生气通天论》："小筋弛长。"〇弛，弛同。《类经·针刺类六三》："肝动则春病热而筋弛。"

持 chí　久留之也。《太素·三虚三实》："其病人也徐以持也。"（按：持，《灵枢》《甲乙》作"迟"。）〇持者，保守也。《太素·痈疽》："形神乃持。"〇持，谓相执持也。《素问·六元正纪大论》："徐者为病持。"〇持，谓执持。《素问·皮部论》："名曰枢持。"〇持，把持也。《素问吴注·皮部论》："名曰枢持。"〇持，谓相持而久也。《素问吴注·六元正纪大论》："徐者为病持。"〇持，定也。《灵枢·痈疽》："形气乃持。"〇持，执持也。《类经·摄生类一》："不知持满。"〇持，主持也。《类经·经络类三一》："名曰枢持。"〇持者，进退缠绵，相持延久也。《类经·运气类二三》："徐者为病持。"

茌 chí　茌藸（chí chú），音痴除。《本草纲目·五味子》："茌藸。"

蚳 chí　音池。《本草纲目·介部序》："祭祀供蠯蠃蚳以授醢人。"〇蚳，音迟。《本草纲目·知母》："蚳母。时珍曰：宿根之旁，初生子根，状如蚳虻之状，故谓之蚳母。"

貾（赿）chí　音池。《本草纲目·贝子》："《尔雅》云：黄质白文曰余貾。"

尺 chǐ　谓尺中也。《太素·色脉尺诊》："夫色脉与尺之相应也。”〇尺，关前曰寸，关后曰尺。《类经·脉色类二》：“尺内两旁。”〇尺内，谓尺泽之内也。《素问·脉要精微论》：“尺内两旁。”

哆 chǐ　音扯。《本草纲目·甘松香》：“苦弥哆。”

豉 chǐ　嗜也。《本草纲目·大豆豉》。

齒（齿）chǐ　骨之本也。《素问·奇病论》：“齿亦痛。”〇齿，两旁曰牙，当中曰齿。《本草纲目·牙齿》。〇齿牙，前小者曰齿，后大者曰牙。《类经图翼·周身骨部名目》。

斥 chì　齿亦反。推也。《太素·虚实补泻》：“出血勿之深斥。”〇斥，推也。《素问·调经论》：“出血勿之深斥。”〇斥，刺也。《素问吴注·调经论》：“勿之深斥。”〇斥，弃除也。《类经·疾病类十八》：“出血勿之深斥。”〇斥候，四时之大候也。《类经·运气类三二》：“斥候皆归。”

赤 chì　心之色也。《素问吴注·五藏生成》：“赤，脉之至也喘而坚。”〇赤，火之色。《类经·藏象类二一》：“赤色薄皮弱肉。”〇赤沃，赤尿也。《类经·运气类四十》：“小便赤沃。”

抶 chì　打也。丑栗切。《历代名医蒙求·宣文触讳》：“帝怒而抶之。”

瘛 chì　音翅。抽掣。《类经·针刺类四十》：“颞颥目瘛脉痛。”

痓 chì　又音 zhì。擎井反，身强急也。《太素·经筋》：“病在此者主痫瘛及痓。”（按：痓，《灵枢》作“痉”。《太素》擎井反，亦当痉字。）○痓，身项强直也。《太素·经脉厥》："发喉痹嗌肿痓。"○痓，谓骨痓而不随。《素问·气厥论》："传为柔痓。"○痓，音炽。痓，谓骨痓而不随。《素问·气厥论》："肺移热于肾，传为柔痓。"○痓，充至切。恶也，一曰风病。《伤寒论·辨痉湿暍脉证》："伤寒所致太阳痓、湿、暍三种。"注："痓，当作痉，传写之误也。痓者，恶也，非强也。"○痓，充至切，恶也。《伤寒总病论·结胸证》："项强如柔痓状。"○痓，音炽。《证类本草·独活》："止痛贲豚痫痓。"○痓，痴去声。乍前乍后病也。《奇经八脉考·督脉为病》："脊强者五痓之总名。"○痓，音炽。痓，强劲也。《素问吴注·气厥论》："传为柔痓。"○痓，音炽。全元起本作痉。《类经·疾病类三五》："发喉痹嗌肿痉。"○痓，音翅。痓者，口禁如痫，肢体拘强。《类经·运气类十三》："其病痓。"○痓，音翅。骨强直也。《类经·疾病类四六》："传为柔痓。"

瘛 chì　充曳反。《太素·经筋》："病在此者主痫瘛及痓。"（按：瘛，医统本《灵枢》作"瘛"，道藏本《灵枢》作"瘈"。）

瘛 chì　阴气内弱，阳气外燔，筋脉受热而自跳掣，故名曰瘛。《素问·玉机真藏论》："病筋脉相引而急，病名曰瘛。"○瘛，手足抽掣而动也。《素问吴注·至真要大论》："诸热瞀瘛。"○瘛，手足内引为瘛。《素问吴注·至真要大论》："内为瘛疭。"○瘛，手足收引也。《素问吴注·六元正纪大论》："瞤瘛暴死。"○瘛，音异。《素问吴注·大奇论》："痫瘛筋挛。”〇瘛，音异。后世作瘈。手足拘挛。《素问吴注·玉机真藏论》：“病名曰瘛。”〇瘛，肢动谓之瘛。《素问吴注·至真要大论》：“而掉瘛尤甚。”〇瘛，炽、寄、系三音。瘛疭者，热极生风，阴血伤也。《类经·针刺类四十》：“瘛疭而狂。”〇瘛，炽、寄、系三音。筋脉引急曰瘛，弛长曰疭。《类经·脉色类十九》：“心脉急甚者为瘛疭。”〇瘛，炽、寄、系三音。肢体抽掣曰瘛疭。《灵枢·热病》：“腰折瘛疭。”〇瘛，翅、系二音。《类经·脉色类十九》：“微涩为瘛挛筋痹。”〇瘛，音翅。抽掣也。《类经·疾病类一》：“诸热瞀瘛。”〇瘛，音炽，抽搐也。《类经·脉色类二四》：“痫瘛筋挛。”〇瘛，音炽，牵急也。《类经·疾病类八九》：“病在此者主痫瘛及痉。”〇瘛，音炽。《类经·疾病类六八》：“其瘛坚转。”〇瘛，音炽。《类经·运气类二一》：“少阳所至为暴注瞤瘛暴死。”〇瘛，音炽。瘛者，筋之急也。《类经·疾病类九七》：“戴眼反折瘛疭。”〇瘛，音炽。瞤瘛，动掣也。《类经·运气类十》：“肉瞤瘛。”〇瘛，音翅。《类经·运气类二八》：“惊瘛咳衄。”〇瘛，音翅。《类经·运气类二十》：“瞤瘛肿胀。”〇瘛，音翅。瘛疭。《类经·运气类二三》：“瘛疭骨痛。”〇瘛，音翅。血燥则筋脉相引而急，手足挛掣，病名曰瘛。《类经·疾病类二九》：“病名曰瘛。”〇瘛者，翅、系、寄三音。手足掉掣也。《类经·疾病类十七》：“行善瘛。”〇瘛疭，上治下纵。《灵枢·邪气藏府病形》：“心脉急甚者为瘛疭。”〇瘈疭、瘛疭，并音治纵。手足舒缩也。《奇经八脉考·二跻为病》：“癫痫瘛疭。”《奇经八脉考·督脉为病》：“其证卒口噤背反张而瘛疭。”〇瘛疭，音翅纵。《类经·运气类三十》："内为瘛疭。"○瘛疭，音掣纵。小儿病也。又风病。《厘正按摩要术·察耳》："耳后青筋起主瘛疭。"○瘛疭，音掣纵。小儿风疾也。《厘正按摩要术·痫证》："以先体热瘛疭惊啼而后发。"

瘈 chì　充曳反，牵纵也。《太素·五藏命分》："脾偏倾则喜瘈喜胀。"○瘈，尺制切。《素问·生气通天论》。○瘈，尺曳切。《证类本草·龙骨》："角主治惊痫瘈疭。"○瘈，尺曳切。《神农本草经·蛇蜕》："瘈疭癫疾。"○瘈，音契。《证类本草·牡丹》："主寒热中风瘈疭。"○瘈，音炽。《丹溪手镜·瘈疭》："瘈者，筋脉缩急也。"○瘈，抽掣也。《素问吴注·气交变大论》："行善瘈。"○瘈，音契。瘈疭，手足屈伸也。《素问吴注·诊要经终论》："其终也戴眼反折瘈疭。"○瘈，翅、寄、系三音。抽掣也。《类经·运气类十》："行善瘈。"○瘈，音计。狂也。《厘正按摩要术·三焦经图》："瘈脉，耳后青筋处。"○瘈，音炽。《医宗金鉴·伤寒论注·温病篇》："時瘈疭。"○瘈疭，上胡计切。下子用切。《伤寒总病论·热病死生候》："热病瘈疭狂言不得汗。"○瘈疭、瘛疭，并音治纵。手足舒缩也。《奇经八脉考·二跻为病》："癫痫瘈疭。"《奇经八脉考·督脉为病》："其证卒口噤背反张而瘛疭。"○瘈疭，手足屈伸也。《素问吴注·诊要经终论》："其终也戴眼反折瘈疭。"

翨 chì　音翅。《本草纲目·禽部序》："翨氏攻猛鸟。"

熾（炽）chì　尺志切。《素问·四气调神大论》注："神荡则欲炽。”

鸂（鶒）chì　鸂鶒（xī chì），音溪敕。此鸟专食短狐，乃溪中敕逐害物者。《本草纲目·鸂鶒》。

充 chōng　满也。《素问·解精微论》：“髓者骨之充也。”○充，满也。《素问·汤液醪醴论》：“津液充郭。”○充，充实也。《素问吴注·五运行大论》：“在气为充。”○充面，面皮起也。《太素·热病说》：“热病先肤痛窒鼻充面。”

䡴 chōng　䡴䡴，言气之往来也。《素问·阴阳离合论》：“阴阳䡴䡴。”（按：影印本新校正云：按别本䡴䡴作“衝衝”。横排本作“冲冲”。）○䡴䡴，一作“冲冲”，气之往来也。《素问吴注·阴阳离合论》：“阴阳䡴䡴。”○䡴䡴，一作“冲冲”。言阴阳之气运动无已也。《类经·经络类二九》：“阴阳䡴䡴，积传为一周。”

衝（冲）chōng　盛也。《太素·脉行异同》：“是谓因冲而泻。”○冲，虚也，脉虚小也。《太素·藏府应候》：“皮薄而脉冲小者，小肠小而短。”○冲，虚也。《太素·水论》：“惋泽冲阴。”○冲，壮盛貌。《太素·冲脉》注：“任脉冲脉皆起于胞中。”○冲，谓应水刻数之平气也。《素问·离合真邪论》：“无逢其冲而泻之。”○冲，犹升也。《素问·解精微论》：“惋则冲阴。”○冲，谓经气已过其处，虚之乡也。《素问吴注·离合真邪论》：“无逢其冲而泻之。”○冲，深也。《类经·脉色类三二》：“冲浊为痹。”○冲，虚也。《类经·藏象类二八》：“皮薄而脉波小者。”○冲脉，奇经之一脉也。《素问吴注·痿论》："冲脉者，经脉之海也。"○冲脉者，奇经之一。《素问吴注·卒痛论》："冲脉起于关元。"○冲阳，胃脉也，在足跗。《素问吴注·气交变大论》："冲阳绝者死不治。"○冲头痛，谓脑后眉间痛也。《素问·至真要大论》："病冲头痛。"

舂 chōng　书容切。《类经·脉色类二五》："相应如参舂者病甚。"

重 chóng　谓藏气重迭。《素问·玉机真藏论》："名曰重强。"○重，谓重累也。《素问·气交变大论》："重感于邪则甚也。"○重，平声。《素问吴注·八正神明论》："名曰重实。"○重，平声。《素问吴注·痹论》："各以其时重感于风寒湿之气。"○重，平声。《素问吴注·刺禁论》："重虚出血。"○重，平声。《素问吴注·脉要精微论》："黑欲如重漆色。"○重，平声。《素问吴注·奇病论》："人有重身。"○重，平声。《素问吴注·通评虚实论》："何谓重实。"○重，平声。《素问吴注·阴阳应象大论》："故重阴必阳。"○重，平声。《素问吴注·阴阳应象大论》："重寒则热。"○重，平声。《素问吴注·玉机真藏论》："名曰重强。"○重，平声。重，并也。《素问吴注·厥论》："则下气重上而邪气逆。"○重，平声。重上，厥逆也。《素问吴注·腹中论》："阳气重上。"○重，平声。重身，怀孕也。《素问吴注·六元正纪大论》："妇人重身。"○重、中，俱去声。《素问吴注·卒痛论》："因重中于寒。"○重，并也。《类经·疾病类三四》："阳气盛于上则下气重上而邪气逆。"○重，平声。《类经·疾病类十六》："何谓重实。"〇重，平声。《类经·阴阳类一》："重寒则热，重热则寒。"〇重，平声。重身，孕妇也。《类经·论治十三》："妇人重身。"〇重者，重，平声。重叠之义。《类经·阴阳类一》："故重阴必阳，重阳必阴。"〇重感，谓年气已不及，天气又见克杀之气，是谓重感。《素问·气交变大论》："重感于邪则甚也。"〇重逆，谓反之又反也。《素问吴注·刺热论》："重逆则死。"〇重上，厥逆也。《素问吴注·腹中论》："阳气重上。"〇重舌，谓舌下重肉生也。《太素·三刺》："重舌，刺舌柱以铍针。"（按：铍，《灵枢》《甲乙》作"铍"。）〇重身，妇人怀子，又名曰重身。《太素·重身病》："人有重身。"〇重身，谓身中有身，则怀妊者也。《素问·奇病论》："人有重身。"〇重身，怀孕也。《素问吴注·六元正纪大论》："妇人重身。"〇重身，谓身中有身而怀孕也。《素问吴注·奇病论》："人有重身。"〇重身，孕妇也。《类经·论治十三》："妇人重身。"〇重实，证脉皆实，是重实也。《素问吴注·通评虚实论》："何谓重实。"〇重虚，证脉皆虚，是谓重虚。《素问吴注·通评虚实论》："何谓重虚。"

蟲（虫）chóng　谷虫在于胃中也。《太素·十二邪》："热则虫动。"〇虫者，三虫也。《太素·津液》："消谷则虫上下作。"〇虫，谓皮中如虫行。《素问·痹论》："逢寒则虫。"〇虫，乃生物之微者，其类甚繁，故字从三虫。《本草纲目·虫部目录》。〇虫，毛虫也。《素问吴注·气交变大论》："虫食甘黄。"

瘳 chōu　音抽。病愈也。《注解伤寒论·伤寒例》注："间者，瘳也。"〇瘳，音抽。《证类本草·扁青》："金疮不瘳。"

犨 chōu　音抽。《本草纲目·牦牛》："犨牛。"

稠 chóu　音俦。多也。《厘正按摩要术·咳嗽》："肺热则嗽必痰稠。"

出 chū　通也。《素问吴注·阴阳应象大论》："雨出地气，云出天气。"〇出，谓出于阳经也。《素问吴注·皮部论》："其出者从阴内注于骨。"〇出者，由其天数之多。《素问吴注·血气形志》："刺太阳出血恶气。"〇出，渐愈之谓。《类经·脉色类十八》："病且出也。"〇出，像草木益滋，上出达也。《类经·经络类三一》："在阴者主出。"〇出，至也。《类经·针刺类六》："则谷气出。"〇出入，谓喘息也。《素问·六微旨大论》："出入废则神机化灭。"〇出血，出黑血也。《素问吴注·刺腰痛论》："在膝筋肉分间郄外廉之横脉出血。"〇出血，出瘀血也。《素问吴注·缪刺论》："然骨之前血脉出血。"

樗 chū　丑如切。《证类本草·樗鸡》："樗鸡。"〇樗，丑如切。《证类本草·第二十一目录》："樗鸡。"〇樗，丑如切。《证类本草·总目录》："樗鸡。"〇樗，音丑居切。《本草纲目·椿樗》："樗亦椿音之转。"

樗 chū　樗亦作樗。《本草纲目·椿樗》："樗字从虖，其气臭，人呵嘑之也。"

貙（䝙）chū　音枢。《证类本草·蛞蝓》："䝙，迅走食人。"

（按：《证类》从犭，《尔雅》从豸。古从豸为正字，从犭为俗字。）〇貙，音伛。《本草纲目·虎》："似虎而五指曰貙。"

C

除 chú　去也。《素问·针解》："菀陈则除之者。"〇除，谓去也。《素问·奇病论》："除陈气也。"

芻（刍）chú　刈草包束曰刍。《本草纲目·石龙刍》。

蒭 chú　草也。《说文》云："刈草也。"测隅切。与芻同。《历代名医蒙求·秋夫针鬼》："君但缚蒭作人。"

蜍 chú　常余切。《证类本草·蝦蟆》："一名蟾蜍。"

儲（储）chǔ　音除。储储，蓄积貌。《类经·藏象类三十》："其状轩轩储储。"

怵 chù　敕律切。愍也。《伤寒论·辨阳明病脉证并治》："必怵惕烦躁。"〇怵，出、恤二音。《类经·疾病类三三》："又毋怵惕之所志。"〇怵，出、恤二音。恐也。《类经·藏象类九》："是故怵惕思虑者则伤神。"〇怵，敕律切。《医宗金鉴·伤寒论注·阳明篇》："若加温针必怵惕烦躁。"〇怵惕，惊惧也。《素问·宣明五气》注："《灵枢经》曰：怵惕思虑则伤神。"〇怵惕，上耻律切，下他的切。悚惧也。《灵枢·本神》："是故怵惕思虑者则伤神。"〇怵惕，上耻律切，悚惧悽怆也。下他的切，忧也，疾也。《伤寒总病论·阳明证》："必怵惕烦躁。"

慉 chù　许六切。《灵枢·周痹》："其慉痛之时。"○慉，音触。慉痛，动而痛也。《类经·疾病类六八》："其慉痛之时。"

搐 chù　音若六畜之畜。谓动而痛也。《厘正按摩要术·盦法》："治月内小儿伤风鼻塞发搐。"

滀 chù　音畜。水聚也。《伤寒论·平脉法》："沉潜水畜。"（释音作"滀"，经注俱作"畜"。）

絀（绌）chù　褚律反，缝也。谓肠寒卷缩如缝连也。《太素·邪客》："卷则肠绌急。"○绌，丁骨切。《素问·举痛论》："缩蜷则脉绌急。"○绌，丁骨切。《素问吴注·卒痛论》："缩蜷则脉绌急。"○绌，音屈。屈曲也。《类经·疾病类六六》："缩蜷则脉绌急。"

處（处）chù　三百六十五穴也。《太素·气穴》："固请溢意尽言其处。"○处，上声，谓气之所居也。《类经·针刺类十八》："气之所处。"

揣 chuǎi　度也。《太素·人迎脉口诊》："《外揣》言浑束为一。"○揣，度也。《太素·知要道》："故远者司外揣内。"○揣，初委切。《素问·大奇论》："悬雍者浮揣切之益大。"○揣，初委切。《历代名医蒙求·任度蛇液》："但揣心腹上，有蛇形也。"○揣，初委切。《素问吴注·大奇论》："悬雍者浮揣无力。"（注："无力"二字，旧本无。僭补者。）○揣，杵水切。推测也。《类经·脉色类二四》："故远者司外揣内。"○揣，榱上声。量度也。《厘正按摩要术·按胸腹》："凡治小儿不论诸证，宜先揣虚里穴。"

揣 chuài　初委反，动也。《太素·真藏脉形》："揣而绝。"（按：揣，《素问》《甲乙》作"抟"。）○揣，动也。《太素·五藏脉诊》："心脉揣滑急为心疝。"（按：揣，《素问》作"搏"。）○揣，动也。《太素·五藏脉诊》："心脉揣坚而长。"（按：揣，《素问》作"搏"。）○揣，动也。《太素·邪传》："揣揣应手而动。"（按：揣揣，《灵枢》《甲乙》作"揣之"。）

踹 chuài　本经与腨通用，音篆。足肚也，亦名腓肠。《类经·经络类二》："上踹内。"○踹，腨同，音篆。《类经·疾病类十》："踹如裂。"○踹，腨同。《类经·经络类二》："以下贯踹内。"○踹，腨同。《类经·运气类十》："外在溪谷踹膝。"○踹，音煅。足跟也。本经与腨通用。《类经图翼·周身骨部名目》。

傳（传）chuán　失所守也。《太素·阴阳合》："搏而勿传。"○传，谓相传。《素问·诊要经终论》："甚者传气。"○传，谓阴阳之气流传也。《素问·阴阳离合论》："积传为一周。"○传，乘之名也。《素问吴注·玉机真藏论》："传，乘之名也。"○传，日久传变也。《素问吴注·奇病论》："传为消渴。"○传，日久传变也。《素问吴注·阴阳别论》："其传为风消。"○传，受也。《素问吴注·生气通天论》："故圣人传精神。"○传，布散也。《素问·脉要经终论》："甚者传气。"○传，布也。《类经·藏象类二六》："广肠传脊以受回肠。"○传，受也。

《类经·疾病类五》："故圣人传精神。"○传，音啭。《医宗金鉴·伤寒论注·辨太阳病脉证并治上篇》："使经不传则愈。"○传道，谓传不洁之物。《素问·灵兰秘典论》："传道之官。"

荈 chuǎn　音舛。《本草纲目·茗》："荈。"

踳 chuǎn　古同"舛"。踳驳，乖舛也。《厘正按摩要术·叙》："去其踳驳。"

喘 chuǎn　谓脉至如卒喘状也。《素问·五藏生成》："赤脉之至也，喘而坚。"○喘，谓卒来盛急，去而便衰，如人之喘状也。《素问·大奇论》："脉至如喘。"○喘，脉来如人之喘急也。《素问吴注·平人气象论》："寸口脉沉而喘。"○喘，息气急谓之喘。《素问吴注·至真要大论》："诸痿喘呕。"○喘，急促也。《类经·脉色类十六》："寸口脉沉而喘。"○喘，气急曰喘。《类经·疾病类一》："诸痿喘呕。"○喘者，如气之喘，言急促也。《类经·脉色类二四》："脉至如喘。"○喘，音舛。疾息也。《厘正按摩要术·察鼻准》："若久病鼻扇喘汗为肺绝。"○喘喝，气喘声急也。《类经·藏象类二八》："不病喘喝。"○喘喝者，气促声粗也。《类经·藏象类十》："实则喘喝胸盈仰息。"○喘数，因喘数而疾，曰喘数。《太素·诊候之一》："盛躁而喘数者为阳。"

串 chuàn　音钏。《历代名医蒙求·都料取钩》："言要一蚕茧及大念珠一串。"

瘡（疮）chuāng　身疡也。《素问·五常政大论》注："故曰生疮。"

愴（怆）chuàng　音创。凄怆，寒甚凄凉之貌。《类经·论治类二》："寒无凄怆。"

炊 chuī　音吹。《医宗金鉴·伤寒论注·辨坏病脉证并治篇》："分温三服相去如炊三升米顷。"

垂 chuí　睾丸也。《类经·藏象类十六》："人有足十指，茎垂以应之。"

腄 chuí　竹垂切。《灵枢·邪气藏府病形》："（石水）起脐已下至小腹腄腄然。"〇腄，音垂，重坠也。《类经·脉色类十九》："起脐已下至小腹腄腄然。"

錘（锤）chuí　直垂切。《素问·刺腰痛论》："痛如小锤居其中。"〇锤，音槌。《类经·针刺类四九》："痛如小锤居其中。"

春 chūn　春气，谓肝气也。《素问·金匮真言论》："故得春气者病在头。"

櫄 chūn　椿《左传》作"櫄"。《本草纲目·椿樗》。

杶 chūn　椿《夏书》作"杶"。《本草纲目·椿樗》。

橁 chūn　椿《集韵》作"橁"。《本草纲目·椿樗》。

輴（辅）chūn　徐伦切。《素问·离合真邪论》："其行于脉中循循然。"注："循循，一为辅辅。"

淳 chún　和也。《素问·五常政大论》："化淳则咸守。"○淳，《广韵》曰：清也。《类经·经络类十二》："亭亭淳淳乎。"○淳，厚也。《类经·摄生类三》："淳德全道。"○淳，厚也。《类经·运气类十四》："化淳则咸守。"

醇 chún　厚者曰醇。《本草纲目·酒》。

蓴（莼）chún　字本作"莼"，从纯。纯乃丝名。《本草纲目·莼》："蓴字本作莼。"

㲋 chuò　音绰。《本草纲目·兔》："其大者为㲋。"

惙 chuò　疲也。陟劣切。《历代名医蒙求·神至愈张》："困惙且甚。"

啜 chuò　昌悦切。饮水也。《伤寒论·辨太阳病脉证并治中》："不须啜粥。"○啜，昌悦切。《历代名医蒙求·卿诈鱼脍》："不免轻啜之。"

歠 chuò　昌悦切。《伤寒论·辨太阳病脉证并治上》："歠热稀粥一升余。"○歠，与"啜"同。《医宗金鉴·伤寒论·辨太阳脉证并治上篇》："歠热稀粥一升余。"

差 cī　楚宜切。《伤寒论·平脉法》："尺寸参差。"○差，抄诗切。参差也。夏尽入秋谓之差夏。《类经·运气类十七》："物成于差夏。"○差夏，后秋初也。《素问吴注·六元正纪大论》："物成于差夏。"

疵 cī　才移切。《历代名医蒙求·张锐两治》："众医复指言其疵。"○疵，慈、子二音。《类经·疾病类八六》：

"名曰疵痈。"〇疵，音慈。黑斑也。《类经·运气类四十》："民病温疫疵废风生。"〇疵，资、子二音。《类经·疾病类八六》："名曰疵痈。"

C

骴 cī　此思切。《本草纲目·羊》"附录：骴羊。"

蠀（蠀）cī　蛴螬，方言作蠀螬。《本草纲目·蛴螬》。

茈 cí　音疵。《本草纲目·乌芋》："凫茈。"（凫、孛同一声母，音相近也。）

茨 cí　刺也。《本草纲目·蒺藜》："茨。《尔雅》。"〇茨，音瓷。《本草纲目·乌芋》："凫茨。"

雌 cí　阴之目也。《素问·阴阳类论》："二阴为雌。"〇雌雄，即牝牡之谓。《类经·阴阳类五》："此皆阴阳表里、内外雌雄相输应也。"〇雌雄，即阴阳也。《类经·脉色类七》："持雌失雄。"

鶿（鹚）cí　鹚鹙（cí lǎo），俗作鹚鸬。《本草纲目·秃鹫》："鶿鹙。"

次 cì　谓立王之次也。《素问·脉解》："阳未得自次也。"〇次，序也。《素问吴注·脉解》："阳未得其次也。"〇次，序也。《类经·运气类十八》："夫六气者，行有次。"

朿 cì　音次。《本草纲目·枣》："枣性高，故重朿；棘性低，故并朿。"

刺 cì　鱼骨曰鲠，曰刺。《本草纲目·鱼鱿》。〇刺，针也。

《素问吴注·玉机真藏论》："可汤熨及火灸刺而去之。"

蚝 cì　音刺。《证类本草·斑猫》："一名斑蚝。"○蚝，音刺。《本草纲目·斑蝥》："龙蚝。"○蚝，音刺。《本草纲目·雀瓮》："蚝虫窠。"

朿 cì　朿毛，今盐草也。《本草纲目·序例上》："只如朿毛沾溺。"

螆 cì　七吏切。《证类本草·葱实》："主诸恶螆狐尿刺毒。"○螆，七吏切。《证类本草·雀瓮》："蚝一作螆。"

蟌 cōng　音忽。《本草纲目·蜻蛉》："蟌。"

從（从）cóng　顺也。《太素·知官能》："积而从之。"○从，脉病相应谓之从。《素问·平人气象论》："脉从阴阳。"○从，顺也。《素问·腹中论》："居脐下为从。"○从，顺也。《素问·生气通天论》："气血皆从。"○从，顺也。《素问·五常政大论》："补上下者从之。"○从，顺也。《素问·玉机真藏论》："脉从四时。"○从，顺也。《素问·至真要大论》："有从取而得者。"○从，谓从病气以反治。《素问·至真要大论》："逆之从之。"○从，谓从事于上。《素问·五常政大论》："肺气上从。"○从，谓男子发左，女子发右也。《素问·大奇论》："其从者喑。"○从，谓顺从。《素问·阴阳离合论》："人有四经十二从。"○从，谓顺从也。《素问·三部九候论》："九候皆从者不死。"○从，谓顺也。《素问·通评虚实论》："故曰滑则从，涩则逆也。"○从，谓顺也。《素问·五常政大论》："有气从不康。"○从，谓随顺也。《素问·刺禁论》："从之有福。"○从，犹顺也，谓顺四时之令也。《素问·四气调神大论》："唯圣人从之。"○从，顺也，应也。《素问吴注·至真要大论》："脉从而病反者。"○从，顺也。《素问吴注·决死生论》："九候皆从者不死。"○从，顺也。《素问吴注·六元正纪大论》："民气亦从之。"○从，顺也。《素问吴注·平人气象论》："脉有逆从四时。"○从，顺也。《素问吴注·四气调神大论》："以从其根。"○从，顺也。《素问吴注·四时刺逆从论》："不可不从也。"○从，顺也。《素问吴注·四时刺逆从论》："然必从其经气。"○从，顺也。《素问吴注·五运行大论》："从其气则和。"○从，顺也。《素问吴注·移精变气论》："以从其意。"○从，顺也。《素问吴注·玉机真藏论》："脉从四时。"○从，谓男子发左，女子发右，谓顺从也。《素问吴注·大奇论》："其从者喑。"○从，谓顺其令，全其真也。《素问吴注·刺禁论》："从之有福。"○从，阴病得阴脉，阳病得阳脉，谓之从。《素问吴注·平人气象论》："脉从阴阳。"○从者，病在本而求之本，病在标而求之标也。《素问吴注·标本病传论》："刺有逆从奈何？"○从，顺也。《类经·脉色类二四》："其从者喑。"○从，顺也。《类经·摄生类三》："逆从阴阳。"○从，顺也。《类经·摄生类五》："唯圣人从之。"○从，顺者为从。《类经·脉色类八》："逆从以得。"○从者，谓病在本而刺其本，病在标而刺其标。《类经·标本类四》："刺有逆从奈何？"○从之，谓同其气。《素问吴注·五常政大论》："补上下者从之。"

〇从革，既从而同，复革而异也。《素问吴注·五常政大论》："金曰从革。"〇从容，详审貌也。《太素·水论》："从容形法。"〇从容，谓安缓比类也。《素问·阴阳类论》："却念上下经阴阳从容。"〇从容，谓分别藏气虚实，脉见高下，几相似也。《素问·疏五过论》："必以比类奇恒从容知之。"〇从容，和缓之貌。《本草纲目·肉苁蓉》："此物补而不峻，故有从容之号。"〇从容，周详也。《素问·征四失论》："从容之葆。"

叢（丛）cóng　丛毛，即上文所谓三毛也。《类经·经络类二》："起于大指丛毛之际。"

湊 còu　麄勾切。（按：为"凑"的异体字。）《素问·解精微论》："志与心精，共湊于目也。"〇湊，粗勾切。《素问吴注·解精微论》："共湊于目也。"〇湊，塞也。《类经·藏象类二八》："脾大则苦湊胁而痛。"

腠 còu　谓津液渗泄之所。《素问·举痛论》："寒则腠理闭。"〇腠，汗空也。《素问吴注·卒痛论》："寒则腠理闭。"〇腠，肤腠也。《类经·疾病类二六》："寒则腠理闭。"〇腠，音湊。《类经·阴阳类二》："腠理闭。"〇腠，音凑。《类经·阴阳类一》："清阳发腠理。"〇腠，音凑。肉理分际也。《厘正按摩要术·疏表法》："最能疏通腠理。"〇腠，音凑。《医宗金鉴·伤寒论注·少阳篇》："血弱气尽腠理开。"〇腠理，皆谓皮空及纹理也。《素问·皮部论》："开腠理。"〇腠理，皮之纹理曰腠理。《素问·刺要论》："是故刺毫毛腠理无伤皮。"〇腠理，谓渗泄之门。《素问·阴阳应象大论》："清阳发腠理。"〇腠理，肤腠之文理也。《类经·经络类三一》："开腠理。"〇腠理，肌表也。《类经·阴阳类一》："清阳发腠理。"

辏（辏）còu　音凑。辐辏也（按：正文作腠）。《奇经八脉考·总说》："内温藏府，外濡腠理。"

粗 cū　近学浅知，谓之粗也。粗者志存名利之弊。《太素·经脉正别》："此粗之所过。"〇粗，千胡切。《素问·生气通天论》："粗乃败之。"〇粗，谓粗略。《素问·移精变气论》："粗工凶凶。"〇粗大，谓脉洪大也。《素问·脉要精微论》："粗大者，阴不足阳有余。"〇粗，技不精也。《素问吴注·移精变气论》："粗工凶凶。"〇粗，显也。《类经·脉色类三二》："其色粗以明。"〇粗工，浅辈也。《类经·标本类二》："粗工嘻嘻。"〇粗工，学不精而庸浅也。《类经·论治类十七》："粗工凶凶。"

殂 cú　昨胡切。死也。《历代名医蒙求·王隐议鳖》："忽日其奴先殂。"

蔖 cǔ　采古反，草名也。亦节枯也。《太素·痈疽》："草蔖不成。"（萧延平按："蔖，《灵枢》作萓。注云：鱼饥切。详《玉篇》萓作宜，鹿葱也。《广韵》：蔖，采古切，草死也。"）〇蔖，千古反，草名也，又死草也。《太素·人合》："地有草蔖。"（按：蔖，《灵枢》作"蓂"。）

猝 cù　音出。仓猝，暴疾也。《厘正按摩要术·痫证》："猝然晕仆。"

卒 cù　仓没切。《素问·生气通天论》注："起居如惊，谓暴卒也。"〇卒，猝同。《素问吴注·经脉别论》："跻前卒大。"〇卒，猝同。《素问吴注·离合真邪论》："卒风暴起。"〇卒，入声。卒，仓促也。《素问吴注·征四失论》："卒持寸口。"〇卒，音猝。《素问吴注·刺热论》："热争则卒心痛。"〇卒，音猝。《素问吴注·缪刺论》："令人卒心痛。"〇卒，音猝。《素问吴注·气交变大论》："卒然而动。"〇卒，音猝。《素问吴注·玉机真藏论》："然其卒发者。"〇卒，音猝。《素问吴注·玉机真藏论》："身中卒至。"〇卒，音猝。《素问吴注·卒痛论》："愿闻人之五藏卒痛。"〇卒，猝同。《类经·疾病类六六》："愿闻人之五藏卒痛。"〇卒，猝同。《类经·疾病类四四》："热争则卒心痛。"〇卒，猝同。《类经·脉色类二七》："身中卒至。"〇卒，猝同。《类经·脉色类三二》："不病而卒死矣。"〇卒，猝同。《类经·脉色类十五》："跻前卒大。"〇卒，悴同。《类经·疾病类二九》："然其卒发者。"〇卒，音猝。《类经·藏象类二一》："卒然遇烈风暴雨。"〇卒，音猝。《类经·藏象类三十》："卒然新会。"〇卒痛，卒然而痛也。旧作举痛，误之矣，今从王注改此。《素问吴注·卒痛论》："卒痛论。"〇卒至，卒然而至，不得预知也。《素问吴注·玉机真藏论》："身中卒至。"

促 cù　脉来数时一止曰促。《素问吴注·平人气象论》："寸口脉中手促上击者。"

醋 cù　措也，能措置食毒也。《本草纲目·醋》。

酢 cù　音醋。《伤寒论·平脉法》："噫而酢吞。"〇酢，音醋。《本草纲目·醋》："酢。"

蔟 cù　蔟葰（cù suī），音族绥。《本草纲目·廉姜》："蔟葰。"

鼀 cù　鼀䵹，音蹙秋。《本草纲目·蟾蜍》："鼀䵹。"〇鼀，蝌鼀，踘蹴。《本草纲目·蟾蜍》："蝌鼀。"

蹴 cù　七宿切。《历代名医蒙求·壶公货市》："公辄蹴入壶中。"

攢（攒）cuán　音船。《厘正按摩要术·推攒竹法》："推攒竹图。"

篡 cuàn　音督。《太素·督脉》："其络循阴器合篡间。"（萧延平按：篡，《甲乙经》作"纂"，本书《骨空》篇亦作"纂"。注音督，义未详。《金鉴》云：篡者，横骨下，两股之前，相合共结之凹，前后两阴之间。是篡当依《甲乙经》及本书《骨空篇》作纂为合。《说文》纂似组而赤。盖两阴之间，有一道缝处，其状如纂组，故谓之纂。又注"此"下所缺三字，平拟作"两阴前"三字。）〇篡，初患切。《素问·长刺节论》注："其络循阴器合篡间。"〇篡，充管切，□也。《伤寒总病论·伤寒劳复证》："小腹篡中急痛。"〇篡，初患切。阴下缝间也。《奇经八脉考·督脉》："男子循茎下至篡。"〇篡，初贯切。屏翳两筋间为篡。篡内深处为下级。《类经图翼·周身骨部名目》。〇篡，初患切。

交篡之义，谓两便争行之所，即前后二阴之间。《类经·经络类二七》："合篡间，绕篡后。"

摧 cuī　拔成者也。《素问·五运行大论》："其变摧拉。"○摧，谓仆落。《素问·五常政大论》："其变振拉摧拔。"○摧，败折也。《类经·运气类十七》："其变振拉摧拔。"○摧，谓仆落。《类经·运气类十三》："其变振拉摧拔。"○摧，坐陪切。《类经·藏象类六》："其变摧拉。"○摧拉，损者败坏也。《类经·藏象类六》："其变摧拉。"○摧拉，折也。《素问吴注·五运行大论》："其变摧拉。"

脆 cuì　须醉切。《素问·至真要大论》注："坚刚必折，柔脆自消尔。"○脆，责岁切，《说文》曰："小而易断也。"《伤寒总病论·叙论》："五藏有大小高下坚脆。"○脆，须醉切。《素问吴注·至真要大论》："脆者坚之。"○脆，柔脆溃坚之谓。《类经·针刺类三四》："脆道更行。"○脆，音翠。《类经·针刺类五六》："肉之坚脆。"○脆，音翠。《类经·疾病类七六》："木之阴阳尚有坚脆。"○脆，音翠。《类经·运气类二八》："脆者坚之。"○脆，音翠。《类经·运气类十》："柔脆草木焦槁。"○脆，音毳。不坚也。《厘正按摩要术·叙》："小儿脏腑柔脆。"

悴 cuì　憔悴也。《类经·藏象类三一》："血气皆少则无毛，有则稀枯悴。"○悴，音遂。憔悴。《厘正按摩要术·疳疾》："皮毛憔悴。"

焠（淬）cuì　千内反，谓烧针刺之也。《太素·经筋》："焠刺者。"○焠，七内切。《素问·藏气法时论》："禁犯焠焫热食温炙衣。”新校正：“别本焠作焠。”〇焠，音翠。《素问吴注·藏气法时论》：“禁犯焠焫热食温炙衣。”〇焠，音翠。《类经·疾病类二十》：“焠针药熨。”〇焠，音翠。《类经·针刺类五》：“九曰焠刺。”〇焠，音翠，灼也。《类经·针刺类三二》：“刺布衣者以火焠之。”〇焠，音翠。焠焫，烧爆之物。《类经·疾病类二四》：“禁犯焠焫热食温炙衣。”〇焠，音倅。烧也。《厘正按摩要术·总目》：“焠法。”〇焠，音碎。火入水也；烧也。《厘正按摩要术·惊风》：“用焠法，见卷二。”〇焠针，火针也。《素问·调经论》：“焠针药熨。”

卒 cuì　穷也。《太素·虚实所生》：“卒针药熨。”（按：卒，《素问》《甲乙》作“焠”。）〇卒针，燔针。准上经当为焠，刺痹法也。《太素·杂刺》：“卒取其里骨。”

瘁 cuì　悴同，病之也。《类经·经络类五》：“其病气逆则喉痹瘁喑。”

臎 cuì　一名尾罂，尾肉也。《本草纲目·鹅》：“臎。”〇臎，《本草纲目·禽部序》：“或以尾臎。”

皴 cūn　取钧切。《类经·运气类二一》：“阳明所至为胁痛皴揭。”〇皴揭，身皮麸象。《素问·六元正纪大论》：“阳明所至为皴揭。”

存 cún　谓心存。《素问·宝命全形论》：“能存八动之变。”〇存，存心也。《素问吴注·宝命全形论》：“能存八动之变。”

寸 cùn　同身寸也。《素问吴注·气府论》：“腋下三寸。”〇寸口，气口也。《类经·脉色类十六》：“欲知寸口太过与不及。”〇寸口，关前后两手动脉皆曰寸口。《类经图翼·周身骨部名目》。

搓 cuō　音初。用手搓也。《厘正按摩要术·苍龙摆尾法》：“以左手从总经起，搓摩至天河及斗肘。”

撮 cuō　子括切。《素问·病能论》：“合以三指撮为后饭。”〇撮，土活切（按：当是七活切），三指取也。《伤寒总病论·可下证》：“循衣妄撮。”〇撮，子括切。三指撮，言如三指宽一撮也。《素问吴注·病能论》：“合以三指撮为后饭。”

醝 cuō　白曰醝。《本草纲目·酒》。

痤 cuó　痈之类，然小也，俗谓之疖子。《太素·调阴阳》：“汗出见湿，乃生痤疽。”（按：痤疽，《素问》作“痤疿”。）〇痤，昨禾切。《素问·生气通天论》：“汗出见湿，乃生痤疿。”〇痤，殂禾切。《素问·至真要大论》：“疡疮痤痈。”〇痤，热怫内余，郁于皮里，甚为痤节，微为疿疮。《素问·生气通天论》：“乃生痤疿。”〇痤，谓色赤瞋愤，内蕴血脓，形小而大酸枣，或如按豆。《素问·生气通天论》：“郁乃痤。”〇痤，徂禾切。《素问吴注·至真要大论》：“背疡疮痤痈。”〇痤，疖也。《素问吴注·生气通天论》：“郁乃痤。”〇痤，作和切。痤疖。

《素问吴注·生气通天论》："乃生痤疿。"〇痤，才何切。《类经·运气类二八》："痈疽痤痔。"〇痤，才何切。《类经·运气类二五》："疮痤痈。"〇痤，才何切。《类经·运气类十》："疿疹痈痤。"〇痤，才何切。小疖也。《类经·疾病类五》："乃生痤疿。"〇痤，若郁而稍大，乃成小疖，是名曰痤。《类经·疾病类五》："郁乃痤。"〇痤，音磋。乃接虑李也。《本草纲目·李》。

差 cuó　音磋。《本草纲目·石部·食盐》："释名：差。"

瑳 cuó　音矬。《本草纲目·蜜香》："阿瑳。"

蒫 cuó　音嵯。《本草纲目·荠》："其子名蒫。"

硰 cuǒ　七火切。《本草纲目·雌黄》："硰，七火切。"（硰字从金陵本改。江西本及人卫校点本皆将"硰"一字误作"坐""石"二字。）

莝 cuò　音锉。斩也。《素问·汤液醪醴论》："去宛陈莝。"（按：王注："去宛陈莝，谓去积久之水物，犹如草茎之不可久留于身中也。全本作草莝。"林亿校云："按《太素》莝作茎。"）〇莝，音锉。腐者谓之莝。《素问吴注·汤液醪醴论》："去菀陈莝。"〇莝，音锉。斩草也。《类经·论治类十五》："去宛陈莝。"

剉 cuò　音锉。斫也。《厘正按摩要术·浴法》："以益母草半斤，剉细。"

鲭（鰆）cuò　鹊、错二音。《本草纲目·鲛鱼》："鲭鱼。"

D

妲 dá　音但。女惑男为病，男病名蛊，其状狂妄，失其正理，不识是非，醉于所惑。男惑女为病，女病为妲，其状痿黄羸瘦，醉于所惑。《太素·如蛊如妲病》："女子如妲。"（按：妲，《灵枢》作"怚"。）

羍 dá　音达。七月曰羍。《本草纲目·羊》。

荅 dá　丁合切。《证类本草·稷米》："小豆一名荅。"

蓫 dá　音答。（又音 tà。）《本草纲目·莱菔》："鲁人名菈蓫。"

達（达）dá　通也。《素问·宝命全形论》："土得木而达。"〇达，谓明达。《素问·宝命全形论》："能达虚实之数者。"〇达，谓吐之，令其条达也。《素问·六元正纪大论》："木郁达之。"〇达，明达也。《素问吴注·宝命全形论》："能达虚实之数者。"〇达，畅达也。《类经·运气类二三》："木郁达之。"

大 dà　谓大常平之形诊。《素问·离合真邪论》："大则邪至。"〇大，谓稍大诸位之脉也。《素问·至真要大论》："少阳之至大而浮。"〇大者，满大。《素问·五藏生成》："夫脉之小大滑涩浮沉。"〇大，阔谓之大。《素问吴注·五藏生成》："夫脉之小大滑涩浮沉。"〇大别，言大概之分别也。《类经·藏象类十九》："气之大别。"○大肠，广肠也。经说大肠，当言回肠也。《素问·奇病论》："其气溢于大肠，而著于肓。"○大晨，谓寅后九刻，大明之时也。《素问·标本病传论》："冬大晨。"○大豆黄卷，大豆芽也。《类经·气味类二》："宜食大豆黄卷、猪肉、栗、藿。"○大法，要法也。《素问吴注·脉要精微论》："此六者持脉之大法。"○大方，大法也。《素问吴注·方盛衰论》："是以诊有大方。"○大分，谓大肉之分。《素问·长刺节论》："刺大分小分。"○大分，大肉之分。《素问吴注·长刺节论》："刺大分小分。"○大风，谓痱风等病也。《灵枢·刺节真邪》："大风在身。"○大风，谓眉鬓落，大风病也。《太素·骨空》："大风颈项痛。"○大谷，大经所会谓之大谷。《素问·五藏生成》："人有大谷十二分。"○大关节，腰膝也。《素问·至真要大论》："客胜则大关节不利。"○大过，大邪为过也。《素问吴注·离合真邪论》："大过且至。"○大节，大关节也。《类经·经络类六》："诸络脉皆不能经大节之间。"○大经，谓大经脉也。《素问·痿论》："大经空虚。"○大厉，鬼也。《历代名医蒙求·缓和膏肓》："晋侯梦大厉。"○大凉，次寒也。《素问·至真要大论》："大凉革候。"○大络，十二经支注之大络，《难经》所谓络脉十五是也。《素问吴注·缪刺论》："流溢于大络。"○大气，谓大邪之气，错乱阴阳者也。《素问·离合真邪论》："大气皆出。"○大气，谓大邪之气。《素问·调经论》："大气乃屈。"○大气，大邪也。《素问吴注·离合真邪论》："大气皆出。"○大气，人气也。《素问吴注·离

D

合真邪论》：“大气已过。”〇大肉，臀肉也。《类经·藏象类十五》：“形充而大肉䐃坚而有分者肉坚。”〇大伤，大有伤损也。《素问吴注·疏五过论》：“尝富大伤。”〇大数，大法也。《类经·针刺类二九》：“大数曰盛则徒泻之。”〇大小，二便也。《类经·脉色类八》：“视其大小。”〇大则，大法也。《素问吴注·移精变气论》：“治之大则。”〇大指次指，即食指也。《类经·经络类二》：“起于大指次指之端。”大指次指，谓大指之次指，即食指也。足亦同。《类经图翼·周身骨部名目》。

呆 dāi　本音某，今俗以为痴呆字。读作崖。《厘正按摩要术·痫证》：“目瞪如呆者不治。”

代 dài　息也。脾受气时，其脉不动，称之曰代。《太素·尺寸诊》：“但代无胃曰死。”〇代，止也。脉绝不来，故曰代也。《太素·人迎脉口诊》：“代则乍甚乍间。”〇代，谓动而中止，不能自还也。《素问·平人气象论》：“但代无胃曰死。”〇代，止也。《素问·脉要精微论》：“数动一代者。”〇代，即雁门也。《本草纲目·石部》：“代赭石。”〇代，五来一止，七来一止，不复增减，名曰代。《素问吴注·脉要精微论》：“数动一代者。”〇代，止而有常也。《素问吴注·决死生论》：“其脉代而钩者。”〇代，更代也。《类经·脉色类十一》：“但代无胃曰死。”〇代脉，动而中止，不能自还。《素问·脉要精微论》：“代则气衰。”

殆 dài　危也。《素问·疏五过论》：“终身不殆。”〇殆，怠同。《类经·针刺类五三》："正往无殆。"〇殆，危也。《类经·标本类三》："用之不殆。"〇殆，危也。《类经·疾病类七六》："避者得无殆。"〇殆，危也。《类经·论治类十八》："终身不殆。"〇殆，危也。《类经·脉色类七》："万世不殆。"

D

玳 dài　玳瑁（dài mào），音代昧，又音毒目。《本草纲目·玳瑁》："玳瑁。"

瑇 dài　瑇瑁，毒物之所媢嫉者，故名。《本草纲目·玳瑁》。

帶（带）dài　带下，白赤带下也。《素问吴注·骨空论》："女子带下瘕聚。"〇带下，赤白带下也。《类经·经络类二七》："女子带下瘕聚。"

逮 dài　音代。及也。《伤寒论·伤寒例》注："仲景之书，逮今千年而显用于世者，王叔和之力也。"

貸（贷）dài　贷季，上古真者也。《太素·色脉诊》："使贷季理色脉而通神明。"（按：贷季，《素问·移精变气论》作"僦贷季"。）

戴 dài　戴于上也，谓目睛仰视而不能转也。《类经·疾病类九七》："戴眼反折瘛疭。"〇戴胜，织纴之鸟，一名戴鵀。《类经图翼·二十四气》："戴胜降于桑。"〇戴眼，谓睛不转而仰视也。《素问·诊要经终论》："其终也戴眼反折瘛疭。"〇戴眼，目上视也。《素问吴注·诊要经终论》："其终也戴眼反折瘛疭。"〇戴眼者，瞳子高而又高，如戴其眼于巅顶之上也。《素问吴注·决死生论》：

“戴眼者太阳已绝。”〇戴眼者，睛上视而瞪也。《类经·脉色类二五》：“死必戴眼。”〇戴眼者，上视之甚而定直不动也。《类经·脉色类二五》：“戴眼者太阳已绝。”

黛 dài　眉色也。《本草纲目·青黛》：“刘熙《释名》云：灭去眉毛，以此代之，故谓之黛。”

釱（钛）dài　音代。《类经·藏象类三一》：“钛角之人。”〇钛，音第。《灵枢·阴阳二十五人》：“钛角之人。”

丹 dān　赤色。《素问吴注·气交变大论》：“丹谷不成。”〇丹，赤色，火气也。《类经·运气类四》：“丹田之气。”

癉（瘅）dān　热也，音丹。《太素·顺养》：“夫中热消瘅则便寒。”〇瘅，热也。《太素·热病说》：“精毋，瘅也。”（按：《素问》无。）〇瘅，热也。《太素·三疟》：“瘅疟者何如。”〇瘅，音丹，热也。内热消瘦，故曰消瘅。《太素·五藏脉诊》：“微小为消瘅。”〇瘅，音丹。《太素·五藏命分》：“心脆则喜病消瘅热中。”〇瘅，热病也，音丹。《太素·五邪刺》：“瘅热消灭。”〇瘅，都赧切。瘅，谓湿热也。《素问·脉要精微论》：“瘅成为消中。”〇瘅，热也，极热为之也。《素问·疟论》：“名曰瘅疟。”〇瘅，谓伏热。《素问·通评虚实论》：“凡治消瘅仆击。”〇瘅，谓热也。《素问·奇病论》：“名曰脾瘅。”〇瘅，谓湿热也。《素问·脉要精微论》：“瘅成为消中。”〇瘅，丁贺切。劳病也。《伤寒论·辨阳明病》注：“湿热相交，民多病瘅。瘅，黄也。”〇瘅，丁寒切，火瘅也。《伤寒总病论·黄病证》：“因作黑瘅。”〇瘅，都赧切。瘅，热邪也。《素问吴注·脉要精微论》："瘅成为消中。"〇瘅，都赧切。瘅，阳亢之名。《素问吴注·疟论》："名曰瘅疟。"〇瘅，热也。《素问吴注·奇病论》："病名胆瘅。"〇瘅，热中之名，说为瘅成为消中是也。《素问吴注·玉机真藏论》："发瘅。"〇瘅，徒干切。瘅，热也。《素问吴注·奇病论》："名曰脾瘅。"〇瘅，热病也。《类经·疾病类六一》："名曰脾瘅。"〇瘅，热邪也。《类经·疾病类七七》："瘅成为消中。"〇瘅，音丹，即温热之病。《类经·脉色类三三》："春生瘅热。"〇瘅，音丹，又上、去二声，广韵曰火瘅，一曰癀病。消瘅者，三消之总称，谓内热消中而肌肤消瘦也。《类经·疾病类六十》："消瘅虚实何如？"〇瘅，音丹，又上、去二声。《类经·藏象类二八》："心脆则善病消瘅热中。"〇瘅，音丹，又上、去二声。《类经·疾病类七六》："或为消瘅。"〇瘅，音丹，又上、去二声。热病也。《类经·针刺类四四》："暴瘅内逆。"〇瘅，音丹，又上、去二声。消瘅者，内热为瘅，善饥渴而日消瘦也。《类经·论治类二》："夫中热消瘅则便寒。"〇瘅，音丹，又上、去二音。消瘅，热消也。《类经·疾病类七八》："凡治消瘅仆击。"〇瘅，音丹，又上、去声。热也。《类经·疾病类四八》："名曰瘅疟。"〇瘅，音丹，又上去二声。《类经·脉色类十九》："微小为消瘅。"〇瘅，音丹，又上声。《类经·运气类十七》："民病黄瘅而为胕肿。"〇瘅，音单。黄病也。又风在手足病。《厘正按摩要术·验舌苔》："白苔黏腻，吐涎沫而浊浓者，口必甜味也，为脾瘅病。"

膽（胆）dǎn　甲木也。为清静之所，为东方发生之始。《素问吴注·刺禁论》：“刺中胆。”

疸 dǎn　多但反。《太素·尺寸诊》：“曰黄疸也。”〇疸，音旦，内热病也。《太素·十二疟》：“令人疸病也。”（按：疸，《素问》《甲乙》作“且”。）〇疸，劳也。《素问·平人气象论》：“溺黄赤安卧者黄疸。”新校正云：详王注以疸为劳义非。〇疸，音旦。黄病，《伤寒论·辨阳明病脉证并治》：“此欲作谷疸。”〇疸，黄病也。音旦。《历代名医蒙求·史脱治疸》：“治黄疸病。”〇疸，音旦。《类经·疾病类七八》：“黄疸暴痛。”〇疸，音旦。《类经·疾病类十》：“黄疸肠澼。”〇疸，音旦。《类经·疾病类十》：“溏、瘕、泄、水闭、黄疸。”〇疸，音旦。黄病也。《类经·疾病类五九》：“黄疸。”〇疸，音旦。黄病也。《素问·平人气象论》：目黄溺黄赤，安卧者，黄疸；已食如饥者，胃疸。《厘正按摩要术·黄疸》：“黄疸。”〇疸，音旦。《医宗金鉴·伤寒论注·阳明篇》：“此欲作谷疸。”

撣（掸）dǎn　云干反（按萧校：云，疑当作市），牵引也，谓身体懈惰，牵引不收也。《太素·十二邪》：“气不能复，故为掸。”（按：下文云：“掸、痿厥同为一病，名字有异，此文信之也。”《灵枢》掸作“亸”，音妥，下垂也。《甲乙》作“亸”。《广韵·寒韵》：“掸，徒干切，触也。”云干反，疑误。）〇掸，徒安切。触也。《伤寒总病论·叙论》：“掸散而不藏。”

亶 dǎn　善也。《本草纲目·檀》：“其字从亶以此。亶者，善也。”

黮 dàn　直稔切。《灵枢·通天》：“太阴之人，其状黮黮然黑色。”〇黮黮，色黑不明也。黮，萏、探二音。《类经·藏象类三十》：“其状黮黮然黑色。”

癉（瘅）dàn　音旦，黄病也，又痨病。《厘正按摩要术·黄疸》：“民病瘅也。”

膻 dàn　胸中也，音檀。《太素·四海合》：“膻中者为气之海。”〇膻，徒旱切。《素问·灵兰秘典论》：“膻中者，臣使之官，喜乐出焉。”〇膻，徒亶切。《难经·三十一难》：“其治在膻中玉堂下一寸六分。”〇膻，音亶。胸中也。《奇经八脉考·冲脉》：“上冲夹脐过天枢，上至膻中。”〇膻，徒旱切。两乳之间名曰膻中。《素问吴注·灵兰秘典论》：“膻中者。”〇膻，唐坦切。《类经·藏象类一》：“膻中者，臣使之官。”〇膻，唐坦切。膻中，胸中也。《类经·疾病类五六》：“膻中者，心主之宫城也。”〇膻，音旦。《素问·灵兰秘典论》：“膻中者，臣使之官，喜乐出焉。”王冰曰：在胸中两乳间。朱肱曰：心之下有膈膜与脊胁周回相着，遮蔽浊气，所谓膻中也。《厘正按摩要术·任脉图》：“膻中，中庭上一寸六分。”〇膻，音占，又音诞。《厘正按摩要术·按胸腹》：“宗气积于膻中也。”〇膻中，在胸中两乳间，为气之海。《素问·灵兰秘典论》：“膻中者，臣使之官。”〇膻中，两乳之间，谓之气海。《素问吴注·脉要精微论》：“内以候膻中。”〇膻中，两乳之间名曰膻中。《素问吴注·灵兰秘典论》：

D

“膻中者。”〇膻中，胸中也，肺之所居。《类经·经络类三二》：“膻中者为气之海。”

噉 dàn　徒敢反。《太素·经筋》：“噉美炙。”（按：噉，《甲乙》作“啖”。）〇噉，音淡。《类经·疾病类六九》：“噉美炙肉。”

啖 dàn　同饫。食也。《厘正按摩要术·叙》：“往往饮啖后或小有不适，辄用此法。”

憚（惮）dàn　音但。《素问·疏五过论》注：“神气惮散。”〇惮，惊惕也。《类经·藏象类九》：“神惮散而不藏。”

憺 dàn　恬憺，上啼廉切，下音淡。《素问·上古天真论》：“恬憺虚无，真气从之。”（按：经文作“惔”。）〇憺，音淡。《灵枢·经脉》：“心中惮惮大动。”〇憺，音淡，动而不宁也。《类经·疾病类十》：“心中憺憺大动。”〇憺，音淡。朴素也。《类经·摄生类二》：“恬憺虚无。”〇憺，音淡。恬淡。《类经·针刺类四八》：“恬憺无为。”〇憺憺，心虚貌。《类经·针刺类四七》：“心中憺憺。”

澹 dàn　徒滥反，动也，谓不安（而）动也。《太素·五藏热病》：“其项痛员员澹澹。”〇澹，徒滥反，水摇，又动也。《太素·经脉之一》：“心澹澹大动。”（按：心澹澹，《灵枢》《甲乙》作“心中憺憺”。）〇澹，徒滥反。《太素·脉行异同》：“留以澹。”〇澹，达滥切。《伤寒总病论·素问载五种暑病》：“热争则项痛员员澹澹然。”〇澹，淡同。《类经·运气类二五》：“心澹澹大动。”〇澹，水摇貌。《类经·针刺类二三》："至本节之后太渊留以澹。"〇澹，音淡，恬澹虚无，清净也。《素问吴注·上古天真论》："恬澹虚无。"〇澹澹，动貌。《素问吴注·至真要大论》："心澹澹大动。"〇澹澹，精神短少貌。《类经·疾病类四四》："其逆则项痛员员澹澹然。"〇澹澹，失意貌。《类经·针刺类二四》："心下澹澹。"

淡 dàn　即甘之薄味者。《类经·运气类十四》："其治淡咸。"

鴠（鴠）dàn　《说文·鸟部》："鴠，鹖鴠也。从鸟，旦声。得案切。"《本草纲目·寒号虫》："鹖鴠。"

當（当）dāng　谓正直之年也。《素问·六节藏象论》："当其时则甚也。"〇当，合也。《素问吴注·五藏生成》："白当肺。"〇当，合也。《类经·脉色类三七》："色味当五藏。"〇当今，黄帝之时，称曰当今。《太素·设方》："当今之世，必齐毒药攻其中。"

襠（裆）dāng　其当隐处者为裆。《本草纲目·裈裆》。

蟷（蛸）dāng　丁郎切。《证类本草·桑螵蛸》："不过，蛸蠰。"〇蛸，音当。《证类本草·蟷蛸》："蟷蛸。"〇蛸，音当。《本草纲目·蟷蛸》。〇蛸，音唐。《本草纲目·蟷蛸》："河北人呼为蛈蛸。"〇蛸螂，音当郎。《本草纲目·螳螂》："蛸螂。"

黨（党）dǎng　底朗切。《伤寒总病论·可下证》："抵当汤治太阳病。"

D

蘯 dàng　蓎，一作“蘯”。《本草纲目·莨菪》。○蘯，莨菪。《本草纲目·莨菪》。

當（当）dàng　去声。《素问吴注·著至教论》：“三阳莫当。”○去声。《类经·标本类四》：“万举万当。”○去声。《医宗金鉴·伤寒论注·太阳中篇》：“属抵当汤。”

璗 dàng　黄金谓之璗。《本草纲目·金石部》：“《尔雅》云：黄金谓之璗。”

菪 dàng　音荡。《证类本草·莨菪》：“莨菪。”○菪，音荡。《证类本草·莨菪子》：“莨菪子。”○菪，音荡。《证类本草·总目录》：“莨菪子。”○菪，音荡。《本草纲目·莨菪》。

魛（鱽）dāo　音刀。《本草纲目·鲚鱼》：“鱽鱼。”

倒 dǎo　音岛。倒仆（dǎo pū）。《历代名医蒙求·法靖辨蛭》：“面青倒仆。”

搗（捣）dǎo　俗捣字。手推也。《厘正按摩要术·开闭法》：“共入臼捣如泥。”

擣 dǎo　与捣同。《历代名医蒙求·梁新姜汁》：“命擣姜捩汁。”

導（导）dǎo　引也。《素问吴注·长刺节论》：“导腹中气热下已。”○导，引也。《类经·藏象类三一》：“导而下之。”○导，引也。《类经·针刺类四七》：“导腹中气。”○导引，谓摇筋骨，动肢节。《素问·异法方宜论》：

"其治宜导引按跻。"○导引，运行经气，不使留滞为病也。《素问吴注·异法方宜论》："其治宜导引按跻。"○导引，谓摇筋骨，动肢节，以行气血也。《类经·论治类九》："其治宜导引按跻。"

D

到 dào　倒同。《类经·论治类十七》："逆从到行。"

道 dào　谓变化生成之道也。《素问·阴阳应象大论》："阴阳者，天地之道也。"○道，谓道化，以道而化，人则归从。《素问·阴阳应象大论》："在人为道。"○道，谓化生之道。《素问·天元纪大论》："天地之道也。"○道，谓妙用之道也。《素问·天元纪大论》："在人为道。"○道，谓气所行之道也。《素问·刺要论》："无过其道。"○道，刺入之道也。《素问吴注·长刺节论》："其道大分小分。"○道，当然之道也。《素问吴注·刺要论》："无过其道。"○道，蹈也，有为而后有道。《素问吴注·天元纪大论》："在人为道。"○道，路也。《素问吴注·长刺节论》："皮者道也。"○道，路也。《素问吴注·调经论》："五脏之道。"○道，脉道也。《素问吴注·风论》："其道不利。"○道，日用常行之道，躬自蹈而导人者也。《素问吴注·阴阳应象大论》："在人为道。"○道，行也。《素问吴注·阴阳应象大论》："道生智。"○道，要道也。《素问吴注·诊要经终论》："此刺之道也。"○道，犹法也。《素问吴注·汤液醪醴论》："针石道也。"○道，至道也。《素问吴注·征四失论》："谬言为道。"○道，言所由也。《类经·针刺类二七》："审知其道。"○道，造化之名也。《类经·摄生类一》："其知道者，法于阴阳，和以术数。”○道，治病之道也。《类经·论治类十五》：“针石道也。”○道，众妙之称。《类经·运气类三》：“在人为道。”○道者，天地万物之所由，故曰至道。《类经·运气类十》：“未足以受至道。”○道者，天地之生意也。《类经·藏象类五》：“在人为道。”○道者，言合道之人也。《类经·藏象类十三》：“夫道者能却老而全形。”○道者，阴阳之理也。《类经·阴阳类一》：“阴阳者，天地之道也。”

得 dé　遇也。《太素·量络刺》：“新相得而未和合。”○得，相得也，犹言顺也。《类经·标本类五》：“治得为从。”○得神，谓问病得其意也。《太素·色脉诊》：“得神者昌。”○得施，谓施治无失也。《素问吴注·标本病传论》：“逆从得施。”

德 dé　道之用，人之生也。《素问·解精微论》：“是以人有德也。”

鸐（鹞）dēng　音邓。《本草纲目·秧鸡》：“一种鹞鸡，亦秧鸡之类也。”○鹞，《本草纲目·伯劳附鵙鸠》：“杨氏指此为伯劳，乃谓批颊为鹞鸡，俱误矣。”

瞪 dèng　真耕切，怒目直视。《伤寒总病论·败坏别行方》：“因发狂遂眼瞪不瞬。”○瞪，音滕。如弓直耕二切。目直视。《丹溪手镜·目瞪》：“伤寒目瞪口噤。”○瞪，曹庚切。《类经·脉色类二五》注：“戴眼者，睛上视而瞪也。”

羝 dī　音低。牡羊曰羖，曰羝。《本草纲目·羊》：“羝。”

堤 dī　痈障。《太素·寒热瘰疬》："堤留于脉而不去也。"（按：堤，《甲乙》作"稽"，注云："《灵枢》稽作隄。"今《灵枢》无堤字。）

鍉（锟）dī　音氏。《素问·针解论》注："三锟针。"○锟，音氏。《灵枢·九针论》："三曰锟针。"○锟，音低。《类经·针刺类二》："三曰锟针。"

鏑（镝）dí　矢又谓之镝。《本草纲目·箭笴及镞》。

滌（涤）dí　音迪。《素问·汤液醪醴论》："疏涤五藏。"○涤，音迪。《素问吴注·汤液醪醴论》："疏涤五脏。"

髢 dí　音剃。《本草纲目·发髲》："髲髢。"

翟 dí　美羽貌。《本草纲目·鸐雉》。

藋 dí　音狄。《本草纲目·灰藋》。

鸐（鸐）dí　音狄。《本草纲目·鸐雉》。

抵 dǐ　至也，丁礼反。《太素·经脉之一》："抵伏菟。"○抵，至也。《类经·经络类二》："抵伏兔。"○抵，乃井反。《太素·耳聋》："若有干擿抵。"（按：抵，《灵枢》作"聍"。是"乃井切"，乃"聍"字音。）

砥 dǐ　音旨（旧又读zhǐ）。《证类本草·第三十目录》："越砥。"○砥，音旨。《证类本草·越砥》："越砥。"○砥，音旨。《证类本草·总目录》："越砥。"

菧 dǐ　音底。《本草纲目·荠苨》："菧苨。"

骶 dǐ　丁礼反，尾穷骨也。《太素·疟解》："二十一日下至骶骨。"○骶，竹尸反，此经音低，尾穷骨，从骨为正。《太素·气府》："骶下凡二十一节。"○骶，脊穷之谓骶。《素问·刺热》："荣在骶也。"○骶，音氐。《灵枢·营气》："循脊入骶。"○骶，音氐。《素问·刺热》："荣在骶也。"王注："脊穷之谓骶。言肾热之气，外通尾骶也。"○骶，音氐。尾脊骨也。《奇经八脉考·督脉》："贯脊会于长强穴，在骶骨端。"○骶，音氐。骶骨，即督脉至长强穴。《类经·针刺类三七》："穷骨者骶骨也。"○骶，音氐。骶上，即督脉尾骶骨之上，穴名长强。《类经·针刺类五十》："太阳与骶上。"○骶，音底，尾骶也。《类经·经络类九》："至骶下凡二十一节。"○骶，音底。《类经·疾病类四八》："二十五日下至骶骨。"○骶，音底。尾骶，尾骶骨。《类经·经络类十八》："膂骨以下至尾骶二十一节长三尺。"○骶，音底。尾骶也。《类经·疾病类四四》："荣在骶也。"○骶，音帝。背谓之骶。《厘正按摩要术·灸法》："长强督脉之别络，脊骶骨端。"

胝 dǐ　当作"骶"，音底，尻臀之间也。《类经·脉色类三二》："其随而下至胝为淫。"（按：此"胝"字盖当系"脣"字之误，脣即脣字，简化作唇。面王之下即上唇也。）

地 dì　下也。《太素·经脉正别》："手太阳之正，指地。"○地气，谓湿，亦云雾也。《素问·四气调神大论》："地气者冒明。"

坔 dì　音地。《证类本草·地松》："地松。"○坔，音地。

《证类本草·总目录》："地松。"○埊，与地同。《本草纲目·天名精》："地松。"

埊 dì　与"地"同。《本草纲目·天名精》："埊松。"

D

菂 dì　其中菂。《本草纲目·莲藕》。

蒂 dì　音帝。果鼻也。《厘正按摩要术·脐风》："脐者，小儿之根蒂也。"○蒂，音帝。《医宗金鉴·伤寒论注·厥阴篇》："宜瓜蒂散。"

蔕（蒂）dì　音帝。同"蒂"，瓜蒂也。《伤寒论·辨可吐》注："此与第六卷厥阴门瓜蔕散证同。"（按：此条横排本无。横排本蔕作蒂。）

諦（谛）dì　音帝。审也。《伤寒论·辨太阳病脉证并治中》："血证谛也。"○谛，音帝。《类经·藏象类三十》："谍谛好自贵。"○谛，音帝。《类经·针刺类十一》："手巧而心审谛者。"○谛，音帝。《医宗金鉴·伤寒论注·太阳中篇》："小便自利其人如狂者血证谛。"

蝭 dì　音帝，又音提。《神农本草经·知母》："一名蝭母。"○蝭，音匙。《本草纲目·知母》："蝭母。"○蝭，又音提。《本草纲目·知母》："蝭母。"

顛（颠）diān　顶也。《太素·经脉之一》："从颠入络脑。"（按：颠，《灵枢》《甲乙》作"巅"。）○颠，顶上曰颠。《素问·脉解》："故狂癫疾也。"○颠，谓上颠，则头首也。《素问·奇病论》："人生而病巅疾者。"

巔（巅）diān　上首也。《素问·五常政大论》："其动掉眩巔疾。"○巅，谓身之上。巅疾，则头首之疾也。《素问·方盛衰论》："头痛巔疾。"○巅，癫同，古通用。癫仆。《素问吴注·脉要精微论》："厥成为巔疾。"○巅，癫同。《类经·疾病类十一》："故狂巔疾也。"○巅，癫同。《类经·经络类五》："实则狂巔。"○巅，癫也。《类经·疾病类二五》："搏阳则为巔疾。"○巅，顶巅也。《类经·疾病类二五》："头痛巔疾。"○巅，顶巅也。《类经图翼·周身骨部名目》。○巅，顶巅也。《类经·运气类十三》："其动掉眩巔疾。"○巅疾，疾在顶巅也。《类经·脉色类十》："忽忽眩冒而巔疾。"

癲（癫）diān　一为巅，非。《素问·厥论》："则癲疾欲走呼。"○癫，都田反。《难经·二十难》："重阴者癲。"○癫，音颠。仆病也。《奇经八脉考·二维为病》："动苦癲痫僵仆。"○癫，音颠。狂也。《厘正按摩要术·灸法》："治小儿癲痫惊风。"○癫病，癫仆之病，痫是也。《素问吴注·长刺节论》："名曰癲病。"○癫疾，癫痫也。旧作巅，僭改此。《素问吴注·奇病论》："人生而有病癲疾者。"○癫疾，仆也。《素问吴注·玉机真藏论》："忽忽眩冒而癲疾。"

瘨 diān　多喜曰瘨。《素问·腹中论》："石药发瘨。"○瘨，癫同。《素问吴注·腹中论》："石药发瘨。"○瘨，癫同。多喜曰瘨。《类经·疾病类六十》："石药发瘨。"

巓（巅）diān　音颠。《历代名医蒙求·宣文触讳》："武成王生龋牙。”

蕇（蕇）diǎn　音典。《证类本草·葶苈》：“一名蕇蒿。”○蕇，音典。《本草纲目·葶苈》：“蕇蒿。”○蕇，音典。《本草纲目·菥蓂》：“《尔雅》葶苈谓之蕇。”

D

淀 diàn　徒练切，浅水也，水浅则近土甘，与甘烂之甘同。《伤寒总病论·杂病证》：“作甘烂水法。”

澱（淀）diàn　石殿也，其滓澄殿在下也。亦作淀，俗作靛。《本草纲目·蓝淀》。

蕨 diàn　音殿。《证类本草·芜荑》：“一名蕨塘。”○蕨塘，音殿唐。《本草纲目·芜荑》：“蕨塘。”“《尔雅》云：莁荑，蔱蘠。则此物乃莁树之荑，故名也。恭曰：蕨塘，乃蔱蘠二字之误。”

鳭（鸼）diāo　《本草纲目·巧妇鸟》：“有一种鸼鹩，《尔雅》谓之剖苇。”

蛁 diāo　音彫。《证类本草·蚱蝉》：“七月八月鸣者蛁蟟。”

鼦 diāo　“貂”亦作“鼦”。《本草纲目·貂鼠》。

鵰（鹏）diāo　音凋。《本草纲目·鹏》。

雕 diāo　雕苽（diāo gū），《唐韵》作蔏胡。《本草纲目·菰米》：“雕苽（《说文》）”。

莜 diào　音钓。《本草纲目·薤》：“今人因其根白，呼为藠子，江南人讹为莜子。”

掉 diào　谓肉中动也。《素问·至真要大论》："筋骨掉眩清厥。"〇掉，摇动也。《素问·五常政大论》："其动掉眩巅疾。"〇掉，头摇谓之掉。《素问吴注·至真要大论》："而掉瘛尤甚。"〇掉，头摇曰掉。《素问吴注·六元正纪大论》："其病眩掉目瞑。"〇掉，摇也。《素问吴注·脉要精微论》："行则振掉。"〇掉，摇也。《素问吴注·至真要大论》："诸风掉眩。"〇掉，提料切。颤摇也。《类经·运气类十三》："其动掉眩巅疾。"〇掉，提料切。头摇曰掉。《类经·运气类十七》："其病眩掉目瞑。"〇掉，提料切。摇也。《类经·疾病类一》："诸风掉眩。"

跌 diē　谓足跌。《素问·经脉别论》："度水跌仆。"〇跌，音迭。《证类本草·白胶》："折跌伤损。"〇跌，音迭。《证类本草·扁青》："折跌痈肿。"〇跌，音迭。仆也。《厘正按摩要术·掐法》："委中在膝后弯中有纹处，治往前跌闷。"

迭 dié　更也。《类经·运气类五》："迭移其位者病。"

昳 dié　徒结切。《灵枢·病传》："夏日昳。"〇昳，音迭。日昳，戌也。《素问吴注·藏气法时论》："日昳慧。"〇昳，音迭。日跌，未也。《类经·疾病类九四》："夏日昳。"〇昳，音迭。日昃曰昳。《类经·疾病类二四》："日昳慧。"

苵 dié　音迭。《本草纲目·稗》："《尔雅》谓之苵。"

瓞 dié　小曰瓞。《本草纲目·甜瓜》。

垤 dié　音迭，高起也。《本草纲目·土部》："蚁垤土。"

螲 dié　螲蛸。《本草纲目·螲蛸》。

惵 dié　徒颊切。动惧貌。《伤寒论·平脉法》：“卫气弱名曰惵。”成注：“惵者，心中气动迫怯。”○惵，音蝶。怯弱也。《奇经八脉考·二维为病》：“若夫营卫惵卑而病寒热者。”○惵，音垤。《医宗金鉴·伤寒论注·平脉法篇》：“卫气弱名曰惵。”

鰈（鲽）dié　音蝶。鲽，犹屧也。《本草纲目·比目鱼》：“鲽。”

丁 dīng　诸鱼脑骨曰魫，曰丁。《本草纲目·鱼魫》。

虰 dīng　音丁。《本草纲目·蜻蛉》：“蜻虰。”

耵 dīng　音顶。耵聍，耳垢也。《类经·针刺类四四》：“若有干耵聍。”○耵聍，上都领切，下乃井切。耳中垢也。《灵枢·厥病》：“若有干耵聍。”

盯 dīng　盯眝（dīng níng），《玉篇·耳部》：“耵，都领切。耵聍，耳垢也。”《太素·耳聋》：“若有干擿抵。”萧延平校云：“擿抵，《灵枢》作盯眝二字。”

鳭（玎鸟）dīng　零丁，状其小也。《本草纲目·鹡鸰》：“鹨鳭。”

定 dìng　安也。《素问吴注·阴阳应象大论》：“定其血气。”○定，一本作宝。《类经·针刺类十八》：“何者为定。”○定发，一于生发也。《素问吴注·诊要经终论》：“地气定发。”○定息，定气而息，将复呼吸也。《素问吴注·平人气象论》：“呼吸定息。”

D

椗 dìng　音定。《本草纲目·山矾》："椗花。"

董 dǒng　董蓈，《尔雅》作童梁。《本草纲目·狼尾草》："董蓈，《尔雅》作童梁。"

洞 dòng　大贡反，疾流也。《太素·调阴阳》："乃为洞泄。"○洞，大贡反，心气流泄疾。《太素·调食》："辛走气，多食之令人洞心。"○洞，通泄也。《太素·调食》："辛走气，多食之令人洞心。"○洞，谓中空也。《素问·四气调神大论》："心气内洞。"○洞，牛屎曰洞。《本草纲目·马》："马屎曰通，牛屎曰洞，猪屎曰零，皆讳其名也。"《本草纲目·牛》："屎，稀者名牛洞。"○洞，食不化，下嗌还出也。《类经·经络类三十》："故开折则仓廪无所输膈洞。"○洞，幽也。《类经·运气类三九》："可申洞微。"○洞心，透心若空也。《类经·气味类三》："故为洞心。"

胴 dòng　即广肠也。《本草纲目·马》："凡屎必达胴肠乃出，故曰通，曰洞。"

動（动）dòng　变发也。《太素·伏梁病》："不可动。○动，反静也。《素问·五运行大论》："其变动注。"○动，未变动。《素问·五常政大论》："其动濡积并稸。"○动，谓动而降卑。《素问·脉要精微论》："阴气未动。"○动，谓动乱。《素问·刺要论》："内动五藏。"○动，谓动脉也。动脉者，大如豆，厥厥动摇也。《素问·平人气象论》："妇人手少阴脉动甚者。"○动，变动也。《素问吴注·刺禁论》："其动为噫。"○动，动胃气也，动大便也。《素问吴注·腹中论》："勿动亟夺。"〇动，脉来动甚也。《素问吴注·腹中论》："以三阳之动也。"〇动，阴固于外，阳战于内，则脉厥厥摇动，名曰动脉。《素问吴注·脉要精微论》："数动一代者。"〇动，用针也。《素问吴注·宝命全形论》："手动若务。"〇动，变动也。《类经·针刺类六四》："其动为噫。"〇动，变动也。《类经·针刺类十九》："其动则依其藏之所变候。"〇动，动大便也。《类经·疾病类七三》："勿动亟夺。"〇动，伤动也。《类经·针刺类六三》："内动五藏。"〇动，言变也，变则变，则变常而为病也。《类经·疾病类十》："是动则病肺胀满膨膨而喘咳。"〇动，用针也。《类经·针刺类九》："手动若务。"〇动，至也。《类经·脉色类三》："呼吸定息脉五动。"

湩 dòng　乳汁也。都勇切。《历代名医蒙求·矫卢议疾》："乳湩有余。"〇湩，音栋。《本草纲目·酪》："湩。"

兜 dōu　豆平声。《厘正按摩要术·牙疳》："马兜铃三钱。"

豆 dòu　菽也。《类经·藏象类四》："其谷豆。"〇豆豆，磊落不乱也。《类经·藏象类三十》："豆豆然。"

脰 dòu　颈也。《本草纲目·葛》："其根入土五六寸以上者，名葛脰。"

竇（窦）dòu　音豆。空也，又孔穴。《厘正按摩要术·脾经图》："食窦，天溪下一寸六分。"

都 dū　大也。《太素·调阴阳》："溃溃乎若坏都。"杨注："若国都亡坏。”〇都，防水堤也。《素问吴注·生气通天论》：“溃溃乎若坏都。”〇都，城郭之谓。《类经·疾病类五》：“溃溃乎若坏都。”

獨（独）dú　谓一经受病而无异气相参也。《素问·标本病传论》：“甚者独行。”〇独，似猿而大，其性独。《本草纲目·狨附录》：“独。”〇独啸，独炽之谓。《类经·脉色类十五》：“一阳独啸。”〇独至，谓失其冲和之脉，独见太阳脉象。《素问吴注·经脉别论》：“太阳藏独至。”〇独治，独王也。《素问吴注·逆调论》：“而阳独治。”

髑 dú　音独。髑髅。《类经·经络类十八》注：“头骨谓之髑髅。”

毒 dú　谓草木金石禽虫诸毒也。《素问吴注·征四失论》：“或伤于毒。”〇毒，谓厉药也。《素问吴注·六元正纪大论》：“毒之何如？”

瀆（渎）dú　水道也。《素问吴注·灵兰秘典论》：“决渎之官。”〇渎，水道也。《类经·藏象类一》：“决渎之官。”

殰（殡）dú　音独，胎生内败曰殡。《太素·经脉根结》：“关折则肉节殡而暴疾起矣。”（按：殡，《灵枢》作“渎”，《甲乙》作“溃缓”。经文下云“殡者，肉宛燋而弱”。）

犢（犊）dú　犊鼻，穴名也，在膝下。《本草纲目·裈裆》：“短者为犊鼻。”

杜 dù　涩也。《本草纲目·棠梨》：“赤者杜，白者棠。或云：

涩者杜，甘者棠。”

度 dù　谓日也。《素问·六元正纪大论》：“正化度也。”〇度，谓天之三百六十五度也。《素问·离合真邪论》：“故天有宿度。”〇度，一日也。《素问·六微旨大论》：“六十度而有奇。”〇度者，日也。《素问·至真要大论》：“又凡三十度也。”〇度，去声。度，量也。《素问吴注·方盛衰论》：“脉度，脏度，肉度，筋度，俞度。”〇度，如字。《素问吴注·血气形志》：“复下一度。”〇度，谓三百六十五度。《素问吴注·离合真邪论》：“故天有宿度。”〇度，一日也。《素问吴注·六微旨大论》：“初凡三十度而有奇。”〇度，一日也。《素问吴注·六微旨大论》：“六十度而有奇。”〇度，犹数也。《素问吴注·六元正纪大论》：“正化度也。”〇度，越也。《素问吴注·上古天真论》：“春秋皆度百岁而动作不衰。”〇度，同渡。《素问吴注·经脉别论》：“度水跌仆。”〇度，即日也。《类经·运气类九》：“初凡三十度而有奇。”〇度，如字。《类经·经络类十一》：“复下一度。”〇度，谓三百六十五度。《类经·针刺类十四》：“故天有宿度。”〇度，音杜。《类经·脉色类七》：“脉度、藏度、肉度、筋度、俞度。”

蠹 dù　食木虫也。《本草纲目·木蠹虫》：“蠹，古文作蠹。”

蠹 dù　内生虫也。《素问·五常政大论》：“其主飞蠹蛆雉。”〇蠹，音妒。《素问·气交变大论》注：“故甘物黄物，虫蠹食之。”〇蠹，古文作蠹。食木虫也。《本草纲目·木蠹虫》。〇蠹，音妒。《本草纲目·鸡》：“鸡白蠹肥脂。”

D

端 duān　首也。《素问·六节藏象论》："立端于始。"○端，谓阴廷在此溺孔之上端也。《素问·骨空论》："其孔溺孔之端也。"○端，直也，丽也。《素问·五常政大论》："其气端。"○端，正也。《素问吴注·玉机真藏论》："端直以长。"○端，直也。《素问吴注·长刺节论》："必端内针为故止。"○端，首也。《类经·运气类一》："立端于始。"○端，指尖也。《类经·经络类二》："出大指之端。"○端络，发端之络，脉之所起者。《素问吴注·阴阳应象大论》："端络经脉。"

短 duǎn　往来不远，是谓短也。《素问·至真要大论》："阳明之至短而涩。"○短期，夭短之期。《素问吴注·阴阳类论》："请问短期。"○短期，死期也。《类经·脉色类四》："予之短期。"

椴 duàn　音徒乱切。《本草纲目·木槿》："椴。""白日椴。"

斷（断）duàn　音段。《证类本草·栗》："疗筋骨断碎。"

對（对）duì　当也。《太素·寒热杂说》："属口对入系目本。"

敦 dūn　厚也。《素问·五常政大论》："土曰敦阜。"○敦，信也。《素问·上古天真论》："长而敦敏。"○敦，都昆反。厚也。《难经·七难》："厥阴之至，沉短而敦。"○敦，笃也。《素问吴注·上古天真论》："长而敦敏。"○敦，厚大也。《类经·摄生类一》："长而敦敏。"○敦，厚也。《类经·运气类十三》："土曰敦阜。"○敦敦，坚实貌。《类经·藏象类三一》："足太阴敦敦然。"○敦敦，重实貌。《类经·藏象类三一》："足太阴敦敦然。"○敦阜，敦厚高阜也。《素问吴注·五常政大论》："土曰敦阜。"

炖 dùn　音暾。火盛貌。《厘正按摩要术·清里法》："搅匀炖温。"

D

奪（夺）duó　去也。《素问·腹中论》："勿动亟夺。"○夺，谓夺其盛气也。《素问·至真要大论》："暴者夺之。"○夺，谓精气减少，如夺去也。《素问·通评虚实论》："精气夺则虚。"○夺，谓下之，令无拥碍也。《素问·六元正纪大论》："土郁夺之。"○夺，徒活切。《难经·十四难》："四至曰夺精。"○夺，耗其阴也。《素问吴注·脉解》："内夺而厥。"○夺，失也。《素问吴注·大奇论》："是心精之予夺也。"○夺，失也。《素问吴注·脉要精微论》："精神将夺矣。"○夺，失也。《素问吴注·通评虚实论》："精气夺则虚。"○夺，土郁夺之之夺，谓下之也。《素问吴注·腹中论》："勿动亟夺。"○夺，夺土郁也。皆下之之谓。《类经·疾病类七三》："勿动亟夺。"○夺，失也。《类经·疾病类十六》："精气夺则虚。"○夺，直取之也。《类经·运气类二三》："土郁夺之。"○夺精，精神将散，若有所夺去也。《素问吴注·经脉别论》："惊而夺精。"○夺索，两人争夺其索，引长而坚劲也。《素问吴注·平人气象论》："发如夺索。"

度 duó　得其病处，更于四时，度其得失也。《太素·经解》："度者，得其病处也。"○度，量也。《素问·经脉别论》："揆度以为常也。"○度，徒各切。《素问·玉版论要》："余闻揆度奇恒。”〇度，谓度量也。《素问·血气形志》：“先度其两乳间。”〇度，谓量也。《素问·三部九候论》：“必先度其形之肥瘦。”〇度，入声。《素问吴注·方盛衰论》：“度民君卿。”〇度（度人），入声。《素问吴注·方盛衰论》：“度人脉度。”〇度，入声。《素问吴注·玉版论要》：“余闻揆度奇恒。”〇度，音铎。《素问吴注·决死生论》：“必先度其形之肥瘦。”〇度，音铎。度，量也。《素问吴注·血气形志》：“先度其两乳间。”〇度，音铎。《素问吴注·病能论》：“度者，得其病处，以四时度之也。”〇度，入声。《类经·藏象类十五》：“余闻寿夭，无以度之。”〇度，入声。《类经·疾病类八六》：“何以度之。”〇度，入声。《类经·脉色类七》：“度民君卿。”〇度，入声。揆度，揣度也。《类经·论治类十四》：“余闻揆度奇恒。”〇度，谓度量其虚实。《类经·脉色类五》：“必先度其形之肥瘦。”〇度，音铎。《类经·经络类十一》：“先度其两乳之间。”〇度，音铎。数也。《类经·脉色类七》：“度人脉度。”

嚲（亸）duǒ　登可切。释文曰：下垂貌。又曰：亸，避也。战亸。《类经·疾病类七九》：“人之亸者，何气使然。”

墮（堕）duò，徒卧切　《素问·病能论》：“有病身热解堕。”〇堕，惰同。《素问吴注·痹论》：“四肢解堕。”〇堕，惰同。《素问吴注·病能论》：“有病身热解堕者。”〇堕，惰同。《素问吴注·风论》：“身体怠惰。”〇堕，惰同。《素问吴注·上古天真论》：“筋骨解堕。”〇堕，失其补泻之法也。《素问吴注·针解》：“不敢堕也。”

鵽（鵽）duò　小于鸇。《本草纲目·鸱》："夺曰鵽。"
〇鵽，音夺。《本草纲目·突厥雀》："鵽鸠。"

E

莪 é　亦莪也，莪科蒿也。《本草纲目·藘蒿》："莪蒿。"

蛾 é　蛾蛘（é yáng），幽燕谓之蛾蛘。《本草纲目·蚁》。

鮍（鲏）é　五禾切，又五回反。鲶属。《证类本草·鮠鱼》："鮠鱼一作鲏。"

頞（頞）é　阿葛反，鼻茎也。《太素·经脉之一》："起于鼻交頞中。"〇頞，谓鼻頞也。《素问·气厥论》："则辛頞鼻渊。"〇頞，於葛切。《素问·上古天真论》注："足阳明之脉起于鼻交頞中。"〇頞，音遏。鼻也。《伤寒论·伤寒例》注："阳明脉起于鼻交頞中。"〇頞，音遏，鼻茎也。《类经·疾病类四六》："则辛頞鼻渊。"〇頞，音遏，鼻梁，亦名下极，即山根也。《类经图翼·周身骨部名目》。〇頞，音遏。《类经·经络类三》："上頞䪼。"〇頞，音遏。鼻茎也，亦曰山根。《类经·经络类二》："起于鼻之交頞中。"

額（额）é　额颅，发际前也。《类经·经络类二》："至额颅。"〇额颅，囟前为发际，发际前为额颅。《类经图翼·周身骨部名目》。

惡（恶）è　去声。《类经·经络类二十》："刺太阳出血恶气。"○恶，入声。《类经·脉色类二一》："故中恶风者，阳气受也。"○恶血，络之恶血。《素问吴注·调经论》："无令恶血得入于经。"

堊（垩）è　乌格切。《证类本草·白垩》："白垩。"○垩，乌恪切。《证类本草·总目录》："白垩。"○垩，音恶。《本草纲目·土部》："白垩。"

呃 è　音厄。气逆上冲作声也。《厘正按摩要术·听声》："久病闻呃者为胃绝。"

豟 è　音厄。《本草纲目·豕》："时珍曰：猪高五尺曰豟。"

遏 è　谓遏绝。《素问·离合真邪论》："早遏其路。"○遏者，制也。《类经·针刺类十四》："早遏其路。"

鶚（鹗）è　鹗状可愕，故谓之鹗。《本草纲目·鹗》。

檽 ér　又音 ruǎn，而、软二音。《本草纲目·木耳》："木檽。"

鴯（鸸）ér　《本草纲目·燕》："鷾鸸"。

耳 ěr　所以司听五音。《素问·阴阳应象大论》："在窍为耳。"○耳聋，耳塞无闻也。《素问吴注·五藏生成》："目冥耳聋。"○耳前角，曲角也。《素问吴注·气府论》："耳前角上各一。"

餌（饵）ěr　食也。仍吏切。《历代名医蒙求·道士医工》：

“饵此当愈。”〇饵，米粉合豆末、糖、蜜蒸成者曰饵。《本草纲目·糕》。

二 èr　偶也，阴也。《素问吴注·决死生论》：“二曰地。”〇二，偶也，故应地。《素问·三部九候论》：“二者地。”

F

發（发）fā　出也。《素问·气交变大论》：“其变振发。”〇发，谓汗之，令其疏散也。《素问·六元正纪大论》：“火郁发之。”〇发，谓起也，即至也。《素问·气交变大论》：“其眚即发也。”〇发，发生也。《素问吴注·诊要经终论》：“地气始发。”〇发，施针也。《素问吴注·宝命全形论》：“至其当发。”〇发，谓病之由也。《素问吴注·疏五过论》：“不问所发。”〇发，出针也。《类经·针刺类九》：“至其当发。”〇发，发越也。《类经·运气类二三》：“火郁发之。”〇发，飞扬也。《类经·运气类十》：“其变振发。”〇发，飘坠也。《类经·针刺类九》：“其叶发。”〇发，启也。《类经·摄生类四》：“春三月，此谓发陈。”〇发，万物发生也。《类经·针刺类十九》：“地气始发。”〇发蒙，去其蔽冒也。《素问吴注·六节藏象论》：“请夫子发蒙解惑焉。”〇发蒙者，去其蒙蔽也。《素问吴注·卒痛论》：“如发蒙解惑。”〇发蒙，如去其蒙蔽也。《类经·疾病类六六》：“如发蒙解惑。”〇发蒙者，犹开发蒙聩。《类经·针刺类三三》："发蒙者，刺府输。"○发泄，谓汗出也。《素问·阴阳应象大论》："气薄则发泄。"○发泄，发散渗泄也。《素问吴注·六元正纪大论》："甚者发之泄之。"○发尽，胀满之极也。《素问吴注·阴阳别论》："心腹满发尽。"○发逆，发为上逆也。《素问吴注·通评虚实论》："气满发逆。"

乏 fá　乏竭，精血乏竭也。《素问吴注·痹论》："淫气乏竭。"

法 fǎ　象也。《素问·八正神明论》："必有法则。"○法，法象。《素问吴注·八正神明论》："必有法则焉。"○法，则也。《素问吴注·上古天真论》："法于阴阳。"○法，方法。《类经·针刺类十三》："必有法则焉。"○法，取法也。《类经·摄生类一》："法于阴阳。"○法，效也。《类经·摄生类三》："法则天地。○法，则也。《类经·阴阳类二》："法阴阳奈何？"

髪（发）fà　头上曰髪。属足少阴、阳明。《本草纲目·乱发》。

蕃 fān　音烦。《类经·脉色类三二》："蕃者，颊侧也。"○蕃，颊侧也。《类经·脉色类三一》："蕃蔽见外。"○蕃，音鄱。《本草纲目·薄荷》："蕃荷菜。"○蕃蔽者，屏蔽四方，即藩篱之义。《类经·脉色类三二》："蕃者，颊侧也。蔽者，耳门也。"

蕃 fán　伐元反，茂也。《太素·顺养》："此谓蕃秀。"○蕃，茂也，盛也。《素问·四气调神大论》："此谓蕃秀。"○蕃，音烦。《素问·四气调神大论》："此为蕃秀。"○蕃，音烦。《素问吴注·四气调神大论》："此谓蕃秀。"○蕃，音烦。茂也。《类经·摄生类四》："夏三月。此谓蕃秀。"○蕃，音烦。盛也。《类经·运气类十》："其化蕃茂。"○蕃踏，番沓。《本草纲目·海鷂鱼》："蕃踏鱼。"

蟠 fán　《集韵》符袁切，音烦。《证类本草·鼠妇》："一名负蟠。"○蟠，烦。《本草纲目·鼠妇》："负蟠。"

F

蹯 fán　音藩。《本草纲目·百合》："蹯。"

燔 fán　音烦。《素问·调经论》注："积火内燔，故生外热也。"○燔，音烦。《素问·金匮真言论》注："性炎上而燔灼。"○燔，音烦。《灵枢·官针》："焠刺者，刺燔针则取痹也。"○燔，音烦。《证类本草·大枣》："三岁陈核中人燔之。"○燔，音烦。《素问吴注·调经论》："燔针劫刺其下。"○燔，音凡。《类经·疾病类八四》："得其时则梦燔灼。"○燔，音烦。《类经·运气类十》："火燔焫。"○燔，音烦。《类经·运气类十》："则夏有炎暑燔烁之复。"○燔，音烦。《类经·运气类十四》："火见燔焫。"○燔，音烦。燔焫，焚烧。《类经·藏象类六》："其眚燔焫。"○燔，音烦。燔焫，焚灼也。《类经·运气类十》："其灾燔焫。"○燔，音凡。燔针，烧针也。《类经·疾病类六九》："治在燔针劫刺。"○燔，音凡。谓烧针以刺也。《类经·针刺类五》："刺燔针则取痹也。"○燔，音烦。《类经·疾病类二十》："燔针劫刺其下及与急者。"○燔焫，热盛物化，如火燔焫也。《素问吴注·气交变大论》："火燔焫。○燔针，烧针也。《类经·疾病类六九》："治在燔针劫刺。"○燔治，烧制为末也。《类经·针刺类三十》："燔治。"

羳 fán　音烦。《本草纲目·黄羊》："羳羊。"

蹯 fán　足掌也。《本草纲目·貒》："其足蹯。"

蠜 fán　音烦。阜螽也。《证类本草·负蠜》："负蠜。"○蠜，音樊。《证类本草·冬葵子》："巴人重负蠜。"○蠜，音烦。《本草纲目·𧒂螽》："负蠜。"

礬（矾）fán　燔也，燔石而成也。《本草纲目·石部》："矾石。"○礬，音凡。《厘正按摩要术·痁疾》："生明矾三钱。"

煩（烦）fán　烦劳，烦扰也。《素问吴注·生气通天论》："烦劳则张。"○烦冤，烦满冤抑也。《素问吴注·气交变大论》："烦冤。"○烦冤，烦扰冤抑而不通畅也。《素问吴注·气交变大论》："体重烦冤。"○烦冤，烦热不安也。《素问吴注·疟论》："则少气烦冤。"○烦冤，烦闷抑郁也。《类经·运气类十》："烦冤足痿清厥。"

反 fǎn　谓不相合应，失常平之候也。《素问·刺志论》："反此者病。"○反，谓反复。《素问·阴阳应象大论》："此阴阳反作。"○反，谓反取其气也。《素问·刺热》："其刺之反者。"○反，不应也。《素问吴注·至真要大论》："脉从而病反者。"○反，气与形虚实相反也。《素问吴注·虚实要论》："反此者病。"○反，谓反其常候也。《素问吴注·五常政大论》："气反者。"○反，犹逆也。《素问吴注·刺齐论》："此之谓反也。"〇反者，反见胜己之脉也。《素问吴注·至真要大论》："至而反者病。"〇反，谓不应前说也。《类经·疾病类二三》："其时有反者何也？"〇反，谓写虚补实也。《类经·疾病类四四》："其刺之反者。"〇反僵，反张僵仆也。《类经·针刺类三七》："先反僵。"〇反戾，筋转也。《素问·至真要大论》："诸转反戾。"〇反舌，百舌鸟也。《类经图翼·二十四气》："反舌无声。"〇反顺，反常也。《素问吴注·四气调神大论》："反顺为逆。"〇反治，以寒治寒，以热治热，从其病者，谓之反治。《类经·论治类四》："从者反治。"〇反折，身反于后而折也。《素问吴注·诊要经终论》："其终也戴眼反折瘛疭。"〇反折，腰脊反张也。《类经·疾病类九七》："戴眼反折瘛疭。"〇反作，倒置也。《素问吴注·阴阳应象大论》："此阴阳反作。"〇反佐，谓药同于病而顺其性也。《类经·论治类三》："则反佐以取之。"

氾 fàn　音泛。《证类本草·青粱米》："氾胜之书。"

泛 fàn　泛泛，平貌。《素问·脉要精微论》："泛泛乎万物有余。"

犯 fàn　谓邪气触犯于生气也。《素问·生气通天论》："数犯此者。"〇犯，谓刑犯于物也。《素问·五常政大论》："杀而无犯。"〇犯，谓不应用而反用之也。《素问吴注·六元正纪大论》："热无犯热。"

蠭 fàn　蜂有礼范，故谓之蠭。《本草纲目·蜜蜂》。

方 fāng　处也。《太素·三刺》："补须一方实。"〇方，道也。《太素·藏府气液》："余闻方士。"〇方，道也。《太素·知针石》："敢问其方。"〇方，法也。《太素·人迎脉口诊》："约方者，犹约囊也。"〇方，谓之矩，法地而静，补气者也。《太素·知官能》："补必用方。"〇方，要道。《太素·人迎脉口诊》："歃血传方。"〇方，正也。《太素·量顺刺》："下工，刺其方袭者。"〇方，正也。《太素·虚实所生》："方实而疾出针。"〇方，正也。气正盛时，月正满时，日正温时，身正安时，息正吸时，此之五正，是内针时也。《太素·本神论》："泻必用方。"〇方，犹正也。《素问·八正神明论》："泻必用方。"〇方，正也。《素问·疟论》："方其盛时必毁。"〇方，正也。《素问·三部九候论》："与今之所方病。"〇方，正也。《素问·诊要经终论》："天气始方。"〇方者，以气方盛也。《素问·八正神明论》："泻必用方。"（此条"方者，以气方盛也"系经文。）〇方，比也。比方阴阳多少，五度强弱，向者为盛，何者为衰也。《素问吴注·方盛衰论》："方盛衰论。"〇方，法也。《素问吴注·至真要大论》："调气之方。"〇方，略也。《素问吴注·针解》："愿闻其方。"〇方，所也。《素问吴注·风论》："无常方。"〇方者，以时方春也，生物放生也岁事方兴也。《素问吴注·诊要经终论》："天气始方。"〇方，法也。《类经·论治类六》："调气之方。"〇方，即端正安静之谓。《类经·针刺类十》："补必用方。"〇方，谓气方升也，岁方首也，人事方与也。《类经·针刺类十九》："天气始方。"○方，正也。《类经·针刺类十三》："泻必用方。"○方巾，后世以纱、罗、布、葛缝合，方者曰巾。《本草纲目·头巾》。○方上，鼻头两旁为方上。《类经·脉色类三二》："方上者胃也。"○方士，谓明悟方术之士也。《素问·五藏别论》："余闻方士。"○方士，明悟方术芝士。《素问吴注·五藏别论》："余闻方士。"○方宜者，五方各有所宜。《素问吴注·异法方宜论》："异法方宜论。"

F

芳 fāng　美味也。《素问·腹中论》："芳草发狂。"○芳草，浓美也。《素问·腹中论》："禁芳草石药。"

牥 fāng　牥牛。《本草纲目·驼》："《穆天子传》谓之牥牛。"

鴋（鸩）fāng　方目其名鴋。《本草纲目·鸡鹄》："《禽经》曰：方目其名鸩。"

防 fáng　御也。《本草纲目·防风》："防风。"

魴（鲂）fáng　音房。鲂，方也。《本草纲目·鲂鱼》。

髣（仿）fǎng　音仿。《素问·八正神明论》："若神仿佛。"○髣，音仿。仿佛。《素问吴注·八正神明论》："若神仿佛。"○髣，音仿。仿佛。《类经·针刺类十三》："若神仿佛。"

放 fǎng　妃两切（谓"放"字，读如"仿"）。放效（fǎng xiào），《素问·阴阳应象大论》注："放效则治生不足。"

飛（飞）fēi　羽虫也。《素问·五常政大论》："其主飞蠹蛆雉。"○飞廉，神禽之名也。其状鹿身豹文，雀头蛇尾，有角，能致风气。此草附茎有皮如箭羽，复疗风邪，故有飞廉、飞雉、飞轻诸名。《本草纲目·飞廉》。

腓 féi　音肥。《太素·寒热杂说》："腓者，踹也。"○腓，音肥。《灵枢·寒热病》："腓者，腨也。"○腓，音肥。即小腿肚也。《类经·针刺类五四》："腓者腨也。"○腓肠，腓，音肥。足肚也。《类经图翼·周身骨部名目》。（按：《太素·寒热杂说》"腓者，踹也"，杨注："承筋一名踹肠"，是踹肠即腓肠也。）

肥 féi　即下文所谓脂也。《类经·藏象类十八》："人之肥瘦大小寒温。"

蜰 féi　音肥。《证类本草·蛴螬》："一名蜰齐。"○蜰，音肥。《本草纲目·蜚蠊》："卢蜰。"○蜰，音肥。《本草纲目·蛴螬》："蜰蛴。"

榧 fěi　音匪。《证类本草·榧实》："榧实。"

蜚 fěi　扶贵反。《太素·经脉皮部》："阳明之阳，名曰害蜚。"○蜚，扶沸切。《素问·皮部论》："阳明之阳，名曰害蜚。"○蜚，生化也。《素问·皮部论》："名曰害蜚。"○蜚，与飞同。《本草纲目·蜚虻》。○蜚，音飞。蜚，蠢动也。《素问吴注·皮部论》："名曰害蜚。"○蜚，古飞字。此云蜚者，飞扬也。《类经·经络类三一》："名曰害蜚。"○蜚蠊，费廉。《本草纲目·蜚蠊》。

蟦（蟦）fèi　扶文切。《证类本草·蛴螬》："一名蟦蛴。"○蟦，音坟。《本草纲目·蛴螬》："蟦蛴。"

沸 fèi　音弗。水滚貌。《厘正按摩要术·食积》："和沸汤捣烂绞汁。"○沸，音芾。《医宗金鉴·伤寒论注·阳明篇》："以潦水一斗先煮麻黄再沸。"

狒 fèi　音费。《本草纲目·狒狒》。

萉 fèi　蒲北切。与"蕟"同。《本草纲目·莱菔》："芦萉。"

扉 fèi　音费。皮底曰扉，扉者，皮也。《本草纲目·麻鞋》："扉。"

𧍯 fèi　扶沸切。《证类本草·䴈䴈》："䴈䴈，亦作𧍯。"○𧍯，（狒）亦作𧍯。《本草纲目·狒狒》。

䴈 fèi　扶沸切。《证类本草·䴈䴈》："䴈䴈，亦作𧍯。"

鼺 fèi　扶沸切（按：鼺，正文作"䴈"，亦作"𧍯"）。《证类本草·卷十七目录》："四种陈藏器余：犊子脐屎、灵猫、震肉、鼺鼺。"

𦏅 fèi　与狒同。《本草纲目·狒狒》："𦏅𦏅。时珍曰：《尔雅》作狒。《说文》作𦏅，从𦣻，从囟，从内，象形。"

肺 fèi　肺系，喉咙也。《类经·经络类二》："从肺系横出腋下。"○肺系，喉咙也。《类经图翼·周身骨部名目》。

柿 fèi　音肺。削木片也。《本草纲目·柹》。［按：是本为削木片之柿（fèi），俗用作水果柿子之柿（shì）。］

攢（攢）fèi　芳木切，击化也。赤，南方之色，脉主心，心属火，火性炎上，故好争攢者，相击化也，故有相争之意。《伤寒总病论·赤脉攒证》："夏三月行赤脉攒病。"

痱 fèi　方味切。《素问·生气通天论》："汗出见湿，乃生痤痱。" ○痱，风瘾也。《素问·生气通天论》："乃生痤痱。"○痱，音沸。《证类本草·葶苈》："热痱痒。"○痱，音弗。《证类本草·石斛》："逐皮肤邪热痱气。"○痱，方味切。痱，瘾粟也。《素问吴注·生气通天论》："乃生痤痱。"○痱，音沸。暑疹也。《类经·疾病类五》："乃生痤痱。"○痱，音肺。《类经·运气类二八》："病痱胗疮疡。"○痱，音肺。《类经·运气类二三》："疡痱呕逆。"○痱，音肺。《类经·运气类十》："痱胗痈痤。"

痱 fèi　风病不能言也，音肥。《太素·经脉病解》："内夺而厥，则为瘖痱。"（按：痱，《素问》作"俳"。）○痱，扶非反，风病也。《太素·热病说》："痱为病也。"○痱，音肥。《灵枢·热病》："痱之为病也。"○痱，音肥。《证类本草·白及》："痱缓不收。"○痱，肥、沸二音。痱亦风属，犹言废也。《类经·针刺类三六》："痱之为病也。"

費（费）fèi　损也。《太素·五邪刺》："侵而行之乃自费。"（按：费，《甲乙》作"贵"。）

廢（废）fèi　肢体偏废也。《类经·运气类四十》："民病温疫疵废风生。"

橃（椺）fèi　音废。大柚也。《本草纲目·柚》："《尔雅》谓之椺。"

鼣 fèi　音吠。《本草纲目·鼠附录》："《尔雅》《说文》

又有鼸、鼶、鼮、鼣、鼭、鼤、鼯、鼱八鼠。”

分 fēn　裂也。《素问·五常政大论》：“其动疡涌分溃痈肿。”〇分，上声。《素问·生气通天论》注：“卫气者所以温分肉而充皮肤。”〇分，谓春秋二分。《素问吴注·至真要大论》：“分至何如。”“气分谓之分。”〇分注，谓小便不利，大便常泄，如分注也。《素问吴注·至真要大论》：“分注时止。”

氛 fēn　音分。寒氛，寒气之如雾者。《类经·运气类二三》：“寒氛结为霜雪。”〇氛，音分。寒氛，雨雪也。《类经·运气类十三》：“其德凝惨寒氛。”

紛（纷）fēn　孚云反，乱也。《太素·卫五十周》：“纷纷盼盼。”〇纷纷盼盼，言于纷纭丛杂之中而调理不乱也。《类经·经络类》：“纷纷盼盼，终而复始。”

雰 fēn　音纷。寒氛，白气也，其状如雾而不流行，坠地如霜雪，得日晞也。《素问·六元正纪大论》：“寒雰结为霜雪。”

羒 fén　白曰羒。《本草纲目·羊》。

鼢 fén　扶粉切。《证类本草·鼹鼠》：“一名鼢鼠。”〇鼢，音愤。《本草纲目·鼹鼠》：“鼢鼠。”

豶（豮）fén　音坟。《本草纲目·豕》：“豮。”

蕡（蒉）fén　音坟。《证类本草·总目录》：“麻蒉。”〇蒉，音坟。《证类本草·麻蒉》：“麻蒉。”

分 fèn　谓肉分间有筋维络处也。《素问·长刺节论》："刺分肉间。"○分，谓肉之分理间，治水取之。《素问·气穴论》："水俞在诸分。"○分，方文切。《灵枢·大惑论》："神分"（按：不见于经文。）○分，去声。《素问吴注·诊要经终论》："春刺夏分。"○分，去声。分，限也。《素问吴注·刺齐论》："愿闻刺浅深之分。"○分，去声。十二分，谓十二经脉之分也。《素问吴注·五藏生成》："人有大谷十二分。"○分，处也。《类经·经络类二一》："人有大谷十二分。"○分理，谓肌肉分理。《素问·诊要经终论》："及与分理。"○分理，谓黑白分肉之理。《素问吴注·诊要经终论》："及与分理。"○分肉，谓䐃肉分间也。《太素·三刺》："秋气在分肉。"（按：䐃，当作䐃。）○分肉，肉之分理也。《素问吴注·风论》："散于分肉之间。"

忿 fèn　孚吻切。《伤寒论·伤寒例》："彼秋之忿，为冬之怒。"成注："秋忿为冬怒，从肃而至杀也。"

憤（愤）fèn　扶粉切。懑也。《伤寒论·辨少阴病脉证并治》注："若愤躁之躁，从烦至躁，为热来有渐则犹可。"○愤䐜，肿起也。《素问吴注·风论》："故使肌肉愤䐜而有疡。"

膹（膹）fèn　谓膹满。《素问·至真要大论》："诸气膹郁。"○膹，闷满也。《素问吴注·至真要大论》："诸气膹郁。"○膹，音愤。喘急也。《类经·疾病类一》："诸气膹郁。"

鱝（鲼）fèn　音忿。《本草纲目·海鷂鱼》："鲼鱼。"

風（风）fēng　春之气也。《太素·四时之变》："春伤于风。"〇风，风、气一也，徐缓为气，急疾为风。《太素·诸气数类》："风之伤人。"〇风，阳也。《太素·尺寸诊》："面肿曰风。"〇风者，教之始，天之使也，天之号令也。《素问·天元纪大论》："神在天为风。"〇风，即所谓邪也。《素问吴注·六微旨大论》："风之来也。"〇风，木气也。《素问吴注·五藏生成》："汗出当风。"〇风，木气也。《素问吴注·阴阳别论》："其传为风消。"〇风，木气也。《素问吴注·阴阳应象大论》："风气通于肝。"〇风，热邪也。《素问吴注·评热病论》："病名曰风厥。"〇风，外受风邪也。《素问吴注·疟论》："夫风之与疟也。"〇风，阳气也。《素问吴注·风论》："风者善行而数变。"〇风，阳邪也。《素问吴注·脉要精微论》："风成为寒热。"〇风，阳邪也。《素问吴注·生气通天论》："因于露风。"〇风，木气也。《类经·疾病类六》："其传为风消。"〇风，阳气也。《类经·疾病类十三》："故阳受风气。"

楓（枫）fēng　音风。《证类本草·枫柳皮》："枫柳皮。"

封 fēng　聚土也。《本草纲目·土部》："蚁封。"

葑 fēng　蘴、葑音同。《证类本草·芜菁》："蘴葑音同。"〇葑，蔓菁也。《本草纲目·芜菁》。

豐（丰）fēng　盈充也。《类经·运气类十三》："其气丰。"〇丰备，充盈也。《类经·运气类十》："其化丰备。"

蘴（荓）fēng　葑音同。《证类本草·芜菁》："荓葑音同。"

逢 féng　谓逢遇。《素问·离合真邪论》："卒然逢之。"

奉 fèng　承也。《类经·摄生类四》："奉长者少。"〇奉，养也。《类经·藏象类二八》："所以奉生而周于性命者也。"

鳳（凤）fèng　羽虫三百六十，凤为之长，故字从鸟，从凡。凡，总也。《本草纲目·凤凰》。

鴀（鸡）fóu　鸡鸠。《本草纲目·斑鸠》："鸠之子曰鸡鸠。"

否 fǒu　愆期为否。《素问吴注·六微旨大论》："否则逆。"

不 fǒu　府九切。《灵枢·痈疽》："急斩之，不则死矣。"〇不，古否字。《素问吴注·腹中论》："可治不？"〇不，否同。《素问吴注·评热病论》："可刺不？"

炰 fǒu　音缶。《证类本草·荼菜》："南人烝炰食之。"

趺 fū　音夫。《伤寒论·辨脉法》："趺阳脉浮而涩。"〇趺，音肤。同跗。《厘正按摩要术·察手足》："足趺肿，呕吐头重者，不治。"〇趺，音夫。《医宗金鉴·伤寒论注·阳明篇》："趺阳脉浮而涩。"

麩（麸）fū　音敷。小麦屑皮也。《厘正按摩要术·盦法》："醋炒荞麦麸为两饼，更换覆额上。"

跗 fū　音附（按：《素问》影印本音闭，二十二子本音附，横排本音夫。）《素问·诊要经终论》注："经盛，谓面目颈颔足跗腕胫皆躁盛而动也。"〇跗，音夫。《灵枢·本输》："冲阳，足跗上五寸陷者中也。"○跗，音肤。足背也。《奇经八脉考·冲脉》："伏行出属跗属下。"○跗，附、敷二音。足面也。《类经图翼·周身骨部名目》。○跗，附、孚二音。足面曰跗。《类经·经络类二》："下足跗。"○跗，足面也。《类经图翼·骨度》。○跗属，言足面前后皆跗之属也。《类经·经络类十八》："膝腘以下至跗属长一尺六寸。"○跗属，足掌属也。《类经·针刺类二十》："其前者伏行出跗属下。"○跗属者，凡两踝前后胫掌所交之处皆为跗之属也。《类经图翼·骨度》。○跗，附、敷二音。跗属，言足面前后皆跗之属也。《类经·经络类十八》："膝腘以下至跗属长一尺六寸。"

鯆（鯆）fū　鯆魳（fū bèi），音敷沛。《本草纲目·海豚鱼》："鯆魳。"

敷 fū　布也。《素问·宝命全形论》："木敷者，其叶发。"○敷，布也。《素问·气交变大论》："其德敷和。"○敷，布也。《类经·运气类十》："其德敷和。"○敷，内清也。《类经·针刺类九》："木敷者。"

膚（肤）fū　皮也。《太素·刺法》："在别其肤。"○肤，肉上也。《太素·三刺》："夏气在肤。"○肤，皮也。《太素·十二水》："肤之厚薄。"

伏 fú　屈也。《太素·脉行异同》："上焉息，下焉伏。"○伏，隐也。《素问·五常政大论》："其动彰伏变易。"○伏，经气不至而针倾伏也。《素问吴注·宝命全形论》："伏如横弩。"○伏，隐也。《素问吴注·气交变大论》："蛰

F

虫早伏。”〇伏鼓，搏也。《素问吴注·阴阳类论》：“伏鼓不浮。”〇伏梁，言如潜伏之桥梁，为患深着之名。《素问吴注·腹中论》：“病名曰伏梁。”〇伏兔，髀前膝上起肉处曰伏兔。《类经图翼·周身骨部名目》。〇伏兔，膝上六寸起肉曰伏兔。《类经·经络类四》：“前者结于伏兔之上。”

夫 fú　音扶。《素问吴注·上古天真论》：“夫上古圣人之教下也。”〇夫，音扶。《素问吴注·征四失论》：“夫子所通书受事众多矣。”〇夫，音扶。《类经·论治类十九》：“夫子所通书受事众多矣。”〇夫，音扶。《类经·摄生类二》：“夫上古圣人之教下也。”

枎 fú　枎移（fú yí），音夫移。《本草纲目·枎移》。

芣 fú　芣苡（fú yǐ），音浮以。《本草纲目·车前》：“芣苡。”

怫 fú　扶弗反，怫郁不安，不知所苦也。《太素·四海合》：“怫然不知其所病。”〇怫，符弗切。《素问·生气通天论》注：“热怫内余。”〇怫，怒也，言肿如嗔怒也。《素问·刺腰痛》：“怫然肿。”〇怫，音弗。《素问·热论》注：“阳气不得散发而内怫结。”〇怫，音佛。《伤寒论·辨痓湿暍脉证》注：“阳经怫结而成热也。”〇怫，扶物切，意不舒治也。《伤寒总病论·阳明证》：“阳气怫郁在表。”〇怫，音佛。怫郁也。《奇经八脉考·二维为病》：“痛上怫然肿。”〇怫，音佛，心郁不舒也。《类经·运气类十七》：“上怫肿色变。”〇怫，音佛，郁也。《类经·运气类二五》：“怫热至。”〇怫，音佛。

怫然，怒意，言肿突如怒也。《类经·针刺类四九》："怫然肿。"○怫，音佛。怫郁也，重滞不舒之貌。《类经·经络类三二》："怫然不知其所病。"○怫，音佛。郁也。《类经·运气类二三》："怫之先兆。"○怫，音佛。郁怒也。《类经·针刺类三二》："怫忾贲响。"○怫，音佛。《医宗金鉴·伤寒论注·合病并病》："阳气怫郁在表。"○怫忾，上扶物反，下诉气反，气盛满貌（按：忾字有二音：许既切，音 xì，义为叹息；苦爱切，音 kài，气满胸臆。此气盛满貌，当取苦爱切）。《太素·三变刺》："怫忾贲响。"○怫忾，上扶勿切。郁也，为不舒。下许气切。《灵枢·寿夭刚柔》："怫忾贲响。"○怫郁，上音弗，下音熨。《伤寒论·辨脉法》："上焦怫郁。"（按：经文"怫"作"拂"。）

服 fú　事也。《太素·天忌》："用针之服。"○服，学习也。学用针法。《太素·知官能》："用针之服。"○服，事也。《素问·八正神明论》："用针之服。"○服，佩服也。《素问吴注·生气通天论》："服天气而通神明。"○服，事也。《素问吴注·八正神明论》："用针之服。"○服，佩也。《类经·疾病类五》："服天气。"○服，事也。《类经·针刺类十三》："用针之服。"○服膺，俯服其胸臆也。《历代名医蒙求·程高不倦》："必千里服膺。"

菔 fú　音蔔。《证类本草·莱菔》："莱菔。"○菔，音蔔。《证类本草·芜菁》："芦菔，即下莱菔。"○菔，音服。莱菔。《厘正按摩要术·食积》："生莱菔煎汤饮之。"

葩 fú　音北，与"菔"同。《本草纲目·莱菔》："芦葩。"

苻 fú 音蒲。《本草纲目·水杨》："萑苻。"

浮 fú 高也。《素问·至真要大论》："少阳之至大而浮。"〇浮，脉来轻虚，故名浮也。《素问·玉机真藏论》："秋脉如浮。"新校正云：按越人云：秋脉毛者，西方金也，万物之所终，草木华叶，皆秋而落，其枝独在，若毫毛也，故其脉来，轻虚以浮，故曰毛。〇浮，谓浮见也。《素问·皮部论》"视其部中有浮络者。"〇浮，谓浮起按之处见也。《素问·六元正纪大论》："寒胜则浮。"〇浮者，浮于手下。《素问·五藏生成》："夫脉之小大滑涩浮沉。"〇浮，表谓之浮。《素问吴注·五藏生成》："夫脉之小大滑涩浮沉。"〇浮，脉行肌肉之上也。《素问吴注·大奇论》："并浮为风水。"〇浮，毛之极，无复冲和胃气。《素问吴注·平人气象论》："如物之浮。"〇浮，浅者为浮，浮为肺脉。《素问吴注·大奇论》："脉来悬钩浮。"〇浮，阳脉也。《素问吴注·脉要精微论》："诸浮不躁者皆在阳。"〇浮，明也。《类经·脉色类十二》："色泽以浮。"〇浮者，轻虚之谓。《类经·脉色类十》："秋脉如浮。"〇浮合，如浮波之合。《素问吴注·大奇论》："脉至浮合。"〇浮络，浮于皮部之络。《素问吴注·皮部论》："视其部中有浮络者。"〇浮气（fú qì），谓气浮而通之可以去热者也。《素问·气府论》："其浮气在皮中者凡五行。"〇浮气，阳气浮于巅顶之上者也。《素问吴注·气府论》："其浮气在皮中者凡五行。"〇浮烟，燥气也。《素问·六元正纪大论》："草树浮烟。"〇浮游，浮云游气也。《素问吴注·六元正纪大论》："浮游生灭。"〇浮游，蜉蝣也。《类经·运气类二三》："浮游生灭。"

桴 fú　伏留反，击鼓槌也。《太素·色脉尺诊》："如桴鼓影响之相应也。"○桴，鼓椎也。《素问·天元纪大论》："如鼓之应桴。"○桴，音孚。《本草纲目·术》："杨桴。时珍曰：桴乃鼓槌之名。"○桴，鼓槌也。《素问吴注·至真要大论》："桴鼓相应。"○桴，鼓椎谓之桴。《素问吴注·天元纪大论》："如鼓之应桴。"○桴，孚、浮二音。击鼓槌也。《类经·脉色类十七》："如桴鼓影响之相应也。"○桴，鼓椎也。《类经·运气类三》："如鼓之应桴。"○桴，音孚。《类经·疾病类五六》："如鼓应桴。"○桴，音孚。《类经·针刺类十二》："若鼓之应桴。"○桴，音孚。鼓槌也。《类经·疾病类一》："桴鼓相应。"

蜉 fú　大者曰蚍蜉。《本草纲目·蚁》。

枹 fú　音孚。《本草纲目·槲实》："一种丛生小者名枹。见《尔雅》。"

涪 fú　音缚谋切。涪翁（fú wēng）。《历代名医蒙求·程高不倦》："闻涪翁善医术。"

符 fú　合也。《类经·运气类三》："应天为天符。"

虙 fú　音复。虙与伏同。《素问·气厥论》："小肠移热于大肠，为虙瘕。"○虙，与伏同。《素问·气厥论》："为虙瘕。"○虙，伏同。《素问吴注·气厥论》："为虙瘕。"○虙，伏同。虙瘕者，谓其隐伏秘匿，深沉不易取也。《类经·疾病类四六》："为虙瘕。"○虙牺，古字。

上音伏，下音羲。《历代名医蒙求·虙牺九针》："虙牺氏以六气六腑五藏五行阴阳四时水火升降得以有象。"

匐 fú　伏、蔔二音。《类经·疾病类八一》："匍匐而前。"

菖 fú　音福。《本草纲目·旋花》："旋菖，当作菖旋。"

蝠 fú　音福。《本草纲目·伏翼》："蝙蝠。"

鳬（凫）fú　凫葵，当作苻葵。《本草纲目·莕菜》："凫葵。"

幞 fú　幞头，朝服也。北周武帝始用漆纱制之，至唐又有纱帽之制，逮今用之。《本草纲目·幞头》。

髴（佛）fú　音弗。《素问·八正神明论》："若神仿佛。"○髴，音弗。仿佛。《素问吴注·八正神明论》："若神仿佛。"○髴，音弗。仿佛。《类经·针刺类十三》："若神仿佛。"

鴔（䴬）fú　音汲。《本草纲目·伯劳附鵋鸠》："又曰鵖䴬。"

鵩（鹏）fú，其色如服色也。《本草纲目·鸮》："鹏。"

胕 fú　扶府反，与腐同义也。《太素·气穴》："故为胕肿。"○胕，扶付反，检义当腐。寒胜肉热，肉当腐。《太素·阴阳大论》："寒胜则胕。"（按：胕，《素问》《甲乙经》作"浮"。）○胕，扶付反，义当腐。《太素·知方地》："其民嗜酸而食胕。"（按：胕。《甲乙》作"臊"。）○胕，扶付反，义当腐也。《太素·风水论》："面胕痝然壅。"○胕，腐也。《太素·诸风数类》："营气热胕。"（按：胕，《甲乙》作"浮"。）○胕，谓皮肉俱肿，按之陷下，泥而不起也。《素问·至真要大论》："传为胕肿。"〇胕，音附。肺胕也。校云：胕，同腑，如肺胕，即肺腑也。《丹溪手镜·五藏》："胕肿。"〇胕，浮肿曰胕。《素问吴注·水热穴论》："故为胕肿。"〇胕，腐同。《素问吴注·风论》："有荣气热胕。"〇胕，腐同。《素问吴注·阴阳类论》："沉为脓胕。"〇胕，与腐同，熟物也。《素问吴注·异法方宜论》："其民嗜酸而食胕。"〇胕，肿也。《素问吴注·评热病论》："面胕痝然壅。"〇胕，腐同。《类经·疾病类二八》注："皮肤胕溃。"〇胕，音父。腐也，物之腐者，如豉鲊曲酱之属。《类经·论治类九》："其民嗜酸而食胕。"〇胕，音附。《素问·刺疟》："名曰胕髓病。"〇胕，音附。胕肿，浮肿也。《类经·疾病类一》："诸病胕肿。"〇胕，音附。胕肿，肉浮肿也。《类经·运气类十七》："甚则胕肿。"〇胕，音附。浮肿也。《类经·疾病类三十》："面胕痝然。"〇胕肿，肉泥按之陷而不起也。《素问·六元正纪大论》："甚则水闭胕肿。"〇胕肿，谓肉泥按之不起也。《素问·六元正纪大论》："太阴所至为重胕肿。"〇胕肿，浮肿。《素问吴注·六元正纪大论》："其病体重胕肿痞饮。"〇胕肿，浮肿也。《素问吴注·气交变大论》："甚则胕肿。"〇胕肿，肉浮而肿，谓之胕肿。《素问吴注·六元正纪大论》："太阴所至为身重胕肿。"〇胕肿，肉浮肿也。《素问吴注·六元正纪大论》："民病黄瘅而为胕肿。"〇胕肿，肉如泥，按之不起也。《素问吴注·六元正纪大论》："甚则胕肿。"〇胕肿，浮肿也。《类经·疾病类一》："诸病胕肿。"〇胕肿，肉浮肿也，与足跗之跗不同。《类经·运气类》："民病黄瘅而为胕肿。"

府 fǔ　聚也。以其聚，故亦曰府。《太素·藏府气液》："名曰奇恒之府。"○府，之聚也。五谷清浊气味皆聚于中，故六皆名府也。《太素·本输》："是六府之所与合者也。"○府，宫府也。《素问·阴阳应象大论》："神明之府也。"○府，聚也。《素问·脉要精微论》："血之府也。"○府，聚也。《素问·水热穴论》："所谓玄府者。"○府，谓六府，非兼九形府也。《素问·气穴论》："府俞七十二穴。"○府，谓六化府。《素问·金匮真言论》："言人身藏府中阴阳。"○府，众物所聚谓之府。《素问吴注·阴阳应象大论》："神明之府也。"○府，谓气之所聚处也，是谓气海。《素问·经脉别论》："行气于府。"○府，谓胸也，以肺处胸中故也。《素问·宝命全形论》："是谓坏府。"○府，旧作藏。昆僭改此。《素问吴注·热论》："而未入于藏者。"○府，谓六府。《素问吴注·气穴论》："府俞七十二穴。"○府，中宫也。《素问吴注·宝命全形论》："是谓坏府。"○府，聚也，府库之谓也。《类经·脉色类二一》："夫脉者血之府也。"○府，六府也。《类经·经络类七》："府俞七十二穴。"○府，所以藏物也。《类经·阴阳类一》："神明之府也。"

腑 fǔ　胃腑。《素问吴注·脉解》："上则邪客于脏腑间。"

拊 fǔ　摩也，音抚。《太素·经筋》："为之三拊而已。"○拊，重按也。拊，旧作跗，昆僭改此。《素问吴注·针解》："所谓拊之者。"○拊，音府。拊摩。《类经·疾病类六九》："为之三拊而已。"

俯 fǔ　蛰伏也。《类经图翼·二十四气》："蛰虫咸俯。"〇俯仰，谓屈伸也。《素问·评热病论》："以救俯仰。"

腐 fǔ　音府。烂也。《伤寒论·辨脉法》注："使血流腐而为脓。"〇腐，音府。《医宗金鉴·伤寒论注·辨太阴病脉证并治篇》："以脾家实腐秽当去故也。"〇腐肿，谓肿中肉腐败为脓血者。《素问·长刺节论》："治腐肿者刺腐上。"〇腐肿，内腐外肿也。《素问吴注·长刺节论》："治腐肿者刺腐上。"

俛 fǔ　音免。俯也。《伤寒论·辨太阳病脉证并治法下》注："但能仰而不能俛。"（按：横排本俛作俯。）〇俛，音免。俯也。《奇经八脉考·任脉为病》："不得俛仰。"〇俛，俯同，又音免。《类经·疾病类十一》："所谓腰背痛不可以俛仰者。"〇俛，俯同，又音免。《类经·针刺类二七》："乱于肺则俛仰喘喝。"〇俛，俯同。《类经·藏象类二八》："不可俛仰。"〇俛，俯同。《类经·疾病类六九》："故阳病者腰反折不能俛。"〇俛，俯同。《类经·疾病类三十》："以救俛仰。"〇俛，俯同。《类经·疾病类四四》："热争则腰痛不可用俛仰。"〇俛，俯同。《类经·阴阳类二》："喘粗为之俛仰。"〇俛，俯同。《类经·针刺类四九》："循循然不可以俛仰。"〇俛首，低头静伏也。《太素·营卫气行》："俛首静伏。"

輔（辅）fǔ　胭下为辅骨。《素问·骨空论》："骸下为辅。"〇辅，膝之外侧有二高骨，上骨为连骸，下骨为辅。《素问吴注·骨空论》："骸下为辅。"〇辅骨，膝辅骨。《素问吴注·骨空论》："辅骨上横骨下为楗。"〇辅骨，膝辅骨。《类经·经络类十九》："辅骨上横骨下为楗。"〇辅骨，膝旁之骨突出者曰辅骨，内曰内辅，外曰外辅。《类经图翼·骨度》。〇辅骨，膝下两旁高骨也。《类经·经络类二》："下外辅骨之前。"〇辅骨，膝下两旁突出之骨曰辅骨。《类经·经络类四》："别起外辅骨。"〇辅骨，膝下内侧大骨也。《类经图翼·周身骨部名目》。

釜 fǔ　大者曰釜，曰锅。《本草纲目·土部》："釜脐墨。"

㕮 fǔ　弗禹反。㕮咀，谓调粗细分等也。《太素·三变刺》："凡四种，皆㕮咀。"〇㕮，㕮咀，上音甫。《灵枢·寿夭刚柔》："皆㕮咀。"〇㕮，音府。㕮，嚼也。《厘正按摩要术·浴法》："㕮咀。"〇㕮，音父。《医宗金鉴·伤寒论注·太阳上篇》："㕮咀三味。"〇㕮咀，上音父。嚼也。剉如麻豆也。《伤寒论·辨太阳病中》："右五味㕮咀。"〇㕮咀，古人以口嚼药，碎如豆粒而用之。《类经·针刺类三二》："皆㕮咀。"

父 fù　所以督济群小，言尊高也。《素问·阴阳类论》："三阳为父。"〇父，太阳总领诸经，独为尊大，故称呼父。《类经·疾病类七》："三阳为父。"〇父母，谓万物形之先也。《素问·天元纪大论》："变化之父母。"

阜 fù　高也。《素问·五常政大论》："土曰敦阜。"〇阜，高也。《类经·运气类十三》："土曰敦阜。"

蛗 fù　蛗螽（fù zhōng），音负终。《本草纲目·蛗螽》。

附 fù　不能自步，附物而行也。《素问吴注·脉要精微论》："行则偻附。"〇附上，谓关也。《素问吴注·脉要精微论》："附上左外以候肝。"

蚹 fù　蚹蠃（fù luǒ），音附螺。《本草纲目·蜗牛》："蚹蠃。"

F

鮒（鲋）fù　音父。《证类本草·鲫鱼》："一名鲋鱼。"〇鲋，音附。鲫鱼旅行，以相即也，故谓之鲫；以相附也，故谓之鲋。《本草纲目·鲫鱼》："鲋鱼。"

副 fù　助也。《太素·附篇》："为万民副。"〇副，新校正杨上善：助也。《素问·疏五过论》："为万民副。"〇副，全也。《素问吴注·疏五过论》："诊必副矣。"〇副，助也。《类经·运气类六》："为万民副。"〇副，称也。《类经·论治类十八》："诊必副矣。"〇副，配合也。《类经·脉色类三一》："五时之副也。"〇副，配也。《类经·藏象类二八》："副阴阳。"

婦（妇）fù　房久切。《历代名医蒙求·李祐救妇》："官军有剥妇人衣至裸体者。"

傅 fù　附也。《太素·肠度》："小肠后傅脊。"（按：傅，《灵枢》《甲乙》作"附"。）〇傅，音付。以手拥傅其艾吹之，使火气不散也。《太素·气穴》："傅其艾。"〇傅，音附。《证类本草·钩吻》："生傅高山谷。"

復（复）fù　报复也。《素问·五常政大论》："所谓复也。"

○复，报也。《素问·六元正纪大论》："亦复岁乎。"○复，谓报复，报其胜也。《素问·至真要大论》："六气之复何如。"○复，谓复旧病也。《素问·热论》："食肉则复。"○复，谓复旧也。《素问·疟论》："病极则复。"○复，谓再发，言如旧也。《素问·腹中论》："其时有复发者何也。"○复，报复也。《素问吴注·五常政大论》："所谓复也。"○复，火来为母复其不胜之气，如复仇也。《素问吴注·气交变大论》："复则炎暑流火。"○复，金气来复也。《素问吴注·气交变大论》："复则收政严峻。"○复，木气来复也。《素问吴注·气交变大论》："复则大风暴发。"○复，胜已者又复我也。《素问吴注·六微旨大论》："气有胜复。"○复，水气来复也。《素问吴注·气交变大论》："复则寒雨暴至。"○复，土气来复也。《素问吴注·气交变大论》："复则埃郁。"○复，谓阳升阴降，复其常也。《素问吴注·厥论》："逆之微者半日复。"○复，包藏也。《类经·藏象类二八》："营复阴阳。"○复，报复也。《类经·运气类二三》："五运之气，亦复岁乎。"○复，报复之义。《类经·运气类二八》："六气之复何如。"○复，音福。《类经·针刺类三二》："复布为复巾。"○复骨，项有三骨，中骨之次，又复一骨，故云中复骨下。《素问吴注·骨空论》："在项后中复骨下。"○复纪，谓报复之纲纪也。《素问·气交变大论》："变易者复之纪。"

腹 fù　脐之上下皆曰腹。脐下为少腹。《类经图翼·周身骨部名目》。○腹胀，胃病也。《素问吴注·标本病传论》："一日腹胀。"

覆 fù　营气能营覆阴阳也。《太素·五藏命分》："营覆阴阳。"〇覆，芳福切。反复也。《难经·三难》："有覆有溢。"〇覆，芳救切。《伤寒论·平脉法》："脉来头小本大者故名覆。"成注："今复还于表故名曰覆。"〇覆，音伏。《本草纲目·旋花》："别有旋覆。"〇覆，芳救切。《医宗金鉴·伤寒论注·太阳上篇》："温覆令一时许。"

鳆（鳆）fù　步角切。《证类本草·石决明》："是鳆鱼甲也附石生。"〇鳆，音剥。《本草纲目·鲛鱼》："鳆鱼。"

G

G

胲 gāi　羊胲子，乃羊腹内草积块也。《本草纲目·羊》："羊胲子。"

荄 gāi　古来反，草根茎也。《太素·色脉诊》："治以草荄。"（按：荄，《素问》作"苏"。）〇荄，茎也。《太素·五邪刺》："根荄少汁。"（按：荄，《甲乙》作"茎"。注云："《灵枢》作荄。"杨注："有本荄为叶者非也。"）〇荄，古哀切。草根也。《素问·移精变气论》："治以草苏草荄之枝。"〇荄，古哀切。草苏草荄，二药之易得者也。《素问吴注·移精变气论》："治以草苏草荄之枝。"〇荄，音该。《类经·针刺类三五》："根荄少汁。"〇荄，音该。根也。《类经·论治类十七》："治以草苏草荄之枝。"

溉 gài　古代切。《素问·玉机真藏论》注："溉灌于肝心肺肾也。"〇溉，音槩。灌也。《奇经八脉考·总说》："转相灌溉。"〇溉，灌溉也。《类经·气味类二》："以溉五脏。"〇溉灌，上居代切。《伤寒论·辨可下病》注："涤荡肠胃，溉灌藏府。"

蓋（盖）gài　肺居四藏之上，犹华盖也。《素问吴注·病能论》："肺者脏之盖也。"〇盖，脑盖骨也。《类经·经络类三二》："其输上在于其盖。"

干 gān　犯也。《素问吴注·风论》："与卫气相干。"

乾（干）gān　音干。《医宗金鉴·伤寒论注·太阳上篇》："胃中干燥故也。"

甘 gān　土也。《素问吴注·宣明五气》："甘走肉。"〇甘烂水，即肝切。熟也。不击则生，击之则熟。水之味本咸，击熟之则归土性矣，然土之味本甘故也。崖之水，击之而成沫，干而成土，水归土性，故谓之甘烂水。《伤寒总病论·杂病证》："作甘烂水法。"（按：即肝切，恐有误。盖当郎肝切，为烂字的切音。烂水，即熟水。）

疳 gān　音甘。小儿食甘物多生疳疾。《厘正按摩要术·总目》："疳疾。"

稈 gǎn　与"秆"同。稻穰谓之秆。《厘正按摩要术·灸法》："灸治偏坠者，用秆心一条。"

感 gǎn　谓感应也。《素问·痹论》："各以其时重感于风寒湿之气也。”〇感，甘感音相近也。《本草纲目·甘藤》：“感藤。”

鳡（鳡）gǎn　音感。《本草纲目·鳡鱼》。

橄gǎn　音敢。《证类本草·橄榄》：“橄榄。”

紺（绀）gàn　薄青色。《素问·五藏生成》：“如以缟裹绀。”〇绀，青而赤色也。《素问吴注·五藏生成》：“如以缟裹绀。”〇绀，高暗切。青而函赤也。《类经·脉色类三七》：“生于肝如以缟裹绀。”

榦（干）gàn　体曰干。《本草纲目·箭笴及箭镞》。

骭gàn　脚胫也。《太素·杂刺》：“为骭胀。”（按：骭，《灵枢》作“榦”。）〇骭，音干。髃骭，穴也，衡阳等穴也。《太素·灸寒热法》：“髃骭骨下灸之。”（按：髃骭骨，《素问》《甲乙》作“掌束骨”。）〇骭，髃骭，胸前蔽骨，蔽心神也。《太素·五藏命分》：“无髃骭者心高。”（按：骭，《灵枢》作“骬”。）〇骭，音旱。《灵枢·经脉》：“是为骭厥。”“循膺、乳、气街、股、伏兔、骭外廉、足跗上皆痛。”〇骭，音干。胫骨也。《奇经八脉考·冲脉》：“伏行骭骨内廉。”〇骭，音干，胫骨也。《类经·针刺类二十》：“伏行骭骨内。”〇骭，音干。足胫骨也。《类经·经络类四》：“上循骭。”〇骭，音干。足胫骨也。《类经图翼·周身骨部名目》。〇骭，音干。足胫也。《类经·疾病类十》：“是为骭厥。”

贛（赣）gàn　音感。《证类本草·薏苡仁》：“一名赣。”

○蘔，音感。蘔强。《本草纲目·薏苡》：“蘔米。”

灨（灨）gàn　音贑。《历代名医蒙求·玄亮修堂》：“灨县里正背有肿。”

肛 gāng　谓白脏，亦名广肠。《太素·经脉正别》：“别入于肛。”○肛，胡公切。《灵枢·经别》：“别入于肛。”○肛，音工，又好刚切。《类经·经络类三》：“其一道下尻五寸别入于肛。”○肛，音工，又好纲切。俗作纲，大肠门也。《类经图翼·周身骨部名目》。○肛，音刚。大肠端肛门也。《厘正按摩要术·察唇口》：“下唇生疮，虫食其肛。”○肛，音刚。大肠端曰肛门。《厘正按摩要术·痢疾》：“以致腹痛肛坠。”

缸 gāng　音公。《本草纲目·车脂》：“缸膏。”

釭（钍）gāng　又 gōng，音工。《证类本草·钍中膏》：“钍中膏。”

剛（刚）gāng　劲硬也。《素问·气交变大论》：“则刚木辟著。”○刚，谓阳也。《素问·阴阳离合论》：“是故刚与刚。”○刚，阳曰刚。《素问·阴阳应象大论》：“以别柔刚。”○刚，阳也。刚与刚，以火济火也。《素问吴注·阴阳别论》：“刚与刚，阳气破散。”

綱（纲）gāng　大曰纲。《类经·阴阳类一》：“万物之纲纪。”○纲纪，谓生长化成收藏之纲纪也。《素问·天元纪大论》：“万物之纲纪。”

羔 gāo　羊子曰羔。《本草纲目·羊》。

高 gāo　大也。《太素·调阴阳》："高骨乃坏。"○高，过也。《太素·尺寸诊》："藏真高于肺。"○高，上也。半身以上，风雨之邪所中，故曰中于高也。《太素·邪中》："邪之中人也高。"○高，膏也。《素问·腹中论》："今禁高梁。"○高，膏也。《素问·生气通天论》："高梁之变。"○高，膏也。《素问·通评虚实论》："则高梁之疾也。"○高，粗也。《素问吴注·脉要精微论》："上盛则气高。"○高，膏同。《素问吴注·腹中论》："不可服高梁芳草石药。"○高，膏同。《素问吴注·通评虚实论》："肥贵人则高梁之疾也。"○高，胸之上也。《素问吴注·阴阳应象大论》："其高者，因而越之。"○高高，不屈之谓。《类经·针刺类二二》："熇熇高高。"○高骨，谓腰高之骨也。《素问·生气通天论》："高骨乃坏。"○高骨者，颧肩膝踝之类也。《类经·藏象类十六》："人有高骨。"○高粱，即膏粱美食也。《素问吴注·生气通天论》："高粱之变。"（粱，《素问》作"梁"。）○高梁，膏粱也。《类经·疾病类七八》："则高梁之疾也。"○高梁，即膏粱，肥甘也。《类经·疾病类五》："高梁之变。"○高梁，厚味也。《类经·疾病类六十》："今禁高梁是不合其心。"

膏 gāo　脂肥也。《类经·针刺类五六》："膏梁菽藿之味。"○膏，脂膏也。《类经·疾病类五八》："五谷之精液和合而为膏者。"○膏肓，心下为膏，心上鬲下为肓。下音荒。（按：心上鬲下，当作"心下鬲上"。心下为膏，鬲谓隔膜。

《历代名医蒙求·缓知膏肓》："居肓之上，膏之下，若我何？"下同。）〇膏肓，音高荒。心上鬲下也。《奇经八脉考·带脉为病》："因思晋景公膏肓二鬼之事，乃虚劳已甚，鬼得乘虚居之。"〇膏肓，音高荒。心上膈下也。《厘正按摩要术·膀胱经图》："膏肓，四椎旁三寸。"

臯（皋）gāo　音高。《太素·五节刺》："乃下溜于皋。"（按：臯，《甲乙》作"睾"。）

皋 gāo　囊也。《太素·十五络脉》："循胫上睾结于茎。"（按：皋，《灵枢》《甲乙》作"睾"。）〇皋，音高。《太素·杂刺》："少腹控睾。"（按：皋，《灵枢》《甲乙》作"睾"。）〇皋，告也。《本草纲目·鹏鸮》："寒皋。"

睾 gāo　阴丸也。《素问·缪刺论》注："循胫上睾结于茎。"〇睾，阴丸也。《素问·至真要大论》："民病少腹控睾。"〇睾，音高。《灵枢·邪气藏府病形》："腰脊控睾而痛。"〇睾，音高。睾，肾丸也。《素问吴注·阴阳别论》："其传为索睾。"〇睾，音高，阴丸也。《类经·经络类五》："循胫上睾。"〇睾，音高，阴丸也。《类经·脉色类二四》注："或结于睾丸。"〇睾，音高，阴丸也。《类经图翼·周身骨部名目》。〇睾，音高，阴丸也。《类经·针刺类二四》："腰脊控睾而痛。"〇睾，音高。《类经·藏象类十六》注："垂者，睾丸也。"〇睾，音高。《类经·运气类二八》："少腹控睾。"〇睾，音高。《类经·运气类二五》："民病少腹控睾。"〇睾，音高。阴丸也。《类经·针刺类四七》："小腹控睾。"〇睾，音高阴丸也。《类经·针刺类三三》："乃下留于睾。"

槀 gǎo　苦老切。（按：为"槁"的异体字。）《难经·十四难》："枝叶虽枯槁。"（经文槀作槁。）

槁 gǎo　苦老切。《素问·气交变大论》："物焦槁。"〇槁，干枯也。《类经·运气类十四》："火行于槁。"

縞（缟）gǎo　工道反，白练。《太素·证候之一》："如以缟裹朱。"〇缟，白色。《素问·五藏生成》："如以缟裹朱。"〇缟，素帛也。《素问吴注·五藏生成》："如以缟裹红。"〇缟，素帛也。《类经·脉色类三七》："生于心如缟裹朱。"

藁 gǎo　音槁。枯槁。《类经·摄生类五》："白露不下，则菀藁不荣。"

歌 gē　叹声也。《素问·阴阳应象大论》："在声为歌。"

鴚（鴚）gē　鴚鹅。《本草纲目·雁》："苍者为野鹅，亦曰鴚鹅。"

革 gé　改也。《太素·虚实补泻》："适人必革。"〇革，皮也。《素问·调经论》："适人必革。"〇革，谓皮革，亦谓革易也。《素问·五常政大论》："革金且耗。"〇革，虚大如皮革也。《素问吴注·脉要精微论》："浑浑革至如涌泉。"〇革，变也。《类经·疾病类十八》："适人必革。"〇革至，谓脉来弦而大，实而长也。《素问·脉要精微论》："浑浑革至如涌泉。"（按："浑浑革至如涌泉”，当作“浑浑革革，至如涌泉”。下同。）〇革至，如皮革之坚硬也。《类经·脉色类二一》：“浑浑革至如涌泉。”

格 gé　拒也。《太素·人迎脉口诊》：“名曰外格。”〇格，拒也，谓内性格拒于天道也。《素问·四气调神大论》：“是谓内格。”〇格，至也，亦拒也。《素问·气交变大论》：“阴厥且格。”〇格，至也。《素问·方盛衰论》：“脉事因格。”〇格者，穷至其理也。《素问吴注·方盛衰论》：“脉事因格。”〇格，拒也。《类经·运气类十》：“阴厥且格。”〇格，拒也。《类经·运气类十七》：“余火内格。”

胳 gé　音革。骨胳。《类经·疾病类》注：“周身骨胳大小可验于此也。”（按：此胳，通骼。）〇胳，当作络。《类经·针刺类四十》：“索气于胃络得气也。”

茖 gé　音格。山葱也。《本草纲目·茖葱》。

鬲 gé　痈也。《太素·虫痈》：“气为上鬲。上鬲者，食饮入而还出。”〇鬲，膈膜也。《素问吴注·脉要精微论》：“内以候鬲。”〇鬲，膈膜，胃之鬲。《素问吴注·五藏生成》：“支鬲胠胁。”〇鬲，阴阳闭绝也。《素问吴注·大奇论》：“皆膈偏枯。”　〇鬲，膈膜也。《素问吴注·刺禁论》：“鬲肓之上。”〇鬲，膈膜也。《类经·针刺类六四》：“鬲肓之上。”〇鬲者，所以鬲清浊、分上下而限五藏也。《类经·针刺类十九》：“中鬲者皆为伤中。”〇鬲塞，鬲中塞也。《太素·病解》：“鬲塞、闭、绝、上下不通。”○鬲消，鬲上焦烦，饮水多而善消也。《素问吴注·气厥论》：“传为鬲消。”○鬲咽，谓食饮入而复出也。《素问·至真要大论》：“鬲咽不通。”○鬲中，鬲上也。《类经·疾病类十四》：“病在鬲中。”

隔 gé　格也。《太素·调阴阳》：“而阳气当隔。”○隔，塞也。《太素·寒热相移》：“隔肠不便。”（按：隔，《素问》作“鬲”。）○隔，塞也。《素问吴注·生气通天论》：“而阳气当隔。”○隔，塞也。《太素·阴阳杂说》：“其传为隔。”○隔，谓隔远。《素问·方盛衰论》：“五部隔无征。”○隔，塞也。《素问吴注·生气通天论》：“隔者当泻。”

膈 gé　塞而不通也。《素问吴注·阴阳别论》：“其传为膈。”○膈，膈膜也。《类经·经络类二》：“上膈属肺。”○膈，膈膜也。义详经络三。膈上为宗气之所聚，是谓膻中。《类经图翼·周身骨部名目》。○膈，膈塞也。《类经·经络类三十》：“故开折则仓廪无所输膈洞。”○膈，音隔。胸膈也。管上下，使气与谷不相乱也。《厘正按摩要术·膀胱经图》：“膈俞，七椎旁一寸五分。”

蛤 gé　圆者通曰蛤。《本草纲目·蚌》。

合 gě　音鸽。《医宗金鉴·伤寒论注·太阳中篇》：“温服八合。”（按：音 gě 时指容量单位，一升的十分之一。）

根 gēn　本也。《太素·经脉根结》：“不知根结。”○根，病之所穷止也。《素问吴注·腹中论》：“上下左右皆有根。”〇根，致病之本也。《类经·运气类四一》：“是谓根之可见。”

跟 gēn　音根。《素问·刺热》注：“循内踝之后别入跟中。”〇跟，古痕切。《难经·二十八难》：“阳跻脉者起于跟中。”〇跟，柯恩切。《伤寒总病论·少阴证》：“太溪穴在内踝后，跟骨上。”〇跟，音根。足踵也。《奇经八脉考·八脉》：“阳跻起于跟中。”〇跟，即踵上之硬筋处也。《类经·经络类四》：“上循跟。”〇跟骨，跟音根，足根也。《类经图翼·周身骨部名目》。〇跟，音根。足踵也。《厘正按摩要术·焠法》：“左右足跟两旁各一燋。”

茛 gèn　音艮。《本草纲目·乌头》：“苗名茛。”〇茛，音艮。《本草纲目·毛茛》。

更 gēng　代也，易也。《素问吴注·六元正纪大论》：“阳明所至，为司杀府，为庚苍。”注：“庚，更也。物之苍者，至是而更代也。”〇更，古行切。《素问·上古天真论》：“齿更发长。”〇更，谓改变。《素问·针解》：“勿变更也。”〇更，平声。《素问吴注·太阳阳明论》：“更虚更实。”〇更，平声。《素问吴注·至真要大论》：“而方士不能废绳墨而更其道也。”〇更，平声。《素问吴注·至真要大论》：“盈虚更作。”〇更，平声。《素问吴注·上古天真论》：“齿更发长。”〇更，平声。《类经·藏象类十三》：“齿更发长。”〇更，去声。《医宗金鉴·伤寒论注·太阳上篇》：“不可更行桂枝汤。”〇更立，更代而立。《素问吴注·五运行大论》：“五气更立。”〇更名，变易其说也。

《素问吴注·征四失论》："更名自功。"〇更衣，音庚。改也。《伤寒论·辨太阳病中》注："不更衣十日无所苦也。"〇更胜，迭为胜负也。《类经·阴阳类二》："此阴阳更胜之变。"

庚 gēng　更也。《素问·六元正纪大论》："阳明所至为司杀府，为庚苍。"〇庚，更也。物之苍者，至是而更代也。《素问吴注·六元正纪大论》："为庚苍。"〇庚，更也。《类经·运气类二一》："阳明所至为杀府、为庚苍。"

鯁（鲠）gěng　鱼骨曰鲠。《本草纲目·鱼鱿》。

䱍（䲙）gèng　䲙䲛（gèng méng），音亘懵。《本草纲目·鲟鱼》："周洛曰鲔，蜀曰䲙䲛。"

工 gōng　深求远讨，谓之工也。工者宅心经脉之道。《太素·经脉正别》："工之所息也。"（按：工，《灵枢》《甲乙》作"上"。）〇工，谓工于修养者也。《素问·六节藏象论》："不可以为工矣。"〇工，古称医谓之工。工者，上下一贯之谓也。《素问吴注·八正神明论》："是故工之所以异也。"〇工，问而知之谓之工。《类经·疾病类一》："工巧神圣。"

宫 gōng　土声也。《素问·金匮真言论》："其音宫。"〇宫，谓土音，大而和也。《素问·阴阳应象大论》："在音为宫。"〇宫，为土音，大而和也。《素问吴注·阴阳应象大论》："在音为宫。"〇宫者，五神之舍也。《素问·生气通天论》："阴之五宫。"〇宫，音大而重为宫。《素

G

问吴注·五常政大论》："其音宫。"

共 gòng　皆也。《类经·针刺类九》："黔首共余食。"

魟（䱋）gǒng　音拱。鲲子。《证类本草·魟鱼》："魟鱼。"

澒（澒）gǒng　汞同。《本草纲目·水银》："澒者，流动貌。"

勾 gōu　曲也。《太素·五藏脉诊》："心脉勾。"

㼳 gōu　又音 hóu，音侯。《证类本草·蜂子》："㼳瓤，蜂子也。"〇㼳瓤，音钩娄。苦瓠之名。《本草纲目·大黄蜂》："㼳瓤蜂。"

鉤 gōu　夏阳气盛，万物不胜盛长，遂复垂下，故曰钩也。夏脉从内起，上至于手，不胜其盛，回而衰迟，故比之钩也。《太素·四时脉形》："夏脉如鉤。"〇钩，来盛去衰，如偃带钩，是谓钩。《素问·至真要大论》："少阴之至其脉鉤。"〇钩，谓革带之钩。《素问·平人气象论》："如操带鉤。"〇钩，谓前曲后倨，如操带钩也。《素问·平人气象论》："但鉤无胃曰死。"〇钩，夏脉，火兼土气也。《素问·平人气象论》："石而有鉤曰夏病。"〇钩，言其脉来盛去衰，如钩之曲也。《素问·玉机真藏论》："夏脉如鉤。"〇钩，心火为钩。《素问吴注·阴阳别论》："鼓一阳曰鉤。"〇钩，前曲后倨，如带钩也。《素问吴注·平人气象论》："夏胃微鉤曰平。"〇钩，曲倨如钩也。《素问吴注·阴阳别论》："鼓一阳曰鉤。"〇钩，曲者为钩，钩为心脉。《素问吴注·大奇论》："脉来悬鉤浮。"〇钩，夏脉也。《素问吴注·决死生论》："其脉代而鉤者。"

○钩者，脉来曲倨，如起伏之带钩也。《素问吴注·至真要大论》：“少阴之至其脉鉤。”○钩，脉于微阳而见鼓者为钩。《类经·疾病类六》：“鼓一阳曰鉤。”○钩者，举指来盛，去势似衰。《类经·脉色类十》：“夏脉如鉤。”○钩者，来盛去衰，外实内虚，如带之钩也。《类经·运气类三一》：“少阴之至其脉鉤。”

句 gōu　音垢。拘也。《类经·疾病类二》：“不能句积而止之。”○句容，邑名。句，音钩。《历代名医蒙求·葛洪肘后》：“丹阳句容人。”

蚼 gǒu　《说文》：古厚切。《本草纲目·蠵龟》：“鼅鼊，一作蚼蠏。”

枸 gǒu　枸杞（gǒu qǐ），枸、杞二树名。此物棘如枸之刺，茎如杞之条，故兼名之。《本草纲目·枸杞》。

笱 gǒu　音苟。《本草纲目·鱼笱》：“取鱼之器曰笱。”

苢 gǒu　音苟。（又音 hòu。）《本草纲目·决明》：“关西谓之薢苢。”

垢 gòu　尘污也。《类经·针刺类二九》：“久者简垢。”○垢，音苟。《类经·疾病类九五》：“肉软却故齿长而垢。”○垢，音苟。《医宗金鉴·伤寒论注·合病并病》：“口不仁面垢。”

彀 gòu　张弓也。音勾去声。《历代名医蒙求·甄权图经》：“权使彀矢向堋立。”

雊 gòu　古豆切。雉鸣。《素问·四气调神大论》注："雉雊。"（按："雉雊"原脱，今补。《月令·季冬》："雁北乡，鹊始巢，雉雊，鸡乳。"《素问·四气调神大论》注脱"雉雊"等。顾观光《素问校勘记》："此下脱去三候，当补之。云：'次五日，鹊始巢；后五日，雉雊。次大寒气，初五日，鸡乳。'《释音》出'雊'字，则宋本有此三候。）〇雊，句、姤二音，雉鸣也。《类经图翼·二十四气》："雉雊。"

購（购）gòu　购赎也。古候切。《历代名医蒙求·太医獭髓》："和以百金购得白獭髓。"

遘 gòu　谓交遘。《素问吴注·五运行大论》："上下相遘。"〇遘，音姤。交也。《类经·运气类四》："上下相遘。"

孤 gū　尊独也。五行之中，土独为尊，以王四季。《太素·四时脉形》："孤藏以灌四傍者也。"〇孤者，偏绝之谓。《类经·论治类十四》："脉孤为消气。"

菰 gū　音孤。《证类本草·芰实》："又有菰首。"〇菰，音孤。《证类本草·乌芋》："一名茨菰。"

罛 gū　音孤。《本草纲目·鱼笱》："取鱼之器，曰笱、曰罶、曰罛。"

苽 gū　《唐韵》作胡。《本草纲目·菰米》："菰，本作苽，茭草也。其中生菌如瓜形，可食，故谓之苽。"〇苽，菰本作苽，从瓜谐声也。《本草纲目·菰》。

觚 gū　音孤。木简也。陆机《文赋》："或操觚以率尔。"《厘正按摩要术·火眼》："率尔操觚。"

蛄 gū　音姑。《证类本草·第二十二目录》："蝼蛄。"○蛄，音姑。《证类本草·总目录》："蝼蛄。"○蛄，音姑。《证类本草·蝼蛄》："蝼蛄。"

鹘（鶻）gǔ　骨、猾二音。《本草纲目·鹘嘲》。○鹘，小于鸱而最猛捷。《本草纲目·鸱》："骨曰鹘。"○鹘。《本草纲目·竹鸡》："鸡头鹘。"

毂（轂）gǔ　即轴也。《本草纲目·车脂》。

鼫 gǔ　音谷。《本草纲目·鼬鼠》："鼫鼠。"

汩 gǔ　古没切。《素问·脉要精微论》注："如涌泉者，言脉汩汩，但出而不返也。"○汩，古没切。《素问吴注·生气通天论》："汩汩乎不可止。"○汩，音骨。汩汩，逝而不返也。《类经·疾病类五》："汩汩乎不可止。"○汩汩，逝而不返也。《类经·疾病类五》："汩汩乎不可止。"

谷 gǔ　肉之大会为谷。《素问·痿论》："主渗灌溪谷。"○谷，肉之大会谓之谷。《素问吴注·阴阳应象大论》："溪谷属骨。"○谷，无水曰谷。《类经·经络类八》："肉之大会为谷。"

股 gǔ　髀内阴股也。《太素·经脉之一》："循膺、乳、街、股、伏兔、骭、外廉、足跗上皆痛。"○股，髀内曰股，股外曰髀。《太素·痈疽》："发于股胻。"○股，髀外曰股。《太素·伏梁病》："股胫皆肿。"○股，股外为髀，髀内为股。

G

《太素·邪客》:“或腹痛引阴股者。”○股,音古。脾也。《伤寒论·平脉法》:“其人必股内出汗。”○股,大腿也,一曰髀内为股。《类经·经络类二》:“上膝股内前廉。”○股,大腿也。《类经图翼·周身骨部名目》。○股,大腿曰股。《类经图翼·骨度》。○股际骨,前阴曲骨也。《素问吴注·骨空论》:“骨际骨空。”○股胫,大股也。《类经·疾病类八六》:“发于股胫。”○股阴,大股内侧也。《类经·疾病类八六》:“发于股阴。”○股阴,股之内侧曰股阴。《类经·经络类四》:“上循股阴。”○股阴,内侧也。《类经·经络类二》:“循股阴。”

骨 gǔ　肉之核也。《本草纲目·人骨》。○骨,阴也。《素问吴注·逆调论》:“而生于骨。”○骨空,髓孔也。《素问吴注·骨空论》:“骨空论。”○骨上,谓横骨之上。《素问吴注·骨空论》:“治在骨上。”○骨蚀,谓侵蚀及骨也。《类经·疾病类四》:“内伤骨为骨蚀。”○骨髓,通言表里之成化也。《素问·调经论》:“内连骨髓。”○骨痿,无力。《素问·六元正纪大论》:“骨痿便血。”○骨痿,言骨弱而无力也。《素问·至真要大论》:“少气骨痿。”○骨繇,骨节纵缓不收,摇动不安于地也。《类经·经络类三十》:“枢折即骨繇而不安与地。”○骨中,谓目眶骨中也。《素问·刺禁论》:“刺眶上陷骨中脉。”

羖 gǔ　(按:“羖”为“羖”的异体字,指公羊。)《本草纲目·羊》:“羖。”

羖 gǔ　牡羊曰羖。亦作羖。《本草纲目·羊》:“羖。”

鼓 gǔ　脉鼓动也。《太素·阴阳杂说》："鼓一阳曰钩曰鼓。"〇鼓，谓鼓动。《素问·阴阳类论》："弦而沉急不鼓。"〇鼓，谓振动。《素问·疟论》："寒栗鼓颔。"〇鼓者，无窍如鼓。《本草纲目·人傀》："五不女：螺、纹、鼓、角、脉也。"〇鼓，鼓颔也。《素问吴注·至真要大论》："诸禁鼓栗。"〇鼓，活泼也。《素问吴注·阴阳类论》："弦而沉急不鼓。"〇鼓，鼓颔也。《类经·疾病类一》："诸禁鼓栗。"〇鼓者，振栗之谓。《类经·疾病类四八》："寒栗鼓颔。"〇鼓，有力也。《类经·疾病类六》："鼓一阳曰钩。"〇鼓者，或有而搏。《类经·脉色类二四》："省客者脉塞而鼓。"〇鼓之如鼓，胀而有声也。《类经·疾病类一》："鼓之如鼓。"

薣 gǔ　音鼓。《证类本草·蓼实》："其最大者名龙薣。"

瞽 gǔ　无目也。《历代名医蒙求·法程报怨》："少瞽。"

縠 gǔ　音媾。亦作构。《本草纲目·楮》："荆扬、交广谓之縠。""楚人呼乳为縠，其木中白汁如乳，故以名之。"

穀（谷）gǔ　内谷也，谓饮食。《素问吴注·虚实要论》："谷盛气盛。"〇谷，肉之大会为谷。《素问吴注·痿论》："主渗灌溪谷。"〇谷气，正气也。《太素·三刺》："已入分肉之间，则谷气出。"

槃 gǔ　音縠。即穀字。《金匮要略·脏腑经络先后病》："槃饪之邪，从口入者。"

蠱（蛊）gǔ　音古。女惑男为病，男病为蛊，其状狂妄，失

G

其正理，不识是非，醉于所惑。《太素·如蛊如妲病》："男子如蛊。"○蛊，从虫，从皿。《本草纲目·蛊》。○蛊，虫蚀阴血之名。《素问吴注·玉机真藏论》："一名曰蛊。"○蛊，热结不散，亏蚀真阴，如虫之吸血，故亦曰蛊。《类经·疾病类二九》："一名曰蛊。"○蛊，如犯蛊毒胀闷也。《类经·针刺类五三》："男子如蛊。"

固 gù　坚定也。《素问·五运行大论》："其用为固。"○固，谓禁锢也。《素问·至真要大论》："诸厥固泄。"○固，禁固，溲便不通也。《素问吴注·至真要大论》："诸厥固泄。"○固，坚也。《类经·阴阳类一》："生乃不固。"○固，前后不通也。《类经·疾病类一》："诸厥固泄。"

痼 gù　音故。久病也。《难经·十八难》："其外痼疾。"○痼，音固。《伤寒论·伤寒例》："隐忍冀差，以成痼疾。"○痼，通作固。久病也。《礼记·月令》："民多痼疾。"《厘正按摩要术·痫证》："遂成痼疾。"

鲴（鯝）gù　音固。鱼肠肥曰鲴。《本草纲目·黄鲴鱼》。○鲴，鱼肠曰鲴。《本草纲目·鱼魫》。

故 gù　常法也。《素问吴注·离合真邪论》："以得气为故。"○故，旧也。《素问吴注·移精变气论》："故病未已。"○故，下文所谓积聚急痛欲死之故。《素问吴注·六元正纪大论》："有故无损。"○故，旧也。《类经·论治类十八》："故伤败结。"○故贵，故家贵族也。《素问吴注·疏五过论》："故贵脱势。"○故曰，古语也。《素问吴注·金匮真言论》："故曰阴中有阴，阳中有阳。"

〇故曰，古语也。《素问吴注·六节藏象论》："故曰不知年之所加。"〇故曰，古语也。《素问吴注·水热穴论》："故曰冬取井荥。"〇故曰，故曰以下，古语也。《素问吴注·痿论》："故曰：五藏因肺热叶焦。"

顧（顾）gù　回视也。《素问吴注·刺腰痛论》："不可以顾。"

瓜 guā　大曰瓜。《本草纲目·甜瓜》。

菰 guā　菰𧆃（guā lóu），古栝楼字。《灵枢·痈疽》："其状如谷实菰𧆃。"〇菰，菰𧆃，古栝楼字。瓜蒌也。《类经·疾病类八六》："其状如谷实菰𧆃。"

骺 guā　光抹切。《素问·长刺节论》注："皮髓，谓脐下同身寸之五寸横约文。"［新校正］按："释音皮髓作皮骺，苦末反。是骺误作髓也。及遍寻《篇》《韵》中无髓字，只有骺字。骺，骨端也。皮骺者，盖谓脐下横骨之端也。全元起本作皮髓。"〇骺，音括。骺，骨端也，当是肋骨之端，大包穴之分。骺，旧作髓，新改此。《素问吴注·长刺节论》："刺皮骺以下至少腹而止。"〇骺，音括。骨端也。《类经·针刺类四七》注：［新校正］云"当作皮骺，髓字误也。"

挂 guà　与掛同。《历代名医蒙求·弘景表辞》："挂神武门。"

綸（纶）guān　音关。青丝绶也。《本草纲目·昆布》："纶布。"

官 guān　法也，公也。制有法而公于人，故曰官针。《类经·针

G

刺类四》："官针最妙。"○官，任也。《类经·针刺类十》："知官九针。"

莞 guān　音官。《本草纲目·白芷》："莞。"

關（关）guān　闭也。《太素·人迎脉口诊》："名曰内关。"注："阴气独盛，内皆闭塞，阳不得入，故曰内关。"○关，四肢也，四关诸节，人余大节也。《太素·五节刺》："刺关节之支络也。"○关，楗后为关。《素问·骨空论》："腘上为关。"○关，封也。《素问吴注·皮部论》："名曰关蛰。"○关，固卫也。《素问吴注·皮部论》："名曰关枢。"○关，关系也。《素问吴注·病能论》："颇关在肺。"○关者，膝之骸解也。《素问吴注·骨空论》："腘上为关。"○关，关节也。《类经·针刺类六》："三曰关刺。"○关，腘上为关，关者膝后之骨解也。《类经·针刺类五一》："治其关。"○关，手掌后动脉高骨处曰关。《类经图翼·周身骨部名目》。○关，卫固也。《类经·经络类三一》："名曰关枢。"○关，要会处也。《类经·疾病类十五》："皆机关之室。"○关者，固于外。《类经·经络类三一》："名曰关蛰。"○关者，门户要会之处，所以司启闭出入也。《类经·针刺类三八》："肾者胃之关也。"○关格，不得尽期而死矣。《素问·六节藏象论》："人迎与寸口俱盛四倍已上为关格。"○关节，筋之属。《素问吴注·气交变大论》："外在关节。"

觀（观）guān　察也。《素问吴注·上古天真论》："举不欲观于俗。"

管 guǎn　键也。《类经·针刺类三三》："人之管以趋翔也。"○管，脘同。《类经·针刺类四八》："守于下管。"

冠 guàn　弱冠，男子年二十也。音贯。《历代名医蒙求·弘景表辞》："未弱冠。"○冠，加以漆制曰冠。《本草纲目·头巾》。

盥 guàn　音贯。澡手也。《伤寒论·辨不可下病脉证并治》："汲水灌其身。"注："汲水灌洗以却热。"（按：释音作"盥"，经注"灌"字当作"盥"。）

G

雚 guàn　音贯。《本草纲目·萝藦》："雚。"○雚，音丸。《本草纲目·鸱鸺》："雚。"○雚，音观。《本草纲目·雚菌》："若雚音观，乃鸟名。"

灌 guàn　谓灌洗，盛暑多为此也。《素问·脉要精微论》："当病灌汗。"○灌，音贯。注也。《伤寒论·辨可下病脉证并治》："涤荡肠胃，溉灌藏府。"○灌，溉也，所谓水精四布是也。《素问吴注·玉机真藏论》："中央土以灌四旁。"○灌，音贯。《医宗金鉴·伤寒论注·太阳上篇》："以水灌之亦喘。"○灌汗，汗多如灌水也。《素问吴注·脉要精微论》："当病灌汗。"

光 guāng　章盛貌。《太素·刺法》："精气乃光。"（按：光，《甲乙》作"充"。）○光，明也。《素问吴注·灵兰秘典论》："余闻精光之道。"○光，时景也。《素问吴注·八正神明论》："移光定位。"○光，日光也。《类经·运气类六》："移光定位。"○光明，即眼也。《太素·十五络脉》："足少阳之别，名曰光明。"○光显，电也。《素问·六元正纪大论》："少阳所至为光显为形云为曛。"

桄 guāng　音光。《证类本草·桄榔子》："桄榔子。"

胱 guāng　膀胱，尿脬也。《太素·营卫生会》："渗入膀胱焉。"○膀胱，音旁光。水府也。膀胱重九两二铢，纵广九寸，盛溺九升九合，口广二寸半，上系小肠，下联前阴。《厘正按摩要术·膀胱经图》："足太阳膀胱经图。"

廣（广）guǎng　大也。《素问·阴阳离合论》："前曰广明。"○广，谓去脐横广也。《素问·气府论》："侠脐广三寸各三。"○广，大也。《类经·经络类二九》："前曰广明。"○广，阔也。《类经·藏象类二六》："口广二寸半。"○广，阔也。《类经·经络类十八》："广二寸半。"○广肠，白脏也，附脊而受大肠糟粕。《太素·肠度》："广肠传脊以受回肠。"○广肠，大肠下节也，亦名直肠。《类经·藏象类二六》："广肠传脊以受回肠。"

茥 guī　音奎。《本草纲目·覆盆子》："茥，《尔雅》音奎。"

規（规）guī　所以为圆之器。《类经·脉色类九》："以春应中规。"

巂 guī　音携。《本草纲目·杜鹃》："子巂。"

龜（龟）guī　头与蛇头同，故字上从它，其下象甲足尾之形。《本草纲目·水龟》。

歸（归）guī　依投也。《类经·阴阳类一》："味归形，形归气。”

癸 guǐ　谓壬癸，北方水干名也。《素问·上古天真论》：“二七而天癸至。”○癸，肾水也。是为男精女血，天真所降也，故曰天癸。《素问吴注·上古天真论》：“而天癸至。”

軌（轨）guǐ　音癸。《类经·疾病类五六》注：“五家为轨。”

鬼 guǐ　鬼门，汗空也。《类经·论治类十五》：“开鬼门。”

蛫 guǐ　音跪。《本草纲目·蟹》：“六足者名蛫。”

貴（贵）guì　贵人，君上也。《素问吴注·六微旨大论》：“太一天符为贵人。”

匱（匮）guì　求位切。匣也。《伤寒论·辨太阳病脉证并治下》注：“《金匮要略》曰。”

鴂（䴕）guì　又音 jué。鶗鴂。《本草纲目·杜鹃》：“鶗鴂，一作鹈䴕。”

鳜 guì　居卫切。《证类本草·第二十一目录》：“鳜鱼。”○鳜，居卫切。《证类本草·总目录》：“鳜鱼。”○鳜，居卫切。鳜，蹶也，其体不能屈曲如僵蹶也。《本草纲目·鳜鱼》。

螝 guì　音龟。《本草纲目·蚕》：“蛹曰螝。”

郭 guō　胸臆也。《太素·津液》：“肠胃充郭故缓。”○郭，皮也。《素问·汤液醪醴论》：“津液充郭。”○郭，当作鞟。皮鞟。《素问吴注·汤液醪醴论》：“津液充郭。”○郭，廓同。《类经·疾病类五八》：“肠胃充郭故胃缓。”○郭，廓同。《类经·针刺类四八》："则肠胃充郭。"○郭，形体胸腹也。《类经·论治类十五》："津液充郭。"

鍋（锅）guō　大者曰釜，曰锅。《本草纲目·土部》："锅底墨。"

蟈（蝈）guō　古获切。蝼蝈，蛙也。《素问·四气调神大论》注："初五日，蝼蝈鸣。"

猓 guō　猓然（guō rán），果然俗作猓然。《本草纲目·果然》。

國（国）guó　十二官也。《素问吴注·移精变气论》："亡神失国。"

膕（腘）guó　戈麦反，曲脚也。《太素·人合》："人有腋腘。"○腘，关下为腘。《素问·骨空论》："辅上为腘。"○腘，谓膝后曲脚之中也。《素问·至真要大论》："腘如结。"○腘，谓膝解之后，曲脚之中。《素问·骨空论》："膝痛，痛及拇指治其腘。"○腘，弋陵切，曲略也。《伤寒总病论·败坏别行》："手挛腘曲。"○腘，音国。屈膝腕中也。《奇经八脉考·二跻为病》："直阳之脉，挟脊下行，贯臀至腘。"○腘，辅骨之上为腘，腘在辅骨之上也。《素问吴注·骨空论》："辅上为腘。"○腘，委中穴也。《素问吴注·骨空论》："治其腘。"○腘，腿弯也。膝在前，腘在后。《类经图翼·骨度》。○腘，音国，膝后曲处曰腘。《类经图翼·周身骨部名目》。○腘，音国。《类经·藏象类十六》："人有腋腘。"○腘，音国。《类经·疾病类六九》："腘挛。"○腘，音国。《类经·疾病类十》：

"胭如结。"○胭，音国。《类经·疾病类十五》："其气留于两胭。"○胭，音国。《类经·运气类二五》："胭如结。"○胭，音国。《类经·针刺类五一》："治其胭。"○胭，音国。辅骨上向膝后曲处为胭。《类经·经络类十九》："辅上为胭。"○胭，音国。膝后曲处为胭。《类经·经络类十八》："膝胭以下至跗属长一尺六寸。"○胭，音国。膝后曲处曰胭，即足太阳经委中穴也。《类经·经络类二》："入胭中。"○胭，音国。膝弯曰胭。《类经·疾病类七六》："胭肉不坚，而无分理。理者粗理。"（按：此胭当作䐃。）○胭，当为䐃误也。《类经·经络类八》："外破大胭。"

果 guǒ　音颗，谓肉䐃无小颗段连累。《太素·藏府应候》："肉䐃无小果累者胃急。"（按：果，《灵枢》《甲乙》作"裹"。）○果，音颗。《太素·刺法》："毋与肉果之。"○果，音颗。《太素·七邪》："精之果者为眼。"（按：果，《灵枢》作"窠"，《甲乙》作"裹"。）○果，在木曰果。《本草纲目·甜瓜》。○果，裹同。《类经·藏象类二九》："目下果大。"

過（过）guò　谓遍也。《素问·玉版论要》："逆行一过。"○过，谓过失。《素问·示从容论》："子别试通五藏之过。"○过，谓太过也。《素问·经脉别论》："一阳之过也。"○过，谓异于常候也。《素问·脉要精微论》："故乃可诊有过之脉。"○过，差也。《素问吴注·阴阳应象大论》："无过以诊。"○过，差也。差错。《素问吴注·玉

G

版论要》："逆行一过。"〇过，脉失其常也。《素问吴注·脉要精微论》："诸过者切之。"〇过，谓太过也。《素问吴注·经脉别论》："一阳之过也。"〇过，失也。《类经·论治类八》："无过以诊。"〇过，失也。《类经·论治类十四》："逆行一过。"〇过，往也。《类经·针刺类十五》："大气已过。"〇过者，去之之谓。《类经·疾病类六八》："先刺其下以过之。"

腂 guò　户瓦切。《证类本草·第三十目录》："腂。"〇腂，户瓦切。《证类本草·腂》："腂。"〇腂，户瓦切。《证类本草·总目录》："腂。"

H

骸 hái　核皆反，骨也。《太素·气穴》："寒输在两骸厌中二穴。"〇骸，音鞋。《说文》：胫骨。《类经·经络类七》："寒热俞在两骸厌中二穴。"〇骸，音鞋。《说文》云：胫骨也。骸关，胫骨之上，膝之节解，是为骸关。《类经·经络类十九》："膝解为骸关。"〇骸，音鞋。骸骨也。又胫骨曰骸。《类经·藏象类二九》："广骸大颈张胸。"〇骸，音鞋。谓足少阳之阳关穴也。《类经·针刺类五一》："治其骸关。"〇骸关，谓膝解也。《素问·骨空论》："治其骸关。"〇骸关，膝外为骸关。《素问·骨空论》："膝解为骸关。"〇骸关，胫骨之上，膝之节解，是为骸关。《类经·经络类十九》：“膝解为骸关。”○骸关，胫骨之上，膝之节解，是为骸关。《类经·经络类十九》：“膝解为骸关。”○骸厌，谓膝外侠膝之骨厌中也。《素问·气穴论》：“寒热俞在两骸厌中二穴。”

海 hǎi　晦也，言其水广博，望之晦暗，不测涯际，故曰海也。《太素·十二水》：“外合于海水。”○海者，神异之词也。《本草纲目·海金沙》。○海，凡花木名海者，皆从海外来。如海棠之类是也。《本草纲目·海红》：“海棠梨。”

H

害 hài　伤也。《太素·疽痈逆顺刺》：“以大治大者多害。”○害，杀气也。《素问·皮部论》：“名曰害蜚。”○害，妨也。《素问吴注·五藏生成》：“时害于食。”○害，与阖同。《素问吴注·皮部论》：“名曰害肩。”○害，与阖同。《素问吴注·皮部论》：“名曰害蜚。”○害，损也。《类经·经络类三一》：“名曰害蜚。”

蚶 hān　火甘切。《证类本草·马刀》：“蚶蛎。”

鼾 hān　音汗。卧息也。《伤寒论·辨太阳病脉证并治上》：“鼻息必鼾。”○鼾，希连，音汗。平卧息也。《丹溪手镜·中风》：“声如鼾者死。”○鼾，虚干切。音顸。鼻声也。《厘正按摩要术·察鼻准》：“鼻鼾难言者风温。”○鼾，音旱。《医宗金鉴·伤寒论注·温病篇》：“睡鼻息必鼾。”○鼾，希连，音汗。平卧息也。《丹溪手镜·中风》：“声如鼾者死。”

鼢 hán　音含。《本草纲目·鼠附录》：“鼾鼠。一名鼢鼠。”

函 hán　音含，又音咸。书函。《伤寒论·辨可发汗病脉证并治》注："金匮玉函曰。"

蜬 hán　音函。《本草纲目·贝子》："按《尔雅》云：贝在陆曰贆，在水曰蜬。"

寒 hán　冬之气也。《太素·四时之变》："冬伤于寒。"○寒，阴也。故伤血。《素问吴注·阴阳应象大论》："寒伤形。"○寒蝉，蝉小而青赤色者。《类经图翼·二十四气》："寒蝉鸣。"○寒栗，振寒也。《素问吴注·调经论》："故寒栗。"○寒暑，天之阴阳消长也。《素问吴注·宝命全形论》："天有寒暑。"○寒温，谓经脉阴阳之气也。《素问·针解》："寒温气多少也。"○寒雰，寒气之如雾者。《素问吴注·六元正纪大论》："寒氛结为霜雪。"○寒湿，气之阴也。《素问吴注·阴阳应象大论》："冬伤于寒。"

虦 hán　音含。《本草纲目·虎》："白虎曰虦。"

喊 hǎn　音罕。大声也。《厘正按摩要术·听声》："或暴怒叫喊，声浊者痰火。"○喊，音颔。大声呼也。《厘正按摩要术·痫证》："喊作畜声。"

蔊 hàn　音罕。辛菜也。（又音 hǎn。）《本草纲目·蔊菜》。

扞 hàn　苦旱切。《灵枢·邪客》："扞皮开腠理。"○扞，音旱。扞，《说文》：忮也。《类经·针刺类二三》："扞皮开腠理奈何？"

汗 hàn　阴液也。《太素·热病说》："汗出辄复热而脉躁疾。"

○汗汗，濡润貌。《类经·藏象类三一》：“足少阴汗汗然。”

悍 hàn　胡旦反，勇也。《太素·营卫气》：“此气慓悍滑疾。”○悍，音汗。《太素·脉行同异》：“其悍气上冲头者。”○悍，利也。《素问·腹中论》：“石药之气悍。”○悍，利也。《素问·阴阳应象大论》：“其慓悍者。”○悍，候岸切。《灵枢·根结》：“血气慓悍滑利。”○悍，胡旦切。《伤寒论·辨脉法》注：“卫者，水谷之悍气也。”○悍，音汗。《伤寒论·辨太阳病脉证并治中》释音（按：影印本无，此据横排本。）○悍，音汗。猛也。《奇经八脉考·二跻为病》：“出其悍气之疾。”○悍，音汗。慓悍，卒暴也。《素问吴注·阴阳应象大论》：“其慓悍者。”○悍，音旱。《类经·疾病类六七》注：“故曰悍气。”○悍，音汗。猛利也。《类经·论治类八》：“其慓悍者。”○悍，音旱。猛也。《类经·藏象类二一》：“其气慓悍。”○悍，音旱。慓悍。《类经·针刺类五六》：“血气剽悍滑利。”○悍，音旱。慓悍。《厘正按摩要术·叙》：“经曰：悍者，按而收之。”○悍气，谓浮盛之气也。《素问·痹论》：“水谷之焊气也。”

銲 hàn　音旱。（注：“銲”为“焊”的异体字。）《证类本草·硇砂》：“可为銲药。”

菡 hàn　菡萏（hàn dàn），其花菡萏。《本草纲目·莲藕》。

翰 hàn　音翰。《证类本草·鹗鸡》：“《尔雅》云：翰，天鸡。”

鶾 hàn　音寒。羽美之貌。南人呼闲字如寒，则鹇即鶾音之

H

转也。《本草纲目·白鹇》："白鵫。"○鵫，音汗。《本草纲目·山鹊》："鵫。"

鶾（鶾）hàn　音汗。《本草纲目·鹫雉》："此乃《尔雅》所谓'鶾，天鸡'者也，《逸周书》谓之文鶾。"

頷（颔）hàn　谓牙车骨，属颅骨之下也。《太素·脉行同异》："出颔下客主人。"（按：颔，《灵枢》作"顑"。）○颔，颊车前牙之下也。《素问·至真要大论》："嗌痛颔肿。"○颔，胡感切。《素问·刺热论》："两颔痛。"○颔，户感切。《灵枢·经别》："出颐颔中。"○颔，喉下也。《本草纲目·黄颔蛇》。○颔，胡感切。《素问吴注·刺热论》："两颔痛。"○颔，何敢切，腮下也，云燕颔者即此。《类经·经络类四》："下走颔。"○颔，何敢切，腮颔也。《类经·疾病类四八》："寒栗鼓颔。"○颔，何敢切，腮下也。虎头燕颔义即此。《类经图翼·周身骨部名目》。○颔，何敢切。《类经·疾病类六九》："应耳中鸣痛引颔。"○颔，何敢切。《类经·疾病类十》："是动则病嗌痛颔肿。"○颔，何敢切。《类经·疾病类四四》："两颔痛。"○颔，何敢切。《类经·经络类二五》："合于颔脉。"○颔，何敢切。《类经·经络类三》："出颐颔中。"○颔，何敢切。《类经·运气类二五》："嗌痛颔肿。"○颔，何敢切。鼓颔，振寒鼓腮也。《类经·针刺类五十》："鼓颔不得汗出。"○颔，腮下为颔。《类经·经络类二》注："却循颐后下廉。"○颔，腮也。《类经图翼·骨度》。○颔，当作颏。《类经·经络类四》："上乘颔。"○颔，含上声。

颐也。《厘正按摩要术·胆经图》："颔厌，脑空下。"

行 háng　音杭。《素问吴注·气府论》："其浮气在皮中者凡五行。"〇行，音杭。《素问吴注·水热穴论》："尻上五行行五者。"〇行，音杭。《素问吴注·气穴论》："头上五行行五。"〇行，音杭。《类经·经络类九》："其浮气在皮中者凡五行，行五，五五二十五。"

頏（颃）háng　胡浪切。《素问·五藏生成》注："循喉咙之后，上入颃颡。"（按：影印本"颃"误作"顽"。）〇颃，音杭。颈也。《奇经八脉考·冲脉》："其上者出于颃颡。"〇颃，何朗切。颈也。颃颡，即颈中之喉颡，当咽喉之上，悬雍之后，张口可见者也。《类经·针刺类四五》："颃颡者，分气之所泄也。"〇颃，音杭，又上、去二声。《类经·经络类十二》："颊挟颃颡也。"〇颃颡，当会厌上双孔。《太素·营卫气》："入颃颡之窍。"〇颃颡，喉咙上孔名颃颡。《太素·经脉之一》："上入颃颡。"〇颃颡，颃，音杭，又上去二声。颡，思党切。咽颡也。《类经图翼·周身骨部名目》。颃颡，咽颡也。《类经·经络类二》："上入颃颡。"〇颃颡者，分气之所泄也。《类经·经络类三二》注："颃颡者，分气之所泄也。"

魧（鲂）háng　音杭。《本草纲目·贝子》："大曰魧。"

毫 háo　毛之长者曰毫。《素问·刺要论》："是故刺毫毛腠理无伤皮。"〇毫针，第七针也。《素问·缪刺论》："刺枢中以毫针。"

H

獆 háo　生一子曰獆。《本草纲目·狗》。

耗 hào　少也。《太素·知汤药》："气耗于外。"〇耗，谓费用也。《素问·五常政大论》："革金且耗。"〇耗，轻用曰耗，耗用不止则真散。《素问·上古天真论》："以耗散其真。"〇耗，耗物虫也。《素问吴注·六元正纪大论》："其耗白甲品羽。"〇耗，轻用曰耗。《素问吴注·上古天真论》："以耗散其真。"〇耗，损也。《素问吴注·卒痛论》："故气耗矣。"〇耗，伤也。《类经·运气类十七》："其耗白甲品羽。"

好 hào　去声。《素问吴注·刺疟》："好太息。"

薃 hào　音号。《证类本草·莎草》："一名薃。"〇薃，音浩。《尔雅·释草》："薃侯。"

鰝（鰝）hào　浩。《本草纲目·海虾》："鰝。"

蠚 hē　蛇蠚。《本草纲目·诸蛇》："外治蛇蠚之药。"

合 hé　水也。《太素·变输》："秋刺合。"〇合，谓配合于阴。《素问·阴阳离合论》："是故三阳之离合也。"〇合，谓中外相应。《素问·五运行大论》："在人合之奈何？"〇合，诸府合者，皆脉之所起第六穴也。《灵枢经》曰：脉之所注为俞，所行为经，所入为合。《素问·咳论》："治府者治其合。"〇合，一本作会。《灵枢·官能》："出入之合。"〇合，闭而密也。《素问吴注·诊要经终论》："地气合。"〇合，二脉并而为一也。《素问吴注·痿论》："与阳明合于宗筋。"〇合，外邪入于正气，名曰合。《素问吴注·离合真邪论》："离合真邪论。"〇合，谓各有所合也。《素问吴注·五藏生成》："此五味之所合也。"〇合，谓中外相合。《素问吴注·五运行大论》："在人合之奈何？"〇合，阴阳配偶，谓之合。《素问吴注·阴阳离合论》："是故三阳之离合也。"〇合子，即磁罐之属。《类经·论治类二十》："次日出合子。"

和 hé 不弱不强，是为和也。《素问·至真要大论》："至而和则平。"〇和，和气也。《素问·气交变大论》："其德敷和。"〇和，谓和合。《素问·生气通天论》："两者不和。"〇和，济也。《素问吴注·上古天真论》："和于术数。"〇和，平声。《素问吴注·经脉别论》："调食和药。"〇和，谓协于六气而平调也。《素问吴注·至真要大论》："至而和则平。"〇和，调也。《类经·摄生类一》："和以术数。"〇和，合也，合阴阳之变化。《类经·摄生类三》："和于阴阳。"〇和，柔和也。《类经·运气类十》："其德敷和。"〇和者，和以性情。《类经·论治类十二》："养之和之。"〇和柔，和而又柔，无少躁急也。《素问吴注·平人气象论》："和柔相离。"〇和柔，雍容不迫也。《类经·脉色类十三》："和柔相离。"

髑 hé 髑骬，胸前蔽骨，蔽心神也。《太素·五藏命分》："无髑骬者心高。"（按：髑骬，音贺干。《灵枢》作髑骬，音结于。《玉篇·骨部》："髑，胡葛切，髑骬，肩骨。""骬，羽俱切。髑骬，缺盆骨。"是当从《玉篇》作髑骬，音曷于为是。骬，同骭。）〇髑，音结。《灵枢·本藏》："无髑骬者心高。"〇髑骬，上许竭切，又许伐切。

《灵枢·骨度》："缺盆以下至髑骬长九寸。"○髑骬，蔽心之骨，亦名鸠尾。髑，音结。骬，音于。《类经·藏象类二九》："骷骨有余，以候髑骬。"○髑骬，音结于，鸠尾骨也。《类经·藏象类二八》："无髑骬者心高。"○髑骬，音结于。《类经·藏象类二一》："髑骬短而小。"○髑骬，音结于。即鸠尾别名。《类经图翼·周身骨部名目》。○髑骬，音结于。一名鸠尾，一名尾翳，蔽心骨也。《类经·经络类十八》："缺盆以下至髑骬长九寸。"

蝎 hé　胡竭反，谓腹中虫如桑蠹也。《太素·五藏脉诊》："微滑为虫毒蛕蝎。"○蝎，胡葛切。蠹虫也。《灵枢·邪气藏府病形》："微滑为虫毒蛕蝎腹热。"○蝎，音曷。《证类本草·蛴螬》："《尔雅》一名蝎。"○蝎，凡木中蠹虫，通名为蝎。《本草纲目·木蠹虫》。○蝎，音曷。《本草纲目·木蠹虫》："蝎。"○蝎，音曷。《本草纲目·桑蠹虫》："桑蝎。"○蝎，音歇。《类经·脉色类十九》："微滑为虫毒蛕蝎腹热。"

貉 hé　音鹤。《本草纲目·貉》。

狢 hé　貉亦作狢。《本草纲目·貉》。○狢，何各切，又音陌。《类经·运气类十三》："其主毛显狐狢。"

鼸 hé　音鹤。《本草纲目·鼠附录》："《尔雅》《说文》又有鼸、鼶、鼮、鼣、鼭、鼤、鼸、鼵八鼠。"

核 hé　茎革反。《太素·本输》："核骨之下。"○核，中坚者。《素问·五常政大论》："其实濡核。"○核骨，即大指本节后内侧圆骨也。《类经·经络类二》："过核骨后。"〇核核然，火不得散而结聚为形也。《类经·藏象类三一》："手少阴核核然。"

盍 hé　音合。《伤寒论·辨脉法》："下焦不阖。"（按：经文作阖，注云：阖，合也。释音作盍。）〇盍，音阖。覆也。《厘正按摩要术·盦法》："《集韵》乙盍切，音额。"

闔（阖）hé　谓玄府闭封。《素问·生气通天论》："开阖不得。"〇阖，音合。《伤寒论·辨脉法》注："司开阖者也。"〇阖，音合。《伤寒论·辨脉法》："下焦不阖。"成注："阖，合也。"（按：释音作盍，经注俱作阖。）〇阖，谓玄府封闭。《素问吴注·生气通天论》："开阖不得。"〇阖，阳明在里，受纳阳气，谓之合。《素问吴注·阴阳离合论》："阳明为阖。"

篕 hé　音合。青徐间人谓蒲荐为蒲席，亦谓之蒲篕。《本草纲目·蒲席》。

荷 hé　《广韵》作魺。《本草纲目·海鹞鱼》："荷鱼。"

涸 hé　胡各切。《素问·六微旨大论》注："水冰流涸，土象斯见。"〇涸，胡各切。《素问·四气调神大论》注："水始涸。"〇涸，乎各切。竭也。《伤寒论·辨太阳病脉证并治下》："荣卫涸流。"〇涸，乎洛切，水竭也。《伤寒总病论·叙论》："水液谓之干涸。"

蚵 hé　蚵蚾（hé pí），音何皮。《本草纲目·蟾蜍》："蚵蚾。"

魺（鲄）hé　《本草纲目·海鹞鱼》：“荷鱼，《广韵》作鲄。”

貉 hé　户各切。《证类本草·桑螵蛸》：“《尔雅》云：莫貈蟷蜋蛑。”○貈，貉《说文》作貈。《本草纲目·貉》。

翮 hé　胡革切。《素问·六元正纪大论》：“少阴所至为羽化。”注：“有羽翼飞行之类也。”（按：影印本音释作“融，胡革切”。融无“胡革切”之音，当作翮。顾校：“《类经》翼作翮。上注亦云热生翮形。”）○翮，胡革切。鸟族花生。《素问吴注·六元正纪大论》：“少阴所至为翮化。○翮，亥格切。《类经·运气类二一》注：“有羽翮飞行之类。”○翮翎。《本草纲目·鸡》：“翮翎。”

覈 hé　胡革反。人足大指本节后骨，名为核骨也。《太素·经脉之一》：“过覈骨后。”（按：覈，《灵枢》《甲乙》均作“核”。）○覈，音核。《太素·经脉根结》：“当覈其本。”（按：覈，经文误作“竅”。《灵枢》作“窮”。）○覈骨，覈，亥陌切，又胡骨、亥不二切。一作核骨，足大指本节后内侧圆骨也。《类经图翼·周身骨部名目》。

鶡（鹖）hé　苦割切。《礼记·月令》注：“鸣鸣不鸣。”（按：《广韵》胡葛切，今音 hé。）○鹖，曷、渴二音。其羽色黑黄而褐，故曰鹖。《本草纲目·鹖鸡》。○鹖鸣，音曷旦，夜鸣求旦之鸟，亦名寒号虫。《类经图翼·二十四气》：“鹖鸣不鸣。”

蕳（茼）hé　音活。《本草纲目·薄荷》：“菝茼。”

熇 hè　相传许娇反。熇熇蒿蒿，言其人疏恍（袁刻作恍）也。

《太素·量气刺》："重阳之人，熇熇蒿蒿。"（按：熇熇，《甲乙》作"娇娇"。）〇熇，呼笃反，热炽盛也。《太素·量顺刺》："无刺熇熇之热。"〇熇，火沃切。《素问·疟论》："经言无刺熇熇之热。"王注："熇熇，盛热也。"〇熇，呼木切。《灵枢·逆顺》："无刺熇熇之热。"〇熇，许酷切。热也。《伤寒论·辨太阳病脉证并治上》注："翕翕者，熇熇然而热也。"〇熇，音稿。《素问吴注·疟论》："经言无刺熇熇之热。"〇熇，郝、枵二音，又呼木切。熇熇，明盛貌。《类经·针刺类二二》："熇熇高高。"〇熇，郝、嚣二音。熇熇，热之甚也。《类经·针刺类五七》："无刺熇熇之热。"〇熇，赫、嚣二音，又呼木切。熇熇、暍暍，皆热甚貌。《类经·疾病类五十》："熇熇暍暍然。"〇熇，赫、嚣二音，又呼木切。熇熇之势，热正盛也。《类经·疾病类四八》："经言无刺熇熇之热。"〇熇熇，明盛貌。《类经·针刺类二二》："熇熇高高。"〇熇熇，甚热状。《素问·刺疟》："熇熇暍暍然。"〇熇熇，盛热也。《素问·疟论》："经言无刺熇熇之热。"

褐 hè　谓毛布也。《素问·异法方宜论》："其民不衣而褐荐。"〇褐，毛布。《素问吴注·异法方宜论》："其民不衣而褐荐。"〇褐，毛布也。《类经·论治类九》："其民不衣而褐荐。"

喝 hè　喘声，呼割反。《太素·阴阳杂说》："使人喘喝。"（按：喝，《素问》作"鸣"。）〇喝，喘声。《太素·五藏命分》："不病喘喝。"〇喝，肺喘声也。《太素·知

H

形志所宜》："病生于咽喝。"（按：喝，《素问》作"嗌"。）○喝，汉曷反，呵也，谓喘呵，出气声也。《太素·调阴阳》："汗烦则喘喝。"○喝，呼葛反。《太素·经脉之一》："喝喝如喘。"○喝，呼葛切。《素问·生气通天论》："烦则喘喝。"王注："喝，谓大呵出声也。"○喝喝，喘急貌。《类经·针刺类四七》："喘息喝喝然。"

赫 hè　音黑。赫曦，阳光炎盛也。《类经·运气类十三》："火曰赫曦。"○赫，音黑。赫曦。《类经·运气类十三》："火曰赫曦。"

黑 hēi　少阴肾水之色也。《素问吴注·诊要经终论》："面黑。"○黑，肾色也。《素问吴注·五藏生成》："黑，脉之至也。"○黑，太阳寒水之色也。《素问吴注·诊要经终论》："其色黑。"○黑，水色也。《类经·疾病类十》："颜黑。"○黑者，水之色。《类经·藏象类二一》："黑色而皮厚肉坚。"○黑，眼黑珠也。《类经·疾病类八十》："筋之精为黑眼。"

恒 héng　有病以四时死，不失其常，故曰恒也。《太素·色脉诊》："余闻揆度奇恒。"○恒，谓守常之化，不肆威刑。《素问·五常政大论》："政恒其理。"○恒，音常。久也。《难经·十九难》："是以男子尺脉恒弱。"○恒，亦长也。《本草纲目·常山》："恒山。"○恒，常病也。《素问吴注·疏五过论》："奇恒五中。"○恒，常也。《素问吴注·玉机真藏论》："揆度奇恒。"○恒，常也。《类经·运气类十三》："政恒其理。"○恒，常也。《类经·藏象类二三》："名曰奇恒之府。"○恒，常也。《类经·脉色类七》："奇恒之势。"

胻 héng　古孟反。《太素·经脉之一》："下循胻外廉。"（按：胻，《灵枢》作"胫"。）○胻，衡孟反。《太素·六气》："胻痠（酸）。"○胻，户当切。《灵枢·邪气藏府病形》："中于阴着，常从臂胻始。"○胻，音杭。《灵枢·阴阳二十五人》："血少气多则胻毛少。"○胻，形敬切，又音杭。足胫骨也。《类经·经络类十九》："胻骨空。"○胻，音杭，又下敬切。胫骨也。《类经·疾病类五十》："胻酸痛甚。"○胻，音杭，又形敬切。《类经·疾病类十七》："尻阴股膝髀腨胻足皆痛。"○胻，音杭，又形敬切。足胫骨也。《类经·针刺类五一》："连胻若折。"○胻，音杭，又形敬切。足胫也。《类经·疾病类三》："常从臂胻始。"○胻，音杭。《类经·藏象类三一》："血少气多则胻毛少。"○胻，音杭。《类经·疾病类九四》："胻酸。"○胻，音杭。《类经·疾病类三五》："胻不可以运。"○胻，音杭。《类经·疾病类四四》："先腰痛胻酸。"○胻，音杭。《类经·脉色类二四》："髀胻大跛易偏枯。"○胻，音杭。《类经·运气类十》："尻阴股膝髀腨胻足皆病。"○胻，音杭。《类经·针刺类六三》："髓伤则销铄胻酸。"○胻骨，胻，音杭，又形敬切。足胫骨也。《类经图翼·周身骨部名目》。○胻酸，上户当切，《说文》云："胫端也。"下光九切，疼酸。《素问·刺热》："肾热病者先腰痛胻酸。"

骱 héng　胫，亦作骱。《本草纲目·羊》：“胫骨，音行。亦作骱。”〇骱，音行。臁骨也。《奇经八脉考·二跻为病》“阳陵泉”。注：“在膝下一寸骱外廉陷中。”〇骱，洪苻切。《素问吴注·刺疟》：“骱酸痛甚。”

横 héng　指下脉横也。《太素·尺寸诊》：“寸口之脉沉而横坚。”〇横，不正也。《素问吴注·宝命全形论》：“伏如横弩。”〇横，横格于指下也。《素问吴注·平人气象论》：“结而横，有积矣。”〇横，刚强也。《类经·藏象类二九》：“其胆乃横。”〇横，急数也。《类经·脉色类十六》：“寸口脉沉而横。”〇横行，横流也。《素问吴注·解精微论》：“是以涕泣俱出而横行也。”〇横格，如横木之格于指下。《类经·脉色类二四》：“脉至如横格。”〇横骨，腰横骨。《素问吴注·骨空论》：“辅骨上横骨下为楗。”〇横骨，毛际下骨曰横骨。《类经图翼·骨度》。〇横骨，前阴横骨。《类经·经络类十九》：“辅骨上横骨下为楗。”〇横骨，阴毛中曲骨也。《类经·经络类十八》：“天枢以下至横骨长六寸半。”

衡 héng　横也。《素问·刺腰痛》：“衡络之脉令人腰痛。”〇衡，平也。《素问·气交变大论》：“肾气不衡。”〇衡，平也。《素问·生气通天论》：“肾气不衡。”〇衡，平也。《素问·五常政大论》：“五化均衡。”〇衡，横也。《素问吴注·刺腰痛论》：“衡络绝。”〇衡，平也。《素问吴注·气交变大论》：“肾气不衡。”〇衡，平也。《素问吴注·生气通天论》：“肾气不衡。”〇衡，横也。《类经·针刺类四九》："衡络之脉令人腰痛。"〇衡，平也，秤横也。《类经·脉色类九》："秋应中衡。"〇衡，平也。《类经·疾病类五》："肾气不衡。"〇衡，平也。《类经·运气类十》："肾气不衡。"〇衡，平也。《类经·运气类十三》："五化均衡。"〇衡居，并居也。《类经·针刺类四九》："衡居。"〇衡络，乃太阳脉之循膂络肾者也。《素问吴注·刺腰痛论》："衡络绝。"

洪 hóng　大也。《素问·六元正纪大论》："洪水乃从。"

虹 hóng　音洪，阴阳交会之气。《类经图翼·二十四气》："虹始见。"

葒（荭）hóng　音红。《证类本草·荭草》："荭草。"

鴻（鸿）hóng　大也。《本草纲目·雁》："大者曰鸿，多集江渚，故字从江。"〇鸿，亦大也。《本草纲目·荭草》："鸿蕰。"〇鸿雁，大曰鸿，小曰雁。《类经图翼·二十四气》："鸿雁来。"

喉 hóu　所以通呼吸，居咽之前。《类经图翼·周身骨部名目》。〇喉痹，喉痛也。《素问吴注·六元正纪大论》："少阳所至为喉痹。"〇喉痹，喉肿而痛也。《素问吴注·咳论》："甚则咽肿喉痹。"〇喉吤，喉中吤然有声。《类经·脉色类十九》："大甚为喉吤。"〇喉咙，人有二喉，一软一硬。软者居后，是谓咽喉，乃水谷之道，通于六府者也。硬者居前，是谓喉咙，为宗气出入之道，所以行呼吸，通于五藏者也。《类经·针刺类四五》："喉咙者，气之所以上下者也。”

鯸（鯸）hóu　音侯。《证类本草·橄榄》：“疗鯸鲐毒。”○鯸，音侯。《证类本草·鳝鱼》：“鯸鮧鱼有毒，不可食。”

厚 hòu　胀满之谓。《类经·疾病类五》：“胃气乃厚。”

後（后）hòu　不及时也。《素问·五常政大论》：“收气乃后。”○后，谓大便。《素问吴注·脉解》：“故曰得后与气则快然如衰也。”○后，诊者指后。候后，候病人之后，谓肩背之后也。《素问吴注·脉要精微论》：“后以候后。”○后，下也。《类经·经络类二三》：“出上焦之后。”○后饭，先食后服，故曰后饭。《太素·酒风》：“以三指撮，为后饭。”○后饭，饭后药先，谓之后饭。《素问·腹中论》：“以五丸谓后饭。”○后饭，饭后药先，谓之后饭。《素问·病能论》：“合以三脂撮为后饭。”（按：杨上善谓“先食后服”，王冰谓“饭后药先”，两说有异。）○后饭，饭后药先，谓之后饭。《素问吴注·病能论》：“合以三脂撮为后饭。”

候 hòu　谓日行五度之候也。《素问·六节藏象论》：“候亦同法。”○候，谓候其虚实而施治也。《素问吴注·三部九候论》：“以候奈何。”○候，察也。《类经·针刺类十三》：“必候日月星辰。”○候，谓诊候其病情。《类经·脉色类五》：“以候奈何。”○候者，候其气之应见也。《类经·运气类三一》：“何以候之。”○候日月，谓候日之寒温，月之空满也。《素问·八正神明论》：“必候日月星辰。”

鱟（鲎）hòu　音后。鲎者，候也。鲎善候风，故谓之鲎。《本草纲目·鲎鱼》。

乎 hū　乎哉（hū zāi），叹词。《素问吴注·灵兰秘典论》："窘乎哉。"

呼 hū　谓叫呼，亦谓啸。《素问·阴阳应象大论》："在声为呼。"〇呼，谓气出。《素问·离合真邪论》："候呼引针。"〇呼，出气也。《素问吴注·离合真邪论》："呼尽内针。"〇呼，出气也。《素问吴注·平人气象论》："人一呼脉再动。"〇呼，出气曰呼。《类经·脉色类三》："人一呼脉再动。"〇呼，入气曰吸，出气曰呼。《类经·针刺类十四》："候呼引针。"

忽 hū　似无似有。《算书》曰："似有似无为忽"。《素问·灵兰秘典论》注："忽亦数也。"〇忽忽 hu hū，不爽也。《素问·玉机真藏论》："忽忽眩冒而巅疾。"〇忽忽，恍然忽略人事之意。《素问吴注·玉机真藏论》："忽忽眩冒而癫疾。"

縠 hú　音斛。《灵枢·杂病》："腹中縠縠。"〇縠，音斛。縠縠然，水谷不分之声。《类经·针刺类五十》："腹中縠縠。"

瀔 hú　音斛。《本草纲目·豕》："豕之子……曰瀔。"

壺（壶）hú　酒器也。《本草纲目·壶卢》。

胡 hú　项垂曰胡。《本草纲目·牛》。〇胡，凡物黑色者谓

H

之胡。《本草纲目·大黄蜂》："黑色者名胡蜂。"〇胡，其状如胡也。《本草纲目·蝉花》："胡蝉。"〇胡，戎也。《本草纲目·蜀葵》："罗愿《尔雅翼》吴葵作胡葵。云胡，戎也。"

湖 hú　当为滹，滹沱水出代郡卤城县，东流过郡九，行千三百四十里，为并州川。《太素·十二水》："外合于湖水。"

葫 hú　大蒜也。《本草纲目·葫》："葫，大蒜也。"

蝴 hú　胡。《本草纲目·蛱蝶》："蝶美于须，蛾美于眉，故又名蝴蝶，俗谓须为胡也。"

醐 hú　《本草纲目·醍醐》。

槲 hú　音斛。《证类本草·槲》："槲。"〇槲，音斛。《证类本草·总目录》："槲若。"〇槲，音斛。《本草纲目·槲实》。

螜 hú　音斛。《证类本草·蝼蛄》："一名螜。"〇螜，音斛。《本草纲目·蝼蛄》："螜。"

虎 hǔ　虎魄（hǔ pò），俗文从玉，以其类玉也。《本草纲目·琥珀》："虎死则精魄入地化为石。此物状似之，故谓之虎魄。"

苄 hù　音户。《本草纲目·地黄》："苄。"罗愿云："苄以沉下者为贵，故字从下。"

瓠 hù　音壶，又音护。《本草纲目·壶卢》。〇瓠𤬴，瓢也。《本草纲目·壶卢》："瓠𤬴，瓢也。陶隐居《本草》

作瓠𤬪。”〇瓠𤬪，瓢也。《本草纲目·壶卢》。〇瓠，音户。瓠壶，瓠卢也。《类经·针刺类三七》：“置其血于瓠壶之中。”

鄠 hù　县名。胡古切。《历代名医蒙求·周澹赐妾》：“京兆鄠人也。”

鳸（鳸）hù　意同扈，止也。《本草纲目·桑鳸》。〇鳸。《本草纲目·鹍》：“鳸。”

護（护）hù　慎守也。《素问·离合真邪论》：“适而自护。”〇护，爱护也。《素问吴注·离合真邪论》：“适而自护。”〇护，爱护也。《类经·针刺类十四》：“适而自护。”

鱯（鳠）hù　化、获二音。《本草纲目·鮠鱼》：“鳠鱼。”

華（华）huá　谓鲜美，酥酪骨肉之类也。《素问·异法方宜论》：“其民华食而脂肥。”〇华，浓厚也，谓酥酪膏肉之类。《类经·论治类九》：“其民华食而脂肥。”〇华色，即专精之外荣也。《类经·疾病类八十》：“华色者其荣也。”〇华食，酥酪之属。《素问吴注·异法方宜论》：“华食而脂肥。”

滑 huá　往来流利。《素问·五藏生成》：“夫脉之小大滑涩浮沉。”〇滑，溜谓之滑。《素问吴注·五藏生成》：“夫脉之小大滑涩浮沉。”〇滑，阳也。《素问吴注·大奇论》：“心脉搏滑急为心疝。”〇滑，不涩也，往来流利。《类经·脉色类三》：“尺不热脉滑曰病风。”〇滑，不涩也。《类经·脉色类十七》：“调其脉之缓急大小滑涩。”〇滑，阳脉也。《类经·疾病类十六》："故曰滑则从。"

猾 huá　海中有兽名曰猾。《本草纲目·序例上》："水中生火，非猾髓而莫能。"○猾，音滑。《本草纲目·猾》。

螖 huá　音滑。《证类本草·蟹》："其最小者名彭螖。"○螖，音越。《证类本草·蟹》："彭螖。"○螖，音越。《本草纲目·蟹》："其最小无毛者名蟛螖，吴人讹为彭越。"○音越。《本草纲目·蟹》："颂曰：其最小无毛者，名蟛螖。"

鱯（鲧）huǎ　化上声。《本草纲目·鮠鱼》："鲧鱼。"

華（华）huà　音去声。华佗（huà tuó）。《历代名医蒙求·吴善医方》："为华佗弟子。"

化 huà　和气也。《素问·气交变大论》："春有鸣条律畅之化。"○化，生化也。《素问·五运行大论》："在地为化。"○化，施化也。《素问·天元纪大论》："故物生谓之化。"○化，谓成立众象也。《素问·五运行大论》："其于万物何以生化。"○化，谓化生也。《素问·天元纪大论》："化五气。"○化，谓化生也。《素问·天元纪大论》："在地为化。"○化，谓兼诸四化，并已为五化，所谓风化热化燥化寒化，周万物而为生长化收藏也。《素问·五运行大论》："其用为化。"○化，谓造化也，庶物时育，皆造化者也。《素问·阴阳应象大论》："在地为化。"○化，谓造化也。《素问·五常政大论》："化不可代。"○化，变也。生长收藏，随时而变，谓之化。《素问吴注·阴阳应象大论》："在地为化。"○化，化生也。《素问吴注·天元纪大论》："人有五脏化五气。"○化，木化也。《素问吴注·气交变大论》："春有鸣条律畅之化。"○化，死也。《素问吴注·解精微论》："急则俱化。"○化，生化也。《类经·藏象类五》："在地为化。"○化，生化也。《类经·运气类三》："化五气。"○化，物生谓之化。《类经·阴阳类一》："变化之父母。"○化，造化也。《类经·论治类十二》："化不可代。"○化者，变之成。《类经·阴阳类一》："变化之父母。"○化元，化工元始也。《素问吴注·天元纪大论》："肇基化元。"

H

杹 huà　音化。《本草纲目·木芙蓉》："杹木。""俗呼为杹皮树。"

畫（画）huà　纹也。《类经·藏象类三一》："两吻多画。"

樺 huà　画工以皮烧烟熏纸，作古画字，故名樺。俗省作桦字。《本草纲目·桦木》

踝 huái　户瓦切。《难经·二十八难》："循外踝。"○踝，胡瓦切，足踝也。《伤寒总病论·少阴证》："太溪穴在内踝后。"○踝，花上声。足螺蛳骨也。《奇经八脉考·八脉》："由外踝而上行于卫分。"○踝，胡瓦切。《素问吴注·决死生论》："上去踝五寸按之。"○踝，胡寡切。《类经·藏象类三一》："外踝肥。"○踝，胡寡切。《类经·疾病类八六》："发于内踝。"○踝，胡寡切。《类经·疾病类七九》："补足外踝下留之。"○踝，胡寡切。《类经·疾病类十》："是为踝厥。"○踝，胡寡切。《类经·经络类二》：“上内踝前廉。”〇踝，胡寡切。《类经·脉色类二五》：“上去踝五寸按之。”〇踝，胡寡切。《类经·脉色类二五》：“上去踝五寸按之。”〇踝，胡寡切。《类经·针刺类四二》：“外踝上绝骨之端灸之。”〇踝，胡寡切。足跟前两旁高骨为踝，内曰内踝，外曰外踝。《类经·经络类十八》：“内辅下廉下至内踝长一尺三寸。”〇踝骨，踝，胡寡切。足跗后两旁圆骨，内曰内踝，外曰外踝，俗名孤拐骨。手腕旁圆骨，亦名踝骨。《类经图翼·周身骨部名目》。〇踝骨，足掌后两旁高骨也，俗名孤拐骨，内曰内踝，外曰外踝。《类经图翼·骨度》。〇踝，花上声。拐骨也。《厘正按摩要术·按法》：“三阴交在内踝踝尖上三寸。”〇踝，音跨。足之外也。《厘正按摩要术·肝经图》：“蠡沟，内踝上五寸。”〇踝后，本节踝后也。《素问吴注·缪刺论》：“刺其踝后。”

檴 huái　音怀。《本草纲目·槐》：“檴。”

蘹 huái　音怀。亦名茴香。《证类本草·蘹香》：“蘹香。”〇蘹，音怀。《本草纲目·蘹香》。〇蘹香，北人呼为茴香，声相近也。《本草纲目·蘹香》。

壊（坏）huài　谓损坏其府而取病也。《素问·宝命全形论》：“是谓坏府。”

貛 huān　音欢。“獾”的异体字。《本草纲目·貛》。

貆 huān　貛又作貆。《本草纲目·貛》。

貆 huán　音丸。《本草纲目·豪猪》：“貆猪。”

鸝（鹮）huán　旋目其名鹮。《本草纲目·鸡鹊》："《禽经》曰旋目其名鹮。"

馬huán　音弦。一岁曰馬。《本草纲目·马》。

萈huán　音桓。萈羊。《本草纲目·山羊》："《说文》谓之萈羊。"

萑huán　藿当作萑。乃芦苇之属。《本草纲目·藿菌》。○萑，音桓。《本草纲目·芦》："至秋坚成，即谓之萑。"○萑苻，音丸蒲。《本草纲目·水杨》："萑苻。"

藿huán　音桓。《证类本草·藿菌》："藿菌。"○藿，音桓。《证类本草·十卷目录》："藿菌。"○藿，音桓。《证类本草·总目录》："藿菌。"○藿菌，音桓郡。《本草纲目·藿菌》："藿当作萑，乃芦苇之属，此菌生于其下，故名也。若藿音观，乃鸟名，与萑芦无关。"

還（还）huán　复也。《太素·虫痈》："遂（还）而刺之。"（按：还，经文作"遂"，注文与《灵枢》《甲乙》作"还"。）○还，出针也。《类经·针刺类七》："如留如还。"○还，复也。《类经·经络类二》："还循胃口。"

環（环）huán　转也。《太素·虚实所生》："热不得环。"（按：环，《素问》《甲乙》作"还"。）○环，谓环周。言其经气，如环之周，当其火王，自消散也。《素问·脉要精微论》："当消环自已。"○环，谓如环之绕，盘回而不去也。《素问·气交变大论》："久留而环。"○环，谓循环也。《素问·诊要经终论》："间者环也。"新校正云：按《太素》环也作环已。〇环，其跗曰环。谓脱花处也。《本草纲目·甜瓜》。〇环，旋绕也。《素问吴注·气交变大论》："久留而环。"〇环，回环旋绕也。《类经·运气类十一》："久留而环。"〇环，绕也。《类经·经络类二》："还出挟口环唇。"〇环，周也。《类经·脉色类二十》："当消环自已。"〇环，周也。《类经·针刺类十九》："环为咳嗽。"〇环，周也。《类经·针刺类十九》："间者环也。"〇环，周一日也。《类经·针刺类十九》："中心者环死。"

貆 huán　貆貐（huán yǔ），音原俞。《本草纲目·豪猪》："貆貐。"

緩（缓）huǎn　大也。《太素·经脉标本》："标在两缓命门。"（按：缓，《灵枢》《甲乙》作"络"。）〇缓，谓如纵缓。《素问·通评虚实论》："缓则生。"〇缓，谓纵缓之状，非动之迟缓也。《素问·平人气象论》："缓而滑曰热中。"〇缓，不收也。《素问·五常政大论》："其动软戾拘缓。"〇缓，音换。《难经·十难》："心脉缓甚者，脾邪干心也。"〇缓，医缓，下胡管切。《历代名医蒙求·缓知膏肓》："秦伯使医缓为之。"〇缓，不收也。《类经·运气类十三》："其动软戾拘缓。"〇缓，和缓也。《类经·摄生类四》："被发缓形。"〇缓者，纵缓之状，非后世迟缓之谓。《类经·脉色类十九》："缓者多热。"

宦 huàn　利名之累。《类经·论治类十六》："外无伸宦之形。"

浣 huàn　浣也。胡管切。《历代名医蒙求·俞附浣胃》："湔浣肠胃。"

䓤（䓤）huàn　胡宫切，音桓。《证类本草·小麦》："一名䓤子。"○䓤，音桓。《本草纲目·女曲》："䓤子。"

鯇（鲩）huàn　音患。《证类本草·鲩鱼》："鲩鱼。"○鲩，音患。其性舒缓，故曰鲩。《本草纲目·鲩鱼》。

患 huàn　谓患难也。《素问·征四失论》："忧患饮食之失节。"

鯶（鲜）huàn　音混。《本草纲目·鲩鱼》："郭璞作鲜。"

鰀（鳗）huàn　音缓。其性舒缓，故曰鳗。《本草纲目·鲩鱼》。

肓 huāng　音荒。《素问·痹论》："熏于肓膜。"王注："肓膜，谓五藏之间膈中膜也。"○肓，乎光反。《难经·二十难》："脱阴者目肓。"丁注："其脱阴者目肓视物卒失，故言肓也。肓，犹荒也。"（按：经文作"目盲"，音释作"肓"非是。）○肓，心上鬲下为肓。下音荒。《历代名医蒙求·缓知膏肓》："居肓之上，膏之下，若我何？"○肓，膈上无肉空处也。《素问吴注·刺禁论》："膈肓之上。"○肓，音荒。肓，腔中空虚无肉之处也。《素问吴注·痹论》："熏于肓膜。"○肓，音荒。腔中无肉空腋之处名曰肓。《素问吴注·腹中论》："其气溢于大肠而著于肓。"○肓，心之下，膈之上也。《类经·针刺类六四》："膈肓之上。"○肓，音荒。肓者，凡腔腹肉理之间，上下空隙之处，皆谓之肓。《类经·疾病类六七》："熏于肓膜。"○肓，音荒。膏肓。《厘正按摩要术·膀胱经图》："膏肓，四椎旁三寸。”○肓，与盲异。音荒。膏肓，心下膈上也。《厘正按摩要术》：“或四花膏肓肺俞亦可。”○肓膜，谓五藏之间膈中膜也。《素问·痹论》：“熏于肓膜。”

䀮 huāng　音荒。《素问·藏气法时论》：“虚则目䀮䀮无所见。”○䀮，音荒。目不明也。《伤寒论·辨不可发汗病脉证并治》注：“肾病则目䀮䀮如无所见。”（按：此条横排本置卷八后。影印本䀮作眖。）○䀮，莫郎切。《证类本草·杜若》：“目䀮䀮。”○䀮䀮，音荒。目不明也。《奇经八脉考·二跻为病》：“目䀮䀮然。”○䀮，音荒。《素问吴注·藏气法时论》：“虚则目䀮䀮无所见。”○䀮，音荒。䀮䀮，目不明也。《类经·运气类十》：“目视䀮䀮。”○䀮，音荒。《类经·疾病类十》：“目䀮䀮如无所见。”○䀮，音荒。《类经·疾病类十七》：“虚则目䀮䀮无所见。”○䀮，音荒。《类经·针刺类四九》：“目䀮䀮然。”○䀮，音荒。《类经·针刺类五十》：“目䀮䀮然。”○䀮䀮，目乱不明也。《类经·针刺类四九》：“目䀮䀮。”○䀮䀮，目前乱也。《素问吴注·刺腰痛论》：“目䀮䀮欲僵仆。”

𥌚 huāng　音谎，目不明也。《丹溪手镜·腰痛》：“目魂（视）𥌚𥌚。”

黄 huáng　土色。《素问·诊要经终论》：“色黄。”○黄，脾色也。《素问吴注·五藏生成》：“黄，脉之至也。”○黄者，土之色。《类经·藏象类二一》：“黄色薄皮弱肉者。”○黄疸，黄病也。《类经·脉色类三三》：“爪甲上黄，黄疸也。”○黄瘅，黄而热也。《素问吴注·六元正纪大论》："民病黄瘅而为胕肿。"○黄黍，即糯小米，北方谓之黄米。《类经·疾病类二四》："黄黍鸡肉桃葱皆辛。"○黄帝，有熊国君少典之子，姓公孙，以土德王，故称黄帝，都轩辕之丘，故称轩辕。《素问吴注·上古天真论》："昔在黄帝。"

璜 huáng　音皇。《历代名医蒙求·阮丘种葱》："及朱璜指出，方知其神人。"

皇 huáng　皇、茵，音相近也。《本草纲目·茵草》："《尔雅》：皇，守田。"

凰 huáng　美也，大也。《本草纲目·凤凰》。

煌 huáng　煌煌，辉耀貌。《类经·论治类二十》："以想头上如北斗之煌煌。"

怳 huǎng　吁往切。狂貌。《灵枢·小针解》："泻则怳然若有失也。"

恍 huǎng　恍惚也。《类经·藏象类九》："志意恍乱。"○恍惚，谓似有似无也。《素问·灵兰秘典论》："恍惚之数。"○恍惚，有之初，似有似无者也。《素问吴注·灵兰秘典论》："恍惚之数。"○恍惚者，无形之始。《类经·藏象类一》："恍惚之数。"

晃 huǎng　同晄。明也。《厘正按摩要术·诊指纹》："小儿肌肤晃白，唇色惨淡，多属阳虚。"（按：宋代钱乙《小儿药证直诀·解颅》云："年大而囟不合，肾气不成也。

长必少笑，更有目白睛多，皝白色。”字作皝。）

恢 huī　苦回切。大也。一本作怪字。《灵枢·官针》：“三曰恢刺。”〇恢，恢廓也。《类经·针刺类五》：“三曰恢刺。”

獋（狎）huī　山狎。《本草纲目·狒狒附录》：“山狎。”

褘（祎）huī　音挥。《历代名医蒙求·孟诜金盘》：“尝于凤阁侍郎刘祎之家见其敕赐金。”

翬（翚）huī　素质五彩备曰翚雉。《本草纲目·雉》：“素质五彩备曰翚雉。”

回 huí　逆而反也。《素问吴注·玉版论要》：“神转不回。”〇回，逆而邪也。《类经·论治类十四》：“神转不回。”

迴 huí　循环也。《类经·运气类十三》：“五运迴薄。”〇迴肠，大肠也。《太素·腑病合输》注：“当脐而痛者，迴肠，大肠也。”〇迴肠，大肠也。《太素·肠度》：“迴肠当脐。”〇迴肠，大肠也。《太素·营卫气》：“别迴肠。”〇迴肠，大肠也。《类经·藏象类二六》：“迴肠当脐。”〇迴肠，大肠也。《类经·经络类二三》：“别迴肠。”

洄 huí　音回。《厘正按摩要术·咳嗽》：“徐洄溪历三十年而后能治咳嗽。”

鮰（鮰）huí　音回。《本草纲目·鮠鱼》：“鮰鱼。”

蛔 huí　蛔，音回。《本草纲目·蛔虫》：“蛕，俗作蛔。并与蛕同。”〇蛔，音回。蛕也。《类经·针刺类四六》：“肠中有虫瘕及蛟蛔。”

蛕 huí　音回。《素问·咳论》注：“呕甚则肠气逆上，故蛕出。”〇蛕，音回。人腹中长虫也。《伤寒论·辨太阳病脉证并治中》：“胃中冷必吐蛕。”〇蛕，胡灰切，腹中长虫也。《伤寒总病论·厥阴证》：“食则吐蛕。”〇蛕，人腹中长虫也。音回。《历代名医蒙求·徐疗沉滞》：“此石蛕耳。”〇蛕，蛸，音回。俗作蛔。并与蛕同。《本草纲目·蛔虫》：“蛸。”〇蛕，音回。《类经·疾病类五二》注：“长虫，蛕虫也。”〇蛕，音回。人腹中长虫也。《厘正按摩要术·按胸腹》：“蛕病诊腹有三候。”〇蛕，音回。《医宗金鉴·伤寒论注·阳明篇》：“胃中冷必吐蛕。”

蛸 huí　胡灰反。腹中长虫也。《太素·五藏脉诊》：“微滑为虫毒蛸蝎。”〇蛸，音回。俗作蛔。并与蛕同。《本草纲目·蛔虫》：“蛸。”〇蛸，蛕同，音回。《类经·脉色类十九》：“微滑为虫毒蛸蝎腹热。”〇蛸蝎，上胡灰切。腹中长虫。《灵枢·邪气藏府病形》：“微滑为虫毒蛸蝎腹热。”

檓 huǐ　毁。《本草纲目·秦椒》：“檓。”“《尔雅》云：檓，大椒。”

虮 huǐ　即虺字。《本草纲目·蚖》：“当作蚖，蝮类，一名虮。”

虺 huǐ　蛇虺。许伟切。《历代名医蒙求·延禧灸螫》：“遭恶蛇虺所螫处帖之。”

H

恚 huì　於桂切。《素问·上古天真论》："无恚嗔之心。"〇恚，音秽。恚，小怒也。《素问吴注·上古天真论》："无恚嗔之心。"〇恚，淫秽。恚，小怒也。《素问吴注·经脉别论》："凡人之惊恐恚劳动静，皆为变也。"〇恚，慧、畏二音，恨怒也。《类经·针刺类四五》："人之卒然忧恚而言无音者。"〇恚，慧、畏二音。怒也。《类经·疾病类五三》："凡人之惊恐恚劳动静皆为变也。"〇恚，音畏。怒也。《类经·摄生类三》："无恚嗔之心。"

彗 huì　竹帚曰彗。《本草纲目·弊帚》。

慧 huì　音惠。《素问·藏气法时论》："肝病者，平旦慧。"王注："木王之时，故爽慧也。"〇慧然，谓清爽也。《素问·八正神明论》："慧然独悟。"

晦 huì　暗也。《素问·征四失论》："受以明为晦。"〇晦，不明之谓。《类经·论治类十九》："受以明为晦。"〇晦暝，暗蔽不明也。《素问·六元正纪大论》："太阴所至为沉阴为白埃为晦暝。"〇晦暝，昏黑色也。《类经·运气类二一》："为晦暝。"

喙 huì　虚位切。《素问·平人气象论》："锐坚如乌之喙。"〇喙，许秽切。《灵枢·九针十二原》："毫针者，尖如蚊虻喙。"〇喙，许秽切。《难经·十五难》："濡滑如雀之啄。"（按：音"许秽切"，当是"喙"字，原作"啄"字非是。《难经本义》《难经句解》均作喙。）〇喙，音讳。《证类本草·乌头》："乌喙。"〇喙，即乌之口也。《本草纲目·乌头》："有两岐相合如乌之喙者，名曰乌喙。”〇喙，虚畏切。《素问吴注·平人气象论》：“锐坚如鸟之喙。”〇喙，音诲，咮也。一本作“啄”。《类经·脉色类十》：“如鸟之喙者。”〇喙，音诲，嘴也。《类经·脉色类十三》：“锐坚如鸟之喙。”〇喙，音晦。《类经·针刺类二》：“尖如蚊虻喙。”

彙 huì　古“猬”字。《本草纲目·猬》：“彙。”

會（会）huì　遇也，合也。《素问·五运行大论》：“余而复会也。”〇会，会通也。《素问吴注·六节藏象论》：“人以九九制会。”〇会，两经齐至谓之会。《素问吴注·阴阳应象大论》：“会通六合。”〇会，合也。《类经·经络类二三》：“卫于焉会。”〇会厌，舌后喉咙上，出气入鼻口之孔，上有肉厌盖孔，开阖气之出入也。《太素·肠度》：“齿以后至会厌。”〇会厌，在喉间，为音声启闭之户。《类经图翼·周身骨部名目》。〇会阴，在大便前小便后两阴之间，任脉之别络也。《素问吴注·刺腰痛论》：“会阴之脉令人腰痛。”

薈（荟）huì　务外切。《证类本草·薤》：“《尔雅》云：薤，鸿荟。”〇荟，音会。《本草纲目·薤》：“鸿荟。”〇荟芜，音濊无。《厘正按摩要术·牙疳》：“内治如芩、连、硝、黄、芦荟、芜荑、雄黄之属。”（按：荟芜，指芦荟、芜荑二物。）

穢（秽）huì　音畏。《素问·汤液醪醴论》注：“五藏之外，气秽复除也。”〇秽，於废切。《医宗金鉴·伤寒论注·太阴篇》：“以脾家实腐秽当去故也。”

諱（讳）huì　忌也。《类经·论治类二》：“入家问讳。”

頮（颒）huì　呼内切，涤面也。《伤寒总病论·伤寒劳复证》：“梳沐澡颒。”

渾（浑）hún　户昆反，合也。《太素·人迎脉口诊》：“《外揣》言浑束为一。”〇浑浑，浊乱也。《太素·量缪刺》：“无刺浑浑之脉。”〇浑浑，乱也。《素问·三部九候论》：“中手浑浑然者病。”〇浑浑，言脉气浊乱也。《素问·脉要精微论》：“浑浑革至如涌泉。”（按：据《脉经》此自当作“浑浑革革，至如涌泉。”）〇浑浑，言无端绪也。《素问·疟论》：“无刺浑浑之脉。”〇浑浑，动之过。《素问吴注·决死生论》：“中手浑浑然者病。”〇浑浑，脉来无端绪也。《素问吴注·疟论》：“无刺浑浑之脉。”〇浑浑，脉浊乱也。《素问吴注·脉要精微论》：“浑浑革至如涌泉。”〇浑浑，虚实未辨也。《类经·针刺类五七》：“无刺浑浑之脉。”〇浑浑，浊乱不明也。《类经·脉色类二一》：“浑浑革至如涌泉。”〇浑浑，浊乱也。《类经·脉色类二五》：“中手浑浑然者病。”〇浑浑焞焞，不明貌。《类经·疾病类十》：“是动则病耳聋浑浑焞焞。”〇浑浑淳淳，耳聋声也。《太素·经脉之一》：“是动则病耳聋浑浑淳淳。”（按：淳淳，《灵枢》《甲乙》作“焞焞”。）〇浑浑焞焞，聋家之景象也。《素问吴注·至真要大论》：“耳聋浑浑焞焞。”

鼲（鼲）hún　音浑。《本草纲目·黄鼠》：“鼲鼠。”

魂 hún　神之别灵也。《太素·藏府之一》："随神往来者谓之魂。"

溷 hùn　胡困切。浊乱也。《伤寒论·辨脉法》："三焦相溷。"〇溷，胡困切。《医宗金鉴·伤寒论注·平脉法篇》："三焦相溷。"

火 huǒ　夏也。《太素·变输》"春刺荥"注："荥，火也。"〇火，性炎上而燔灼。《素问·金匮真言论》："其类火。"〇火，火曰炎上，炎上作苦。《素问吴注·金匮真言论》："其类火。"〇火，火热而燥，阳也。《素问吴注·阴阳应象大论》："火为阳。"〇火灸，灼艾也。《素问吴注·玉机真藏论》："可汤熨及火灸刺而去之。"〇火枕，当作虎莶。俗音讹尔。《本草纲目·豨莶》。

和 huò　去声。《医宗金鉴·伤寒论注·太阳上篇》："白饮和方寸匕服之。"

𢡟 huò　音获。《证类本草·钓樟》："又有一草似狼牙，气辛臭，名地菘，人呼为刘𢡟草。"〇𢡟，音胡革反。《本草纲目·天名精》："刘𢡟草。"

或 huò　不一之辞，或有或无也。《素问吴注·骨空论》："或骨空在口下当两肩。"

惑 huò　谓惑乱。《素问·移精变气论》："用之不惑。"〇惑者，疑惑于中。《类经·运气类一》："请夫子发蒙解惑。"

䖸 huò　音或。《证类本草·并苦》："一名蜮薰。"

濩 huò　音护，流散也。《类经·运气类四一》按：“皆清气之布濩矣。”

霍 huò　霍乱，卒吐利也。《太素·营卫气行》：“乱于肠胃，则为霍乱。”〇霍乱者，吐下多而手足挥霍目瞭乱也。《素问吴注·六元正纪大论》：“呕吐霍乱。”〇霍乱者，吐利并行而心目缭乱也。《类经·运气类二三》：“呕吐霍乱。”

藿 huò　叶曰藿。《本草纲目·大豆》。〇藿，豆叶曰藿。此叶似之，故亦名藿。《本草纲目·淫羊藿》：“淫羊藿。”〇藿，豆叶羹也。《素问·藏气法时论》：“大豆豕肉栗藿皆咸。”〇藿，豆叶也。《灵枢·根结》：“膏粱菽藿之味。”

J

肌 jī　（肌肌）肤浅貌。《灵枢·阴阳二十五人》：“太阳之上肌肌然。”〇肌绝，肌肉断裂也。《素问吴注·痹论》：“淫气肌绝。”

芨 jī　音及。《本草纲目·乌头》：“芨。”

枅 jī　枅栱（jī gǒng），音鸡拱。《本草纲目·枳椇》：“枅栱。”

屐 jī　音剧。《证类本草·屐屧》：“屐屧。”〇屐，音剧。

《证类本草·十一目录》："屐屧。"〇屐，音剧。《证类本草·总目录》："屐屧。"〇屐，乃木履之下有齿者。屐者，支也，支以踏泥也。《本草纲目·屐屧鼻绳》。

飢（饥）jī　胃中无谷曰饥。《太素·本神论》："身形饥。"〇饥者，胃少谷也。《太素·阴阳杂说》："淫气饥绝。"

奇 jī　谓八十七刻又十分刻之五也。《素问·六微旨大论》："六十度而有奇。"〇奇，谓古之单方。《素问·至真要大论》："君一臣二，奇之制也。"〇奇，未尽之余也。《素问吴注·六节藏象论》："月行十三度而有奇焉。"〇奇，谓八十七刻又十分刻之五也。《素问吴注·六微旨大论》："六十度而有奇。"〇奇，阳数为奇。《素问吴注·至真要大论》："君一臣二，奇之制也。"〇奇者，数之单，如一三五七九是也。《类经·经络类二十》："阴道偶，阳道奇。"〇奇，谓奇缪不偶之气。《素问·三部九候论》："奇邪之脉则缪刺之。"〇奇，音箕。《灵枢·根结》："阳道奇。"〇奇，音基。不遇也。《类经·针刺类十》："阴阳不奇。"〇奇，音箕。《类经·论治类三》："故近者奇之。"

基 jī　本也。《素问·天元纪大论》："肇基化元。"〇基，建也。《素问吴注·天元纪大论》："肇基化元。"〇基，骨胳也。《类经·脉色类三一》："方壁高基。"〇基，立也。《类经·运气类三》："肇基化元。"〇基，址也。《类经·藏象类十四》："何气筑为基。"

朞 jī 三百六十五日四分日之一也。《素问·气交变大论》："上应天朞。"○朞，周年也。《素问吴注·气交变大论》："上应天朞。"○朞，周岁也。《类经·运气类十》："上应天朞。"

稽 jī 迟也。《素问吴注·气穴论》："荣卫稽留。"○稽古，上音鸡。考也。《历代名医蒙求·裴颜稽古》："博学稽古。"

墼 jī 音急。《本草纲目·土部》："土墼。"

機（机）jī 微也。《太素·四时脉形》："乃失其机。"○机，楗上为机。《素问·骨空论》："侠髋为机。"○机，其柄曰臂，似人臂也；钩弦者曰牙，似人牙也；牙外曰郭，下曰悬刀。合名之曰机。《本草纲目·金石部》："铜弩牙。"○机，弩牙也。《素问吴注·离合真邪论》："知其可取如发机。"○机，枢机也。《素问吴注·玉版论要》："乃失其机。"○机，侠髋相接之处为机。《素问吴注·骨空论》："侠髋为机。"○机，弩机也。《类经·针刺类十五》："故曰知其可取如发机。"○机，枢机也。《类经·疾病类十五》："皆机关之室。"○机，枢机也。《类经·经络类十九》："侠髋为机。"○机，侠臀两旁骨缝之动处曰机，即足少阳之环跳穴也。《类经·针刺类五一》："治其机。"○机，挟腰髋骨两旁为机。《类经图翼·周身骨部名目》。○机者，要也，变也，病变所由出也。《类经·疾病类一》："谨守病机。"○机关，屈伸要会也。《素问吴注·厥论》："机关不利。"○机关，屈伸之会也。《素问吴注·痿论》："宗筋主束骨而利机关也。"

璣（玑）jī　音基。璇玑。《厘正按摩要术·任脉图注》："璇玑，华盖上一寸六分。"

積（积）jī　聚也。《太素·知官能》："积而从之。"○积，阴病也。《太素·尺寸诊》："结而实，有积矣。"○积，阴病也。《太素·尺寸诊》："曰胠下有积。"○积，阴病也。《太素·量缪刺》："毋积者刺然骨之前出其血。"○积，谓病气积聚。《素问·五藏生成》："诊曰有积气在中。"○积，谓积脉之动也。《素问·阴阳离合论》："积传为一周。"○积，谓重也。《素问·著至教论》："积并则为惊。"○积，传之不已也。《素问吴注·阴阳离合论》："积传为一周。"○积，累也。《素问吴注·奇病论》："积为导引服药。"○积，五脏积也。《素问吴注·缪刺论》："毋积者，刺然骨之前出血。"○积者，脏病也，终不移；聚者，腑病也，发作有时，辗转痛移，为可治。《类经·脉色类十九》："曰胁下有积。"○积并，数并也。《素问吴注·著至教论》："积并则为惊。"○积筋，宗筋之所聚也。《类经·五味论》："阴者，积筋之所终也。"

蟦（蟦）jī　音责。《本草纲目·贝子》："小而椭曰蟦。"

櫅（桥）jī　子兮切。《证类本草·大枣》："桥白枣。"

雞（鸡）jī　水畜也，得阳气而卵育，故云乳。《类经图翼·二十四气》："鸡乳。"○鸡鸣，谓早鸡鸣，丑正之分也。《素问·标本病传论》："冬鸡鸣。"

鰿（䲯）jí　音佶。《本草纲目·章鱼》："䲯鱼。"

亟 jí　急也，据力反。《太素·五藏脉诊》："水凝而死亟。"（按：亟，《素问》无"亟"字。）○亟，急也。《太素·调阴阳》："不亟正治，旦乃败亡。"○亟，犹急也。《素问·通评虚实论》："春亟治经络。"○亟，急也。音棘，又音气。《历代名医蒙求·王遂炼石》："亟勿服。"○亟，音棘。《素问吴注·生气通天论》："不亟正治。"○亟，音棘。《素问吴注·通评虚实论》："春亟治经络。"○亟，激、气二音。《类经·疾病类七三》："勿动亟夺。"○亟，棘、器二音。数也。《类经·摄生类四》："使气亟夺。"○亟，音棘。《类经·针刺类五五》："春亟治经络。"○亟，音棘。急。《类经·论治类十八》："亟刺阴阳。"

急 jí　多寒也。《太素·刺疟节度》："疟病脉满大急。"○急，秋之三月，阴气之始，风高气切，故名为急也。《太素·四时脉诊》："彼秋之急。"（按：急，《素问》《甲乙》作"忿"。王注："忿，一作急。"）○急，谓如弦张之急，非往来之缓急也。《素问·通评虚实论》："急则死。"○急，弦急也。《素问吴注·平人气象论》："脉急者。"○急，旧作虫，误也，今据《甲乙经》改"逢寒则急"。《素问吴注·痹论》："逢寒则急。"○急者，先也。《类经·藏象类二一》："帝问何急。"○急者，弦紧之谓。《类经·脉色类十九》："诸急者多寒。"○急虚，暴绝也。《素问吴注·玉机真藏论》："急虚。"

疾 jí　言其速也。《太素·本神论》："有因而疾败之。"（按：疾，《素问》无。）○疾，病气也。《素问·五常政大论》：

“其动掉眩巅疾。”（［新校正］云：气字衍。）〇疾，劲也。《素问吴注·水热穴论》：“其风疾。”〇疾，速也。《素问吴注·气穴论》：“疾泻无怠。”〇疾，速也。旧作“肝使内也”，昆僭改“肝”为“疾”。《素问吴注·痿论》：“生于疾使内也。”〇疾，急疾也。《类经·脉色类二五》：“其应疾。”〇疾，急数也。《类经·疾病类五》：“则脉流薄疾。”〇疾，速也。《类经·经络类八》：“疾写无怠。”〇疾，速也。《类经·针刺类四五》：“则发气疾。”〇疾按，谓针出穴已，速疾按之。《素问·针解》：“徐出针而疾按之。”

蒺 jí　疾也。《本草纲目·蒺藜》。

極（极）jí　尽也。《素问吴注·六节藏象论》：“不能极于天地之精气。”〇极，尽也。《素问吴注·上古天真论》：“亦可使寿而有极时。”〇极，尽也。《素问吴注·移精变气论》：“治之极于一。”〇极，尽也。《类经·脉色类二二》：“不能极于天地之精气则死矣。”〇极，尽也。《类经·摄生类三》：“而有极时。”〇极精，言专一未乱。《类经·论治类十五》：“极微极精。”〇极，气之散易故曰极。《素问·天元纪大论》：“物极为之变。”〇极微，言轻浅未深。《类经·论治类十五》：“极微极精。”

藉 jí　藉藉，梦死状也。《素问·方盛衰论》：“见人斩血藉藉。”（横排本作“借借”，影印本作“藉藉”。）〇藉藉，积尸状。《素问吴注·方盛衰论》：“见人斩血藉藉。”

瘠 jí　音藉也。《太素·十二水》："瘠瘦而形肉脱者。"○瘠，音籍。《素问·灵兰秘典论》："陷身于羸瘠矣。"○瘠，音寂。瘠瘦也。《类经·论治类十二》："病去而瘠奈何。"

蕺 jí　音戢。《证类本草·蕺》："蕺。"○蕺，音戢。《本草纲目·蕺》。

濈 jí　阻力切。汗出和貌。《伤寒论·辨脉法》："濈然汗出也。"○濈，壮立切，和也，汗出也。《伤寒总病论·叙论》："濈然汗出而解也。"○濈，阻立切。《医宗金鉴·伤寒论注·太阳下篇》："濈然汗出也。""濈濈，连绵之意，即俗云'汗一身不了又一身'是也。"

泲 jǐ　音济。《类经·论治类十五》注："酒之甘浊而不泲者曰醴。"

擠(挤) jǐ　音虀。《历代名医蒙求·异人治疽》："无用手挤。"

脊 jǐ　中行椎骨曰脊。《类经·经络类二》："挟脊抵腰中。"○脊骨，脊，音即。椎骨也。《类经图翼·周身骨部名目》。○脊，音积。背脊。《厘正按摩要术·按胸腹》："与肾附于脊之十四椎相对。"○脊间，谓脊骨节间也。《素问·刺禁论》："刺脊间中髓为伛。"

麂 jǐ　音几。《素问·五常政大论》注："毛显，谓毛虫麋鹿麞麂猯兔虎狼显见。"○麂，音几。《证类本草·豆蔻》："甘蕉、麂目并小冷尔。"○麂，音几。《证类本草·麂》："《图经》曰：麂，出东南山谷。"○麂，音纪。《证类本草·麂》："麂。"○麂，其声几几然，故曰麂。《本草纲目·麂》。

麂 jǐ 与麂同。《证类本草·麂》："《尔雅》：麂，大麢。"

伎 jì 音技。伎，多能也。《素问吴注·灵兰秘典论》："技巧出焉。"〇伎，技同。《类经·藏象类一》："技巧出焉。"〇伎俩，音技两。巧也。《厘正按摩要术·咒法》："谓为江湖伎俩耳。"

芰 jì 音伎。《证类本草·第二十三目录》："芰实。"〇芰，音伎。《证类本草·芰实》："芰实。"〇芰，音伎。菱角也。《证类本草·总目录》："芰实。"〇芰，音妓。《本草纲目·芰实》。〇芰，楚谓之芰。《本草纲目·芰实》。

魌 jì 音妓。《证类本草·山茱萸》："一名魌实。"

季 jì 小也。季胁，胁下尽处短小之肋，是为季胁。《类经·经络类十八》："腋以下至季胁长一尺二寸。"〇季胁，季肋曰季胁。《太素·骨度》："腋下至季胁。"〇季胁，胁下软肉也。《素问吴注·脉要精微论》："尺内两旁，则季胁也。"〇季胁，小肋也。《类经·藏象类二八》："脾高则眇引季胁而痛。"〇季胁，小肋也。《类经·脉色类二》："尺内两旁，则季胁也。"〇季胁，小肋也。《类经图翼·骨度》。〇季胁，胁下尽处短小之肋，是为季胁。《类经·经络类十八》："腋以下至季胁长一尺二寸。"〇季胁，胁下小肋。《类经图翼·周身骨部名目》。

悸 jì 心跳动也。《素问·气交变大论》："民病身热烦心躁悸。"〇悸，其季切。心动也。《伤寒论·辨太阳病脉证并治中》：

J

“身重心悸者。”○悸，其季切，心动也。《伤寒总病论·少阴证》：“其人或咳或悸。”○悸，其季切。《历代名医蒙求·瞏知非娠》：“仓卒怖悸。”○悸，音匮，心动也。《类经·针刺类三七》：“巅疾始作而引口啼呼喘悸者。”○悸，音匮。心跳动也。《类经·运气类十》：“民病身热烦心躁悸。”○悸，音季。心动也。《厘正按摩要术·痰迷》：“在心则悸。”○悸，音季。《医宗金鉴·伤寒论注·太阳上篇》：“必心下悸。”

洎 jì　及也。音冀。《历代名医蒙求·光逊吸酒》：“以辛辣物洎胡椒干姜等屑之。”

計（计）jì　约也。《素问吴注·六节藏象论》：“计人亦有三百六十五节。”

紀（纪）jì　所以纲纪形气，言其平也。《素问·阴阳类论》：“一阳为纪。”○纪，谓纲纪。《素问·六节藏象论》：“所以纪化生之用也。”○纪，法也。《素问吴注·方盛衰论》：“用之有纪。”○纪，纲纪也。《素问吴注·五藏生成》：“五决为纪。”○纪，记也。《素问吴注·六节藏象论》：“所以纪化生之用也。”○纪者，记其事也。《素问吴注·六元正纪大论》：“六元正纪大论。”○纪，纲纪也。《类经·脉色类九》：“察之有纪。”○纪，记也。《类经·运气类一》：“所以纪化生之用也。”○纪，考纪也。《类经·阴阳类四》：“天有八纪。”○纪，条理也。《类经·脉色类七》：“用之有纪。”○纪，小曰纪。《类经·阴阳类一》：“万物之纲纪。”○纪者，变异之候。《类经·运气类十二》：“变异者复之纪。”

際（际）jì　音祭。画也。《难经·二难》：“从关至鱼际是寸内。”

穄jì　音祭。《本草纲目·稷》：“穄。”“‘南人承北音，呼稷为穄，谓其米可供祭也。”

暨jì　音既。《证类本草·栗》：“诸暨栗形大皮厚。”

鱀（鳖）jì　音志。《本草纲目·海豚鱼》：“鳖鱼。”

稷jì　小米也。粳者为稷，糯者为黍。《类经·藏象类四》：“其谷稷。”〇稷稷，嗟其已应。《素问·宝命全形论》：“见其稷稷。”〇稷稷，言其针之卓立如树禾也。《素问吴注·宝命全形论》：“见其稷稷。”〇稷稷，言气盛如稷之繁也。《类经·针刺类九》：“见其稷稷。”

薊（蓟）jì　犹髻也，其花如髻也。《本草纲目·大蓟》：“大蓟。”

檕jì　音计。《本草纲目·山楂》：“檕梅。”

齊（齐）jì　音剂也。《太素·寒热杂说》：“凡此四时，各以为齐。”〇齐，剂同，药剂也。《类经·论治类十四》：“必齐主治。”〇齐，剂同。《类经·论治类十五》：“必齐毒药攻其中。”〇齐，剂同。《类经·针刺类十八》：“各以其时为齐。”

濟（济）jì　泲同，犹酾滤也。《类经·经络类二三》：“济泌别汁。”

J

鰿（鲚）jì　音剂。《本草纲目·鲚鱼》。

鰿（鲼）jì　音脊。《本草纲目·贝子》："小曰鲼。"

罽jì　音蓟。罽，緭也，其纹斑如织緭也。《本草纲目·鳜鱼》："罽鱼。"

鮆（鲨）jì　音剂。《本草纲目·鲚鱼》："鲨鱼。"

檵jì　音计。《本草纲目·枸杞》："枸檵。"

鯽（鲫）jì　鲫鱼旅行，以相即也，故谓之鲫。《本草纲目·鲫鱼》。

鵋（鹍）jì　鹍鵸（jì qí），音忌欺。《本草纲目·鸱鸺》："鹍鵸。"

鵖（鸡）jì　音及。《本草纲目·伯劳附录鸡鸠》："《尔雅》名鵖鸡。"

加jiā　胜之也。《太素·阴阳杂说》："阳加于阴谓之汗。"○加，增重也，亦相陵也。《类经·运气类十二》："不能相加也。"

茄jiā　（《说文》：茄，芙蓉茎。从艸，加声。古牙切。）《本草纲目·莲藕》："按《尔雅》云：荷，芙蕖，其茎茄。"○茄，音伽。《本草纲目·茄》："茄乃莲茎之名。今呼茄菜，其音若伽，未知所自也。"

麚jiā　音加。《本草纲目·鹿》："鹿牡曰麚。"

痂 jiā　假瑕反，疮痂也。《太素·十五络脉》："小者如指痂疥。"〇痂，音加。《证类本草·水银》："主疥瘘痂疡。"〇痂，音加。《医宗金鉴·伤寒论注·平脉法篇》："久久为痂癞。"〇痂癞，上音加。《伤寒论·平脉法》："久久为痂癞。"

浹（浃）jiā　祖夹反，谓润洽也。《太素·经脉之一》："中风不浃数欠。"（按：不浃数欠，《灵枢》作"小便数而欠"。）

葭 jiā　音加。《本草纲目·芦》："葭。"《诗疏》："苇之初生曰葭。""葭者，嘉美也。"

J

豭 jiā　古暇切，牡豕也。谓之豭鼠矢者，得非牡鼠乎？《伤寒总病论·伤寒劳复证》："豭鼠屎二十一个。"（按：注云："即壮鼠也。"）〇豭，音加。《本草纲目·豕》："猳。"

嘉 jiā　美也。《本草纲目·嘉鱼》。

俠（侠）jiā　侠瘿（jiā yǐng），侠颈之瘤属也。《类经·疾病类十》："马刀侠瘿。"

莢（荚）jiá　兼牒反，如豆荚等草实。《太素·五藏脉诊》："脉至如交荚。"（按：荚，《素问》作"漆"，《甲乙》作"棘"。）〇荚，兼牒反，如豆荚等草实。《太素·五藏脉诊》："榆荚落而死。"〇荚，角曰荚。《本草纲目·大豆》。

頰（颊）jiá　曲颊也，近牙车是也。《太素·本输》："手太阳当曲颊。"〇颊，耳下曲处为颊。《类经·经络类二》：

“从缺盆上颈贯颊。”〇颊，耳下曲处为颊。《类经图翼·周身骨部名目》。〇颊，音筴。面旁也。《厘正按摩要术·痄疾》：“鼻颊生疮也。”〇颊，音狭。面两旁也。《厘正按摩要术·审形色》：“故以左颊配肝，右颊配肺。”〇颊前，即顴骨下近鼻两旁也。《素问·刺热》：“色荣颊前。”〇颊颊，得色貌。《类经·藏象类三一》：“太阳之上颊颊然。”

䴥（鹕）jiá　鹕鹟（jiá jú），音戞匊。《本草纲目·鸤鸠》：“鹕鹟。”

鉀 jiá　音甲。饼也。《证类本草·人胞》：“以五味和之如䭔鉀法。”

胛 jiǎ　音甲。背两旁骨也。《奇经八脉考·督脉》：“又别自脑下项循肩胛。”〇胛，音甲。《类经·经络类二》：“绕肩胛。”〇胛，音甲。背上两髆间也。《厘正按摩要术·小肠经图》：“肩贞，胛下两骨间。”

椵 jiǎ　音贾。《本草纲目·柚》：“《尔雅》谓之櫠，又曰椵。”

榎 jiǎ　叶小而早秀，故谓之榎。《本草纲目·楸》：“榎。”

檟（槚）jiǎ　音迟遐切。苦荼也。《本草纲目·苦菜》：“《释木》云：槚，苦荼也。”

瘕 jiǎ　食不消，瘕而为积病也。《太素·经脉之一》：“溏瘕泄。”〇瘕，谓女子宫中病，男子亦有瘕而为病。《太素·寒热相移》：“三阳急为瘕。”〇瘕，一作“疝”。

传写误也。《素问·气厥论》："为虙瘕。"○瘕，音贾。《素问·平人气象论》："寸口脉沉而弱，曰寒热及疝瘕少腹痛。"○瘕，音贾。《灵枢·邪气藏府病形》："微缓为水瘕痹也。"○瘕，古讶切。《难经·二十九难》："女子为瘕聚。"○瘕，音假。腹中久病。《伤寒论·辨阳明病脉证并治》："此欲作固瘕。"○瘕，腹病也。音加，又音架。《历代名医蒙求·任度蛇液》："而知蛇瘕也。"○瘕，音贾。积病也。《奇经八脉考·冲脉为病》："有瘕疝遗溺胁支满。"○瘕，寒而气痛之名。《素问吴注·大奇论》："不鼓皆为瘕。"○瘕，音贾。《素问吴注·平人气象论》："及疝瘕少腹痛。"○瘕，加、驾二音。《类经·疾病类二九》："病名曰疝瘕。"○瘕，加、驾二音。《类经·疾病类四六》："为虙瘕。"○瘕，加、驾二音。《类经·疾病类四四》："頞下逆顴为大瘕。"○瘕，加、驾二音。《类经·疾病类五七》："石瘕。"○瘕，加、驾二音。《类经·脉色类十九》："微缓为水瘕痹也。"○瘕，加、驾二音。结聚也。《类经·针刺类四六》："肠中有虫瘕及蛟蛕。"○瘕，加、驾二音。癥瘕。《类经·疾病类十》："溏、瘕、泄、水闭、黄疸。"○瘕，加驾二音。癥瘕也。《类经·经络类二七》："女子带下瘕聚。"○瘕，音加，又去声，癥瘕也。《类经·脉色类二四》："不鼓皆为瘕。"○瘕，音加，又去声。积聚也。《类经·脉色类十六》："曰寒热及疝瘕少腹痛。"○瘕，音遐。腹中积块有物形曰瘕。《厘正按摩要术·按法》："疝瘕少腹冤热而痛、出白，又曰可按。"○瘕，音蕸。癥瘕。《厘正按摩要术·积聚》："《巢氏病源》别立癥瘕病名，以不动者为癥，动者为瘕。"〇瘕，匣牙切。《医宗金鉴·伤寒论注·阳明篇》："此欲作固瘕。"〇瘕聚，气痛不常之名。《素问吴注·骨空论》："女子带下瘕聚。"

假 jiǎ　借也。《素问吴注·六元正纪大论》："有假其气。"〇假，假借也。《类经·运气类二三》："假者何如。"

肩 jiān　任也，载也。《类经·经络类三一》："名曰害肩。"〇肩胛，胛，音甲，肩解下成片骨也。亦名肩髆。《类经图翼·周身骨部名目》。〇肩胛，肩解下成片骨为肩胛，即肩骨也。《类经·经络类二》："绕肩胛。"〇肩解，肩后骨缝曰肩解。《类经·经络类二》："出肩解。"〇肩解，膂上两角为肩解。《类经图翼·周身骨部名目》。〇肩髃，肩角也，音隅，又音偶也。《太素·经筋》："从肩髃上颈。"

兼 jiān　谓兼寒热暄凉之气也。《素问·五运行大论》："其性静兼。"〇兼并，兼并诸脏也。《素问吴注·气交变大论》："专胜兼并。"

監（监）jiān　监监，多察貌。《类经·藏象类三一》："阳明之上监监然。"

堅（坚）jiān　定也。《太素·刺法》："而据未有坚然者。"〇坚，定也，固也。《素问·腹中论》："二者其气急疾坚劲。"〇坚，谓资其坚劲。《素问·汤液醪醴论》："稻薪者坚。"〇坚，刚也。《素问吴注·腹中论》："二者其气急疾坚劲。"

間（间）jiān　旧作问，僭改此。无间，无间可议也。《素问吴注·标本病传论》："正行无间。"○间，两骨之间。《素问吴注·气府论》："十五间各一。"○间，骨节之间也。《类经·经络类九》："侠背以下至尻尾二十一节十五间各一。"

肩jiān　古田切。《证类本草·冬葵子》："《尔雅》所谓'肩戎葵'者是也。"○肩。音坚。《本草纲目·蜀葵》："《尔雅》云：肩，戎葵也。"

煎jiān　煎厥，以煎迫而气逆，因以煎厥为名。《素问·生气通天论》："阳气者，烦劳则张，精绝辟积，于夏使人煎厥。"（按：《太素·调阴阳》作"前厥"。杨注："前厥，即前仆也。"）

湔jiān　湔浣（jiān huàn），洗也。上音笺，下胡管切。《历代名医蒙求·俞附浣胃》："湔浣肠胃。"

犍jiān　阳势阉去，寺人是也。《本草纲目·人傀》："五不男：天、犍、漏、怯、变也。"

蕳（苘）jiān　音间。《本草纲目·附录诸果》："苘子。"

鳽（䴔）jiān　音坚也。《证类本草·䴔䴖》："《尔雅》云：䴔，䴔䴖。"○䴔，音坚。《本草纲目·䴔䴖》："䴔。《禽经》曰：交目其名䴔。"

縑（缣）jiān　双丝曰缣。《本草纲目·帛》。

麉jiān　音坚。（原作"麈"。）《本草纲目·鹿》："绝有力曰麉。"

鰜（鳒）jiān　音兼。鳒，兼也。《本草纲目·比目鱼》："段氏《北户录》谓之鳒。"

減 jiǎn　谓偏少也。《素问·三部九候论》："中部之候相减者死。"〇减，衰其半也。《素问吴注·阴阳应象大论》："因其重而减之。"〇减，气化之衰也。《类经·运气类十一》："其化减。"〇减，损也。《类经·藏象类二八》："犹不能减也。"〇减，写也。《类经·论治类八》："因其重而减之。"〇减，当作缄，封藏之谓。《类经·藏象类二一》："目大而不减。"

瞼（睑）jiǎn　音检。《素问·气交变大论》注："眦，谓四际睑睫之本也。"〇睑，音检。眼弦也。《奇经八脉考·二跻为病》："一云脾之候在睑。"

檢（检）jiǎn　检押（jiǎn yā），规则也。《类经·针刺类二十》："以起度数法式检押。"

謇 jiǎn　音蹇。《历代名医蒙求·显识孕男》："徐謇。"

蹇 jiǎn　纪偃反。《太素·骨空》："蹇膝伸不屈。"〇蹇膝，谓膝痛屈伸蹇难也。《素问·骨空论》："蹇膝伸不屈治其楗。"〇蹇膝，膝痛而偃蹇也。《素问吴注·骨空论》："蹇膝伸不屈。"〇蹇膝，膝痛而举动艰难也。《类经·针刺类五一》："蹇膝伸不屈。"

簡（简）jiǎn　省要也。《素问·天元纪大论》："简而不匮。"〇简，要也。《类经·运气类三》："简而不匮。"

繭（茧）jiǎn　瓮曰茧。《本草纲目·蚕》。

鰎（鳒）jiǎn　居幰切。《证类本草·鲍鱼》："此是鳒鱼，非鲍鱼也。"

鹼（硷）jiǎn　音减。《证类本草·胡桐泪》："沦入土石鹼卤地。"○鹼，音减。石碱，可浣衣。《厘正按摩要术·验舌苔》："苔白如鹼者，胃中宿滞。"

見（见）jiàn　司天所见也。《素问吴注·五运行大论》："诸上见厥阴。"○见，现同。《素问吴注·气交变大论》："形见有善恶。"

間（间）jiàn　○间，去声。《素问吴注·宝命全形论》："间不容瞚。"○间，去声。《素问吴注·藏气法时论》："间甚之时。"○间，去声。《素问吴注·藏气法时论》："乃可言间甚之时。"○间，去声。《素问吴注·刺疟》："热间善惊。"○间，去声。《素问吴注·诊要经终论》："间者环也。"○间，去声。《素问吴注·至真要大论》："或间数日发。"○间，去声。间，差间也。《素问吴注·标本病传论》："谨察间甚。"○间，去声。间，隔也。《素问吴注·疟论》："其间日而作者何也。"○间，去声。言间有传至一脏便止。《素问吴注·标本病传论》："间一脏止。"○间，轻也。《太素·七邪》："是故间者为迷。"○间，谓多也。谓多形证而轻易。《素问·标本病传论》："谨察间甚。"○间，音涧。《伤寒总病论·叙论》："离间亲爱者。"○间，去声。《类经·脉色类十二》："脉反四时及不间藏。"○间，去声。间者，言病之浅。《类经·标本类五》："谨察间甚。"○间者，言其未甚也。《类经·疾病类八十》："是故间者为迷，甚者为惑。"○间，异也。《类经·运气类九》："其有间乎。"○间日，谓隔日。《素问·疟论》："其间日而作者何也。"○间甚，轻重也。《类经·脉色类三二》："以色言病之间甚奈何。"○间藏，间其所胜之藏而相传也。《类经·脉色类十二》："脉反四时及不间藏。"

建 jiàn　立也。《太素·经脉正别》："六律建主阳。"○建，立也。《素问·五藏生成》："先建其母。"○建，谓建立也。《素问·五运行大论》："考建五常。"○建，立也。《素问吴注·五藏生成》："先建其母。"○建，立也。《类经·疾病类十四》："先建其母。"○建，立也。《类经·运气类四》："考建五常。"

楗 jiàn　谓髀辅骨上，横骨下，股外之中。《素问·骨空论》："蹇膝伸不屈治其楗。"○楗，谓膝辅骨上，腰髋骨下为楗。《素问·骨空论》："辅骨上横骨下为楗。"○楗，音健。楗，谓髀辅骨上横骨下股外之中，侧立摇动取之，筋动应手。《素问·骨空论》："蹇膝伸不屈治其键。"○楗，是楗为股骨也。《素问吴注·骨空论》："辅骨上横骨下为楗。"○楗，音建。《素问吴注·骨空论》："治在楗。"○楗，音健，刚木。是楗为股骨也。《类经·经络类十九》："辅骨上横骨下为楗。"○楗，音健。股骨曰楗。《类经·针刺类五一》："治其楗。"

箭 jiàn　自关而西谓之箭。《本草纲目·箭笴及箭镞》。

葥 jiàn　音箭。《本草纲目·悬钩子》："葥，《尔雅》音箭。"

漸（渐）jiàn　渍也。《太素·五藏痿》："有渐于湿。"〇渐，近也。《素问吴注·痿论》："有渐于湿。"〇渐，平声。渐茹，伏泉也。《类经·针刺类三五》："下有渐茹。"〇渐，有来由也。《类经·疾病类七一》："有渐于湿。"〇渐茹，上音替。草根相牵引貌。《灵枢·刺节真邪》："下有渐茹，上生苇蒲。"（按：替，当作暂，《集韵》子念切。）〇渐茹，伏泉也。《类经·针刺类三五》："下有渐茹。"

薦（荐）jiàn　谓细草也。《素问·异法方宜论》："其民不衣而褐荐。"〇荐，谓藁作者为荐。《本草纲目·蒲席》。〇荐，草茵也。《素问吴注·异法方宜论》："其民不衣而褐荐。"〇荐，草茵也。《类经·论治类九》："其民不衣而褐荐。"

濺（溅）jiàn　音笺，浅而疾也。《类经·脉色类十》注："溅溅不反者，其将竭也。"

豇 jiāng　江、绛二音。《本草纲目·豇豆》。

僵 jiāng　后倒曰僵。《太素·经脉厥》："僵仆呕血善衄。"〇僵，居良切。《素问·厥论》："太阳厥逆，僵仆呕血善衄。"〇僵，居良切。《证类本草·马陆》："百足之虫，至死不僵。"〇僵，音姜。反僵，反张僵仆也。《类经·针刺类三七》："先反僵。"〇僵仆，上音姜，下音副。《伤寒论·平脉法》："卒然气脱则眩运僵仆而死。"

將（将）jiāng　领也。《类经·藏象类三》："故将两藏。"

○将，领也。《类经·经络类十六》：“足少阳太阴之所将。”
○将，随也。《类经·摄生类三》：“将从上古，合同于道。”

漿（浆）jiāng　古人每食必啜汤饮，谓之水浆。以酒为浆，言其饮无节也。《素问吴注·上古天真论》：“以酒为浆。”○浆，酢也。《本草纲目·水部》：“浆水。”

耩 jiǎng　耩耨（jiǎng nòu），音搆糯。《本草纲目·蒲公英》：“耩耨草。”

降 jiàng　谓下降。《素问·六微旨大论》：“气之升降。”

强 jiàng　腰脊强，居亮切，尸劲硬也。《伤寒总病论·太阳证》：“故头项痛而腰脊强。”

醬（酱）jiàng　将也，能制食物之毒，如将之平暴恶也。《本草纲目·酱》。

艽 jiāo　胶字（目录作音胶）。《证类本草·秦艽》：“秦艽。”○艽，音胶。《证类本草·八卷目录》：“秦艽。”○艽，音交。本名秦纠，以根作罗纹交纠者佳，故名秦艽。《本草纲目·秦艽》：“秦艽。”

交 jiāo　谓相交不相会入也。《太素·经脉之一》：“交人中。”○交，谓交合，阴阳之气不分别也。《素问·评热病论》：“病名阴阳交。”○交，谓交通也。《素问·方盛衰论》：“阴阳并交。”○交，当作绞。绞漆，阴阳乱也。《素问吴注·大奇论》：“脉之如交漆。”○交者，偶位相交。《素问吴注·五运行大论》：“阴阳交者危。”○交变，气之交会为变也。《素问吴注·气交变大论》："气之交变也。"○交漆，如写漆之交，左右旁至，缠绵不清也。《类经·脉色类二四》："脉至如交漆。"

䴔（鵁）jiāo　䴔䴖（jiāo jīng），音交睛。《本草纲目·䴔䴖》。

蛟 jiāo　即蛔属。《类经·针刺类四六》："肠中有虫瘕及蛟蛔。"○蛟龙，有鳞曰蛟龙。《本草纲目·蛟龙》。

鲛（鮫）jiāo　音交。《灵枢·阴阳二十五人》："太阳之上鲛鲛然。"○鲛，音交。鲛鲛，踊跃貌。《类经·藏象类三一》："太阳之上鲛鲛然。"○鲛，古曰鲛，今曰沙，其实一也。《本草纲目·鲛鱼》："或曰：本名鲛，讹为鲛。"

鲛（鮫）jiāo　本名鲛，讹为鲛。《本草纲目·鲛鱼》："或曰：本名鲛，讹为鲛。"

椒 jiāo　音焦。《厘正按摩要术·惊风》："凡推法，用葱椒水。"

焦 jiāo　热也。《太素·诸气状论》："焦绝赤色。"○焦，谓上焦也。《素问·四气调神大论》："肺气焦满。"○焦，喉舌燥也。《素问吴注·风论》："焦绝。"○焦，即椎之义，指脊骨之节间也，古谓之焦，亦谓之颌，后世作椎。《类经·经络类十一》："肺腧在三焦之间，心腧在五焦之间，膈腧在七焦之间。"○焦，音交。三焦者，水谷之道路也。气之所终始也。上焦在心下，下膈在胃上；中焦在胃中脘，不上不下也；下焦在脐下，当膀胱上口也。《厘正按摩要术·肿胀》："阳证起于中焦。"○焦绝，谓唇焦而文理断绝也。《素问·风论》："焦绝善怒吓。"

燋 jiāo　音椒。与“焦”通。伤火也。《厘正按摩要术·焠法》：“两手大指少商等处，各一燋。”○燋，音教。灼也。《厘正按摩要术·脐风》：“两大指少商诸穴各一燋。”

膲 jiāo　焦通用。《类经·经络类二》：“厉络三焦。”○膲，焦同。《类经·疾病类八三》：“邪气留于上焦。”○膲，焦同。《类经·针刺类五六》：“毛膝夭焦。”

鷦（鹪）jiāo　鹪鹩（jiāo liáo），《本草纲目·巧妇鸟》：“鹪鹩。”

蟭 jiāo　音焦。《证类本草·桑螵蛸》：“一名蜱蟭。”○蟭，音焦。《本草纲目·螳螂》：“鸦蟭。”

鷮（鸦）jiāo　大者曰鸦。《本草纲目·雉》：“《尔雅》云：鸦雉，长尾，走且鸣。”

角 jiǎo　谓额角也。《太素·经脉之一》：“上抵角。”（按：角，《灵枢》《甲乙》作“头角”。）○角，木声也。《素问·金匮真言论》：“其音角。”○角，谓木音，调而直也。《素问·阴阳应象大论》：“在音为角。”○角，为木音，和而长也。《素问吴注·阴阳应象大论》：“在音为角。”○角者，有物如角，古名阴挺是也。《本草纲目·人傀》：“五不女：螺、纹、鼓、角、脉也。”○角，谓额角也。《素问吴注·气府论》：“两角上各二。”○角，音调而直为角。《素问吴注·五常政大论》：“其音角。”○角，耳上侧旁曰角。《类经图翼·骨度》。

疞 jiǎo　古巧切。《金匮要略·妇人妊娠病脉证并治》：“腹中㽱痛。”〇㽱，腹中急痛也。音绞。《历代名医蒙求·法靖辨蛭》：“或日发心腹㽱痛。”

憿 jiǎo　古尧切。《素问·诊要经终论》：“刺胸腹者，必以布憿著之，乃从单布上刺。”新校正：“按别本憿一作㩐，又作撽。”（按：当作“缴”，谓以布缠身固定。《广雅·释诂》：“缴，缠也。”㩐、缴通。）

㩐 jiǎo　音叫。以布㩐着之也。《素问吴注·诊要经终论》：“必以布㩐着之。”〇㩐，音皎，布也。《类经·针刺类十九》：“必以布㩐著之。”

湫 jiǎo　子由切，又子小切。《伤寒论·辨脉法》：“脐筑湫痛。”〇湫，子由切。《医宗金鉴·伤寒论注·平脉法篇》：“脐筑湫痛。”

攪（搅）jiǎo　音绞。乱也。《厘正按摩要术·清里法》：“搅匀炖温。”

鱎（𫚙）jiǎo　音乔去声。𫚙者，头尾向上也。（按：音乔去声，似当音翘。头尾向上，言翘起也。）《本草纲目·白鱼》：“𫚙鱼。”

獥 jiào　音叫。《本草纲目·狼》：“其子曰獥。”

窌 jiào　力交切。《灵枢·淫邪发梦》：“及居深地窌苑中。”〇窌，窖同。《类经·疾病类八五》：“及居深地窌宛中。”

教 jiào　谓教童蒙也。《太素·阴阳杂说》：“非其人勿教。”

藠 jiào　音叫。《本草纲目・薤》："藠子。"

藒 jiē　音皆。亦作秸。《本草纲目・胡麻》："茎名麻藒。"

痎 jiē　有云二日一发名痎疟，此经但言夏伤于暑至秋为虐，或云痎疟，不必日发间日以定痎耳。《太素・疟解》："夫痎疟者，皆生于风。"（按：痎，《素问》作"痎"。）

痎 jiē　音皆。《太素・阴阳》："夏伤于暑，秋生痎疟。"○痎，痎瘦之疟也。《素问・四气调神大论》："秋为痎疟。"○痎，音皆。《素问吴注・四气调神大论》："秋为痎疟。"○痎，老也，亦曰瘦也。《素问・生气通天论》："秋为痎疟。"○痎，瘦也。《素问・阴阳应象大论》："秋必痎疟。"○痎，犹老也，亦瘦也。《素问・疟论》："夫痎疟皆生于风。"○痎，音皆。瘦疟也。《素问・四气调神大论》："秋为痎疟。"○痎，音皆。瘦疟也。《灵枢・论疾诊尺》："秋生痎疟。"○痎，音皆。疟也。《伤寒论・伤寒例》注："夏伤于暑，秋必病疟。"（医统本作痎疟。）成注："然后暑动搏阴而为痎疟。痎者二日一发，疟者一日一发。"○痎，音皆。《证类本草・腐婢》："主痎疟寒热。"○痎，音皆。《证类本草・龟甲》："痎疟。"○痎，音皆。《证类本草・猪苓》："主痎疟。"○痎，音皆。痎，亦虐也，夜病者谓之痎，昼病者谓之疟，方言书夜市谓之痎市，本乎此也。旧注，痎，老也。今觉非矣。《素问吴注・疟论》："夫痎疟皆生于风。"○痎，音皆。《类经・疾病类五》："秋为痎疟。"○痎，音皆。《类经・脉色类三三》："秋生痎疟。"○痎，音皆。《类经・摄生类四》："秋为痎虐。”○痎，音皆。《类经·阴阳类一》：“夏伤于暑，秋必痎虐。”○痎，音皆。皆也。疟证虽多，皆谓之虐，故曰痎疟。《类经·疾病类四八》：“夫痎疟皆生于风。”○痎，音皆。二日一发疟也。《厘正按摩要术·灸法》：“并治痎疟寒热黄胆等证。”

揭 jiē　举也，起辄反。《太素·五藏命分》：“揭唇者脾高。”○揭，奇哲反，高举也。《太素·五藏脉诊》：“如揭长竿。”○揭，举也。《类经·脉色类十三》：“如揭长竿末梢。”○揭，音讦。《医宗金鉴·伤寒论注·太阴篇》：“勿发揭衣被。”

J

街 jiē　道也。《太素·经脉标本》：“请言气街。”○街，六府气行要道也。《太素·经脉标本》：“知六府之气街者。”○街，衢道也。《太素·经脉之一》：“出气街。”○街，谓道也。《素问·水热穴论》：“此肾之街也。”○街，往来道也。《素问吴注·水热穴论》：“此肾之街也。”○街，犹道也。《类经·经络类十二》：“知六府之气街者。”

結（结）jié　即少阴络结也。《太素·经脉根结》：“有结者取之。”○结，系也。《太素·经脉根结》：“不知根结。”○结，聚。《太素·阴阳杂说》：“结阳者，肿四肢。”○结，聚也。《太素·阴阳合》：“结于命门。”○结，曲也。《太素·经筋》：“结于踝。”○结，谓聚也。《太素·经络别异》：“必刺其结上。”○结，谓束缚也。《太素·经脉之一》：“胭如结。”○结，小数中有还者，曰结也。《太素·人迎脉口诊》注。○结，纡曲也。《太素·藏府应候》："皮肉不相离者大肠结。"〇结，谓结固余怨。《素问·疏五过论》："离绝菀结。"〇结，谓血结于络中也。《素问·三部九候论》："索其结络脉。"〇结，谓怫郁不解也。《素问吴注·疏五过论》："离绝菀结。"〇结，聚也。《类经·经络类四》："上结于踝。"〇结，谓深情难解。《类经·论治类十八》："离绝菀结。"〇结喉，舌根直下，肺之上系，屈曲外凸者为结喉。《类经·经络类十八》："结喉以下至缺盆中长四寸。"

蛣 jié　音诘。《证类本草·蜣蜋》："一名蛣蜣。"〇蛣蝠，音乞屈。《本草纲目·木蠹虫》："蛣蝠。"〇蛣蜣，音诘羌。《本草纲目·蜣螂》："蛣蜣。"

睫 jié　音接。《素问·上古天真论》注："近在眉睫之内。"〇睫，音截，子叶切。目旁视也。《丹溪手镜·释音》。

䀹 jié　音接。《素问·气交变大论》。（按：䀹字见于释音，而经注均无。注文有"眦谓四际睑睫之本也"句，中有"睫"字。"睫"与"䀹"同，或有版本作"䀹"者。）

節（节）jié　即气穴也。《太素·虚实所生》："夫十二经脉者，皆络三百六十五节。"〇节，时也。《太素·五藏命分》："化五节者也。"〇节，约也，谓刺道节约也。《太素·五节刺》："余闻刺有五节奈何。"〇节，谓脊骨之节。《素问·疟论》："其明日日下一节。"〇节，谓节气。外所以应十二月，内所以主十二经脉也。《素问·宝命全形论》："人有十二节。"〇节，脊节也。《素问吴注·疟论》："其明日日下一节。"〇节，骨节也。《类经·藏象类十六》："人有三百六十节。"〇节，制也。《类经·藏象类一》："治节出焉。"〇节论，犹要论也。《素问吴注·长刺节论》："长刺节论。"

劫 jié　音讦。《医宗金鉴·伤寒论注·坏病篇》："因火劫而致烦惊。"〇劫之，夺其强盛也。《类经·论治类四》："薄之劫之。"

蜐 jié　音劫。《本草纲目·石蜐》。

蛣 jié　音劫。与蜐同。《本草纲目·石蜐》："紫蛣。"

詰（诘）jié　溪吉切。《历代名医蒙求·万福见顶》："张诘旦候芳。"

竭 jié　渠孽切。尽也。《伤寒论·辨可吐》注："其下者引而竭之。"〇竭，尽也。《素问吴注·生气通天论》："阳气乃竭。"〇竭，尽也。《素问吴注·阴阳应象大论》："其下者引而竭之。"〇竭，袪除也。《类经·论治类八》："其下者引而竭之。"

潔（洁）jié　清静也，心之不浊乱。《太素·知汤药》："洁静府。"〇洁洁，清净貌。《类经·藏象类三一》："太阳之下洁洁然。"〇洁净府，谓泻膀胱水去也。《素问·汤液醪醴论》："洁净府。"

秸 jié　鈌秸，短也。《本草纲目·菝葜》："菝葜，犹鈌秸也。"

羯 jié　《本草纲目·羊》："羯。"

J

解 jiě　上声。《素问·上古天真论》："今五藏皆衰，筋骨解堕。"○解，谓骨解。《素问·骨空论》："寒府在附膝外解营。"○解，谓骨解之中经络也。《素问·气穴论》："内解泻于中者十脉。"○解，音介。《素问·病能论》："有病身热解堕。"○解，离其经谓之解。《素问吴注·著至教论》："诵而未能解。"○解，释也。《素问吴注·阳明脉解》："阳明脉解。"○解，音械。《类经·经络类十一》："应在中而痛解。"○解惑，犹解气迷惑。《类经·针刺类三三》："解惑者，尽职调阴阳。"○解脉，足太阳支别之脉也。《素问吴注·刺腰痛论》："解脉令人腰痛。"

介 jiè　甲也。外被甲介，金坚之象也。《素问·五运行大论》："其虫介。"○介，虫族之有甲者为介虫。《素问吴注·六元正纪大论》："阳明所至为介化。"○介，甲也。《素问吴注·五运行大论》："其虫介。"○介介，喉中气如哽也。《太素·咳论》："喉中介介如哽状。"（按：介介，《甲乙》作"喝喝"。）○介介，坚硬而有妨碍之意。《素问吴注·咳论》："喉中介介如梗状。"○介介，如有所梗妨碍之意。《类经·疾病五二》："喉中介介如梗状。"

吤 jiè　古介反。《太素·五藏脉诊》："大甚为喉吤。"○吤，音戒。《灵枢·邪气藏府病形》："大甚为喉吤。"○吤，音介。《类经·脉色类十九》："大甚为喉吤。"○吤，音介。吤吤然，有声也。《类经·针刺类二四》："嗌中吤吤然数唾。"○吤吤，谓阂，咽嗌之中，如有物阂也，居薤反。《太素·府病合输》："嗌中吤吤然数唾。"○吤吩然，有声也。《类经·针刺类二四》：“嗌中吩吩然数唾。”

芥 jiè　界也。《本草纲目·芥》：“菜中之介然者，食之有刚介之象，故字从介。”

界 jiè　畔际也。《太素·五邪刺》：“视其所在迎之界。”

疥 jiè　公薤反。《太素·十五络脉》：“小者如指痂疥。”〇疥，音戒。疮疥。《厘正按摩要术·浴法》：“令儿终身无疮疥。”

魪（鲚）jiè，音介。魪，相介也。《本草纲目·比目鱼》：“《吴都赋》谓之魪。”

鴘（䲸）jiè，音介。《本草纲目·鹖鸡》：“青黑色者名曰鴘。”

戒 jiè　韩康伯曰：防患曰戒。《素问·灵兰秘典论》：“非斋戒择吉日，不敢受也。”〇戒，防欲曰戒。《素问吴注·灵兰秘典论》：“非斋戒择吉日，不敢受也。”〇戒，远欲曰戒。《类经·藏象类一》：“非斋戒择吉日，不敢受也。”

巾 jīn　巾针，一本作布针。《灵枢·九针论》：“取法于巾针。”

金 jīn　秋也。《太素·变输》注：“经，金也。”〇金，谓器属也。《素问·五常政大论》：“革金且耗。”〇金，性音声而坚劲。《素问·金匮真言论》：“其类金。”〇金匮，帝王藏书者也。《素问吴注·金匮真言论》：“金匮真言论。”

津 jīn　腠理发泄汗出，谓之津。《太素·肠度》：“水谷精气津液皆尽矣。”〇津，汗也。《太素·经脉之一》：“是主津所生病。”〇津，汗出腠理谓之津。《素问吴注·调

J

经论》："人有精气津液。"〇津，溢也。《类经·疾病类五》："肝气以津。"〇津液，即泣汗涎涕唾也。《太素·五藏命分》："六府者，所以化谷而行津液者也。"〇津液者，水也。《素问·汤液醪醴论》："津液充郭。"

筋 jīn　〇筋挛，肾水不能养筋也。《类经·疾病类九》："头痛筋挛骨重。"〇筋软，毒出于肝而筋柔软也。《素问吴注·通评虚实论》："暴痈筋软。"

黅 jīn　黄也。《素问·六元正纪大论》："其谷玄黅。"〇黅，黄也。《素问·五常政大论》："其谷黅秬。"〇黅，黄也。《素问·至真要大论》："司气为黅化。"〇黅，音今。《素问·五运行大论》注："物成土化，则表见黅黄之色。"〇黅，居吟切。《素问吴注·六元正纪大论》："其谷玄黅。"〇黅，居吟切。黄色为黅。《素问吴注·五运行大论》："黅天之气。"〇黅，音今，黄也。《类经·运气类十》："其谷黅。"〇黅，音今。《类经·运气类十三》："其色黅玄。"〇黅，音今。黄色，土气也。《类经·运气类四》："黅天之气。"

堇 jǐn　音谨，又音芹。《本草纲目·石龙芮》："水堇。"〇堇，音近。《本草纲目·乌头》："堇。"

僅（仅）jǐn　余也，才也。音谨去声。《历代名医蒙求·光逊吸酒》："仅半杯。"

箽 jǐn　音谨。《证类本草·竹叶》："箽竹叶。"

緊（紧）jǐn　盛也。《太素·变输》："阴气紧。"〇紧，谓动而中止。《太素·人迎脉口诊》："紧则灸刺且饮药。"○紧，缩也。《素问·气交变大论》："其化紧敛。"○紧敛，缩而收也。《素问吴注·气交变大论》："其化紧敛。"

錦（锦）jǐn　锦以五色丝织成文章，故字从帛，从金，谐声，且贵之也。《本草纲目·锦》。

謹（谨）jǐn　顺也。《太素·调阴阳》："谨道如法。"

近 jìn　谓犯星常在。《素问·气交变大论》："应近则小。"

盡（尽）jìn　极也。发尽，胀满之极也。《素问吴注·阴阳别论》："心腹满发尽。"○尽，亏损也。《素问吴注·方盛衰论》："阴阳气尽。"○尽意，欲穷所知也。《太素·经脉标本》："臣请尽意悉言之。"○尽气，谓出血而尽针下取所病脉盛邪之气。《素问·诊要经终论》："尽气闭环。"

藎（荩）jìn　音烬。《证类本草·荩草》："荩草。"○荩，音烬。《证类本草·十一目录》："荩草。"○荩，音烬。《证类本草·总目录》："荩草。"○荩，音烬。《本草纲目·荩草》。

蠀 jìn　音进。《证类本草·第二十二目录》："蜮蠀。"○蠀，音进。《证类本草·马刀》："蠀蜮。"○蠀，蜮蠀。《证类本草·总目录》："蜮蠀。"○蠀，音进。《本草纲目·蜮蠀》。

浸 jìn　浸淫，滋长也。《太素·四时脉形》："为浸淫。"○浸淫，热不得去，浸渍而淫，邪热渐深之名。《素问吴

J

注·玉机真藏论》："太过则令人身热而肤痛，为浸淫。"〇浸淫者，渐次淫甚也。《素问吴注·气交变大论》："身热骨痛而为浸淫。"

禁 jìn 谓二阴禁止也。《素问·五常政大论》："其动铿禁瞀厥。"〇禁，谓禁止也。《素问·离合真邪论》："工不能禁也。"〇禁，固也。《素问吴注·五常政大论》："其动铿禁瞀厥。"〇禁，谓刺之有害者宜禁之，不得刺也。《素问吴注·刺禁论》："刺禁论。"〇禁，与噤同，咬牙也。《素问吴注·至真要大论》："诸禁鼓栗。"〇禁，噤也，寒厥咬牙曰噤。《类经·疾病类一》："诸禁鼓栗。"〇禁，声不出也。《类经·运气类十三》："其动铿禁瞀厥。"〇禁器，比藏府也。《太素·胀论》："若匣匮之藏禁器也。"

噤 jìn 巨禁切。《灵枢·热病》："齿噤龂也。"〇噤，音禁。口闭也。《奇经八脉考·督脉为病》："其证卒口噤。"〇噤，求禁切。牙关不开曰噤。《类经·针刺类四十》："齿噤龂也。"〇噤，渠饮切。《医宗金鉴·伤寒论注·太阳上篇》："大烦而口噤不能言。"

靳 jìn 音斤上声。《历代名医蒙求·靳邵五石》："靳邵不知何许人。"

京 jīng 外踝下如前高骨，名曰京骨。《太素·骨度》："外踝以下至京骨。"〇京骨，谓外踝下近前高故也。京，大也。《太素·经脉之一》："循京骨至小指外侧。"〇京骨，小指本节后大骨曰京骨。《类经·经络类二》："循京骨。"

驚（惊）jīng　今之痫也。《素问吴注·著至教论》："积并则为惊。"〇惊，心实而惊。《素问吴注·五藏生成》："惊。"〇惊狂，癫狂也。《素问吴注·调经论》："故为惊狂。"

粳 jīng　粳、秔二字同音。《证类本草·粳米》："秔、粳，二字同音。"〇粳，音庚。《本草纲目·粳》。〇粳者，硬也。《本草纲目·粳》："不黏者为粳。"

秔 jīng　秔、粳，二字同音。《证类本草·稻》："秔、粳，二字同音。"〇秔，与粳同。《本草纲目·粳》："秔。"

J

稉 jīng　音庚。俗作"粳"。《类经·气味类二》："稉米甘。"

涇（泾）jīng　大便。《素问·调经论》："形有余则腹胀泾溲不利。"〇泾，水行有常也。《素问吴注·调经论》："泾溲不利。"〇泾，水名。《类经·疾病类三五》："泾溲不利。"〇泾，音经。水名也。《类经·疾病类十八》："形有余则腹胀泾溲不利。"

莖（茎）jīng　音衡。《难经·八难》："根绝则茎叶枯矣。"〇茎，阴茎也。《类经·脉色类三二》："其圜直为茎痛。"〇茎，英、行二音，阴茎也。《类经·经络类二七》："其男子循茎下至篡。"〇茎，英、行二音，阴茎也。《类经·经络类五》："结于茎。"〇茎者，宗筋也。《类经·藏象类十六》："人有足十指茎垂以应之。"

鶄（䴖）jīng　音睛。《本草纲目·䴔䴖》。

經（经）jīng　金也。《太素·变输》："长夏刺经。"〇经，谓十二经并八奇经。《太素·诊候之一》："视其经络浮沉。"〇经，正经、奇经也。《太素·知官能》："明于经隧。"〇经者，通也，肺气至此常通，故曰经也。《太素·本输》："经渠者，寸口之中也，动而不居，为经。"〇经，常也。《素问·宝命全形论》："能经天地阴阳之化者。"〇经，谓经纶，所以济成务。《素问·阴阳类论》："三阳为经。"〇经，谓经脉，非经法也。《素问·示从容论》："何必守经。"〇经，谓经脉。《素问·阳明脉解》："连经则生。"〇经，谓经脉。《素问·阴阳离合论》："人有四经十二从。"〇经，谓经脉也。《素问·藏气法时论》："取其经。"〇经者，藏脉之所起第四穴，府脉之所起第五穴。《灵枢·九针十二原》曰：所行为经。《素问·咳论》："浮肿者治其经。"〇经者，常也，有常规也。《本草纲目·妇人月水》："月经。"〇经，经隧也。《素问吴注·调经论》："调经论。"〇经，经穴之所行者。《素问吴注·厥论》："以经取之。"〇经，径也。言五天之气经于天，其所经相距之宿，则如本文之所谓也。《素问吴注·五运行大论》："丹天之气，经于牛女戊分。"〇经，谓经旨，圣道之所载也。《素问吴注·疏五过论》："与经相明。"〇经，直行曰经。《素问吴注·通评虚实论》："经络皆实。"〇经者，上古经言。《素问吴注·调经论》："经言阳虚则外寒。"〇经者，直行之称。《素问吴注·阴阳类论》："三阳为经。"〇经者，常也，有常规也。《本草纲目·妇人月水》："月经。"〇经，大经也。《类经·疾病类七》："三阳为经。"〇经，经常也。《类经·脉色类九》："始之有经。"〇经，经脉也。《类经·疾病类二七》："经有五风。"〇经，十二经也。《类经·疾病类十六》："经络俱实何如。"○经道，常道也。《类经·论治类十八》："以明经道。"○经者，常脉。《类经·脉色类二五》："必先知其经脉。"○经，当作泾。《类经·藏象类十》："实则腹胀泾溲不利。"○经脉，二十八脉在肤肉之理，皆上下行，名曰经脉。《太素·脉度》："经脉为里。"○经脉者，谓手足三阴三阳之脉也。《素问·离合真邪论》："人有经脉。"○经脉，直行之脉，如帛之有经也。《素问吴注·阴阳应象大论》："端络经脉。"○经脉，经常不病之脉。《素问吴注·决死生论》："必先知经脉。"○经脉别论，言经脉别有所论，出于常谈之外也。《素问吴注·经脉别论》："经脉别论。"○经刺，必中其经，非络脉也。《素问吴注·缪刺论》："不调者经刺之。"○经盛，谓面目颈颔足跗腕胫皆躁盛而动也。《素问·诊要经终论》："其上下经盛。"○经俞，经脉穴俞。《素问吴注·缪刺论》："不入于经俞。"○经水，谓海水、清水、渭水、湖水、沔水、汝水、江水、淮水、漯水、河水、漳水、济水也。以其内合经脉，故名之经水焉。《素问·离合真邪论》："地有经水。"○经水，谓泾渭湖沔江淮汝漯漳济河海也。《素问吴注·离合真邪论》："地有经水。"○经隧，谓之经隧者。经脉流行之道也。《素问吴注·调经论》："皆出于经隧。"○经终，六经败绝而终之证也。《素问吴注·诊要经终论》："诊要经终论。"

精 jīng　肺液也。《太素·阴阳杂说》："藏精于肺。"○精，命门所藏，谓之精也。《太素·肠度》："水谷精气津液皆尽矣。"○精，脾中散膏半斤，主裹血温五藏也。《太

J

素·阴阳杂说》："藏精于脾。"○精，谓木精也，汁也。《太素·阴阳杂说》："藏精于肝。"○精，谓有而不虚也。《太素·知汤药》："极微极精。"○精者，谷之精液，谓之汗也。《太素·热病说》："人所以汗出者，皆生于谷，谷生于精。"○精，谓精气也。《素问·金匮真言论》："藏精于肝。"○精，两神相薄，合而成形，常先身生，谓之精。《素问吴注·调经论》："人有精气津液。"○精，阴阳之凝结成象者谓之精。《素问吴注·阴阳应象大论》："故天有精。"○精，五谷之精也。《素问吴注·经脉别论》："散精于肝。"○精，阴体也。《素问吴注·评热病论》："巨阳引精者三日。"○精，真气也。《素问吴注·四时刺逆从论》："与精相薄。"○精者，精微妙境也。《素问吴注·金匮真言论》："合心于精。"○精，人之水也。《类经·经络类一》："人始生，先成精。"○精，食气之精华也。《类经·藏象类十二》："食气入胃，散精于肝。"○精气，天禀也。《类经·脉色类二二》："不能极于天地之精气则死矣。"○精明，穴名也，在明堂左右两目内眦也。《素问·脉要精微论》："切脉动静而视精明。"○精明，目中眸子精神也。《素问吴注·脉要精微论》："而视精明。"○精气，气之清而美者。《素问吴注·奇病论》："脾为之行其精气。"○精气，饮之精气也。《素问吴注·经脉别论》："游溢精气。"○精微，言非粗浅也。《素问吴注·脉要精微论》："脉要精微论。"○精神，二五之神也。《素问吴注·生气通天论》："故圣人传精神。"

麖 jīng　音京。《证类本草·鹿》："类鹿而更大名麖。"○麖，大者曰麖。《本草纲目·麂》。

鼱 jīng　音精。《本草纲目·鼠附录》："鼩鼱。"

井 jǐng　木也。《太素·变输》："病在藏者，取之井。"○井，为木也。《太素·变输》："冬刺井。"○井者，古者以泉源出水之处为井也，掘地得水之后，仍以本为名，故曰井也。《太素·本输》："少商者，手大指内侧也，为井。"○井，指端穴也。《素问吴注·刺疟》："刺指井。"

璟 jǐng　音影。《历代名医蒙求·璟知非娠》："潘璟，字温叟，名医也。"

頸（颈）jǐng　项前也。《太素·经脉之一》："从缺盆上颈贯颊。"○颈，项前曰颈。《太素·经脉之一》："循颈行手少阳之前。"○颈，项前曰颈。《太素·痈疽》："发于颈。"○颈，项前也。《素问·腹中论》："有病膺肿颈痛胸满腹胀。"○颈，前颈也。《类经·疾病类八六》："发于颈，名曰夭疽。"○颈，头茎曰颈。《类经·经络类二》："从缺盆上颈贯颊。"○颈，项前也。《类经·疾病类三八》："有病膺肿颈痛。"○颈，音景。《医宗金鉴·伤寒论注·太阳上篇》："剂颈而还。"○颈脉，足阳明人迎脉也。《太素·尺诊》："其颈脉动时咳。"○颈脉，谓耳下及结喉旁人迎脉也。《素问·平人气象论》："颈脉动喘疾咳。"○颈脉，谓结喉之旁人迎处也。《素问吴注·平人气象论》："颈脉动喘疾咳。"○颈脉，谓结喉旁动脉。《类经·疾病类五九》："颈脉动。"○颈膺如格，言颈与胸膺，如相格拒，不顺应也。《素问·奇病论》："颈膺如格。"○颈项，头颈之侧曰颈，头颈之后为项。又脑后曰项。《类经图翼·周身骨部名目》。

螿 jǐng　音惊，又音加。《本草纲目·蛤蟆》："螿蟆。"

勁（劲）jìng　急也。《太素·刺法》："劲则气滑血清。"○劲，刚也。《素问·腹中论》："二者其气急疾坚劲。"○劲，前锐也。《素问·五运行大论》："其政为劲。"○劲，锐也。《素问·气交变大论》："其政劲切。"○劲，锐也。《素问·五常政大论》："其政劲肃。"○劲，谓劲强，急之甚也。《素问·平人气象论》："急益劲。"○劲，居正切。健也。《伤寒论·平脉法》注："死肝脉来急益劲。"○劲，强急也。《类经·脉色类十三》："死肝脉来，急益劲。"○劲切，锐急也。《类经·运气类十》："其政劲切。"

葝 jìng　目盈切（按：《尔雅》作"巨盈"，"目"字误）。《证类本草·薤》："《尔雅》云：葝，山蘩。"○葝，山韭也。《本草纲目·薤》："《尔雅》云：葝，山韭也。"

脛（胫）jìng　谓膝下胫骨也。《太素·痈疽》："发于胫。"○胫，膝下长骨曰胫。《太素·伏梁病》："股胫皆肿。"○胫，形定切。《难经·十六难》："足胫寒而逆。"○胫，胡定切。《伤寒论·辨太阳病脉证并治上》："两胫拘急而谵语。"○胫，音行。亦作䯒。《本草纲目·羊》："胫骨。"○胫，溪敬切。《类经·经络类四》："上循胫外廉。"○胫，溪敬切。《类经·经络类五》："循胫骨外廉。"○胫，行景、行敬二切。足胫也。《类经·疾病类八六》："发于胫。"○胫，形景、形敬二切。《类经·疾病类二》：“悗生胫寒。”○胫，形敬切。胻骨曰胫。《类经·经络类二》：“下循胫外廉。”○胫，形影、形敬二切。《类经·疾病类十》：“胸胁肋髀膝外至胫绝骨外踝前及诸节皆痛。”○胫，形影、形敬二切。足胫骨也。《类经图翼·周身骨部名目》。○胫，形影切，又去声。《类经·针刺类五一》：“淫泺胫痠。”○胫，胡定切。脚胫。《厘正按摩要术·察手足》：“足胫冷，主寒。”

痙（痉）jìng　巨郢切。《素问·六元正纪大论》：“太阳所至为寝汗痉。”○痉，巨井切。《灵枢·热病》：“热而痉者死。”○痉，巨井切。强急也。《伤寒论·辨痉湿暍脉证第四》注：“痓，当作痉。”“痉者，强也。”○痉，巨井切。《证类本草·苍术》：“死肌痉。”○痉，巨郢切。《证类本草·石胆》：“诸痫痉。”○痉，音颈。风强病也。《奇经八脉考·二跻为病》：“风痉反折。”○痉，筋强而不柔和也。《素问吴注·至真要大论》：“诸痉项强。”○痉，音敬。痉，项背腰脊强直也。《素问吴注·六元正纪大论》：“太阳所至为寝汗痉。”○痉，求影切，中原韵音敬。强直也。《类经·针刺类三六》：“风痉，身反折。”○痉，音敬。《类经·疾病类三五》注：“按全元起本痓作痉，谓手臂肩项强直也。”○痉，音敬。《类经·运气类二一》：“太阳所至为寝汗痉。”○痉，音敬。风强病也。《类经·疾病类一》：“诸痉项强。”○痉，音敬。坚强反张尤甚于瘛者也。《类经·疾病类六九》：“病在此者主痫瘛及痉。”○痉，音敬。风强病也。《类经·针刺类四十》：“热而痉者死。”○痉，音泾。方书以中寒湿，

J

发热恶寒，颈项强急，身反张如中风状，或掣纵口张为痉。《厘正按摩要术·叙》：“吴鞠通所谓客忤痉也。”〇痉，音泾。《医宗金鉴·伤寒论注·太阳上篇》：“结胸者项亦强如柔痉状。”〇胫，胡定切。《医宗金鉴·伤寒论注·差后劳复》：“膝胫拘急。”

静 jìng　无声也，亦谓静退，不先用事也。《素问·五常政大论》：“毛虫静。”〇静，安静也。《素问吴注·五常政大论》：“毛虫静。”〇静，静其针也，言静入而留止其针，无得转摇使气布散。《素问吴注·离合真邪论》：“静以久留。”〇静兼，体静而兼寒热温凉之气，统生长收藏之化也。《素问吴注·五运行大论》：“其性静兼。”

净 jìng　净府，膀胱也。《类经·论治类十五》：“洁净府。”

竟 jìng　尽也。《类经·脉色类二》：“上竟上者。”〇竟，尽也。《类经·运气类一》：“日六竟而周甲。”

敬 jìng　谓奉运气也。《素问吴注·天元纪大论》：“敬之者昌。”

垧 jiōng　古营切。《素问·三部九候论》注：“林外为垧。”

炅 jiǒng　热也。《太素·邪客》：“得炅则痛立已矣。”〇炅，热也。《太素·虚实所生》：“乃为炅中。”〇炅，音桂，热也。《太素·九气》：“炅则腠理开气泄。”〇炅，音桂也。《太素·杂刺》：“尽炅病已也。”〇炅，热也。《素问·长刺节论》：“尽炅病已。”〇炅，热也。《素问·调经论》：“乃为炅中。”〇炅，热也。《素问·举痛论》：“得炅则痛立止。”〇炅，热也。《素问·阴阳类论》：

“炅至以病皆死。”○炅，谓热也。《素问·疏五过论》：“脓积寒炅。”○炅，炯同。《素问吴注·长刺节论》：“尽炅病已。”○炅，炯同。《素问吴注·调经论》：“乃为炅中。”○炅，热气也。《素问吴注·卒痛论》：“炅则腠理开。”○炅，热也。《素问吴注·阴阳类论》：“炅至以病皆死。”○炅，音炯。《素问吴注·疏五过论》：“脓积寒炅。”○炅，音炯。炅，热也。《素问吴注·卒痛论》：“得炅则痛立止。”○炅，居永切，热气也。《类经·针刺类五十》：“病起筋炅病已止。”○炅，居永切，热也。《类经·疾病类二六》：“炅则气泄。”○炅，居永切，热也。《类经·疾病类七》：“炅至以病皆死。”○炅，居永切，热也。《类经·论治类十八》：“脓积寒炅。”○炅，居永切，热也。《类经·针刺类四七》：“尽炅病已。”○炅，居永切。炅汗，热汗也。《类经·针刺类三六》：“炅汗出。”○炅，居永切。热也。《类经·疾病类六六》：“得炅则痛立止。”○炅，居永切。热也。《类经·疾病类十九》：“乃为炅中。”○炅中，热中也。《素问吴注·调经论》：“乃为炅中。”

窘 jiǒng　急也。《太素·冲脉》：“窘乎哉！”○窘，奇殒反，急也。《太素·五藏命分》：“窘乎哉问也。”○窘，要也。《素问·灵兰秘典论》：“窘乎哉。”○窘，穷也。《素问吴注·灵兰秘典论》：“窘乎哉。”○窘，穷而难也。《类经·经络类七》：“窘乎哉问也。”○窘，穷也。《类经·藏象类一》：“窘乎哉。”○窘，言难也。《类经·藏象类二八》：“窘乎哉问也。”○窘，音迥。急也。《厘正按摩要术·痢疾》："里急者，腹窘痛也。"

䐃 jiǒng　臑等块肉也。《太素·十二水》："及䐃之大小。"（按：䐃，《灵枢》误作"䐅"。）○䐃，其涓反。《太素·真藏脉形》："身热脱肉破䐃。"○䐃，渠殒切。（按：影印本、横排本音释均误䐃从目，据二十二子本改。）䐃，谓肘膝后肉如块者。《素问·玉机真藏论》："身热脱肉破䐃。" ○䐃，渠殒切。䐃者，肉之标。"《素问·皮部论》："肉烁䐃破。"○䐃，谓肘膝后肉如块者。《素问·玉机真藏论》："身热脱肉破䐃。"○䐃者，肉之标。《素问·皮部论》："肉烁䐃破。"○䐃，渠永切。腹中䐃脂。《灵枢·寿夭刚柔》："形充而大肉䐃坚而有分者肉坚。"○䐃，渠殒切。䐃，肘膝髀厌高起之处。《素问吴注·玉机真藏论》："脱肉破䐃。"○䐃，音阃。肩肘髀厌皮肉也。《素问吴注·皮部论》："肉烁䐃破。"○䐃，劬允切，筋肉结聚之处也。《类经·脉色类二七》："脱肉破䐃。"○䐃，劬允切，筋肉结聚之处也。直音云：肠中脂。王氏曰：肘膝后肉如块者。《类经图翼·周身骨部名目》。○䐃，劬允切。《类经·藏象类二九》："本藏以身形支节䐃肉。"○䐃，劬允切。《类经·经络类三一》："肉烁䐃破。"○䐃，劬允切。肉之聚处也。《类经·藏象类二八》："肉䐃坚大者胃厚。"○䐃，渠允切。《类经·针刺类五八》："䐃肉破。"○䐃，渠允切。肉之结聚而坚者也。《类经·疾病类七六》："皮肤薄而其肉无䐃。"○䐃肉，肉之聚处也。䐃，劬允切。《类经·藏象类十八》："䐃肉不坚。"○䐃肉者，脂肉之聚处也。䐃，劬允切。《类经·藏象类十六》："人有䐃肉。”○䐃者，筋肉结聚之处。䐃，劬允切。《类经·藏象类九》：“破䐃脱肉。”○䐃者，劬允切。筋肉结聚之处坚而厚者是也。《类经·藏象类十五》：“形充而大肉䐃坚而有分者肉坚。”○䐃，劬允切，筋肉结聚之处也。《类经·脉色类二七》：“脱肉破䐃。”○䐃，劬允切，筋肉结聚之处也。直音云：肠中脂。王氏曰：肘膝后肉如块者。《类经图翼·周身骨部名目》。○䐃，劬允切。《类经·藏象类二九》：“本藏以身形支节䐃肉。”○䐃，劬允切。《类经·经络类三一》：“肉烁䐃破。”○䐃，劬允切。肉之聚处也。《类经·藏象类二八》：“肉䐃坚大者胃厚。”○䐃，渠允切。《类经·针刺类五八》：“䐃肉破。”○䐃，渠允切。肉之结聚而坚者也。《类经·疾病类七六》：“皮肤薄而其肉无䐃。”○䐃肉，肉之聚处也。䐃，劬允切。《类经·藏象类十八》：“䐃肉不坚。”○䐃肉者，脂肉之聚处也。䐃，劬允切。《类经·藏象类十六》：“人有䐃肉。”○䐃者，筋肉结聚之处。䐃，劬允切。《类经·藏象类九》：“破䐃脱肉。”○䐃者，劬允切。筋肉结聚之处坚而厚者是也。《类经·藏象类十五》：“形充而大肉䐃坚而有分者肉坚。”

究 jiū　深也。《类经·经络类二四》：“究于畜门。”

鳩（鸠）jiū　《本草纲目·鹰》：“大而鸷者曰鸠。”○鸠尾，臆前蔽骨也。《素问吴注·气府论》：“鸠尾下三寸胃脘。”○鸠尾，臆前蔽骨也。《素问吴注·气府论》：“侠鸠尾之外。”○鸠尾，蔽心骨也。《类经图翼·周身骨部名目》。○鸠尾，心前蔽骨也。《类经·经络类九》：“鸠

J

尾下三寸胃脘。”

九 jiǔ　奇数也。《素问·三部九候论》：“终于九焉。”〇九候，头三候，手三候，足三候也。《素问吴注·四时刺逆从论》：“必审九候。”〇九星，谓天蓬、天芮、天冲、天辅、天禽、天心、天任、天柱、天英。《素问·天元纪大论》：“九星悬朗。”〇九星，天蓬、天芮、天冲、天辅、天禽、天心、天任、天柱、天英。《素问吴注·天元纪大论》：“九星悬朗。”〇九野，《尔雅》云：邑外为郊，郊外为甸，甸外为牧，牧外为林，林外为坰，坰外为野，言其远也。《素问·三部九候论》：“以应九野。”（按：［新校正］云：“详王引《尔雅》为证，与今《尔雅》不同，已具前《六节藏象论》注中。”其注云：“按今《尔雅》云：邑外谓之郊，郊外谓之牧，牧外谓之野，野外谓之林，林外谓之坰。”）〇九野，九州之分野。《素问吴注·决死生论》：“以应九野。”〇九野，九州之野。《素问吴注·六节藏象论》：“九分为九野。”〇九针，一镵针，二圆针，三鍉针，四锋针，五铍（铫）针，六员利针，七毫针，八长针，九大针。《素问·针解》：“故一针皮，二针肉，三针脉，四针筋，五针骨，六针调阴阳，七针益精，八针除风，九针通九窍，除三百六十五节气，此之谓各有所主也。”〇九州，谓冀兖青徐扬荆豫梁雍也。《素问·生气通天论》：“其气九州九窍。”〇九窍，谓上五官下二阴也。《素问吴注·生气通天论》：“九窍不通。”

久 jiǔ　远也。《素问·天元纪大论》：“久而不绝。”

灸 jiǔ　音九。灼体疗病也。《厘正按摩要术·总目》：“灸法。”○灸焫爇，艾灸火灼也。《类经·论治类九》：“其治宜灸焫。”

韭 jiǔ　一种而久生，故谓之韭。《本草纲目·韭》。

酒 jiǔ　就也，所以就人之善恶也。《本草纲目·酒》。○酒风，饮酒汗出得风，名曰酒风。《太素·酒风》：“名曰酒风。”○酒风，因酒得风而病，故曰酒风。《类经·疾病类三二》：“病名曰酒风。”

臼 jiù　音匊。《本草纲目·伯劳附鵙鸠》：“江东谓之乌臼。”○臼，音咎。石臼，可舂米。《厘正按摩要术·开闭法》：“共入臼捣如泥。”

疚 jiù　音救。《素问·五运行大论》释音。（按：顾校云：“经注无疚字。未详。”）

柩 jiù　久也。《太素·邪传》：“入则柩深。”（按：柩，《灵枢》作“抵”，《甲乙》作“稍”。）

救 jiù　犹止也。《素问·评热病论》：“以救俯仰。”○救，止也。《素问·八正神明论》：“工候救之。”

就 jiù　就新，养其新生之气。《素问吴注·移精变气论》：“去故就新。”

僦 jiù　即就切。《素问·六节藏象论》注：“先师，岐伯祖之师僦贷季，上古之理色脉者也。”○僦，将秀切。《类经·运气类一》注：“岐伯之师僦贷季也。”○僦贷季，上帝之臣，即所言先师也。《素问吴注·移精变气论》：“上古使僦贷季理色脉而通神明。”

鷲（鹫）jiù　音就。《本草纲目·鵰》：“鹫。”

咎 jiù　过也。《素问吴注·征四失论》：“后遗身咎。”

麔 jiù　音咎。《本草纲目·麋》：“牡曰麔。”

居 jū　处也。《太素·颠疾》：“而骨居汗出。”〇居，停也。《太素·本输》：“动而不居。”〇居，直也。《太素·五藏脉诊》：“前曲后居。”〇居，著也。《太素·邪传》：“臂手孙络之居也。”（按：臂手，《甲乙》作“擘乎”，注：擘，音拍，破尽也。）〇居，不动也。《素问·平人气象论》：“前曲后居。”〇居，息谓之居。《素问吴注·上古天真论》：“起居有常。”〇居，所在也。《类经·运气类二四》：“居气为灼化。”〇居，止也。《类经·经络类十六》：“动而不居。”

椐 jū　即樻也。《本草纲目·灵寿木》：

鶋（鶋）jū　音居。《本草纲目·乌鸦》：“鸈鶋。”

苴 jū　七余切。《证类本草·水苏》：“一名芥苴。”

疽 jū　痈疽一也，痈之久者败骨，名曰疽也。《太素·疽痈逆顺刺》：“乃发为疽痈。”

鴡（䴗）jū　音疽。《本草纲目·鹗》：“王鴡。”

拘 jū　急也。《素问·至真要大论》：“筋肉拘苛。”〇拘，拘急也。《素问·五常政大论》："其动緛戾拘缓。"○拘，拘急也。《类经·运气类十三》："其动緛戾拘缓。"

痀 jū　其俱反，曲脊背偃也。《太素·刺法》："骨节机关不得屈伸，故痀挛。"（按：痀，《灵枢》作"病"。）○痀，音拘。《灵枢·邪客》："不得屈伸，故痀挛也。"○痀，音拘。《类经·疾病类十五》："故痀挛也。"

駒（驹）jū　《本草纲目·马》："二岁曰驹。"○驹，亦作蚼。《本草纲目·蚁》："梁益之间谓之玄蚼。"○驹，稚马曰驹。驹驹然者，如驹无定，散而不聚之谓。《类经·脉色类三二》："其色散，驹驹然未有聚。"

鞠 jū　穷也。《本草纲目·菊》："菊本作蘜，从鞠。"

椈 jú　音菊。《本草纲目·柏》："椈。"

蝌 jú　蝌黿（jú cù），踘蹴。《本草纲目·蟾蜍》："蝌黿"。

鶌（鹍）jú　鹄鹍，音戛匊。《本草纲目·鸤鸠》："鹄鹍。"

檋 jú　音局。《本草纲目·屐屜鼻绳》："屐乃木履之下有齿者，其施铁者曰檋。"

鵙（䴗）jú　古阒切。伯劳鸟也。《素问·四气调神大论》注："次五日，䴗始鸣。"

鶪（䴗）jú　音昊。《本草纲目·伯劳》："䴗。"○䴗，居畜切，伯劳也。《类经图翼·二十四气》："䴗始鸣。"

鼳 jú　古役切。《本草纲目·隐鼠》："鼳。"

咀 jǔ　才与反。㕮咀，谓调粗细分等也。《太素·三变刺》："凡四种，皆㕮咀。"○咀，才与切。《灵枢·寿夭刚柔》："皆㕮咀。"○咀，才与切。《伤寒论·辨太阳病脉证并治中》："右五味㕮咀。"○咀，音苴。《医宗金鉴·伤寒论注·太阳上篇》："㕮咀三味。"

沮 jǔ　七余切。《素问·疏五过论》："形体毁沮。"王注："故精气竭绝，形体残毁，心神沮丧矣。"○沮，润也。《素问·生气通天论》："筋脉沮弛。"○沮，子鱼切。润也。《素问·生气通天论》："汗出偏沮，使人偏枯。"○沮，慈吕切。沮，止也。《素问吴注·生气通天论》："汗出偏沮。"○沮，七余切。《素问吴注·疏五过论》："形体毁沮。"○沮，润也。《素问吴注·生气通天论》："筋脉沮弛。"○沮，将鱼切。坏也。《类经·论治类十八》："形体毁沮。"○沮，将鱼切。伤也，坏也。《类经·疾病类五》："汗出偏沮。"○沮，音苴，将鱼、将御二切。坏也。《类经·疾病类五》："筋脉沮弛。"

椒 jǔ　音矩。《本草纲目·枳椇》："蜜梢椒。""枳椇，徐锴注《说文》作梢椒。又作枳枸，皆屈曲不伸之意。"

枸 jǔ　音矩。《证类本草·豆蔻》："枸橼热。"○枸，音矩。《证类本草·枳椇》："字或单作枸。"○枸橼，音矩员。《本草纲目·枸橼》。

矩 jǔ　所以为方之器。《类经·脉色类九》："夏应中矩。"

椇 jǔ　音矩。《证类本草·十四目录》："枳椇。"○椇，音矩。

《证类本草·枳椇》："枳椇。"○椇，音矩。《证类本草·总目录》："枳椇。"○椇，音具。《本草纲目·枳椇》。

蒟 jǔ　音矩。《证类本草·九卷目录》："蒟酱。"○蒟，音矩。《证类本草·蒟酱》："蒟酱。"○蒟，音矩。《证类本草·总目录》："蒟酱。"○蒟，音矩。《本草纲目·蒟酱》："蒟酱。"

舉（举）jǔ　用事也。《素问·六元正纪大论》："大凉乃举。"○举足，谓如鸡走之举足也。《素问·平人气象论》："如鸡举足。"

巨 jù　大也。《太素·热病决》："巨阳者，诸阳之属也。"（按：巨，《甲乙》作"太"。）○巨，大也。巨刺，以刺左右大经，故曰巨刺。《太素·量缪刺》："其与巨刺，何以别之。"○巨，大也。《素问·热论》："巨阳者，诸阳之属也。"○巨，大也。太阳。《类经·疾病类三九》："巨阳者，诸阳之属。"○巨刺，刺经脉，左痛刺右，右痛刺左。《素问·调经论》："巨刺之。"○巨刺，大经之刺也。《素问吴注·缪刺论》："必巨刺之。"○巨刺者，刺大经也。《素问吴注·调经论》："巨刺之。"○巨分，口旁大纹处也。《类经·脉色类三二》："巨分者颐里也。"○巨骨，膺上横骨。《类经图翼·周身骨部名目》。○巨屈，颊下曲骨也。《类经·脉色类三二》："巨屈者膝膑也。"○巨阳，太阳。《素问吴注·热论》："巨阳者，诸阳之属。"

拒 jù　音巨。抑也。《伤寒论·辨霍乱病脉证并治》注："恐阴格拒。"

J

炬 jù　及许切，亦作及然。《灵枢·论疾诊尺》："尺肤炬然先热后寒者。"○炬然，火热貌。《类经·脉色类十八》："尺肤炬然先热后寒者。"

秬 jù　音距。《本草纲目·黍》："黑黍曰秬。"○秬，黑黍也。《类经·运气类十》："其谷秬。"○秬，黑黍也。《类经·运气类十四》："其谷黅秬。"

距 jù　权与切，鸡足钩距也。《类经·脉色类十三》："如鸟之距。"

駏（驱）jù　音巨。《证类本草·菴蔄子》："驱驉食之神仙。"○驱驉。《本草纲目·骡》："牡牛交马而生者，为驱驉。"

具 jù　备有之也。《素问吴注·痹论》："故具此五者。"○具，见也。《素问吴注·方盛衰论》："人病自具。"

俱 jù　犹同也。《素问·三部九候论》："应不俱也。"○俱，全也。《素问吴注·上古天真论》："故能形与神俱。"○俱，三部皆然也。《素问吴注·脉要精微论》："有脉俱沉细数者。"○俱，众人也。《素问吴注·八正神明论》："故俱不能见也。"○俱，兼上下而言也。《类经·阴阳类三》："故俱感于邪。"

懼（惧）jù　敬起也。《太素·四时脉形》："黄帝懼然起。"（按：懼，《素问》作"瞿"。）

怚 jù　将预切。怚，当作胎。《类经·针刺类五三》："女子如怚。"

豦 jù　音据。《本草纲目·猕猴附录》："豦。"

劇（剧）jù　竭戟切。甚也。《伤寒论·辨脉法》："期十四日当剧。"〇剧，音极。增剧。《类经·疾病类五二》："动则咳剧。"〇剧，音屦。《医宗金鉴·伤寒论注·太阳上篇》："虽剧当愈。"

據（据）jù　依也。《太素·刺法》："而据未有坚然者。"〇据，音居。《本草纲目·蔄茹》："掘据。"〇据治，循法而施治也。《素问吴注·疏五过论》："守数据治。"

鋸（锯）jù　音具。刀锯。《厘正按摩要术·引痰法》："喉如锯声。"

聚 jù　阳病也。积，阴病也。《太素·量缪刺》："毋积者，刺然骨之前出其血。"〇聚，积聚也。《类经·经络类二七》："女子带下瘕聚。"〇聚敛，收缩也。《类经·运气类十》："其化聚敛。"

屨（屦）jù　古者以草为屦。《本草纲目·麻鞋》。〇屦，拘也，所以拘足也。《本草纲目·草鞋》："《世本》言：黄帝之臣始作屦，即今草鞋也。"

貗（䝥）jù　貒子。《本草纲目·貒》："《尔雅》云：貒子曰䝥。"

鐫（镌）juān　子泉切。《素问·天元纪大论》注："洎乎伏羲之时，已镌诸玉版，命曰《册文》。"

卷 juǎn　君免切。《证类本草·卷柏》："卷柏。"

捲（卷）juǎn　音卷。《素问吴注·气穴论》："捲肉缩筋。"〇捲，上声。《素问吴注·六元正纪大论》："阴阳捲舒。"〇捲，卷同。《类经·经络类八》："捲肉缩筋。"〇捲，卷同。《类经·针刺类三五》："捲而切推。"〇捲，上声。《类经·疾病类九七》："甚则舌捲卵上缩而终矣。"〇捲，上声。《类经·脉色类三一》："心病者舌捲短颧赤。"〇捲，上声。《类经·运气类十七》："阴阳捲舒。"

勌 juàn　居员切。《伤寒总病论·不可下证》："身虽有热反欲勌。"

絹（绢）juàn　疏帛也。生曰绢，熟曰练。《本草纲目·绢》。

菌 juàn　音卷。《本草纲目·鹿藿》："《尔雅》云，菌，鹿藿也。"

屩（屫）juē　音跷。屫者，跷也，着之跷跷轻便也。《本草纲目·草鞋》："屫。"

决 jué　谓决破其血。《素问·阴阳应象大论》："血实者宜决之。"〇决，开也。《素问吴注·灵兰秘典论》："决渎之官。"〇决，取正也。《素问吴注·疏五过论》："决以明堂。"〇决，绝也。《类经·疾病类五》："阴阳离决。"〇决，通也。《类经·藏象类一》："决渎之官。"〇决，谓泄去其血，如决水之义。《类经·论治类八》："血实宜决之。"〇决者，开泄之谓。《类经·藏象类三一》："决之乃行。"〇决死生，辨决孰为死孰为不死也。王太仆改为三部九候论，兹复古焉。《素问吴注·决死生论》："决死生论。”

抉 jué　音决。《历代名医蒙求·胡轲归京》：“若抉膜去障。”

蚗 jué　音决。《本草纲目·蚱蝉》：“秋月鸣而色青紫者，曰蟪蛄。”

駃（駃）jué　駃騠（jué tí），音决题。《本草纲目·骡》：“牡马交驴而生者，为駃騠。”

鴂（鴂）jué　音决。《本草纲目·伯劳》：“伯劳名鴂。”〇鴂，音决，不音桂。《本草纲目·杜鹃》：“伯劳一名鴂。”

掘 jué　掘据（jué jū），音结居。《本草纲目·茼茹》：“掘据。”时珍曰：“掘据，当作拮据。《诗》云：予手拮据。手口共作之状也。”

珏 jué　角音。《本草纲目·青玉》：“谷玉。谷一作瑴，又作珏。”

桷 jué　音角。《本草纲目·都桷子》。

厥 jué　尽也。九月十月，二阴交尽，故曰厥阴。《太素·阴阳合》：“主右足之厥阴。”〇厥，逆冷也。《太素·五藏脉诊》：“缓甚为痿厥。”〇厥，逆也。《太素·水论》：“厥则目无所见。”〇厥，逆也。《太素·证候之一》：“渎于足者为厥。”〇厥，气失逆也。《太素·经脉之一》：“臑臂内后廉痛厥。”〇厥，失也。《太素·寒热厥》：“寒厥何失而然。”〇厥，谓逆冷。《太素·五邪刺》：“故厥在于足。”〇夫厥者，气动逆也。九月反，逆气。《太

J

素·寒热厥》："厥之寒热者何也。"○厥，尽也。《素问·阴阳离合论》："厥阴根起于大敦。"○厥，气逆也，凌上也。《素问·五常政大论》："其病厥。"○厥，气逆也。《素问·疏五过论》："厥气上行。"○厥，气逆也。《素问·阴阳应象大论》："厥气上行。"○厥，谓逆气也。《素问·生气通天论》："发为痿厥。"○厥，谓气逆。《素问·方盛衰论》："是以气多少逆皆为厥。"○厥，谓气逆。《素问·通评虚实论》："偏枯痿厥。"○厥，谓气逆。《素问·阴阳应象大论》："寒则厥。"○厥，谓气逆也，世谬传为脚气，广饰方论焉。《素问·厥论》："厥之寒热者何也。"○厥，谓气逆也。《素问·藏气法时论》："清厥意不乐。"○厥，谓气逆也。《素问·脉要精微论》："厥成为巅疾。"○厥，谓气逆也。《素问·生气通天论》："于夏使人煎厥。"○厥，谓气逆也。《素问·至真要大论》："诸厥固泄。"○厥，谓气上逆也。《素问·五常政大论》："其动铿禁瞀厥。"○厥，谓足逆冷也。《素问·五藏生成》："故为痹厥也。"○厥，犹尽也。《素问·阴阳类论》注："一阴，厥阴也。"○厥，足冷即气逆也。《素问·阴阳别论》："及为痿厥腨痛。"○厥者，气逆也。《素问·气厥论》："故得之气厥也。"○厥，病厥也。《素问吴注·方盛衰论》："是以气多少逆皆为厥。"○厥，藏气逆也。《素问吴注·脉要精微论》："厥成为巅疾。"○厥，寒其四末也。《素问吴注·通评虚实论》："痿厥。"○厥，逆冷为厥。《素问吴注·阴阳别论》："及为痿厥腨痛。"○厥，逆也。《素问吴注·奇病论》："病名曰厥。"○厥，逆也。《素问吴注·气厥论》："气厥论。"〇厥，逆也。《素问吴注·五常政大论》："其动铿禁瞀厥。"〇厥，逆也。《素问吴注·阴阳应象大论》："厥气上行。"〇厥，逆也。《素问吴注·至真要大论》："诸厥固泄。"〇厥，气逆也。《素问吴注·病能论》："有病觉着。"〇厥，气上逆也。《素问吴注·评热病论》："病名曰风厥。"〇厥，谓气逆上也。《素问吴注·厥论》："厥之寒热者何也。"〇厥，无阳冷逆也。《素问吴注·四气调神大论》："春为痿厥。"〇厥，亦气逆也。《素问吴注·生气通天论》："使人薄厥。"〇厥，足清而冷，不得温也。《素问吴注·五藏生成》："凝于足者为厥。"〇厥，肝气善逆，故一名厥。《类经·疾病类二九》："病名曰肝痹，一名厥。"〇厥，尽也。《类经·经络类二九》："少阴之前，名曰厥阴。"〇厥，尽也。《类经·运气类三三》："厥阴何也。"〇厥，厥逆也。《类经·阴阳类二》："厥则腹满死。"〇厥，逆也。《类经·疾病类一》："诸厥固泄。"〇厥，逆也。《类经·阴阳类一》："厥气上行。"〇厥，逆也。《类经·运气类十》："阴厥且格。"〇厥，逆也。《类经·运气类四三》："邪干厥大气。"〇厥，逆也。《类经·针刺类四三》："厥头痛。"〇厥，气上逆也。《类经·运气类十三》："其动铿禁瞀厥。"〇厥，四支清冷也。《类经·疾病类七九》："则乃为痿厥心悗。"〇厥，四肢厥逆也。《类经·疾病类七八》："偏枯痿厥。"〇厥者，尽也。《类经·疾病类七》注："一阴，厥阴也。"〇厥者，逆也，阴寒之气也。《类经·针刺类三五》："故厥在于

J

足。”○厥骨，脊骶骨也，有本厥与骨通为一字，巨月反。《太素·灸寒热法》：“刺灸厥骨。”（按：厥骨，《素问》《甲乙》作“橛骨”。）○厥逆，微者为厥，甚者为逆。《素问吴注·腹中论》：“名曰厥逆。”○厥气，邪气也。《太素·营卫气行》：“今厥气客于藏府。”○厥气，寒厥之气也。《素问吴注·调经论》：“厥气上逆。”○厥气，寒厥之气。《类经·疾病类二十》：“厥气上逆。”○厥气，逆气。《类经·论治类十八》：“厥气上行。”○厥气，逆气也。《类经·疾病类二》：“厥气生足悗。”○厥气，逆气也。《类经·脉色类十五》：“厥气留薄。”○厥阴，此两阴交尽，故曰厥阴。《类经·运气类三三》：“厥阴何也。”

橛 jué　音掘。即杙也。《本草纲目·桃》：“桃橛。”○橛，音厥。即杙也。《本草纲目·桃橛》。○橛，音厥。尾尽之穴曰橛骨。《类经·针刺类四二》：“次灸橛骨。”○橛骨，尾穷谓之橛骨。《素问吴注·骨空论》：“次灸橛骨。”

鱖 jué　音蹶。《本草纲目·鼠附录》：“鱖鼠。”

蹷 jué　音厥。《证类本草·鲍鱼》：“主坠堕腿蹶腕折。”

鷢（鹫）jué　白鷢。《本草纲目·鹨》：“尾上白者名白鷢。”

絕（绝）jué　不通也。《太素·诸风状论》：“焦绝赤色。”○绝，止也。《太素·经络别异》：“必行绝而道出。”○绝，谓绝念所怀。《素问·疏五过论》：“离绝菀结。”○绝，谓绝破，令病得出也。《素问·水热穴论》：“绝肤而病去者。”○绝，谓暂短绝也。《素问·平人气象论》：“盛喘数绝者。”○绝，藏气绝也。《素问吴注·玉机真藏论》：“五脏绝闭。”○绝，唇口裂也。《素问吴注·风论》：“焦绝。”○绝，尽也。《素问吴注·阴阳离合论》：“阴之绝阳。”○绝，绝阴无阳也。《素问吴注·阴阳别论》：“肝至悬绝急。”○绝，谓断其所怀也。《素问吴注·疏五过论》：“离绝菀结。”○绝，谓绝阳无阴也。《素问吴注·方盛衰论》：“三阳绝。”○绝，无阴也。《素问吴注·阴阳别论》：“鼓阳至而绝曰石。”○绝，阴阳偏绝也。《素问吴注·玉机真藏论》：“其至皆悬绝沉涩。”○绝，透也。《类经·针刺类六》：“先浅刺绝皮。”○绝，亦尽也。《类经·经络类二九》：“阴之绝阳。”○绝者，断其所怀。《类经·论治类十八》：“离绝菀结。”○绝道，间道也。《类经·经络类五》：“必行绝道而出入。”○绝骨，外踝上骨际曰绝骨。《类经·经络类二》：“直下抵绝骨之端。”○绝骨，外踝上尖骨曰绝骨。《类经图翼·周身骨部名目》。○绝汗，谓汗暴出如珠而不流，旋复干也。《素问·诊要经终论》：“绝汗乃出。”○绝系，绝于目系也。《素问吴注·诊要经终论》：“目环绝系。”

瑴 jué　谷音。《本草纲目·石部》：“谷玉，谷一作瑴。”

矍 jué　矍然（jué rán），茫然张其两目也。《素问吴注·玉机真藏论》：“帝矍然而起。”（按：《素问》矍作“瞿”。）

玃 jué　音却。老猴也。《本草纲目·猕猴附录》：“玃。”

均 jūn　等也。《素问·五常政大论》："五化均衡。"〇均，等也。《类经·运气类十三》："五化均衡。"

麏 jūn　麕亦作"麏"。《本草纲目·獐》："麇。亦作麏。"

麕 jūn　居筠切。《证类本草·獐骨》："又呼为麇。"〇麕，俱伦切。《证类本草·第三十目录》："麏舌。"〇麕，俱伦切。《证类本草·麏舌》："麏舌。"〇麕，俱伦切。《证类本草·总目录》："麏舌。"〇麕，音君。《本草纲目·獐》："麏。"

菌 jùn　袪伦切。《素问·方盛衰论》："肝气虚则梦见菌香生草。"〇菌，音郡。《证类本草·雚菌》："雚菌。"〇菌，音郡。《证类本草·十卷目录》："雚菌。"〇菌，音郡。《证类本草·总目录》："雚菌。"〇菌，窘、卷二音。《本草纲目·木耳》："木菌。"〇菌，音郡。《本草纲目·雚菌》。〇菌，袪伦反。《素问吴注·方盛衰论》："肝气虚则梦见菌生香草。"〇菌，区允切。《类经·疾病类八四》："则使人梦见菌香生草。"

鼨 jùn　音俊。《本草纲目·鼫鼠》："鼨鼠。"

䨲 jùn　音浚。《本草纲目·兔》："狡兔曰䨲。"

箘 jùn　音窘。箘者，竹名。《本草纲目·箘桂》。

蜠 jùn　音困。《本草纲目·贝子》："大而险曰蜠。"〇蜠，乃贝子之名。《本草纲目·木耳》："曰菌，犹蜠也。"

峻 jùn　思俊切。险也。《伤寒论·辨太阳病脉证并治中》注：

“故不可余驶峻之药也。”（按：横排本无，此据影印本补）○峻，音浚。大也，严急也。《厘正按摩要术·牙疳》：“堪胜峻药。”

駿（骏）jùn　大也。《类经·针刺类六一》：“夫子之言针甚骏。”

鵔（鵔）jùn　《本草纲目·鸱》：“鸺曰鵔。”○鵔鸃，音峻仪。仪容俊秀也。《本草纲目·鷩雉》：“鵔鸃。”

K

揩 kāi　丘皆切。《类经·针刺类二》：“揩摩分间。”

開（开）kāi　谓皮腠发泄。《素问·生气通天论》：“开阖不得。”○开，太阳在表，敷畅阳气，谓之开。《素问吴注·阴阳离合论》：“太阳为开。”○开，谓皮腠发泄。《素问吴注·生气通天论》：“开阖不得。”○开发，通达也。《类经·藏象类二五》：“上焦开发。”○开鬼门，是启玄府遣气也。《素问·汤液醪醴论》：“开鬼门。”

欬 kài　恺代反，又邱吏反。谓逆气也。《太素·阴阳》：“秋伤于湿，冬生欬嗽。”○欬者，肺气出也。《太素·热病决》：“舌干已而欬。”（按：欬，《素问》作“嚏”。）○欬，康盖切。《类经·疾病类五二》：“肺之令人欬何也。”○欬，溪介切。《医宗金鉴·伤寒论注·太阳中篇》：“师因教试令欬而不欬者。”

愾（忾）kài　䜣气反。怫忾，气盛也（按：忾字有二音：许既切，音 xì，义为叹息；苦爱切，音 kài，气满胸臆。此气盛之义，当取苦爱切）。《太素·三变刺》："怫忾贲响。"○忾，许气切。《灵枢·寿夭刚柔》："怫忾贲响。"○忾，音戏。大息也。《类经·针刺类三二》："怫忾贲响。"

坎 kǎn　坎坎，深固貌。《类经·藏象类三一》："阳明之下坎坎然。"

偘 kǎn　古"侃"字。《历代名医蒙求·阮偘沉静》："阮偘，字德如。"

顑（颇）kǎn　含感反。《太素·经筋》："下结于颇。"（按：颇，《灵枢》《甲乙》作"颔"。）○颇，谓牙车骨，上抵颅以下者，名为颇骨。《太素·经脉之一》："头角颇痛。"（按：颇，《灵枢》《甲乙》作"颔"。）○颇，口感切。面黄起行。《灵枢·癫狂》："骨癫疾者，颇齿诸腧分肉皆满。"○颇，音坎，又海敢切。《类经·针刺类三七》："颇齿诸腧分肉皆满。"○颇，音坎，又海敢切。鬓前两太阳也。《类经·针刺类四四》："颇痛。"○颇，音坎，又海敢切。释义曰：饥而面黄。与经义未合。详见经络类十三。《类经图翼·周身骨部名目》。○颇，音坎，又海敢切。释义云：饥而面黄色，乃与经旨不相合。今据本经所言，如杂病篇云：颇痛，刺足阳明曲周动脉见血，立已。癫狂篇治狂者取头两颇。盖皆言头面之部位也。此节言自脑出颇下客主人，则此当在脑之下，鬓之前，客主人之上，其即鬓骨之上，两太阳之间为颇也。《类经·经络类十三》：“循眼系入络脑，出颇，下客主人。”

鶡（鹖）kǎn 《方言》：鹖旦。郭注：鸟似鸡，五色，冬无毛赤倮，昼夜鸣。音义：鹖鸣，侃旦两音。《本草纲目·寒号虫》：“《说文》作鹖鸣”（按：今《说文》作鶡鴠。）

衉 kàn 音勘。《证类本草·藕实》：“宋帝时太官作血衉。”

糠 kāng 诸粟谷之壳也。《本草纲目·米秕》。

亢 kàng 盛之极也。《类经·运气类六》：“亢则害。”

尻 kāo 脽也。《太素·痈疽》：“发于尻。”○尻，苦熬切。《素问·痿论》注：“上络胸腹下贯髋尻。”○尻，开高切，臀也。《类经·针刺类四九》：“引项脊尻背如重状。”○尻，开高切，尾骶骨也。《类经·藏象类二八》：“肾下则腰尻痛。”○尻，开高切。《类经·疾病类六七》：“尻以代踵。”○尻，开高切。《类经·疾病类十》：“项背腰尻腘踹脚皆痛。”○尻，开高切。《类经·疾病类十七》：“尻阴股膝髀腨胻足皆痛。”○尻，开高切。《类经·经络类三》：“其一道下尻五寸别入于肛。”○尻，开高切。尾骶骨也，亦名穷骨。《类经图翼·周身骨部名目》。○尻，开高切。尾骶骨也。《类经·疾病类八六》：“发于尻。”○尻，开高切。尾骶骨曰尻。《类经·经络类四》：“后者结于尻。”○尻，枯高切。《灵枢·本藏》：“肾下则腰尻痛。”○尻，枯毛切。《灵枢·经别》：“其一道下尻五寸。”○尻，苦刀切。《素问吴注·藏气法时论》：“尻阴股膝髀腨胻足皆痛。”○尻，音敲。《素问吴注·痹论》："尻以代踵。"〇尻，音敲。尻，臀也。《素问吴注·刺腰痛论》："引项脊尻背如重状。"〇尻阴，臀阴也。《素问吴注·六元正纪大论》："尻阴股膝髀腨䯒足病。"

考 kǎo　察也。《类经·运气类四》："考建五常。"〇考，谓考校。《素问·五运行大论》："考建五常。"〇考建，考正而立之。《素问吴注·五运行大论》："考建五常。"

攷 kǎo　古"考"字。《历代名医蒙求·博考古今》。

栲 kǎo　音考。《本草纲目·椿樗》："山樗曰栲。"

薧 kǎo　音考。《本草纲目·鲍鱼》："薧鱼。"

靠 kào　音犒。依附曰靠。《厘正按摩要术·十大手法》："左食指靠腑，右食指靠关。"

髁 kē　《广雅》曰髂髁也。髂髁即膝骨之名。《类经·藏象类二九》："骷骨有余"注。

苛 kē　害也。音柯。《太素·调阴阳》："虽有大风苛毒，弗之能害。"〇苛，贺多反，鼻病。有本作苛。《太素·热病说》："苛轸鼻。"〇苛，音柯，有本为苛，皆不仁之甚也。《太素·痹论》："人之肉苛者何也。"〇苛，胡歌切。苛，谓痹重。《素问·逆调篇》："人之肉苛者。"〇苛，重也。《素问·六元正纪大论》："苛疾不起。"〇苛，重也。《素问·至真要大论》："动则苛疾起。"〇苛，重也。《素问·至真要大论》："筋肉拘苛。"〇苛者，重也。《素问·四气调神大论》："从之则苛疾不起。"

○苛，胡歌切。苛，麻木不仁也。《素问吴注·逆调论》："人之肉苛者。"○苛，疴同。《素问吴注·四气调神大论》："从之则苛疾不起。"○苛，深也。《类经·针刺类四十》："苛轸鼻。"○苛，音呵。残虐也。《类经·摄生类六》："从之则苛疾不起。"○苛，音呵。苛者，顽木沉重之谓。《类经·疾病类四五》："人之肉苛者。"

珂 kē　马勒饰也。此贝似之，故名。珂，贝类也。《本草纲目·珂》。

疴 kē　乌何切。病也。《厘正按摩要术·叙》："后世得以起沉疴，登仁寿者，皆筱衫广文之功。"

痾 kē　安戈切。疾苦也。《类经·运气类三九》："预可平痾。"

窠 kē　音科。《灵枢·论疾诊尺》："视人之目窠上微痈。"○窠，音科。《类经·疾病类五七》："目窠上微肿。"○窠，音科。《类经·脉色类十八》："视人目窠上微痈。"○窠，音科。窠者，窝穴之谓。《类经·疾病类八十》："精之窠为眼。"

勦 kē　音窠。《证类本草·露蜂房》："一名蜂勦。"○勦，与窠同。《本草纲目·露蜂房》："蜂勦。"

顆（颗）kē　颗冻，款冬生于草冰之中，则颗冻之名，以此而得。《本草纲目·款冬花》："颗冻。"

髁 kē　口化反。《太素·杂刺》："刺腰髁骨间。"（按：髁，《甲乙》作"腂"。）○髁，苦瓦切。《素问·刺腰痛论》注：

K

"与少阴少阳结于腰髁下。"○髁，胡瓦切。《素问吴注·长刺节论》："刺腰髁骨间。"○髁，苦瓦切。《类经·针刺类四九》："两颗胂上。"○髁，苦瓦切。凡腰中在后在侧之成片大骨，皆曰髁骨。《类经·针刺类四七》："刺腰髁骨间。"○髁，苦瓦切。《中原雅音》作去声，即腰髂骨，自十六椎而下，夹脊附着之处也。《类经图翼·周身骨部名目》。○髁骨，即腰脊两旁起骨也。《素问·刺腰痛》："两髁胂上。"

咳 ké　谓咳嗽，所以利咽喉也。《素问·阴阳应象大论》："在变动为咳。"○咳，音慨。噫咳。《厘正按摩要术·觇神气》："气有余则喘咳上气。"○咳，声出于肺谓之咳。《素问吴注·五藏生成》："咳嗽上气。"○咳，外证也。《素问吴注·咳论》："微则为咳。"○咳，有声无唾之名也。《素问吴注·刺禁论》："其动为咳。"○咳，有声之谓咳。《素问吴注·咳论》："咳论。"

殼（壳）ké　口角反。壳壳，诚笃貌。今壳壳，似实而不坚也。《太素·胀论》："三焦胀者，壳壳然而不坚。"（按：殼殼，《灵枢·胀论》作"轻轻"。）

渴 kě　当作"喝"，声粗急也。《类经·疾病类十》："上气喘渴。"

客 kè　谓客止于人形也。《素问·玉机真藏论》："今风寒客于人。"○客，谓天之六气。《素问·至真要大论》："客主之胜复奈何。"○客，一本作容。《灵枢·邪气藏府病形》："邪气入而不能客。"○客，对主而言，以正气为主，则邪气为客也。《素问吴注·藏气法时论》："夫邪气之客于身也。"〇客，风寒袭人，如客之至，不常有也。《素问吴注·玉机真藏论》："今风寒客于人。"〇客者，逐年更易，如客之不常也。《素问吴注·至真要大论》："厥阴之客。"〇客，邪气也。《类经·针刺类一》："客在门。"〇客，邪也。《类经·针刺类一》："神客者，正邪共会也。"〇客，犹言会也。《类经·疾病类》："邪气与卫气客于六腑。"〇客者，如客之自外而至，居非其常也。《类经·疾病类二九》："今风寒客于人。"〇客者，天地之六气。《类经·运气类三十》："客主之胜复奈何。"〇客气，流行之运气也，往来不常，故曰客气。《类经·标本类五》："人有客气，有同气。"

騍（骒）kè　牝马曰骒。《本草纲目·马》。

鏗（铿）kēng　咳声也。《素问·五常政大论》："其动铿禁瞀厥。"〇铿，音坑。铿，咳声也。《素问·五常政大论》："其动铿禁瞀厥。"〇铿，咳声也。《素问吴注·五常政大论》："其动铿禁瞀厥。"〇铿，音坑。铿然有声，欬也。《类经·运气类十三》："其动铿禁瞀厥。"

鼜 kōng　音空。鼜鼜，鼓声也。《类经·疾病类五七》："鼜鼜然不坚。"

孔 kǒng　大也。《本草纲目·孔雀》。〇孔，则窍漏也。《素问·骨空论》："女子入系廷孔。"

空 kǒng　血流之道，大经隧也。《素问·五藏生成》："血行而不得反其空。”〇空，音孔。《灵枢·阴阳清浊》：“其清者上走空窍。”〇空，上声。《素问吴注·虚实要论》：“右手开针空也。”〇空，孔同。《素问吴注·调经论》：“针空四塞。”〇空，孔同。《素问吴注·骨空论》：“骨空论。”〇空，孔同。《素问吴注·四气调神大论》：“邪害空窍。”〇空，上声。《素问吴注·移精变气论》：“外伤空窍肌肤。”〇空，谓风府穴也。《素问吴注·骨空论》：“髓空在脑后五分。”〇空，孔同，谓血行之道。《类经·经络类二一》：“血行不得反其空。”〇空，孔同。《类经·藏象类二十》：“其血气皆上于面而走空窍。”〇空，孔同。《类经·藏象类十九》：“其清者上走空窍。”〇空，孔同。《类经·疾病类二十》：“针空四塞。”〇空，孔同。《类经·疾病类二一》：“入实者右手开针空也。”〇空，孔同。《类经·疾病类七九》：“液者所以灌精濡空窍者也。”〇空，孔同。《类经·论治类十六》：“外伤空窍肌肤。”〇空，孔同。《类经·摄生类五》：“邪害空窍。”〇空，孔同。《类经·针刺类三八》：“所谓玄府者，汗空也。”〇空，孔同。《类经·针刺类三九》：“髓空。”〇空，孔同。《类经·针刺类一》：“不离其空。”

恐 kǒng　谓恐惧，魂不安也。《素问·藏气法时论》：“善恐如人将捕之。”〇恐，惧也。《素问吴注·脉要精微论》：“气胜伤恐者。”〇恐，惧也。《素问吴注·阴阳应象大论》：“在志为恐。”

控 kòng　通引也。《素问·刺腰痛》：“腰痛引少腹控胗。”

○控，引也。《素问·至真要大论》：“民病少腹控睾。”○控，通引也。《素问吴注·刺腰痛论》：“腰痛引少腹控䏚。”○控，苦贡切。引也。《类经·针刺类四六》：“厥心痛与背相控。”○控，引也。《类经·针刺类三十》：“引少腹控䏚。”○控，引也。《类经·针刺类四九》：“腰痛引少腹控䏚。”○控，引也。《类经·针刺类四七》：“小腹控睾。”

芤 kōu　苦侯切。《伤寒论·平脉法》：“趺阳脉浮而芤。”○芤，若使切，两边实中央空者名曰芤。《伤寒总病论·不可发汗证》：“脉弦细芤迟。”○芤，草中有孔也。《本草纲目·葱》：“芤。”○芤，音抠。旁实中空曰芤脉。《厘正按摩要术·脉候》：“浮如葱管为芤脉，主亡血。”○芤，苦侯切。《医宗金鉴·伤寒论注·太阳下篇》：“脉浮而紧按之反芤。”

口 kǒu　所以司纳水谷。《素问·阴阳应象大论》：“在窍为口。”○口传，文传得粗，口传得妙，谓口决其理也。《太素·十二邪》：“此先师之口传也。”○口目动作，谓目眣眣而鼓颔也。《素问·诊要经终论》：“口目动作。”

蔻 kòu　凡物盛多曰蔻。《本草纲目·豆蔻》：“豆蔻。”

鷇（鷇）kòu　《本草纲目·鸡》：“其雏曰鷇。”

刳 kū　音枯，剖腹也。《类经·疾病类八五》：“则梦斗讼自刳。”

枯 kū　津耗为枯。《本草纲目·序例上》：“湿可去枯。”○枯者，

K

燥也。《本草纲目·序例上》："湿可去枯。"○枯骨，白之恶色也。《太素·证候之一》："白如枯骨者死。"

哭 kū　哀声也。《素问·阴阳应象大论》："在声为哭。"

骷 kū　音枯。《广雅》曰：髑髑也。髑髑即膝骨之名。《类经·藏象类二九》："骷骨有余，以候髑骭。"

苦 kǔ　阴也。《素问吴注·宣明五气》："苦走骨。"

庫（库）kù　库狄，复姓。《历代名医蒙求·甄权图经》："鲁州刺史库狄嵚。"

褲（裤）kù　缝合者为裤。《本草纲目·裈裆》。

鱠（鲙）kuài　音桧。剑切而成，故谓之鲙。《本草纲目·鱼鲙》。

駃（駃）kuài　音快。疾貌。《伤寒论·辨脉法》："小駃于迟曰缓。"○駃峻，上音快，下思俊切，崄也。《伤寒论·辨太阳病脉证并治中》注："故不可余駃峻之药也。"（按：此据影印本释音补，横排本无。）

髖（髋）kuān　孔昆反，又音完。（按：髋，注文又作"髋"。）《太素·骨空》："侠髋为机。"○髋，音宽。《素问·痿论》注："上络胸腹下贯髋尻。"○髋，枯官切。髀也。《金匮要略·水气病脉证并治》："腰髋弛痛。"○髋，音宽。《证类本草·络石》："主腰髋痛。"○髋，音宽。尻也。《丹溪手镜·音释》。○髋，音宽。髀上也。《奇经八脉考·二跻为病》："腰及髋窌下相连。"注云："髋，髀骨也。"○髋，音宽。髋，两股间也。《素问吴注·骨空论》：“侠髋为机。”○髋，音宽。尻臀也。曰两股间也。《类经图翼·周身骨部名目》：“侠髋为机。”○髋髀，臀股之间也。《类经·运气类十》：“髋髀如别。”

臗 kuān　音宽。《灵枢·五变》：“臗皮充肌。”

款 kuǎn　至也。至冬而花开也。《本草纲目·款冬花》。

匡 kuāng　目匡也。《素问·刺禁论》：“刺眶上陷骨中脉。”○匡，目眶也。《素问吴注·刺禁论》：“刺眶上陷骨中脉。”○匡，眼匡也。《类经·针刺类六四》：“刺眶上。”

恇 kuāng　怯也。《太素·寒热杂说》：“精泄则病甚恇。”○恇，去王切。《素问·通评虚实论》：“尺虚者行步恇然。”王注：“行步恇然不足。”○恇，曲王切。谨按：恇，谓不足也。《灵枢·九针十二原》：“取三脉者恇。”○恇，音匡。《素问吴注·通评虚实论》：“行步恇然。”○恇，音匡，衰残也。《类经·针刺类五九》：“取三脉者恇。”○恇，音匡。恇羸。《类经·针刺类五四》：“精泄则病甚而恇。”○恇，音匡。恇然，怯弱也。《类经·疾病类十六》：“行步恇然。”

狂 kuáng　多怒曰狂。《素问·腹中论》：“芳草发狂。”○狂，谓狂走或妄攀登也。《素问·生气通天论》：“并乃狂。”○狂，乱气也。《素问吴注·长刺节论》：“名曰狂。”○狂者，狂乱靡定也。《素问吴注·至真要大论》：“诸躁狂越。”○狂，狂乱也。《类经·疾病类一》：“诸躁狂越。”○狂，妄也。《类经·疾病类九》：“由失以狂也。”○狂越，

K

狂而越其常度也。《素问吴注·气交变大论》："病反谵妄狂越。"

軖（轩）kuáng　音狂。《证类本草·魁蛤》："形似纺轩。"

鉚 kuàng　音矿。与矿同。《证类本草·十三目录》："紫铆"。〇铆，音矿。与矿同。《证类本草·紫铆》："紫铆。"〇铆，音矿。《证类本草·总目录》："紫铆。"〇铆，音矿。与矿同。《本草纲目·紫铆》。

礦（矿）kuàng　粗恶也。五金皆有粗石衔之，故名。《本草纲目·金石部》："铜矿石。"

穬（穑）kuàng　音矿。《本草纲目·穑麦》。

蘬（蒉）kuī　丘轨切。《证类本草·蓼实》："大者名蒉。"

頄（颃）kuí　面颧也。《素问·气府论》注："鼽，颃也。"〇颃，音仇。《素问·气府论》注："鼽，颃也。"〇颃，逵、仇二音。面颊也。《灵枢·寒热病》："足太阳有入颃遍齿者。"〇颃，音求。面颧也。《奇经八脉考·阴跻脉》："入颃内廉。"〇颃，音求，颧颊间骨。《类经图翼·周身骨部名目》。〇颃，音求，颧也。《类经·针刺类四四》："臂阳明有入颃遍齿者。"〇颃，音求。目下曰颃。《类经·经络类四》："下结于颃。"〇颃，音求。《灵枢·经筋》："邪上出于颃。"

揆 kuí　方将求病所在揆量之也。《太素·经解》："所谓揆者，方切求也。"〇揆度，度病之深浅也。《素问·疏五过论》：“揆度阴阳。”〇揆度，揣度也。《类经·论治类十四》：“余闻揆度奇恒。”〇揆度，切度之也。《类经·论治类十八》：“揆度阴阳。”

鵻（鶽）kuí　音葵。《本草纲目·斑鸠》：“其小而无斑者曰隹，曰鶽。”

葵 kuí　揆也。《本草纲目·葵》：“葵叶倾日，不使照其根，乃智以揆之也。”

魁 kuí　酒器名。《本草纲目·藷魁》。〇魁者，羹斗之名，蛤形肖之故也。《本草纲目·魁蛤》。

蝰 kuí　青蝰、白蝰。《本草纲目·诸蛇》。

傀 kuǐ　公回切。怪异也。《本草纲目·人傀》。

匱（匮）kuì　乏也。《类经·运气类三》：“简而不匮。”〇匮，乏也。《素问·天元纪大论》：“简而不匮。”

憒（愦）kuì　音会。《素问·六元正纪大论》：“昏愦脓疮。”〇愦，古对切。心乱也。《伤寒论·辨阳明病脉证并治》：“心愦愦。”〇愦，公对切，乱也。《伤寒总病论·阳明证》：“烦躁愦愦。”〇愦，音会。《素问吴注·六元正纪大论》：“昏愦脓疮。”〇愦，音贵。心乱也。《类经·运气类二七》：“愦愦欲吐。”〇愦，音贵，心乱也。《类经·运气类十七》：“昏愦脓疮。”〇愦，音溃。心乱也。《厘正按摩要术·觇神气》：“神气昏愦。”〇愦，古对切。《医宗金鉴·伤寒论注·阳明篇》：“若发汗则躁心愦愦反谵语。”○愦愦，心不定貌。《素问吴注·至真要大论》：“愦愦欲吐。”

潰（溃）kuì　胡对反。溃溃、滑滑，皆乱也。《太素·调阴阳》：“溃溃乎若坏都，滑滑不止。”○溃，胡对切。《素问·风论》注：“其气不清，言溃乱也。”○溃，烂泥也。《素问·气交变大论》：“其灾霖溃。”○溃，烂也。《素问·五常政大论》：“其动疡涌分溃痈肿。”○溃，土崩溃也。《素问·五运行大论》：“其眚淫溃。”○溃，古没切。溃溃，烦闷不止也。《素问·生气通天论》：“溃溃乎若坏都，汩汩乎不可止。”（按：“古没切”似当是“汩汩”的注音。“烦闷不止也”，亦当是下句“汩汩乎不可止”之注释。）○溃，音会。《灵枢·上膈》：“大痈乃溃。”○溃，防堤崩坏也。《素问吴注·气交变大论》：“其灾霖溃。”○溃，胡对切。溃，破也。《素问吴注·风论》：“皮肤疡溃。”○溃，音会，坏烂也。《类经·疾病类七六》：“皮溃而漉。”○溃，音会。《类经·疾病类二八》：“皮肤疡溃。”○溃，音会。《类经·针刺类四八》：“大痈乃溃。”○溃，音会。崩决也。《类经·运气类十》：“其灾霖溃。”○溃溃，坏貌。《类经·疾病类五》：“溃溃乎若坏都。”

簣（篑）kuì　音匮。《本草纲目·苋》：“赤苋一名篑。”

坤 kūn　顺也。《类经·摄生类三》注：“坤为地。”

蚰 kūn　音昆。《本草纲目·人虱（蝨）》：“蝨，从卂，从蚰。”

昆 kūn　昆仑，言其皮黑也。《本草纲目·白蔹》：“昆仑。”

裩 kūn　音昆。同“裈”。《医宗金鉴·伤寒论注·瘥后劳复》：“烧裈散主之。”

褌（裈）kūn　音昆。《证类本草·浣裈汁》：“浣裈汁。”○裈，亦作裩，亵衣也。《本草纲目·裈裆》。

鶤（鹍）kūn　鹍鸡。《本草纲目·鸡》：“蜀中一种鹍鸡。”

困 kùn　谓至所不胜也。《素问·玉机真藏论》：“言至其所困而死。”

栝 kuò　末曰栝。《本草纲目·箭笴及箭镞》。○栝栝，方正貌。《类经·藏象类三一》：“少阳之下栝栝然。”

蛞 kuò　音阔。《证类本草·蛞蝓》：“蛞蝓。”○蛞，音阔。《证类本草·总目录》：“蛞蝓。”○蛞，音阔。《本草纲目·蝌斗》：“一名蛞斗。”○蛞蝓，上阔下俞。《证类本草·第二十一目录》：“蛞蝓。”○蛞蝓，音阔俞。《本草纲目·蛞蝓》。

廓 kuò　空也。《太素·知汤药》：“津液虚廓。”（按：虚廓，《素问》作“充郭”。）○廓，苦郭切。廖廓，空而无际之谓。《类经·运气类三》：“太虚廖廓。”

擴（扩）kuò　音郭。引长之意。《奇经八脉考·二维为病》：“似未扩充至于阴维为病主心痛。”

L

拉 lā　谓中折。《素问·五常政大论》："其变振拉摧拔。"○拉，音蜡。《素问·五常政大论》："振拉飘扬则苍干散落。"○拉，音腊。《素问吴注·气交变大论》："四维发振拉飘腾之变。"○拉，谓败拆。《类经·运气类十三》："其变振拉摧拔。"○拉，音腊。《类经·藏象类六》："其变摧拉。"○拉，音腊。《类经·运气类十》："四维发振拉飘腾之变。"○拉，音腊。支离也。《类经·运气类十七》："其变振拉摧拔。"

菈 lā　菈蘧（lā dā），音拉答。《本草纲目·莱菔》："鲁人名菈蘧。"

蠟（蜡）là　犹鬣也。蜂造蜜蜡而皆成鬣也。《本草纲目·蜂蜡》。

鑞（镴）là　音腊。《本草纲目·金石部》："白镴。"

來（来）lái　浮者为来，自骨肉之分，出于皮肤之际也。《素问吴注·脉要精微论》："来疾去疾。"○来，脉自骨肉之分，出于皮肤之际，谓之来。《素问吴注·玉机真藏论》："其气来盛去亦盛。"○来，谓变病。《素问吴注·宝命全形论》："可玩往来。"○来，凡脉自骨肉之分，出于皮肤之际，谓之来。《类经·脉色类十》："其脉来盛去亦盛，此谓太过。"

莱（莱）lái　莱菔，即萝卜。《证类本草·总目录》："莱菔。"○莱菔，音来北。《本草纲目·莱菔》。○莱菔，音来服。萝卜也。《厘正按摩要术·食积》："生莱菔煎汤饮之。"

鱲（鳓）lài　音癞。《本草纲目·鲍鱼》："鳓鱼。"

癩（癞）lài　力代切。《伤寒论·平脉法》："久久为痂癞。"○癞，力代切。《医宗金鉴·伤寒论注·平脉法篇》："久久为痂癞。"

蘭（兰）lán　谓兰草也。《素问·奇病论》："治之以兰。"○兰，香草也。《素问吴注·奇病论》："治之以兰。"

醂 lǎn　音览。藏柿也。《本草纲目·柿（柹）》："醂柿。"

欖（榄）lǎn　音览。《证类本草·第二十三目录》："橄榄。"○榄，音览。《证类本草·橄榄》："橄榄。"○榄，音览。《证类本草·总目录》："橄榄。"

郎 láng　郎罢，《本草纲目·狼把草》："闽人呼爷为郎罢。"

蓈 láng　董蓈。《尔雅》作梁。《本草纲日·狼尾草》："董蓈，《尔雅》作童粱。"

榔 láng　音郎。《证类本草·桄榔子》："桄榔子。"

螂 láng　音郎。《本草纲目·螳螂》："螳螂。"

琅 láng　琅玕（láng gān），珠之类也。《素问·平人气象论》："如循琅玕。"○琅玕，音郎干。玉而有光者；琅玕似珠。《类经·脉色类十三》："如循琅玕。"

稂 láng　音郎。《本草纲目·狼尾草》："稂。"

樃 láng　乃榆树也。《本草纲目·樃梅》。

莨 làng　音郎。《证类本草·芥》："又有莨。"〇莨，音浪。《证类本草·莨菪》："莨菪。"〇莨，音浪。《证类本草·莨菪子》："莨菪子。"〇莨，音浪。《证类本草·总目录》："莨菪子。"〇莨，音郎。《本草纲目·芥》："又有莨，作菹甚辣。"〇莨，蘭蕩。莨菪一作蘭蕩。《本草纲目·莨菪》。〇莨菪，音浪荡。《本草纲目·莨菪》："其子服之，令人狂狼放宕，故名。"

䝁 láo　音劳。《本草纲目·鹿藿》："䝁豆。""䝁、鹿音相近也。"

勞（劳）láo　谓肾劳也。《素问·评热病论》："劳风为病何如。"〇劳，过作谓之劳。《素问吴注·上古天真论》："不妄作劳。"〇劳，困剧也。《类经·疾病类五》："大骨气劳。"〇劳风，劳而受风也。《素问吴注·评热病论》："劳风为病何如。"〇劳风，因劳伤风也。《类经·疾病类三十》："劳风法在肺下。"

蟧 láo　力刀切。《证类本草·蟹》："小者蟧。"

醪 láo　汁滓酒。《太素·设方》："为五谷汤液及醪醴奈何？"（按：滓，原作"泽"，《说文》："醪，汁滓酒也。"）〇醪，音劳。《素问·汤液醪醴论》："为五谷汤液及醪醴奈何。"〇醪，音劳。《素问吴注·汤液醪醴论》："为五谷汤液及醪醴奈何。"〇醪，音劳。醪药，药酒也。《类经·论治类十》："治之以按摩醪药。"○醪，音劳。醅酒浊酒曰醪。《类经·论治类十五》："为五谷汤液及醪醴奈何。"○醪，音劳。浊酒。《厘正按摩要术·摩法》："治之以按摩醪药。"○醪酒，药酒也。《类经·论治类十四》："醪酒主治。"○醪醴，谓酒之属也。《素问·汤液醪醴论》："为五谷汤液及醪醴奈何。"○醪药，谓酒药也。醪药者，所以养正祛邪，调中理气。《素问·血气形志》："治之以按摩醪药。"○醪药，药酒也。《类经·论治类十》："治之以按摩醪药。"

鸏（鸏）lǎo　俗作鹚鸏。《本草纲目·秃鹙》："鹙鸏。"

潦 lǎo　郎到切。《医宗金鉴·伤寒论注·阳明篇》："以潦水一斗先煮麻黄再沸。"

烙 lào　音洛。烧也。《厘正按摩要术·按胸腹》："若心下动而其热烙手者，尤不可忽。"

酪 lào　音洛。《本草纲目·酪》。

樂（乐）lè　音乐。《难经·十六难》："悲愁不乐。"○乐，音洛。《素问吴注·藏气法时论》："清厥意不乐。"○乐，音洛。《素问吴注·刺疟》："令人不乐。"○乐，音洛。《素问吴注·刺热论》："心热病者，先不乐。"○乐，音洛。《素问吴注·灵兰秘典论》："喜乐出焉。"○乐，音洛。《素问吴注·缪刺论》："善悲惊不乐。"○乐，音洛。《素问吴注·上古天真论》："乐其服。"○乐，音洛。《素问吴注·上古天真论》："逆于生乐。"○乐，音洛。《素

L

问吴注·疏五过论》："暴乐暴苦。"〇乐，音洛。《素问吴注·血气形志》："形乐志苦。"〇乐，音洛。《素问吴注·异法方宜论》："其民乐野处乳食。"〇乐，音洛。《类经·论治类十八》："暴乐暴苦。"

雷 léi　谓大声生于太虚云暝之中也。《素问·五常政大论》："乃为雷霆。"〇雷，火气也。《素问吴注·阴阳应象大论》："雷气通于心。"〇雷公，黄帝臣。《素问吴注·著至教论》："召雷公而问之曰。"

羸 léi　音雷。《医宗金鉴·伤寒论注·太阳下篇》："羸人服半钱温服之。"

累 léi　累累，邪之所结，如波陇在络者。《素问吴注·刺腰痛论》："循之累累然。"

虆 léi　力轨切。（按：虆为"蘽"的异体字。）《证类本草·千岁虆》："千岁虆。"

漯 léi　音磊，又太合切。《类经·经络类三三》："手少阳外合于漯水。"〇漯，音磊。《类经·针刺类四九》："痛上漯漯然汗出。"〇漯，音磊。漯漯，皮毛寒栗也。《类经·针刺类五十》："身漯漯。"〇漯漯，虚乏之状也。《太素·少气》："少气，身漯漯也。"　〇漯漯，音踏。汗应时出之貌。《奇经八脉考·二跻为病》："痛上漯漯然汗出。"〇漯漯，寒栗也。《类经·针刺类五十》："身漯漯也。"

鼺 léi　音羸。《证类本草·第十八目录》："鼺鼠。"〇鼺，音羸。《证类本草·鼺鼠》："鸓鼠。"〇鼺，音羸。《证类本草·总目录》："鸓鼠。"〇鼺，《本草纲目·鸓鼠》："鼺鼠。"

虆（累）lěi　音羸。《证类本草·菟丝子》："一名菟虆。"

垒 lěi　瘾疹之高起者。《素问吴注·大奇论》："白垒发死。"〇垒，藟同，即蓬藟之属。《类经·脉色类二四》："白垒发死。"

猵 lěi　蜼或作"猵"。《本草纲目·果然》："蜼，狖、垒二音，或作猵。"

藟 lěi　力轨切。《证类本草·第二十三目录》："蓬藟。"〇藟，力勒切。《证类本草·总目录》："蓬藟。"〇藟，力轨切。《证类本草·蓬藟》："蓬藟。"〇藟，音累。《本草纲目·蓬藟》。

鸓（鸓）lěi　累、垒二音。鼠形飞走且乳之鸟也。故字从鸟。《本草纲目·鸓鼠》。

肋 lèi　音勒。肋骨也。《厘正按摩要术·摩法》："左右肋在胸腹两旁肋膊处。"〇肋，腋下肋也。《素问吴注·气穴论》："肋肘不得伸。"

淚（泪）lèi　出于目。《类经·疾病类二五》："肝为泪。"

類（类）lèi　《本草纲目·灵猫》："类。《南山经》所谓亶爰之山有兽焉，状如狸而有髦，其名曰类。"〇类序，类分五行，序有先后也。《素问吴注·六元正纪大论》："从其类序。"

稜 léng　音能。凡物有廉角者曰稜。《厘正按摩要术·喉痛》："用三稜针于喉肿处刺血出。"

冷 lěng　有本为零也。《太素·七邪》："余尝登于清冷之台。"（按：清冷，《灵枢·大惑论》作"清泠"。）

刕 lí　劙与刕同。《本草纲目·荔枝》："必以刀斧劙取其枝，故以为名。"

梨 lí　利也，其性下行流利也。《本草纲目·梨》。

黎 lí　亦黑也。《本草纲目·黎豆》。○黎，黑色曰黎。《本草纲目·藜芦》。○藜，利也。《本草纲目·蒺藜》。

黧 lí　力支切。色黑而黄也。《伤寒论·辨脉法》："环口黧黑。"○黧，音泥。黑而黄也。《厘正按摩要术·痹疾》："肾痹，则面色黧黑。"

蜊 lí　音梨。《证类本草·第二十二目录》："蛤蜊。"○蜊，音梨。《证类本草·总目录》："蛤蜊。"○蜊，音藜。《证类本草·蛤蜊》："蛤蜊。"○蜊，梨。蛤类之利于人者，故名。《本草纲目·蛤蜊》。

貍 lí　陵之切。白，西方之色，气主肺，肺属金，貍善捕物而有杀心，亦若金类。《伤寒总病论·白气貍证》："秋三月行白气貍病。"

蠡 lí　音离。《证类本草·九卷目录》："陟蠡。"○蠡，音离。《证类本草·总目录》："陟蠡。"○蠡，音礼。《证类本草·陟蠡》："陟蠡。"

蓠 lí　音离。羊蹄根也。《本草纲目·断罐草》："合白牙蓠菜。"

漓 lí　林知切。《医宗金鉴·伤寒论注·可汗篇》："不可令如水淋漓。"

醨 lí　薄者曰醨。《本草纲目·酒》。

鼶 lí　鼶鼷（lí ài），音离艾。《本草纲目·鼠附录》："鼶鼷。"

離（离）lí　历也。《太素·经脉根结》："奇邪离经。"○离，历也。《太素·胀论》："久者离岁。"○离，历也。《太素·诸气杂论》："非必离贼风邪气。"○离，谓别离应用。《素问·阴阳离合论》："是故三阳之离合也。"○离，谓离间亲爱。《素问·疏五过论》："离绝菀结。"○离，刺之泻去其邪，名曰离。《素问吴注·离合真邪论》："离合真邪论。"○离，谓间其亲爱也。《素问吴注·疏五过论》："离绝菀结。"○离，一行于表，一行于里，谓之离。《素问吴注·阴阳离合论》："是故三阳之离合也。"○离者，失其亲爱。《类经·论治类十八》："离绝菀结。"○离经，流传无定也。《类经·经络类三十》："奇邪离经。"○离居，血气不相营合也。《素问吴注·调经论》："血气离居。"○离术，别术也。《素问吴注·征四失论》："妄作离术。"○离岁，越岁也。《类经·疾病类五七》："久者离岁。"

蘺（蓠）lí　白芷为蓠。蓠草生江中，故名江蓠。《本草纲目·蘼芜》："江蓠。"

蠡 lí　力洒反，瓢勺也。《太素·十五络脉》："足厥阴之别，名曰蠡沟。"○蠡，通作"鳢"。《证类本草·蠡鱼》："《图经》曰：蠡，通作鳢字。"○蠡，音螺。《证类本草·甲香》："海蠡之掩也。"○蠡，音礼。《证类本草·第二十目录》："蠡鱼。"○蠡，音礼。《证类本草·蠡实》："蠡实。"○蠡，音礼。《证类本草·蠡鱼》："蠡鱼。"○蠡，音礼。《证类本草·总目录》："蠡鱼。"○蠡，音礼。马蔺子是也。《证类本草·八卷目录》："蠡实。"○蠡，嬴，与螺同，亦作蠡。《本草纲目·海螺》。○蠡，音螺。《本草纲目·蛞蝓》："陵蠡。"○蠡，音螺。《本草纲目·蜗牛》："蠡牛。"○蠡，音礼。《本草纲目·薏苡》："解蠡。"○蠡，音里。《类经·经络类五》："名曰蠡沟。"○蠡，音理。啮(齧)木虫。《厘正按摩要术·肝经图》："蠡沟，内踝上五寸。"○蠡沟，上卢启切，又落戈切。《素问·刺腰痛论》注："此正当蠡沟穴分。"

劙 lí　音利。《证类本草·荔枝子》："以刀斧劙取。"○劙，音利。《本草纲目·荔枝》："劙与劦同。"

鱺(鲡) lí　音黎。《证类本草·第二十一目录》："鳗鲡鱼。"○鲡，音黎。《证类本草·鳗鲡鱼》："鳗鲡鱼。"○鲡，音黎。《证类本草·总目录》："鳗鲡鱼。"○鲡，音黎。《本草纲目·鳗鲡鱼》。

里 lǐ　居处也。《太素·十五络脉》："手少阴之别，名曰通里。"○里，腹胁之内也。《素问·至真要大论》："里急暴痛。"○里，裡也。《素问·刺腰痛》："肉里之脉令人腰痛。"

○里，道里也。《类经·阴阳类四》："地有五里。"○里，邻里也。《类经·疾病类五六》："闾里门户也。"

理 lǐ　里也。《素问·阴阳类论》："在理已尽。"○理，谓文理逢会之中。《素问·举痛论》："寒则腠理闭。"○理，分肉也。《素问吴注·刺要论》："各至其理。"○理，肉纹也。《素问吴注·卒痛论》："寒则腠理闭。"○理，肉理也。《类经·藏象类二八》："粗理者心大。"○理，肉理也。《类经·疾病类二六》："寒则腠理闭。"

鯉（鲤）lǐ　鲤鳞有十字文理，故名鲤。《本草纲目·鲤鱼》。

禮（礼）lǐ　仪文也。《类经·论治类二》："上堂问礼。"

醴 lǐ　宿酒也。《太素·设方》："为五谷汤液醪醴奈何？"○醴，一宿曰醴。《本草纲目·酒》。○醴，音礼。酒之甘浊而不泲者曰醴。《类经·论治类十五》："为五谷汤液及醪醴奈何。"

鱧（鳢）lǐ　首有七星，夜朝北斗，有自然之礼，故谓之鳢。《本草纲目·鳢鱼》。○鳢，乌鱼也。《本草纲目·鳢肠》："鳢，乌鱼也，其肠亦乌。"

羃（羖）lì　羖𮘺。《本草纲目·羊》："多毛曰羖𮘺。"

立 lì　谓当其王时。《素问·宝命全形论》："五胜更立。"○立，王也。《素问吴注·宝命全形论》："五胜更立。"

利 lì　益也。《素问吴注·腹中论》："利肠中。"

戾 lì 了戾也。《素问·五常政大论》:"其动缨戾拘缓。"○戾，音利。《伤寒论·平脉法》注:"二气相抱而不相戾。"○戾，音利。乖戾。《类经·运气类二一》:"厥阴所至为缨戾。"○戾，音利。斜曲也。《类经·运气类十三》:"其动缨戾拘缓。"○戾，莀、盭，乃北人呼绿字音转也。《本草纲目·荩草》:"莀草、盭草。"

盭 lì 莀、盭，乃北人呼绿字音转也。《本草纲目·荩草》:"莀草、盭草。"

荔 lì 马薤也。《本草纲目·蠡实》:"荔实。"○荔，音利。《本草纲目·木莲》:"薜荔。"○荔，一名马蔺，叶似蒲而小，根可为刷。《类经图翼·二十四气》:"荔挺出。"○荔挺，上力计切，下大顶切。《素问·四气调神大论》注:"荔挺出。"

溧 lì 溧冽，甚寒也。《素问·气交变大论》:"其变溧冽。"○溧冽，甚寒也。《素问吴注·气交变大论》:"其变溧冽。"（按:《素问》作"溧冽"，吴注校点本作"栗冽"。）○溧冽，寒甚也。《类经·运气类十》:"其变溧冽。"

詈 lì 音利。《类经·疾病类十二》:"其妄言骂詈。"

慄 lì 谓战栗，甚寒大恐而悉有之。《素问·阴阳应象大论》:"在变动为栗。"○栗，谓战栗。《素问·疟论》:"寒栗鼓颔。"○慄，谓振栗也。《素问·调经论》:"故寒慄。"○慄，音栗。惧貌。《伤寒论·辨脉法》:"阴中于邪，必内慄也。"成注:"阴虚遇邪，内为惧慄。"○慄，音栗。

惧也。《伤寒论·辨太阳病脉证并治中》："发汗则寒慄而振。"○慄，力质切，惧也。《伤寒总病论·可下证》："必先振慄汗出。"○栗，战栗，大寒甚恐则有之。《素问吴注·阴阳应象大论》："在变动为栗。"○栗，战也。《素问吴注·至真要大论》："诸禁鼓栗。"○栗，战栗也。《类经·藏象类五》："在变动为栗。"○慄，战栗也。《类经·阴阳类二》："数慄而寒。"○慄，战也。《类经·疾病类一》："诸禁鼓慄。"○慄，音栗。《医宗金鉴·伤寒论注·太阳下篇》："振慄自下利者。"

蒚 lì　力的切。《证类本草·蒜》："《尔雅》云：蒚，山蒜。"○蒚，音历。《证类本草·白芷》："叶名蒚麻。"○蒚，音力。山蒜也。《本草纲目·蒜》："小者……一名蒚。"○蒚，音历。《本草纲目·山蒜》："蒚。"○蒚，音力。《本草纲目·白芷》："叶名蒚麻。"

厲（厉）lì　谓疵厉，疾疫死也。《素问·至真要大论》："毛虫乃厉。"○厉兑，穴名，在足大指次指之间。《素问吴注·阴阳离合论》："阳明根起于厉兑。"

癘（疠）lì　力暂反。《太素·诸风数类》："疠者，营气热胕。"○疠，音利。《素问·风论》："或为疠风。"○疠者，有荣气热胕，其气不清，故使其鼻柱坏而色败，皮肤疡溃。《素问·脉要精微论》："脉风成为疠。"○疠，音赖。《证类本草·虾蟆》："阴蚀疽疠。"○疠，利赖二音。《素问吴注·风论》："或为疠风。"○疠，音赖。疠，癞也。《素问吴注·脉要精微论》："脉风成为疠。"○疠，赖、

L

利二音，癞也。《类经·疾病类七七》：“脉风成为疠。”〇疠，癞同，又音利。《类经·疾病类二八》：“或为疠风。”〇疠，癞同，又音利。大风也。《类经·针刺类三六》：“疠风者素刺其肿上。”〇疠，杀疠也，即瘟疫之类。《类经·运气类四一》：“次三年作土疠。”

礪（砺）lì　音利。《类经·疾病类七六》：“匠人磨斧斤砺刀。”

蠣（蛎）lì　圆者曰蛎。《本草纲目·马刀》。

歷（历）lì　历纪，谓日月行历于天二十八宿三百六十五度之分纪也。《素问·三部九候论》：“上应天光星辰历纪。”

瀝（沥）lì　音立。水下滴。《厘正按摩要术·按胸腹》：“小便淋沥。”

癧（疬）lì　音历。瘰疬。《类经·疾病类九十》：“寒热瘰疬在于颈腋者。”〇疬，音历。瘰疬。《厘正按摩要术·灸法》：“灸肘尖，治瘰疬。”

櫟（栎）lì　栎梂（lì qiú），音历求。《本草纲目·橡实》：“栎梂。”

麗（丽）lì　著也。《素问·五运行大论》：“五行丽地。”

䴡 lì　音丽。《证类本草·总目录》：“鬼䴡。”〇䴡，音丽。《证类本草·第三十目录》：“鬼䴡。”〇䴡，音丽。《证类本草·鬼䴡》：“鬼䴡。”

麜 lì　音栗。《本草纲目·獐》：“《尔雅》云：麕，牡曰麌，牝曰麋。”

連（连）lián　数也。《太素·调阴阳》：“志欲如连枢。”（按：连，《素问》作“遝”。）〇连，蚕纸曰连。《本草纲目·蚕》。〇连，通也。《类经·藏象类二八》：“而连四时。”〇连骸，是骸骨相连接处。《素问·骨空论》：“侠膝之骨为连骸。”〇连骸，膝之外侧有二高骨，上骨为连骸。《素问吴注·骨空论》：“侠膝之骨为连骸。”〇连骸，膝上两侧，皆有侠膝之高骨与骸骨相为接连，故曰连骸。《类经·经络类十九》：“侠膝之骨为连骸。”

蓮（莲）lián　其实莲。《本草纲目·莲藕》。

鰱（鲢）lián　相连也，故曰鲢。《本草纲目·鲔鱼》：“鲢鱼。”

廉 lián　敛盐反。《太素·五节刺》：“取之廉泉也。”〇廉，棱角也。《素问吴注·骨空论》：“合少阴上股内后廉。”〇廉，棱也。《素问吴注·刺腰痛论》：“在膝筋肉分间郄外廉之横脉出血。”〇廉，薄也。薄唇轻言，肉瘦气少也。《类经·针刺类二十》：“肉廉廉然。”〇廉，骨际曰廉。《类经图翼·骨度》。〇廉，隅际也。《类经·经络类十八》：“横骨上廉以下至内辅之上廉长一尺八寸。”〇廉廉，棱角貌。《类经·藏象类三一》：“阳明之上廉廉然。”

䭠 lián　《本草纲目·甜瓜》：“其子曰䭠。”

溓 lián　廉检反，水静也，七月水生时也。《太素·附篇》：“期在溓水。”〇溓，新校正杨上善云：廉检反，水静也。

L

七月水生时也。《素问·阴阳类论》："期在溓水。"○溓，音廉。《素问·阴阳类论》："阴阳交，期在溓水。"（按：王注："故乃死于立秋之候也。"新校正："按全元起本云：溓水者，七月也，建申，水生于申，阴阳逆也。杨上善云：溓，廉检切，水静也。七月，水生时也。"）○溓，音廉。溓水，仲秋水寒之时也。《素问吴注·阴阳类论》："期在溓水。"○溓，音斂，清也。《类经·疾病类九六》："期在溓水。"○溓水，仲秋水寒之时也。《素问吴注·阴阳类论》："期在溓水。"

簾（帘）lián　其形方廉而薄，故曰帘，曰薄。《本草纲目·帘薄》。

蠊 lián　廉。《本草纲目·蜚蠊》。○蠊，音廉。《证类本草·第二十一目录》："蜚蠊。"

斂（敛）liǎn　收也。《素问·气交变大论》："其化紧敛。"○敛，收也。《素问·五运行大论》："其化为敛。"○敛，谓已生枝叶，敛附其身也。《素问·气交变大论》："草木敛。"

蘞（蔹）liǎn　音敛。《证类本草·十一目录》："乌蔹莓。"○蔹，音敛。《证类本草·乌蔹莓》："乌蔹莓。"○蔹，音敛。《证类本草·总目录》："乌蔹莓。"

摙（琏）liǎn　力展切。《证类本草·蠮螉》："琏土作房。"

蝀（蛙）liàn　力建切。《证类本草·蛇蜕》："多是赤蛙、黄领辈。"○蛙，赤蛙蛇。亦作赤楝蛇。《本草纲目·黄颔蛇》：“术家所用赤蜼、黄颔。”

良 liáng　善也。《素问·灵兰秘典论》：“孰者为良。”

凉 liáng　清也，肺之性。《素问·五运行大论》：“其性为凉。”

椋 liáng　音良。《证类本草·椋子木》：“椋子木。”〇椋，音凉。《本草纲目·松杨》：“椋子木。”

梁 liáng　粱也。《素问·腹中论》：“今禁高梁。”〇梁，粱也。《素问·生气通天论》：“高梁之变。”〇梁，粱也。《素问·通评虚实论》：“则高梁之疾也。”

粱 liáng　良也，谷之良者也。《本草纲目·粱》。〇粱，粟类，谷之良者也。《类经·针刺类五六》：“膏粱菽藿之味。”

兩（两）liǎng　谓阴阳。《素问·生气通天论》：“两者不和。”〇两，阴阳也。《类经·疾病类五》：“两者不和。”〇两感，一藏一府表里俱受寒邪，谓之两感。《素问吴注·热论》：“其两感于寒而病者。”〇两骨，即大指次指后歧骨间也，俗名虎口。《类经·经络类二》：“出合谷两骨之间。”〇两骸厌中，谓膝下外侧骨厌中。《类经·经络类七》：“寒热俞在两骸厌中二穴。”〇两髁胂，谓两髁骨下坚起肉也。《素问·刺腰痛》：“刺两髁胂上。”〇两髁，要下两旁之髁骨也。《素问吴注·刺腰痛论》：“两髁胂上。”〇两跻，谓阴阳跻脉。《素问·调经论》：“两跻为上。”〇两胠，谓在侧箱两肋下空处。《太素·五藏脉诊》：“两胠满。”〇两神，阴阳也。《类经·藏象类二五》：“两神相搏。”

L

俩（倆）liǎng　音两。伎俩。《厘正按摩要术·咒法》："谓为江湖伎俩耳。"（按：又音 liǎ。表示数量。）

裲（裲）liǎng　裲裆（liǎng dāng），用六尺裁，足覆胸背，言羞鄙于袒，故衣此尔。又前当胸，后当背，故曰裲裆。《本草纲目·汗衫》。

魉（魎）liǎng　《本草纲目·罔两》："罔两一作魍魉。"

寥 liáo　寥廓（liáo kuò），大而无际也。《素问吴注·天元纪大论》："太虚寥廓。"○寥廓，玄远也。《类经·运气类十三》："太虚寥廓。"

髎 liáo　音辽。《素问·刺腰痛论》注："其穴即中髎、下髎。"○髎，音寥。骨空处也。《奇经八脉考·阳维脉》："会足少阳于居髎。"○髎，音窌。两髂髎，居髎穴也。《素问吴注·长刺节论》："刺两髂髎季胁肋间。"○髎，音辽。《类经·经络类二》注："历四髎穴。"○髎，音辽。《类经·针刺类四九》："刺八髎与痛上。"○髎，音辽。《类经·针刺类五一》："治阳明中俞髎。"○髎，音聊。章门下八寸监骨上陷中为居髎；缺盆中上毖骨际陷中央为天髎。《厘正按摩要术·大肠经图》："肘髎，大骨外廉。"

膋（膋）liáo　音辽。膋乃脂膏也。《本草纲目·滑石》："膋石。"

撩 liáo　力条反，取也。《太素·十二水》："以心撩之。"○撩，音辽，又上、去二声。理乱谓之撩理。《类经·经络类三三》："以心撩之。"

瘵（疗）liáo　音料。治病也。《厘正按摩要术·叙》："岐黄疗病之法。"

蟟 liáo　音辽。《证类本草·蚱蝉》："七月八月鸣者蛁蟟。"

鷯（鹩）liáo　鷦鹩。《本草纲目·巧妇鸟》："鷦鹩。"

窌 liáo　此经窌音聊，空穴也。《太素·骨空》："刺九髎与痛上。九窌在腰尻分间。"（按：九窌，《素问》作"八髎"。）〇窌，输穴也。《太素·骨空》："治阳明中输窌。"（按：输窌，《素问》作"俞髎"。）〇窌，与髎同。《说文》音匏。窖也。《奇经八脉考·阳跻脉》："同足阳明上而行巨窌。"（注云："窌，腰下穴也。"）

廖 liào　廖廓（liáo kuò），空而无际之谓。《类经·运气类三》："太虚廖廓。"

翏 liào　音料。高飞貌。《本草纲目·蓼》："蓼类皆高扬，故字从翏。"

列 liè　分解也。《类经·摄生类三》："辨列星辰。"〇列别，分辨也。别，必列切。《类经·藏象类五》："列别藏府。"

茢 liè　桃茢，桃枝作帚也。《本草纲目·桃符》；"王吊则巫祝以桃茢前引，以辟不祥。"

鮤（鴷）liè　音列。《本草纲目·鲚鱼》："鴷鱼。"

鴷（䴕）liè，音列。《素问·五常政大论》注："羽虫，谓青绿色者，则鹦鹉䴕鸟翠碧鸟之类。"〇䴕，此鸟斫裂树木取蠹食，故名。《本草纲目·啄木鸟》：“䴕。”

捩 liè　练结切。《历代名医蒙求·梁新姜汁》：“命擣姜捩汁。”

犣 liè　音鬣。《本草纲目·牦牛》：“犣牛。”

鬣 liè　鬐毛。《本草纲目·马》：“鬐毛，即騣（鬃）也，一名鬣。”〇鬣，鱼翅曰鳍，曰鬣。《本草纲目·鱼鱿》。

淋 lín　音林。《厘正按摩要术·按胸腹》：“小便淋沥。”

霖 lín　久雨也。《素问·气交变大论》：“其灾霖溃。”〇霖，大雨三日曰霖。《素问吴注·气交变大论》：“其灾霖溃。”〇霖，久雨也。《类经·运气类十》：“其灾霖溃。”

鄰（邻）lín　近也。《太素·知官能》：“虚与实邻。”〇邻，近也。《类经·针刺类十》：“虚与实邻。”

鱗（鳞）lín　水化生。《素问·五常政大论》：“其虫鳞。”〇鳞，谓鱼蛇之族类。《素问·五运行大论》：“其虫鳞。”〇鳞者，粼也。鱼产于水，故鳞似粼。《本草纲目·鱼鳞》。

臨（临）lín　谓临御于下。《素问·五常政大论》：“火气下临。”〇临，谓临驭。《素问吴注·五运行大论》：“寒暑相临。”〇临，遇也。《类经·运气类四》：“寒暑相临。”〇临临，下垂貌，唇厚质浊之谓。《类经·针刺类二十》：“唇临临然。”〇临临然，临下貌。《类经·藏象类三十》：“临临然长大。”〇临御，当年运气主乎六元，临其上而统御之也。《素问吴注·六元正纪大论》：“临御之纪。”

凛 lǐn　寒也。肾之性。《素问·五运行大论》："其性为凛。"〇凛冽，甚寒也。《素问·气交变大论》："其变凛冽。"

廪 lǐn　积也，聚也。《素问·皮部论》："廪于肠胃。"〇廪，力稔切。《素问·灵兰秘典论》："脾胃者，仓廪之官，五味出焉。"〇廪，有屋曰廪。《本草纲目·陈廪米》："陈仓米。"〇廪，舍也。《素问吴注·皮部论》："廪于肠胃。"〇廪，积也，聚也。《类经·经络类三一》："廪于肠胃。"

橉 lìn　良刃切。《本草纲目·橉木》。橉，良刃切。《证类本草·橉木灰》："橉木灰。"

飴（饴）líng　音令。《本草纲目·糕》："饵，……或谓之飴。"

L

苓 líng　亦屎也。《本草纲目·雷丸》："古者屎、苓字通用。"

翎 líng　《本草纲目·鸡》："翮翎。"

蛉 líng　音零。《证类本草·蜻蛉》："蜻蛉。"

零 líng　猪屎曰零。《本草纲目·马》："白马通。"〇零，马屎曰通，猪屎曰零。即苓字，其块零落而下故也。《本草纲目·猪苓》。〇零，多貌。《素问吴注·气交变大论》："乃零冰雹。"

鴒（鸰）líng　《广韵·青韵》：鸰，郎丁切。鸰䴉（líng dīng）。《本草纲目·鹠鹂》："鸰䴉。"

凌 líng　音令。《本草纲目·曲节草》："六月凌。"

陵 líng　陵居，高处也。《类经·论治类九》：“其民陵居而多风。”

蔆 líng　力升切。《灵枢·痈疽》：“剉蔆草根各一升。”○蔆，音陵。芰也。《类经·疾病类八六》：“锉蔆蘛草根各一升。”

菱 líng　音陵。《新修本草·鸡头实》：“作粉与菱粉相似。”○菱，楚谓之芰，秦谓之薢茩。《本草纲目·芰实》。

鲮 líng　音陵。《证类本草·络石》：“一名石鲮。”

靈（灵）líng　地灵，委质于地者，皆有灵。《素问吴注·天元纪大论》：“布气真灵。”○灵兰，灵台兰室，黄帝藏书之所。《素问吴注·灵兰秘典论》：“灵兰秘典。”○灵室，谓灵兰室，黄帝之书府也。《素问·气交变大论》：“乃择良兆而藏之灵室。”

醽 líng　绿曰醽。《本草纲目·酒》：“绿曰醽。”

麢 líng　与羚同。《证类本草·羚羊》：“《尔雅》云：麢，大羊。”○麢，音铃（原误作钤）。《本草纲目·麢羊》：“麢则独栖悬角木上以远害，可谓灵也。故字从鹿，从靈（灵）省文。”

令 lìng　平声（按：令音使令义读去声）。《素问吴注·宝命全形论》：“其气令器津泄。”○令，平声。《素问吴注·痹论》：“荣卫之气亦能令人痹乎。”○令，平声。《素问吴注·刺禁论》：“令人遗溺。”○令，平声。《素问吴注·刺疟》：“令人腰痛头重。”○令，平声。《素问吴注·刺腰痛论》：“足太阳脉令人腰痛。”○令，平声。《素问吴注·厥论》：“厥或令人腹满。”○令，平声。《素问吴注·咳论》：“肺之令人咳何也。”○令，平声。《素问吴注·离合真邪论》：“令神气存。”○令，平声。《素问吴注·离合真邪论》：“无令邪布。”○令，平声。《素问吴注·六元正纪大论》：“令终不灭。”○令，平声。《素问吴注·奇病论》：“故令子发为癫疾也。”○令，平声。《素问吴注·宣明五气》：“无令多食。”○令，平声。《素问吴注·血气形志》：“令其一隅居上。”○令，平声。《素问吴注·玉机真藏论》：“令不得以其次。”○令，平声。《素问吴注·玉机真藏论》：“太过则令人善怒。”○令，平声。《素问吴注·针解》：“令气易行也。”○令，平声。《素问吴注·诊要经终论》：“令人不嗜食。”○令，平声。《素问吴注·卒痛论》：“令言而可知。”○令，平声。《类经·疾病类五二》：“肺之令人欬何也。”○令，平声。《类经·经络类十一》：“令其一隅居上。”

流 liú　流淫，谓流泄淫溢。《类经·藏象类九》：“神伤则恐惧流淫而不止。”

留 liú　久也。《太素·诊候之一》：“留瘦不移。”○留，停久也。《太素·量缪刺》：“令人留于枢中痛。”○留，谓留止。《素问·疟论》：“风气留其处。”○留，久留于水也。《素问吴注·痿论》：“若有所溜。”○留，病留滞也。《类经·脉色类二五》：“留瘦不移。”○留，留针也。《类经·针刺类七》：“如留如还。”○留久，稽留迟久也。《素问吴注·气交变大论》："以道留久。"

鶹 liú 留、柳二音。《本草纲目·竹鶹》："鶹状其肥。"

籀 liú 音留。《本草纲目·鱼笱》："取鱼之器曰笱、曰籀。"

瘤 liú 悬疣类也。《太素·刺法》："阴阳如一者瘤。"（按：瘤，《灵枢》《甲乙》作"病"。）〇瘤，音溜。昔瘤者，非一朝夕之谓。《类经·疾病类四》："连以聚居为昔瘤。"〇瘤者，留也。《类经·针刺类二》："为瘤病者也。"

鸖（鹠）liú 鸺鹠。《本草纲目·鸱鸺》："一种鸺鹠。"

鏐（镠）liú 《本草纲目·银》："《尔雅》：白金谓之银，其美者曰镠。"〇镠，音留。《历代名医蒙求·胡轲归京》："两浙钱镠患一目失明。"

溜 liù 力救切。《素问·水热穴论》注："足少阴脉有太冲、复溜、阴谷三穴。"〇溜，谨按《难经》当作流。《灵枢·九针十二原》："所溜为荥。"〇溜，滑也。《素问吴注·阴阳别论》："阴阳相过曰溜。"〇溜，力救切。《类经·疾病类七九》："虚则下溜。"〇溜，力救切。《类经·疾病类三》："故中阳则溜于经。"〇溜，力救切。急流为溜。《类经·经络类十四》："所溜为荥。"〇溜，力救切。筋溜者，有所流注而结聚于筋也。《类经·疾病类四》："发为筋溜。"〇溜，良救切。《类经·经络类三十》："溜于京骨。"〇溜，阴阳相过，谓流通平顺也，脉名曰溜。《类经·疾病类六》："阴阳相过曰溜。"〇溜脉，流入于目之脉。《素问吴注·刺禁论》："中溜脉。"

六 liù　六合，谓十二经脉之合也。《素问·阴阳应象大论》："会通六合。"〇六合者，十二经表里相合而为六也。《素问吴注·阴阳应象大论》："会通六合。"〇六合，谓四方上下也。《素问·脉要精微论》："六合之内。"〇六合，谓四方上下也。《素问·生气通天论》："六合之内。"〇六节，谓六气之分。《素问·天元纪大论》："天以六为节。"〇六节，甲子六周也。《素问吴注·六节藏象论》："六节藏象论。"〇六微旨，篇内所言，皆六气精微之旨也。《素问吴注·六微旨大论》："六微旨大论。"〇六元，风火湿热燥寒六者，第为元首而主岁气也。《素问吴注·六元正纪大论》："六元正纪大论。"〇六经，三阴三阳之脉也。流而不息，故为人身之川。《素问吴注·阴阳应象大论》："六经为川。"

嚨（咙）lóng　力公切。喉咙也。《伤寒论·平脉法》注："少阴之脉循喉咙。"

聾（聋）lóng　耳聋。《素问吴注·通评虚实论》："暴厥而聋。"〇聋，耳无闻也。《素问吴注·刺禁论》："为内漏为聋。"

蠪（蛮）lóng　音龙。《证类本草·虾蟆》："一名蛮。"〇蛮，赤者名蛮。《本草纲目·蚁》。〇蛮，音笼。《本草纲目·蟾蜍》："苦蛮。"

隆 lóng　犹高也。盛也。《素问·生气通天论》："日中而阳气隆。"〇隆，盛也。《素问吴注·生气通天论》："日中而阳气隆。"

L

癃 lóng　力中反。淋也。《太素·调食》：“酸走筋，多食之令人癃。”○癃，淋也，小便不利如淋也。《太素·十二疟》：“小便不利如癃状。”○癃，谓不得小便也。《素问·刺疟》：“小便不利如癃状。”○癃，小便不得也。《素问·奇病论》：“有癃者。”○癃，小便不通。《素问·五常政大论》：“其病癃闭。”○癃，音隆。《伤寒论·辨太阳病脉证并治上》注：“膀胱不利为癃。癃者，小便不利也。”○癃，音隆。《证类本草·滑石》：“女子乳难癃闭。”○癃，音隆。小便淋也。《奇经八脉考·督脉为病》：“女子为不孕癃痔遗溺。”○癃，不得小便也。《素问吴注·奇病论》：“有癃者。一日数十溲。”○癃，小便不利，名之曰癃。《素问吴注·气厥论》：“则癃溺血。”○癃，音隆。《素问吴注·刺疟》：“小便不利如癃状。”○癃，膀胱不利也。《类经·脉色类十九》：“滑甚为癃癀。”○癃，良中切。《类经·疾病类二五》：“膀胱不利为癃。”○癃，良中切。《类经·疾病类十》：“狐疝遗溺闭癃。”○癃，良中切。《类经·疾病类四六》：“胞移热于膀胱，则癃。”○癃，良中切。《类经·疾病类五十》：“小便不利如癃状。”○癃，良中切。《类经·经络类二七》：“不孕癃痔遗溺嗌干。”○癃，良中切。《类经·经络类十六》：“实则闭癃。”○癃，良中切。《类经·气味类三》：“多食之令人癃。”○癃，良中切。小便不通曰癃。《类经·针刺类五三》：“癃，取之阴跻及三毛上。”○癃，良中切。小水不利也。《类经·疾病类三六》：“有癃者，一日数十溲。”○癃，闾中切。《类经·脉色类十九》：“滑甚为癀癃。”○癃，小水不利也。《类经·气味类三》："水道不行，故癃。"〇癃闭，小便不通为癃，大便不通为闭。《素问吴注·五常政大论》："其病癃闭。"

㿉 lóng　音隆。淋也。《太素·五藏脉诊》："滑甚为颓㿉。"〇㿉，痳也。《太素·厥死》："有㿉者。"〇㿉，痳也。《太素·㿉泄》："㿉，取之阴跷及三毛上及血络出血。"（按：㿉，《灵枢》作"癃"，《甲乙》作"痉"。）〇㿉，音隆。《证类本草·黑芝》："主㿉利水道。"〇㿉，篆文痳字，此经淋病也，音隆。《太素·经脉之一》："飧泄狐疝遗溺闭㿉。"〇㿉，音隆。《素问·生气通天论》注："酸多食之令人㿉。"（按：注文原作㿉。）

隴（陇）lǒng　大盛也。《太素·五邪刺》："凡刺痈邪无迎陇。"〇陇，隆同。《素问吴注·离合真邪论》："则经水波涌而陇起。"〇陇，隆同。《类经·针刺类十四》："卒风暴起则经水波涌而陇起。"〇陇，盛也。《类经·经络类二三》："故曰日中而阳陇为重阳。"〇陇，音笼。盛也。《类经·针刺类三四》："凡刺痈邪无迎陇。"

鱺（鳠）lóu　大者名鳠鱼。《本草纲目·青鱼》："大者名鳠鱼"。

僂（偻）lóu　曲也，力矩反。《太素·调阴阳》："寒气从之，乃生大偻。"〇偻，形容偻俯。《素问·生气通天论》："乃生大偻。"〇偻，力主切。《素问·生气通天论》："开阖不得，寒气从之，乃生大偻。"〇偻，力主切。偻俯。《素问吴注·生气通天论》："乃生大偻。"〇偻，曲其身也。《素问吴注·脉要精微论》："行则偻附。"〇偻，吕、娄二音。伛偻。《类经·针刺类四六》："伛偻者，肾心痛也。"〇偻，音吕。《类经·藏象类三十》："胭然未偻。"〇偻，音吕。《类经·疾病类九一》："行则偻附。"〇偻，音吕。偻俯。《类经·疾病类五》："乃生大偻。"

樓（楼）lóu　篓同。瓜蒌。《素问吴注·五藏生成》："如以缟裹栝楼实。"

瓡（瓡）lóu　音娄。《证类本草·蜂子》："瓟瓡，蜂子也。"〇瓡，音娄。《证类本草·苦瓠》："又有瓠瓡。"〇瓡，音娄。《本草纲目·大黄蜂》："瓟瓡蜂。"

藪（薮）lóu　古栝楼字。《灵枢·痈疽》："其状茹谷实菰薮。"〇薮，菰薮，古栝楼字。瓜蒌也。《类经·疾病类八六》："其状如谷实菰薮。"

蔞（蒌）lóu　音缕。《证类本草·蘩蒌》："蘩蒌。"

螻（蝼）lóu　音娄。《证类本草·第二十二目录》："蝼蛄。"〇蝼，音娄。《证类本草·蝼蛄》："蝼蛄。"〇蝼，音娄。《证类本草·总目录》："蝼蛄。"〇蝼，音娄。《本草纲目·土部》："蚓蝼。"〇蝼蝈，上音楼，下古获切。蛙也。《素问·四气调神大论》注："初五日，蝼蝈鸣。"〇蝼蝈，蝼蛄也。《类经图翼·二十四气》："蝼蝈鸣。"

髏（髅）lóu　音娄。髑髅。《类经·经络类十八》注："头骨谓之髑髅。"

陋 lòu　旧作漏，僭改此。《素问吴注·解精微论》："毚愚仆漏之问。”

漏 lòu　脱漏也，谓经有所未解也。《素问·解精微论》：“请问有毚愚仆漏之问。”〇漏，血脓出。《素问·著至教论》：“下为漏病。”〇漏，屋之西北黑处谓之漏。《本草纲目·漏芦》：“漏芦。”“此草秋后即黑，异于众草，故有漏芦之称。《唐韵》作萹。”〇漏者，精寒不固，常自遗泄也。《本草纲目·人傀》：“五不男：天、犍、漏、怯、变也。”〇漏，汗出多也。《素问吴注·风论》：“则为漏风。”〇漏，当作陋。《类经·疾病类七九》：“请问有毚愚仆漏之问。”〇漏病，谓膀胱漏泄，大小便数，不禁守也。《太素·附篇》：“下为漏病。”〇漏病，二便不禁也。《素问吴注·著至教论》：“下为漏病。”

瘻（瘘）lòu　音漏也。《太素·骨空》：“鼠瘘寒热。”〇瘘，力斗切。痈瘘。《素问·生气通天论》：“陷脉为瘘。”〇瘘，疡瘘。《素问·生气通天论》：“陷脉为瘘。”〇瘘，力斗切。疡瘘。《素问吴注·生气通天论》：“陷脉为瘘。”〇瘘，音娄。《类经·疾病类六九》：“颈筋急则为筋瘘颈肿。”〇瘘，音陋，又音闾。痀瘘也。鼠瘘之属。《类经·疾病类五》：“陷脉为瘘。”〇瘘，音漏。鼠瘘，瘰疬也。《类经·针刺类五四》：“鼠瘘寒热。”〇瘘，音漏。《类经·疾病类九十》：“此皆鼠瘘。”

盧（卢）lú　凡物黑色谓之卢。《本草纲目·漏芦》注。〇卢，饭器也。《本草纲目·壶卢》。〇卢，黑色也。《本草纲目·金橘》“卢橘”注。〇卢，黑色曰卢。《本草纲目·鲈

L

鱼》注。○卢，酒器之名。《本草纲目·金橘》“卢橘”注。

蘆（芦）lú　音罗。《本草纲目·莱菔》：“芦葩。”○芦者，色卢黑也。《本草纲目·芦》：“《诗疏》：未秀曰芦。”“芦者，色卢黑也。”

臚（胪）lú　力居切。《伤寒总病论·黄病证》：“腹胪胀满如水状。”○胪，闾、卢二音，皮也。一曰：腹前曰胪。《类经图翼·周身骨部名目》。○胪，闾、卢二音。《类经·运气类二三》：“胁腹胸背面首四肢䐜愤胪胀。”○胪，闾、卢二音。皮也，一曰腹前曰胪。《类经·运气类十七》：“心腹满热胪胀。”○胪胀，腔胪胀也。《素问吴注·六元正纪大论》：“胪胀。”

矑（𬑐）lú　亦目瞳子也。《本草纲目·鸡鹊》：“《说文》谓之交𬑐。”

蠦（𧉾）lú　𧉾蟺（lú chán），守宫。《本草纲目·守宫》：“秦晋西夏谓之守宫，亦曰𧉾蟺。”○𧉾，音卢。《证类本草·石龙子》：“或谓之𧉾蟺。”

顱（颅）lú　音卢。《太素·经脉之一》：“循发际至额颅。”○颅，落胡切。《素问·上古天真论》注：“循发际至额颅。”○颅，额颅。《类经图翼·骨度》。○颅，音卢。头颅。《厘正按摩要术·觇神气》：“面白颅解。”○颅，音如（按：颅音如，有误）。头颅。《厘正按摩要术·胆经图》：“悬颅，曲角中。”○颅囟，上音卢，头也。下音信，头会脑盖也。《历代名医蒙求·卫沉小才》：“《小儿颅囟方》三卷。”

鱸（鲈）lú　此鱼白质黑章，故名。《本草纲目·鲈鱼》。

鸕（鸬）lú　《本草纲目·白鹇》：“盖雉亦有黑色者，名鸬雉。”

鬛（髩）lú　音闾。鬣也。《本草纲目·棕榈》：“皮中毛缕如马骔鬛。”

鹵（卤）lǔ　音鲁。《类经·运气类二三》：“土浮霜卤。”〇卤，音鲁。《类经·运气类二三》：“土凝霜卤。”

露lù　雨之类。《素问·四气调神大论》：“则上应白露不下。”〇露，阴邪也。《素问吴注·生气通天论》：“因于露风。”

漉lù　音鹿。《素问·疟论》：“无刺漉漉之汗。”王注：“漉漉，言汗大出也。”〇漉，音鹿。《灵枢·五变》：“皮溃而漉。”〇漉，音鹿。《素问吴注·疟论》：“无刺漉漉之汗。”〇漉，音鹿，水湿貌。《类经·疾病类七六》：“皮溃而漉。”〇漉，音鹿。漉漉，汗大出也。《类经·疾病类四八》：“无刺漉漉之汗。”〇漉，音鹿。漉漉，汗之多也。《类经·针刺类五七》：“无刺漉漉之汗。”〇漉漉，血气泄甚大虚。《太素·量顺刺》：“无刺漉漉之汗。”〇漉漉，言汗大出也。《素问·疟论》：“无刺漉漉之汗。”〇漉漉，汗大出也。《类经·疾病类四八》：“无刺漉漉之汗。”

鵱（䴪）lù　䴪鷜（lù lú）。《本草纲目·雁》：“《尔雅》谓之䴪鷜也。”

藘lú　音闾。《本草纲目·茜草》：“茹藘。”〇藘，音闾。

蘆茹，亦名茹蘆，即茜草也。《类经·疾病类六三》："一蘆茹。"○蘆茹，上力居切。《素问·腹中论》："以四乌鲗骨一蘆茹。"（按：新校正："《甲乙经》及《太素》蘆茹作藺茹。"）○蘆茹，即藺茹，味苦气芳，是阴中之阳也。《素问吴注·腹中论》："一蘆茹。"○蘆茹，亦名茹蘆，即茜草也。《类经·疾病类六三》："一蘆茹。"

閭（闾）lǘ 巷门也。《类经·疾病类五六》："闾里门户也。"

藺（蔺）lǘ 音闾。《证类本草·菴藺子》："菴藺子。"○藺，音闾。《证类本草·卷六目录》："菴藺子。"○藺，音闾。《证类本草·藺茹》："藺茹。"○藺，音闾。《证类本草·十一目录》："藺茹。"○藺，音闾。《证类本草·总目录》："菴藺子。"○藺，音闾。《证类本草·总目录》："藺茹。"○藺，音闾。庵藺。《本草纲目·庵藺》："庵藺。"○藺，音闾。《本草纲目·庵藺》："庵藺。"

鸆（鸈）lǘ 音吕。《本草纲目·鹔嘲》："鸀鸈。"○鸈。《本草纲目·雁》："《尔雅》谓之鴐鸈也。"

胎lǚ 膂同。《素问吴注·标本病传论》："三日背胎筋痛。"○胎，膂同，音吕。《类经·疾病类九四》："三日背胎筋痛。"○胎，膂同。《类经·经络类七》："中胎两旁各五凡十穴。"

梠lǚ 音吕。《证类本草·芋》："种芋三年不采成梠芋。"○梠，音吕。《本草纲目·芋》："芋种三年不采成梠芋，并能杀人。"

秜 lǚ　音吕。《本草纲目·秜豆》："此豆原是野生，故名。"

膂 lǚ　音旅。夹脊肉也。《奇经八脉考·督脉》："挟脊抵腰中入循膂络肾。"○膂，夹脊曰膂。《素问吴注·疟论》："循膂而下。"○膂，吕同，脊骨也。脊内之筋曰膂筋。《类经·疾病类二》："其著于膂筋在肠后者。"○膂，吕同，脊骨曰吕，象形也。《类经·疾病类四八》："循膂而下。"○膂，吕同。《类经·经络类二七》："入循膂络肾。"○膂，吕同。脊骨曰吕，象形也。又曰：夹脊两旁肉也。《类经图翼·周身骨部名目》。○膂，音吕，夹脊肉也。《类经·藏象类二八》："肾高则苦背膂痛。"○膂，音吕。《类经·疾病类二》："或著于膂筋。"○膂，音吕。《类经·经络类五》："挟膂上项。"○膂，音旅。《类经·经络类四》："挟膂上至项。"○膂，音旅。夹脊两旁之肉曰膂。《类经·经络类二》："入循膂。"○膂骨，脊骨。《太素·骨度》："项发以下至膂骨。"（按：膂，《灵枢》作"背"，《甲乙》作"脊"。）○膂骨，脊骨也。《类经·经络类十八》："膂骨以下至尾骶二十一节长三尺。"○膂骨，脊骨也。《类经图翼·骨度》。○膂筋，脊内之筋曰膂筋。《类经·疾病类二》："其著于膂筋在肠后者。"

履 lǚ　《本草纲目·麻鞋》："古者以草为屦，以帛为履。履者，礼也，饰足为礼也。"

蔞（蒌）lǚ　与缕同。《证类本草·蘩蒌》："《尔雅》云：蔜，蔞蒌。"

L

慮（虑）lǜ　亦神之用也。变求之思，逆慕将来，谓之虑也。《太素·藏府之一》："因思而远慕谓之虑。"○虑，因思而远慕谓之虑。《类经·藏象类九》："因思而远慕谓之虑。"

濾（滤）lǜ　音虑。《类经·经络类二三》注："济，泲同，犹酾滤也。"

帣luán　其帛幕曰帣。《本草纲目·帘薄》："其帛幕曰帣"。

虊luán　音恋。《本草纲目·荅菜》："许氏《说文》谓之虊。"

攣（挛）luán　急也。《素问·皮部论》："寒多则筋挛骨痛。"○挛，力全切。《伤寒论·辨太阳病脉证并治》："脚挛急。"○挛，音鸾。《素问吴注·大奇论》："痫瘛筋挛。"○挛，拘挛也。《类经·针刺类四四》："暴挛痫眩。"○挛，闾圆切，又去声。《类经·论治类九》："其病挛痹。"○挛，闾圆切，又去声。急也。《类经·经络类三一》："寒多则筋挛骨痛。"○挛，音恋，拘挛也。《类经·脉色类二四》："痫瘛筋挛。"○挛，音恋。筋急缩也。《类经·脉色类十九》："微涩为瘛挛筋痹。"○挛，力全切。《医宗金鉴·伤寒论注·瘥后劳复》："或引阴中拘挛。"

卵luǎn　卢管切。《伤寒论·平脉法》："里实护腹如怀卵物者，心痛也。"○卵，员如卵锐也。《类经·针刺类二》："筩其身而卵其锋。"○卵，卢管切。《医宗金鉴·伤寒论注·平脉法篇》："如怀卵物者心痛也。"

亂（乱）luàn　乱经，紊乱经气也。《素问吴注·八正神明论》："是谓乱经。"

薍 luàn　音乱。《证类本草·蒜》："取根名薍子。"〇薍，音乱。《本草纲目·蒜》："小者一名薍。"

掠 luè　力酌切。《伤寒总病论·辟瘟疫论》："士卒掠尽。"

崙（仑）lún　音伦。《厘正按摩要术·惊风》："咬昆仑穴，三次。"

棆（枪）lún　音纶。《本草纲目·钓樟》："枪。"

蜦（蛇）lún，音论。《本草纲目·田父》："蛇。"

論（论）lùn　六节藏象论也。《素问吴注·天元纪大论》："论言五运相袭而皆治之。"〇论，气交变大论。《素问吴注·五运行大论》："论言天地之动静。"〇论，谓天元纪及阴阳应象大论。《素问吴注·五运行大论》："论言天地者万物之上下也。"〇论，亦古论也。《素问吴注·痿论》："论言治痿者独取阳明何也。"〇论理，讲求也。《类经·藏象类五》："论理人形。"

螺 luó　牝窍内旋，有物如螺也。《本草纲目·人傀》："五不女：螺、纹、鼓、角、脉也。"

羅（罗）luó　蛾曰罗。《本草纲目·蚕》。

蘿（萝）luó　萝卜，音罗北。《本草纲目·莱菔》："萝卜。"

倮 luǒ　裸露皮革，无毛介也。《素问·五运行大论》："其虫倮。"〇倮，音画。《素问·五运行大论》注："飞走蚑行，鳞介毛倮羽，"（按：经文："其虫倮。"注："倮露皮革，无毛介也。”）〇倮，露体也。《素问吴注·五运行大论》：“其虫倮。”〇倮，郎朵切。赤体也。《类经·运气类十三》：“其虫倮。”〇倮，郎果切。赤体曰倮。《类经·藏象类六》：“其虫倮。”（按：原作“即果切”。）

蓏 luǒ　在地曰蓏。《本草纲目·甜瓜》。

瘰 luǒ　音躶。《历代名医蒙求·陈遂愈疬》：“若人食之，害瘰疬。”〇瘰，裸、垒二音。瘰疬者，其状累然而历贯上下也。《类经·疾病类九十》：“寒热瘰疬在于颈腋者。”〇瘰疬，音裸历。筋结病也。《厘正按摩要术·灸法》：“灸肘尖，治瘰疬。”

蠃 luǒ　从虫，羸省文。盖虫之羸形者也。与螺同，亦作蠡。《本草纲目·海螺》。〇蠃，螺。《本草纲目·介部序》：“祭祀供蠯蠃蚳以授醢人。”〇蠃，音螺。《本草纲目·蜗牛》：“蚹蠃。”

蓏 luǒ　音裸。蓏，与蓏同。许慎云：木上曰果，地下曰蓏。《本草纲目·栝楼》：“果蓏。”

絡（络）luò　谓十五大络及诸孙络。《太素·诊候之一》：“视其经络浮沉。”〇络，络脉也。《素问·至真要大论》：“络满色变。”〇络，支脉也。《素问·五常政大论》：“其实络濡。”〇络，横注曰络。《素问吴注·通评虚实论》：“经络皆实。”〇络，脉之直行者为经，横行者为络，故经之横行者亦谓之络。此以经病为络病，经之横者也。《素问吴注·缪刺论》：“邪客于足阳明之络。”〇络，正络也。《素问吴注·调经论》："络之与孙络。"○络，之别之脉贯通也。《素问吴注·痿论》："而络于督脉。"○络，支络。《素问吴注·水热穴论》："皆脏之阴络。"○络，联络也。《类经·经络类二》："下络大肠。"○络，脉络也。《类经·疾病类八十》："血之精为络。"○络，十五络也。《类经·疾病类十六》："经络俱实何如。"○络，当作结。《类经·经络类四》："络于膝内辅骨。"○络脉，十五络脉及孙络见于皮表，横络如纬，名曰络脉。《太素·脉度》："支而横者为络。"○络俞，诸经络脉之俞穴也。《素问吴注·诊要经终论》："夏刺络俞。"

落 luò　落葵（luò kuí）。蔠、落二字相似，疑落乃蔠字之讹也。《本草纲目·落葵》。

雒 luò　音洛。《历代名医蒙求·郭玉诊手》："郭玉者，广汉雒人也。"

鵅（鸽）luò　音革。《证类本草·钩鸽》："钩鸽。"○鸽，音格。《本草纲目·鸱鸺》："钩鸽。"

鮥（鲐）luò　音洛。《本草纲目·鲟鱼》："更小者名鲐子。"

濼（泺）luò　罗各反。淫泺，膝胻痹痛无力也。《太素·骨空》："淫泺不能久立。"○泺，音禄。淫泺，滑精遗沥也。《类经·针刺类五一》："淫泺胫痠。"

M

麻 má　芝麻也。《类经·气味类二》："麻酸。"

犘 má　音麻。《本草纲目·犛牛》："犘牛。"

蟇 má　音麻。《证类本草·总目录》："蝦蟇（虾蟆）。"○蟆，音麻。《证类本草·第二十二目录》："虾蟆。"○蟆，音麻。《证类本草·虾蟆》："虾蟆味辛寒。一名蟾蜍。"

馬（马）mǎ　凡物大者，皆以马名之。俗呼大蓼是也。《本草纲目·马蓼》。○马，俗称物大者为马也。《本草纲目·马兰》："马兰。"○马者，大也。《本草纲目·大蓟》："马蓟。"○马刀，谓痈而无脓者是也。《太素·经脉之一》："马刀侠婴。"○马刀，瘰疬也。《类经·疾病类十》："马刀侠瘿。"

脉 mài　谓寸口也。《太素·色脉尺诊》："夫色脉与尺之相应也。"○脉者，一生经水不调，及崩带之类也。《本草纲目·人傀》："五不女：螺、纹、鼓、角、脉也。"○脉，寸部脉也。《素问吴注·通评虚实论》："脉急大坚。"○脉，经也。《素问吴注·阳明脉解》："足阳明之脉病。"○脉，血之府也。《素问吴注·虚实要论》："脉实血实。"○脉，犹言诊也。《素问吴注·金匮真言论》："故善为脉者。"○脉，即经也。《类经·疾病类十二》："足阳明之脉病。”○脉，犹言诊也。《素问吴注·金匮真言论》：“故善为脉者。”○脉口，谓是手太阴脉行气寸口，故寸口、脉口，亦无异也。《太素·人迎脉口诊》注：“不病者，脉口人迎应四时也。”○脉要，脉之切要也。《素问吴注·脉要精微论》：“脉要精微论。”

脈 mài　与脉同。《历代名医蒙求·鹊识骨髓》：“君有疾在血脈。”

麥（麦）mài　麦秋。秋者，百谷成熟之期。此时麦熟，故曰麦秋。《类经图翼·二十四气》：“麦秋至。”

樠（𣗋）mán　音谩。《本草纲目·乌木》：“乌樠木。”“时珍曰：木名文木，南人呼文如樠故也。”

鰻（鳗）mán　音瞒。《历代名医蒙求·赵供鳗羹》：“赵十日日煮鳗鱼羹供我食。”○鳗，音谩。《证类本草·第二十一目录》：“鳗鲡鱼。”○鳗，音谩。《证类本草·鳗鲡鱼》：“鳗鲡鱼。”○鳗，音谩。《证类本草·总目录》：“鳗鲡鱼。”○鳗鲡，音漫黎。《本草纲目·鳗鲡鱼》。

蠻（蛮）mán　蛮獠（mán liáo），夷别名。獠，音老。《历代名医蒙求·光逊吸酒》：“盖鼻饮，蛮獠之类。”

滿（满）mǎn　盛也。《太素·刺疟节度》：“疟病脉满大急。”○满，盛也。《太素·经络虚实》：“经虚络满何如。”○满，谓脉气满实也。《素问·大奇论》：“肝满肾满肺满皆实。”○满，脉气满于外也。《素问吴注·大奇论》：“肝满肾满肺满皆实。”○满，实谓之满。《素问吴注·五藏生成》："腹满䐜胀。"○满，邪气实也。《素问吴注·通评虚实论》："其形尽满何如。"○满者，满于中。《素问吴注·至真要大论》："诸湿肿满。"○满，邪气壅滞而为胀满也。《类经·脉色类二四》："肝满肾满肺满。"○满脉，邪并于脉而满也。《素问吴注·阴阳应象大论》："满脉去形。"

曼 màn　曼陀罗，梵语杂色也。《本草纲目·曼陀罗花》。

慢 màn　谓悖运气也。《素问吴注·天元纪大论》："慢之者亡。"

芒 máng　光芒也。《类经·运气类十一》："芒而大倍常之一。"

尨 máng　多毛曰尨。《本草纲目·狗》。

痝 máng　莫江切。痝然，肿起貌。《素问·评热病论》："有病肾风者，面胕痝然壅。"○痝，莫江切。《素问吴注·评热病论》："面胕痝然壅。"○痝，音芒。《类经·疾病类二八》："面痝然浮肿。"○痝，音芒。痝然，失色貌。《类经·疾病类三十》："面胕痝然。"○痝然，谓面目浮肿而色杂也。《素问·奇病论》："有病痝然如有水状。"○痝然，言肿起也。《素问·风论》："面痝然浮肿。"○痝然，肿起貌。《素问·评热病论》："面胕痝然壅。"○痝然，浮肿貌。《素问吴注·奇病论》："有病痝然如有水状。"○痝然，失色貌。《类经·疾病类三十》："面胕痝然。"

鋩（铓）máng　音亡。《历代名医蒙求·从善铓源》："撰《脉法铓源论》一部。"

盳 máng　莫郎反。《太素·经脉之一》："起目盳盳，如无所见。"（按：盳盳，《灵枢·经脉》作"䀮䀮"。）

猫 māo　苗、茅二音。《本草纲目·猫》。

毛 máo　秋脉，金气也。《素问·平人气象论》："胃而有毛曰秋病。"○毛，谓如物之浮，如风吹毛也。《素问·平人气象论》："但毛无胃曰死。"○毛，浮涩如羽也。《素问吴注·阴阳别论》："鼓一阴曰毛。"○毛，脉来浮涩，类羽毛也。《素问吴注·平人气象论》："秋胃微毛曰平。"○毛，脉于微阴而见鼓者为毛。《类经·疾病类六》："鼓一阴曰毛。"○毛者，脉来浮涩，类羽毛之轻虚也。《类经·脉色类十一》："秋脉微毛曰平。"○毛悴，皮毛憔悴也。《类经·藏象类九》："毛悴色夭。"○毛际，曲骨两旁为毛际。其动脉即足阳明之气冲也。《类经图翼·周身骨部名目》。

牦 máo　音毛。《本草纲目·牦牛》。

氂 máo　毛也。《太素·九针所生》注："员利针状如氂。"○氂，莫高切，又音毫。《灵枢·九针十二原》："员利针者，大如氂。"○氂，犛同，又音毛。《类经·针刺类二》："大如牦。"○氂，犛同，又音毛。《类经·针刺类五一》："针大如氂。"○氂，毛之强者曰氂。取法于氂者，用其细健，可稍深也。《类经·针刺类二》："取法于氂针。"

犛 máo　毛、俚、来三音。《本草纲目·犛牛》。

髦 máo　音毛。《素问·厥论》注："以其脉循股阴入髦中。"

〇髦，音毛，发也。《类经·疾病类九五》："血不流则髦色不泽。"

蝥 máo　蝥、牟二音。《证类本草·盘蝥虫》："盘蝥虫。"〇蝥，《本草纲目·蜘蛛》："蚰蜒亦作蝃蝥。"

茆 máo　音柳（按：《中华大字典》："茆，莫饱切，音卯，巧韵。力九切，音柳，有韵。"是本有卯、柳二音，今统一音卯）。《证类本草·女菀》："一名茆。"〇茆，卯、柳二音。《本草纲目·莼》："茆。"〇茆，音柳。《本草纲目·女菀》："茆。"〇茆，音卯。《本草纲目·蒜》："茆蒜。"

芼 máo　音耄。《证类本草·苦菜》："乃加以香芼辈。"

茂 mào　蕃盛也。《素问·五运行大论》："其化为茂。"

冒 mào　不分远也。《素问·五常政大论》："埃冒云雨。"〇冒，谓瞀闷也。《素问·玉机真藏论》："忽忽眩冒而巅疾。"〇冒，音帽。《伤寒论·平脉法》："郁冒不仁。"〇冒，后世以纱、罗、布、葛缝合，方者曰巾，圆者曰冒。《本草纲目·头巾》。〇冒，昏昧也。《素问吴注·玉机真藏论》："忽忽眩冒而癫疾。"〇冒，闷昧也。《类经·脉色类十》："忽忽眩冒而巅疾。"〇冒，若有所蔽也，一曰目无所见也。《类经·运气类十》："郁冒朦昧。"〇冒，眼目蒙昧曰冒。《类经·疾病类四四》："热病先眩冒而热。"

瞀 mào　亡到反，覆也。《太素·四海合》："胫酸眩瞀。"（按：瞀，《灵枢》《甲乙》均作"冒"。）

瑁 mào　音昧，又音目。《本草纲目·玳瑁》："玳瑁。"

瞀 mào　闷也。《素问·五常政大论》："其动铿禁瞀厥。"○瞀，莫候切。《素问·玉机真藏论》："脉盛，皮热，腹胀，前后不通，闷瞀，此谓五实。"○瞀，谓闷也。《素问·气交变大论》："民病肩背瞀重。"○瞀，音冒。《素问·五常政大论》："其动铿禁瞀厥。"王注："瞀，闷也。"○瞀，音务。《灵枢·经脉》："甚则交两手而瞀。"○瞀，音茂，莫構（构）亡角二切。目不明。《丹溪手镜·五藏》："昏瞀。"○瞀，音茂。瞀，昏也。《素问吴注·至真要大论》："诸热瞀瘛。"○瞀，音冒。瞀，闷也。《素问吴注·五常政大论》："其动铿禁瞀厥。"○瞀，音务。《素问吴注·玉机真藏论》："闷瞀。"○瞀，闷也。《素问吴注·气交变大论》："民病肩背瞀重。"○瞀，茂、莫、务三音。闷也。《类经·运气类十三》："其动铿禁瞀厥。"○瞀，茂、务、莫三音。闷也。《类经·运气类十》："民病肩背瞀重。"○瞀，茂、务二音。《类经·疾病类二二》："闷瞀。"○瞀，茂、务二音。《类经·运气类二十》："瞀郁注下。"○瞀，茂莫务三音。木痛不仁也。《类经·疾病类十》："甚则交两手而瞀。"○瞀，茂务二音。昏闷也。《类经·疾病类一》："诸热瞀瘛。"○瞀，音务，闷也。《类经·运气类二一》："少阳所至为惊躁瞀昧暴病。"○瞀，音务，闷也。《类经·运气类三十》："颈项强肩背瞀热。"○瞀，音务。闷瞀。《类经·运气类十七》："背瞀胸满。"

眊 mào　音毛，老眊目不明也。《丹溪手镜·头眩》："眊者，

M

非毛而见其毛。”

楙 mào　音茂。从林、矛，谐声也。《本草纲目·木瓜》：“楙。”

苺 méi　音每。《证类本草·蓬虆》：“即是人所食苺尔。”

莓 méi　音每。《证类本草·蛇莓》：“蛇莓。”〇莓，音每。《证类本草·十一目录》：“蛇莓。”〇莓，音母。《本草纲目·覆盆子》：“大麦莓。”

眉 méi　目上曰眉，属手足阳明。《本草纲目·乱发》。

攗 méi　音眉。《本草纲目·芰实》：“《尔雅》谓之厥攗。”

美 měi　芳美也。《类经·运气类十三》：“其气美。”〇美骨，骨强之谓。《类经·藏象类二二》：“加以黑色而美骨者。”

眛 mèi　音妹。目不明也。《奇经八脉考·二跻为病》：“阳急则狂走目不眛。”

門（门）mén　门户，谓魄门。《素问·脉要精微论》：“是门户不要也。”〇门户，幽门、阑门、魄门也。《素问吴注·脉要精微论》：“是门户不要也。”〇门户，出入要地也。《类经·经络类十二》：“能知解结契绍于门户。”

捫（扪）mén　没屯反。摸也。《太素·十二水》：“审切循扪按。”〇扪，摸也，以手循摸也。《素问·举痛论》：“扪而可得。”〇扪，音门。《素问·离合真邪论》：“必先扪而循之。”〇扪，犹循也。《素问·举痛论》：“扪而可得。”〇扪，摸也。音门。《历代名医蒙求·安常针儿》："吾隔肠扪儿手。"○扪，音门。《素问吴注·离合真邪论》："必先扪而循之。"○扪，音门。《类经·针刺类十四》："必先扪而循之。"○扪，音门。摸也。《类经·藏象类二九》："谁可扪循之后答乎。"○扪循，谓手摸。《素问·离合真邪论》："必先扪而循之。"

穈 mén　与虋同。《证类本草·丹黍米》："维穈维芑。"○穈，即虋，音转也。《本草纲目·黍》："《诗》云：维穈维芑。"

虋 mén　音门。麦须曰虋。《本草纲目·麦门冬》："虋冬。"时珍曰："此草根似麦而有须，其叶似韭，凌冬不凋，故谓之麦虋冬。"○虋，音门。《本草纲目·黍》："赤黍曰虋。"○虋，音门。《本草纲目·天门冬》："虋冬。""时珍曰：草之茂者为虋。俗作门。"

M

悶（闷）mèn　不爽貌。《素问·风论》："闭则热而闷。"

懣（懑）mèn　烦也。音闷。《历代名医蒙求·立言出蛇》："有道人心腹懑烦。"○懑，音闷。烦也。《厘正按摩要术·叙》："能消胀懑。"

悗 mèn　烦也。《太素·痿厥》："痿厥为四束悗。"（按：悗，《甲乙》作"闷"。）○悗，武槃反，此经中为闷字。《太素·阳明脉解》："阳明厥则喘而悗。"（按：悗，《甲乙》作"闷"。）○悗，音闷。《太素·调食》："甘走肉，多食之令人心悗。"○悗，音闷。《太素·寒热杂说》："腹胀烦悗。"（按：悗，《甲乙》作"闷"。）○悗，音闷。《太素·营卫气行》："是谓大悗。"○悗，音闷也。《太素·邪客》："或腹痛而悗悗欧者。"○悗，则闷同也。《太素·虚实所生》："心烦悗喜怒。"（按：悗，《素问》作"惋"，《甲乙》作"闷"。）○悗，音闷。《灵枢·本神》："意伤则悗乱。"○悗，音闷。《灵枢·寒热病》："舌纵涎下，烦悗，取足少阴。"○悗，音闷。同义。又音瞒。惑。《奇经八脉考·冲脉为病》："下气不足则痿厥心悗。"○悗，美本切，又音瞒。《类经·针刺类三七》："而骨居汗出烦悗。"○悗，美本切。《类经·藏象类九》："意伤则悗乱。"○悗，美本切。《类经·疾病类二》："厥气生足悗。"○悗，美本切。《类经·疾病类二五》注："多食之令人悗心。"○悗，美本切。《类经·疾病类九三》："时呕时悗。"○悗，美本切。《类经·脉色类十八》："悗有加，立死。"○悗，美本切。《类经·气味类三》："多食之令人悗心。"○悗，美本切。闷乱也。《类经·疾病类五六》："四肢烦悗。"○悗，美本切。闷也。《类经·藏象类二八》："悗而善忘。"○悗，美本切。束悗，挛束悗乱也。《类经·针刺类五十》："痿厥为四末束悗。"○悗，闷也。《类经·气味类三》："虫动则令人悗心。"○悗，母本切，闷乱也。《类经·针刺类二一》："发针而面色不变，而烦悗者，何也？"○悗，母本切，又音瞒。《类经·经络类三二》："气满胸中悗息面赤。"○悗，母本切。《类经·针刺类二七》："是谓大悗。"○悗，母本切。《类经·针刺类四十》："烦悗。"○悗，母本切。闷也。《类经·疾病类七九》："则乃为痿厥心悗。"

蝱 méng　音萌。《证类本草·木蝱》："木蝱。"

虻 méng　武庚切。《素问·离合真邪论》注："如蚊虻止。"〇虻，音萌。《本草纲目·青蚨》："蒲虻。"〇虻，音萌。虻为翼鸣，其声虻虻，故名。《本草纲目·木虻》。

䖟 méng　音盲。同虻。《伤寒论·辨太阳病脉证并治中》："䖟虫三十个。"〇䖟，音盲。《医宗金鉴·伤寒论注·太阳中篇》："䖟虫三十个熬。"

莔 méng　音萌。《本草纲目·贝母》："莔。"

朦 méng　音蒙。《类经·运气类十》："埃雾朦郁。"

矇（蒙）méng　莫东反，谓目不明也。《太素·五节刺》："刺节言发矇。"〇矇，音蒙。《素问·六元正纪大论》："火郁之发，太虚肿翳。"（按：新校正："详经注中肿字疑误。"顾校："释音中出矇字，疑经注肿字皆矇之误也。"）

鸏（䴿）méng　鸏鷯，音蒙童。《本草纲目·鸏鷯》。

蒙 méng　不明也。《素问·五藏生成》："徇蒙招尤。"〇蒙，目半合谓之蒙，全合谓之冥。《素问吴注·五藏生成》："眴蒙招尤。"〇蒙，以物冒目谓之蒙。发蒙，去其蔽冒也。《素问吴注·六节藏象论》："请夫子发蒙解惑焉。"〇蒙，以物冒首目曰蒙。《素问吴注·卒痛论》："如发蒙解惑。"〇蒙，茫昧也。《类经·疾病类十四》："徇蒙招尤。"〇蒙者，蒙昧于目。《类经·运气类一》："请夫子发蒙解惑。"

鱕（鳕）méng　音懵。《本草纲目·鲟鱼》："周洛曰鲔，蜀曰鲌鱕。"

M

驝（骎）méng　音蒙。《本草纲目·骡》："牡牛交驴而生者，为骟驝。"

蜢 měng　谓其瘦长善跳，窄而猛也。《本草纲目·蚃螽》："江东呼为蚱蜢。"

懵 měng　莫孔切。《伤寒论·伤寒例》："懵然不知病源。"〇懵，莫孔切。《历代名医蒙求·术士挑虫》："则懵然无所知。"

霿 mèng　音梦。《素问吴注·六元正纪大论》："原野昏霿。"〇霿，音梦。霿雾，厚雾也。《素问吴注·六元正纪大论》："霿雾数起。"〇霿，蒙、茂二音。霿雾，厚雾也。《类经·运气类二三》："霿雾数起。"〇霿，蒙、梦、茂三音。《类经·运气类十七》："原野昏霿。"〇霿，蒙、梦、茂三音。天气下，地气不应曰霿。《类经·运气类十七》："霿雾以行。"〇霿雾，谓雾暗不分，似雾也。《素问·至真要大论》："则霿雾清暝。"

罙 mí　莫兮切。《金匮要略·杂疗方》："若向令两人以管吹其两耳，罙好。"

蒾 mí　音迷。《证类本草·荚蒾》："荚蒾。"

糜 mí　黄如糜也。《太素·邪传》："多热则溏出糜。"〇糜，谓烂也。《素问·气厥论》："上为口糜。"〇糜，武悲切。糜者，烂也。《素问吴注·气厥论》："上为口糜。"〇糜，腐烂也。《类经·论治类二》："肠中热则出黄如糜。"〇糜，苗肌切，烂也。《类经·疾病类四六》："上为口糜。"

○糜，谓泄泻糜烂之物。《类经·针刺类二九》：“出糜。”○糜，音迷。《医宗金鉴·伤寒论注·太阳上篇》：“后糜粥自养。”

穈 mí　音糜。《本草纲目·稷》：“关西谓之穈。”○穈，音糜。《本草纲目·黍》：“曰穈。”

靡 mí　烂也。忘之反。《太素·寒热相移》：“上为口靡。”（按：靡，《素问》《甲乙》作“糜”。）○靡，散也，奢美也。《类经·运气类十三》：“其德鸣靡启折。”○靡草，葶苈之属。《类经图翼·二十四气》：“靡草死。”

蘼 mí　音眉。《本草纲目·墙蘼》。

麋 mí　武悲切。麋，谓烂也。《素问·气厥论》：“上为口麋。”○麋，音眉。《伤寒论·辨脉法》注：“膈热不便，上为口麋。”○麋，鹿属也。《本草纲目·麋》。

獮（猕）mí　猴好拭面如沐，故谓之沐，而后人讹沐为母，又讹母为猕，愈讹愈失矣。《本草纲目·猕猴》：“沐猴。”

麛 mí　音迷。《本草纲目·鹿》：“其子曰麛。”

鶳（䴓）mí　音施。《本草纲目·凫》：“䴓。”

鮇（𬶏）mǐ　音米。《本草纲目·鱼子》。○鮇，鱼子曰鮇。《本草纲目·鱼鱿》。

弭 mǐ　绵婢切。《素问·疟论》注：“邪气弭退。”

葞 mǐ　音尾。白薇也。《本草纲目·莽草》：“按《尔雅》云：

蘋，春草。”○蘋，音尾。春草也。《本草纲目·白薇》：“蘋。”

泌 mì　音必。《太素·营卫气》：“泌糟粕。”○泌，兵媚切。《灵枢·邪客》：“泌其津液。”○泌，音笔。别水也。《奇经八脉考·二跻为病》：“泌其津液。”○泌，秘、弼二音。《类经·经络类二三》：“泌糟粕。”○泌，如狭流也。《类经·经络类二三》：“济泌别汁。”○泌，音秘，泉水貌。《类经·疾病类八三》：“泌其津液。”

秘 mì　即固也。《类经·疾病类五》：“阴平阳秘。”○秘典，秘藏典籍也。《素问吴注·灵兰秘典论》：“灵兰秘典。”

蜜 mì　蜜以密成，故谓之蜜。《本草纲目·蜂蜜》。

蔤 mì　士笔切。《证类本草·藕实》：“其本蔤。”○蔤，其本蔤。《本草纲目·莲藕》。

謐（谧）mì　静也。《素问·气交变大论》：“其化清谧。”○谧，静也。《素问·五常政大论》：“其政谧。”○谧，静也。土性安静。《素问·五运行大论》：“其政为谧。”○谧，音蜜。《素问·气交变大论》：“其化清谧。”王注：“谧，静也。”○谧，音密。《历代名医蒙求·谧受母言》：“皇甫谧，字士安。”○谧，静也。《素问吴注·五运行大论》：“其政为谧。”○谧，音密。谧，静也。《素问吴注·气交变大论》：“其化清谧。”○谧，音密。安静也。《类经·运气类十三》：“其政谧。”○谧，音密。静也。《类经·藏象类六》：“其政为谧。”○谧，音密。静也。《类经·运气类十》："其化清谧。"

綿（绵）mián　古之棉絮，乃茧丝缠延不可纺织者。今之棉絮，则多木棉也。《本草纲目·绵》。○绵绵，言微微似有，而不甚应手也。《素问·脉要精微论》："绵绵去如弦绝。"○绵绵乎，谓动息微也。《素问·方盛衰论》："绵绵乎属不满日。"○绵绵，脉有形而不直手也。《素问吴注·脉要精微论》："绵绵其去如弦绝。"

緜 mián　古"绵"字。《类经·疾病类八四》："緜緜乎属不满日。"○緜，音眠。《类经·脉色类二一》："緜緜其去如弦绝死。"

蝒 mián　音绵。《本草纲目·蚱蝉》："时珍曰：夏月始鸣，大而色黑者，蚱蝉也，又曰蝒。"

澠（渑）miǎn　弥善切。《灵枢·经水》："足厥阴外合于渑水。"○渑，音免。《类经·经络类三三》："足厥阴外合于渑水。"

沔 miǎn　绵善反。沔水出武郡番冢山，东流入江也。《太素·十二水》："外合与沔水。"（按：沔，《灵枢》《甲乙》均作"渑"。）

娩 miǎn　音万。《本草纲目·兔》："《说文》：兔子曰娩。"

鮸（鮸）miǎn　音免。《本草纲目·石首鱼》："鮸鱼。"

眄 miǎn　音面。目偏合也。《丹溪手镜·视察》："肩息回眄目直视者。"（按：原作回眄。校云：眄为眄字之误，音面，眠见切，目偏合也，作偏盲或斜视讲。）

M

面 miàn　面尘，谓面上如有触冒尘土之色也。《素问·至真要大论》："甚则嗌干面尘。"○面王，鼻准也。《类经·脉色类三二》："面王以上者小肠也。"

蚰 miáo　音苗。《本草纲目·蚕》："蚕初出曰蚰。"

眇 miǎo　亡绍反。《太素·色脉诊》："本末为眇。"（按：眇，《素问》作"助"。）○眇，一目小也。《历代名医蒙求·般医父病》："遂眇一目。"○眇，音秒。季胁下空软之处曰眇中。《类经·脉色类十》："眇中清。"（按：此眇字当作胗。）

胗 miǎo　季胁下也，以沼反。《太素·经筋》："上乘胗季胁。"○胗，以沼反。胠空处也。《太素·五藏命分》："脾大则善凑胗而痛。"（按：胗，《甲乙》音停。）○胗，以沼反。《太素·腰痛》："腰痛引少腹控胗。"○胗，亡表切。《素问·刺腰痛》："腰痛引少腹控胗。"（按：影本、二十二子本、横排本均误作眇，经文作胗。）○胗，谓季胁下空软处也。《素问·刺腰痛》："腰痛引少腹控胗。"○胗，谓季胁下之空软处也。《素问·缪刺论》："引少腹控胗。"○胗，谓侠脊两旁空软处也。《素问·骨空论》："胗络季胁引少腹而痛胀。"○胗者，季胁之下，挟脊两傍空软处也。《素问·玉机真藏论》："胗中清。"○胗，音抄。季胁下也。《奇经八脉考·带脉为病》："令人腰痛引少腹控胗。"○胗，季胁下也。《素问吴注·缪刺论》："引少腹控胗。"○胗，音杪。胗，挟脊两旁空软处也。《素问吴注·骨空论》："胗络季胁引少腹而痛胀。"○胗，音秒。眇，季胁之下软处也。《素问吴注·刺腰痛论》：“腰痛引少腹控眇。”○眇，音渺。《素问吴注·玉机真藏论》：“眇中清。”○眇，季胁下也。《类经·针刺类三十》：“引少腹控眇。”○眇，音秒，一作眇。五音篇曰少也。盖其处少骨之义。季胁下两旁软处曰眇。《类经·经络类四》：“上乘眇季胁。”○眇，音秒。季胁下软处曰眇中。《类经·针刺类五三》：“眇络季胁引少腹而痛胀。”○眇，音秒。季胁下之空软处也。《类经·针刺类四九》：“腰痛引少腹控眇。”○眇，音秒。胁下软肉处也。《类经·藏象类二八》：“脾高则苦凑眇引季胁而痛。”○眇中，眇，音秒，季胁下两旁空软处也。《类经图翼·周身骨部名目》。○眇中，腰上肾俞之分。《素问吴注·玉机真藏论》：“眇中清。”

M

藐 miǎo　音邈。《本草纲目·紫草》：“藐。”

妙 miào　言得其神之精秘者也。《太素·本神论》：“妙哉论也。”

蔑 miè　音灭。《素问·宝命全形论》注：“咸弃蔑之。”（按经文作蔑。）○蔑，污血为蔑。《素问吴注·六元正纪大论》：“少阴所至为悲妄衄蔑。”

瞡 miè　巳（当作“亡”）结反，目眵也。《太素·寒热相移》：“传为衄蔑瞑目。”○瞡，音蔑。《证类本草·旋覆花》：“目中眵瞡。”○瞡，音灭，莫结切。眵也。《丹溪手镜·音释》。（原作瞡，校云：瞡谓瞡字之误，音蔑，莫结切。）

衊（蔑）miè　莫结切。衊，谓污血也。《素问·气厥论》："传为衄衊瞑目。"（按：影本、二十二子本释音均衊误作蠛，经文及横排本作衊。）〇衊，谓污血也。《素问·气厥论》："传为衄衊瞑目。"〇衊，污血，亦脂也。《素问·六元正纪大论》："少阴所至为悲妄衄衊。"〇衊，莫结切。鼻中血出谓之衄衊，盛者为衄，微者为衊。《素问吴注·气厥论》："传为衄衊瞑目。"〇衊，音灭。衄衊皆为鼻血，但甚者为衄，微者为衊。《类经·疾病类四六》："传为衄衊瞑目。"〇衊，音灭。污血为衊。《类经·运气类二一》："少阴所至为悲妄衄衊。"

鱴（鳠）miè　音篾。《本草纲目·鲚鱼》："鳠鱼。"

緡（缗）mín　钱贯也。音闽。《历代名医蒙求·德济好命》："约赐钱三千缗。"

皿 mǐn　器也。《本草纲目·蛊》："故其字从虫，从皿。"

敏 mǐn　达也。《素问·上古天真论》："长而敦敏。"〇敏，达也。《素问吴注·上古天真论》："长而敦敏。"〇敏，感而遂通，不疾而速也。《类经·摄生类一》："长而敦敏。"

閔（闵）mǐn　闵闵，言妙用之不穷也。《素问·疏五过论》："闵闵乎若视深渊。"〇闵闵，玄远莫测之貌。《素问吴注·疏五过论》："闵闵乎若视深渊。"〇闵闵，忧而又忧也。《素问吴注·灵兰秘典论》："闵闵之当。"〇闵闵，多忧也。《类经·运气类十一》："闷闷之当。"〇闵闵，忧恤也。《类经·藏象类一》："闵闵之当。"

黽（黾）mǐn　大腹也。《本草纲目·蜘蛛》："《尔雅》作鼅鼄。从黾。"

名 míng　名木，谓名果珍木。《素问·四气调神大论》："不施则名木多死。"

明 míng　炳明也，亦谓霞烧。《素问·至真要大论》："间气为明化。"○明，了其旨谓之明。《素问吴注·著至教论》："别而未能明。"○明，三光著象也。《类经·阴阳类一》："神明之府也。"○明堂，鼻也。《太素·知官能》："合于明堂。"○明堂，布政宫也。《素问·五运行大论》："黄帝坐明堂。"○明堂，布政之宫也，八窗四闼，上圆下方，在国之南，故称明堂。《素问·著至教论》："黄帝坐明堂。"○明堂，布政之所。《素问吴注·五运行大论》："黄帝坐明堂。"○明堂，天子布政之所，向明而治，故曰明堂。《素问吴注·著至教论》："黄帝坐明堂。"○明堂，天子布政之所。圣人向明而治，故曰明堂。《类经·疾病类八》："黄帝坐明堂。"明堂，王者朝会之堂也。《类经·运气类四》："黄帝坐明堂。"○明堂者，鼻也。《类经·脉色类三一》："色见于明堂。"

鳴（鸣）míng　木声也。《素问吴注·六元正纪大论》："其化鸣紊启拆。"

冥 míng　瞑也。《素问吴注·评热病论》："使人强上冥视。"○冥，目半合谓之蒙，全合谓之冥。《素问吴注·五藏生成》："目冥耳聋。"○冥冥，言血气变化之不可见也。《素问·宝命全形论》："是谓冥冥。"○冥冥，地之阴也。《素

M

问吴注·阴阳类论》："下合冥冥。"○冥冥，未判之天也。《素问吴注·宝命全形论》："是谓冥冥。"○冥冥，幽也。《素问吴注·至真要大论》："下合冥冥奈何。"○冥冥，幽隐也。《类经·针刺类九》："是谓冥冥。"○冥冥者，合造化之隐微。《类经·运气类二四》："下合冥冥奈何。"○冥视，风热既盛，令人羞明，故瞑目而视也。《素问吴注·评热病论》："使人强上冥视。"

蓂 míng　音觅。《证类本草·卷六目录》："菥蓂子。"○蓂，音觅。《证类本草·菥蓂子》："菥蓂子。"○蓂，音觅。《证类本草·总目录》："菥蓂子。"○蓂，音觅。《本草纲目·菥蓂》。○蓂荚，瑞草也。《类经·藏象类十六》："地有蓂荚。"

榠 míng　音冥。《证类本草·木瓜》："又有榠楂。"○榠楂，音冥渣。《本草纲目·榠楂》。

暝 míng　暗也。《素问·气厥论》："传为衄衊瞑目。"○暝，音明，又上声。《类经·疾病类八三》："或令人目不暝。"

瞑 míng　闭目也，音眠。《太素·经筋》："引颔目瞑。"○瞑，开目难也。《太素·寒热相移》："传为衄衊瞑目。"○瞑，目合也。《太素·七邪》："狂瞑独视。"○瞑，音眠。《太素·七邪》："故目不得瞑矣。"（按：瞑，《甲乙》作"眠"。）○瞑，音眠。《太素·营卫气行》："故目不得瞑。"（按：瞑，《甲乙》作"眠"。）○瞑，音冥。视不明也。《伤寒论·辨太阳病脉证并治中》："其人发烦目瞑。"○瞑，音冥。《证类本草·伏翼》："主目瞑。"

○瞑，音眠。寐也。《奇经八脉考·二跻为病》：“阴气盛则瞑目。”○瞑，闭也。《素问吴注·六元正纪大论》：“其病眩掉目瞑。”○瞑，目不开曰瞑。《类经·运气类十七》：“其病眩掉目瞑。”○瞑，音明，又上声。《类经·针刺类四四》：“阴气盛则瞑目。”○瞑，音明，又上声。《类经·疾病类七九》：“阴气盛，则目瞑。”○瞑，音眠。《本草纲目·睡菜》：“瞑菜。”○瞑，音冥。《医宗金鉴·伤寒论注·太阳中篇》：“其人发烦目瞑。”○瞑目，羞明恶日而喜瞑合也。《素问吴注·气厥论》：“传为衄衊瞑目。”○瞑视，新校正按杨上善云：谓合眼视不明也。《素问·评热病论》：“使人强上瞑视。”

命 mìng　名也。《素问·六节藏象论》：“各以气命其藏。”○命，名也。《素问吴注·六节藏象论》：“各以气命其藏。”○命，言也，称也。《素问吴注·六元正纪大论》：“间谷命大者。”○命，命其名也。《类经·运气类二一》：“命其位而方月可知也。”

M

繆（缪）miù　异也。《太素·知汤药》：“湿衣缪处以复其形。”○缪，异也。痛病在于左右大络，异于经络，故名谬。《太素·量缪刺》：“故络病者，其痛与经脉缪处，故名缪刺矣。”○缪，眉救切。《灵枢·终始》：“躁厥者，必为缪刺之。”○缪，亦妄也。《素问吴注·征四失论》：“缪言为道。”○缪，异也。《类经·针刺类三十》：“余闻缪刺。”○缪处，与经脉常行之处差缪也。《素问吴注·缪刺论》：“其病与经脉缪处。”○缪传，病本在下齿，今缪传于上齿也。《素问吴注·缪刺论》：“缪传引上齿。”○缪刺，循经候之不见有病，仍有痛者，此病有异处，故左痛刺右等，名曰缪刺。《素问·缪刺论》：“有痛而经不病者缪刺之。”○缪刺，言索刺之穴，应用如纰缪纲纪也。《素问·缪刺论》：“余闻缪刺。”○缪刺者，刺络脉，左取右，右取左也。《素问·三部九候论》：“奇邪之脉则缪刺之。”○缪刺者，刺络脉，左痛刺右，右痛刺左。《素问·调经论》：“则缪刺之。”○缪刺，谓奇经八脉各有所会，求其经穴而刺之，上下左右不拘其常，世之八法针，盖其遗教也。《素问吴注·决死生论》：“则缪刺之。”○缪刺，左有病而右取之，谓之缪刺。《素问吴注·汤液醪醴论》：“缪刺其处。”○缪刺者，刺络脉，左病刺右，右病刺左也。《素问吴注·调经论》：“则缪刺之。”○缪刺者，左病刺右，右病刺左，身病刺四肢，缪其病处也。《素问吴注·缪刺论》：“缪刺论。”○缪刺，左病刺右，右病刺左，刺异其处，故曰缪刺。《类经·针刺类三十》：“余闻缪刺。”

摸 mō　木各切。《医宗金鉴·伤寒论注·坏病篇》：“捻衣摸床。”○摸，音莫。《医宗金鉴·伤寒论注·阳明篇》：“循衣摸床。”

膜 mó　人之皮下肉上膜，肉之筋也。《太素·五藏痿》：“肝主身之筋膜。”○膜者，新校正云按全元起云：膜者，人皮下肉上筋膜也。《素问·痿论》：“肝主身之筋膜。”○膜，谓膈间之膜。《素问·举痛论》：“膜原之下。”○膜，膈膜也。《素问吴注·痹论》：“熏于肓膜。”○膜，筋膜也。《类经·疾病类六六》：“膜原之下。”○膜，模、莫二音。《类经·疾病类十三》："脾与胃以膜相连耳。"○膜，音莫，又莫胡切。筋膜也。《类经·疾病类六七》："熏于肓膜。"○膜，音莫。凡肉理藏府之间，其成片联络薄筋，皆谓之膜。《类经·疾病类七一》："肝主身之筋膜。"○膜，音莫。肉间脉膜也。《厘正按摩要术·积聚》："凝结于肓膜。"○膜原 mō yuán，膈膜之原系也。《素问吴注·卒痛论》："膜原之下。"

麽（么）mó　小也，莫可反。《太素·藏府应候》："肉䐃么者胃薄。"○么，细薄也。《类经·藏象类二八》："肉䐃么者胃薄。"

摩 mó　迫切也。《类经·针刺类五》："以上下摩骨也。"○摩之，按摩之也。《类经·论治类四》："摩之浴之。"

磨 mó　磨踵（mó zhǒng），接脚而来也。踵，之陇切。《历代名医蒙求·涪翁针经》："皆磨踵救之。"

末 mò　出处为末。《太素·刺法》："必先明知十二经之本末。"○末，苗也。《素问吴注·移精变气论》："本末相助。"○末，指端也。《类经·经络类十八》："本节至其末长四寸半。"

沫 mò　音末。《伤寒论·辨太阳病脉证并治中》："去上沫。"○沫，亡活切，水浮沫也。《伤寒总病论·少阴证》："去上浮沫。"○沫，音末。《医宗金鉴·伤寒论注·太阳中篇》："去上沫。"

鴂（䲴）mò　䲴䴙（mò pǐ），音末匹。《本草纲目·鹜》：

“鸫鸥。”

駋（驲）mò　音陌。《本草纲目·骡》：“牡驴交牛而生者，为驲驲。”

貊 mò　貘亦作貊。《本草纲目·貘》。〇貊，音陌。《本草纲目·貊》：“《尔雅》：貉子曰貊。”

貘 mò　音与貊同。《证类本草·豹肉》：“《尔雅》云：貘，白豹。”〇貘，乃白豹。《本草纲目·诸蛇》：“蛇令豹止，而有食蛇之貘。”〇貘，音陌。《本草纲目·貘》。

莫 mò　莫病，谓无病也。《素问·调经论》：“九候莫病。”

嘿 mò　音黑。《素问·刺腰痛论》：“默默然不慧。”（按：经文作默默。音释作嘿。）〇嘿，音墨。静也。《伤寒论·辨太阳病脉证并治中》：“默默不欲饮食。”注：“默默，静也。”（按：音释默默作嘿嘿。）〇嘿，默同。《素问吴注·刺腰痛论》：“默默然不慧。”〇嘿，默同。《类经·针刺类二七》：“则心烦密嘿。”

魩（鲂）mò　音抹。《本草纲目·鱼鱿》：“鱼尾曰鲂。”

牟 móu　其声曰牟。《本草纲目·牛》。〇牟，亦大也。通作麰。《本草纲目·大麦》：“牟麦。”

眸 móu　眸子，目中瞳子也。《太素·五节刺》注：“俱连目中眸子。”〇眸，目童子也。音牟。《历代名医蒙求·鼍龙治目》音释。（按：今本“鼍龙治目”条无“眸”字，有一“目”字、两“眼”字，或当有为“眸”者。）〇眸，音谋。《类经·疾病类八十》注："瞳子，眸子也。"

鴾（鸨）móu　《本草纲目·鹨》："青州谓之鸨母。"

麰（辫）móu　音牟。《证类本草·大麦》："今稞麦一名辫麦。"

蛑 móu　音谋。《证类本草·蟹》："蝤蛑。"

蟱（蚝）móu　音谋。《证类本草·蜘蛛》："亦名蚍蚝。"〇蚝，音谋。《本草纲目·蜘蛛》："蚍蚝。"〇蚝，蚍蚝，音拙谋。《本草纲目·蜘蛛》："蚍蚝。"

醔 mú　醔醐（mú tú），音牟偷。《本草纲目·榆仁酱》："崔寔《月令》谓之醔醐。"

姥 mǔ　音母。《证类本草·马刀》："汉间人名为单姥。"〇姥，音母。《本草纲目·马刀》："单姥。"

牡 mǔ　阳也。《素问·金匮真言论》注："《灵枢·顺气一日分为四时》曰：心为牡藏。"〇牡，阳也。《类经·脉色类二十》："心为牡藏。"

母 mǔ　本也。《太素·色脉诊》："先建其母。"〇母，所以育养诸子，言滋生也。《素问·阴阳类论》："三阴为母。"〇母，后人讹沐为母。《本草纲目·猕猴》："沐猴。"〇母，应时胃气也。《素问吴注·五藏生成》："先建其母。"〇母，太阴滋养诸经，故称为母。《类经·疾病类七》："三阴为母。"〇母指，小拇指也。《太素·骨空》："痛及母指。"

拇 mǔ　音母。拇指，小拇指也。《类经·针刺类五一》：“痛及拇指。”〇拇指，小拇指也。《素问吴注·骨空论》：“痛及拇指。”

木 mù　春也。《太素·变输》注：“井为木。”〇木，性柔脆而曲直。《素问·金匮真言论》：“其类草木。”

沐 mù　猴好拭面如沐，故谓之沐。《本草纲目·猕猴》：“沐猴。”〇沐，濯首也。《素问吴注·风论》：“新沐中风。”

目 mù　所以司见形色。《素问·阴阳应象大论》：“在窍为目。”〇目，神窍也。《素问吴注·针解》：“欲瞻病人目。”〇目者，精神之所注也。《类经·摄生类二》：“嗜欲不能劳其目。”〇目风，目痛也。《素问吴注·风论》：“则为目风眼寒。”〇目果，眼睑也。《太素·尺诊》：“视人之目果上微痈。”（按：目果，《灵枢》作“目窠”。）〇目果，目上下睑也。《太素·尺寸诊》：“目果微肿如卧起之状。”〇目裹，目眶之内，眼胞是也。《素问吴注·平人气象论》：“目裹微肿如卧蚕起之状。”〇目裹，目之下胞也。《类经·疾病类五九》：“目裹微肿。”〇目环，目环转旁视也。环，旧作“睘”，僭改此。《素问吴注·诊要经终论》：“目环绝系。”〇目浸，目眦泪出也。《太素·热病说》：“于四逆筋辟目浸。”〇目窠，目下卧蚕处也。《类经·脉色类十八》：“视人目窠上微痈。”〇目眦，眼角也。《类经·针刺类三七》：“目眦外决于面者为锐眦。”〇目内眦，目内角也。《类经图翼·周身骨部名目》。〇目锐眦，目外角也。《类经图翼·周身骨部名目》。〇目系，目内深处脉也。《类经图翼·周身骨部名目》。○目系，目内深处为目系。《类经·经络类二》："连目系。"

痏 mù　音目。《太素·十五络脉》注："疣，痏也。"

募 mù　谓肠胃府之募也。《太素·邪传》："其著于肠胃之募原也。"○募，胸腹曰募。《素问·奇病论》："治之以胆募俞。"○募，音暮。《难经·六十七难》："五藏募皆在阴。"○募，音墓。《伤寒论·辨太阳病脉证并治中》注："期门者，肝之募。"○募，与膜同。《奇经八脉考·督脉》"关元"注："脐下三寸，小肠之募，三阴督脉之会。"○募，音暮。《类经·疾病类二》："募原之间。"○募，音暮。《类经·疾病类四八》："横连募原也。"○募，音暮。《类经·针刺类四七》："胃之募也。"○募者，筋脉聚蓄之处。募，音暮。《类经·藏象类十六》："人有募筋。"

幕 mù　当为膜，亦幕覆也。《太素·人合》："人有幕筋。"○幕，音莫。《类经·疾病类七一》注："盖膜犹幕也。"

慕 mù　慕其所好也。《类经·疾病类三三》："及有所慕。"

暮 mù　晚也。《素问·离合真邪论》："不知日暮。"○暮，晚也。《素问·著至教论》："惋惋日暮。"

N

拏 ná　同“拿”。持也。《厘正按摩要术·按法》：“俗称推拏。”○拏，同“拿”。持也。《厘正按摩要术·运内八卦法》：“医用左手拏儿左手四指。”

肭 nà　女骨切。《本草纲目·腽肭兽》。

納（纳）nà　入也。《类经·经络类二》：“旁纳太阳之脉。”

内 nà　音纳。《灵枢·邪气藏府病形》：“是故刺急者，深内而久留之。”○内，音纳。《伤寒论·辨太阳病脉证并治中》：“内诸药。”○内，纳同。《素问吴注·八正神明论》：“以息方吸而内针。”○内，纳同。《素问吴注·长刺节论》：“必端内针为故止。”○内，纳同。《素问吴注·离合真邪论》：“吸则内针。”○内，纳同。《素问吴注·缪刺论》：“令人嗌痛不可内食。”○内，纳同。内，推入也。《素问吴注·调经论》：“泻实者气盛乃内针。”○内，谓房劳也。《素问吴注·脉解》：“内夺而厥。”○内，音纳。《素问吴注·离合真邪论》：“呼尽内针。”○内，纳同。《类经·藏象类三十》：“好内而恶出。”○内，纳同。《类经·疾病类八九》：“内药而呕者。”○内，纳同。《类经·经络类二四》：“内谷为实。”○内，纳同。《类经·脉色类十九》：“深内而久留之。”○内，纳同。《类经·针刺类三二》：“并内酒中。”○内，纳同。《类经·针刺类三十》："令人嗌痛不可内食。"○内，音纳。《医宗金鉴·伤寒论注·太阳中篇》："内诸药。"○内药，上音纳。《伤寒论·辨痓湿暍脉证并治》："内药鼻中。"

蒳（䓫）nà　音纳。《本草纲目·凤仙》："海蒳"。

魶（鈉）nà　鳖之无裙而头足不缩者名纳，亦作魶。《本草纲目·纳鳖》。○魶，音纳。蜀人名魶。《本草纲目·鲵鱼》："魶鱼。"

貀 nà　与肭同。《本草纲目·腽肭兽》："或作骨貀。"

羪 nái　羪羺（nái nóu），胡羊。《本草纲目·羊》："胡羊曰羪羺。"

迺 nǎi　音乃。《素问·序》："兼灵枢九卷，迺其数焉。"

能 nài　努来切。鳖三足为能。《本草纲目·能鳖》。○能，音耐。《本草纲目·貒》："江淮中有兽名能。"○能，耐同。《类经·藏象类三一》："能春夏不能秋冬。"○能，耐同。《类经·疾病类二八》："不能劳事。"○能，耐同。《类经·阴阳类二》："能冬不能夏。"○能，耐同。《类经·运气类十四》："能毒者以厚药。"○能冬，上奴代切。《素问·阴阳应象大论》："能冬不能夏。"

男 nán　男内女外，《难经》作男外女内。《灵枢·终始》："男内女外，坚拒勿出。"

枏 nán　汝占切。《证类本草·楠木枝叶》："《尔雅》云：楠，大木，叶如桑也。"○枏，与楠字同。《本草纲目·楠》：

“楠。”

南 nán　南极，亦谓之雨府。《素问吴注·六元正纪大论》：“云奔南极。”

楠 nán　南方之木，故字从南。《本草纲目·楠》。

蠰 náng　息详切。《证类本草·桑螵蛸》：“蚰蠰。”

硇（硇）náo　音硇。《本草纲目·硇砂》：“硇砂。”

硇 náo　音铙。《本草纲目·石部》：“硇砂。”

猱 náo　难逃切。《本草纲目·狨》：“猱。”

蟯（蛲）náo　音饶。《证类本草·雚菌》：“蛲虫。”

夒 náo　猱古文作夒。《本草纲目·狨》：“猱。”

惱（恼）nǎo　乱也。《本草纲目·羊踯躅》：“闹羊花……闹当作恼。”

貓 nǎo　音恼。《本草纲目·貉》：“《尔雅》：貈子曰貆，其雌曰貓。”

腦（脑）nǎo　奴皓切。《素问·风论》：“风气循风府而上，则为脑风。”○脑，头中髓也。《类经图翼·周身骨部名目》。○脑，音老。头髓也。《厘正按摩要术·督脉图》：“脑户，去顶四寸五分。”○脑风，脑痛也。《素问吴注·风论》：“则为脑风。”○脑户，穴名，在枕骨上，通于脑中。《素问吴注·刺禁论》：“中脑户。”

淖 nào　□卓反（按：原缺反切上字，本书“天忌”作“大卓反”。《中华大字典》：“淖，女教切，音桡。直教切，音棹。效韵。”是淖有桡、棹二音，今统音桡）。《太素·六气》：“淖泽注于骨。”○淖，大卓反，濡甚也。《太素·天忌》：“则人血淖液而卫气浮。”○淖，乱也，音浊。《太素·阴阳杂说》：“淖则刚柔不和。”○淖，丈卓反，濡甚也。《太素·经脉皮部》：“热多则淖泽。”（按：淖，《甲乙》作“濢”。）○淖，奴教切。《素问·生气通天论》注：“淖则刚柔不和。”○淖，湿也。《素问·经络论》：“热多则淖泽。”○淖，音淘。水朝宗于海也。《素问·阴阳别论》：“淖则刚柔不和，经气乃绝。”（按：《生气通天论》王注：“淖则刚柔不和。”是两处“淖”同。而彼音“奴教切”，此音“淘”，非是。）○淖，奴教切。《伤寒论·平脉法》注：“气血淖溢。”○淖，谓阴气太过而潦淖也。《素问吴注·阴阳别论》：“淖泽刚柔不和。”○淖，乃豹切。《类经·针刺类三五》：“皮淖泽。”○淖，乃豹切。《类经·针刺类十三》：“则人血淖液而卫气浮。”○淖，乃豹切。《类经·针刺类十四》：“暑则气淖泽。”○淖，乃到切。《类经·针刺类二二》：“淖泽滑利。”○淖，乃到切。泥湿也，又和也。《类经·运气类十三》：“其德柔润重淖。”○淖，音闹，濡润也。《类经·脉色类三五》：“热多则淖泽。”○淖，音闹。淖泽，柔润也。《类经·疾病类三》：“其肉闹泽。”○淖，音闹。淖泽者，湿滞多也。《类经·疾病类七六》：“肉不坚而淖泽。”○淖，音闹。柔而润也。《类经·藏象类十八》：“膏者其肉淖。”○淖泽，光泽也。《太素·尺诊》："尺湿以淖泽。"○淖泽，上奴教切。下皆同。《甲乙经》上音浊，下音液。谨详：淖，浊也。泽，液也。《灵枢·邪气藏府病形》："其肉淖泽。"○淖泽，柔润也。《类经·疾病类三》："其肉闹泽。"○淖泽，濡润也。淖，音闹。《类经·藏象类二五》："淖泽注于骨。"

臑 nào　肩前臂上胭肉名臑。（按："胭肉"当作"腘肉"。）《太素·痈疽》："发于肩及臑。"○臑，奴到切。《素问·气穴论》注："臂臑内廉动脉。"○臑，人朱切。《素问·藏气法时论》注："下循臑内。"○臑，茹、嫩二音。软肉也。《奇经八脉考·阳维脉》："会手阳明手足太阳于臂臑。"○臑，儒、软二音，又奴刀、奴到二切。《类经·疾病类十》："臑臂内后廉痛厥。"○臑，儒、软二音，又奴刀、奴到二切。髆之内侧，上至腋，下至肘，嫩软白肉曰臑。《类经·经络类二》："下循臑内。"○臑，儒、软二音，又奴刀切。肩髆下内侧对腋处，高起软白肉也。《类经图翼·周身骨部名目》。○臑，儒、软二音，又奴到、奴到二切。《类经·疾病类八六》："发于肩及臑。"○臑，音闹。臂节也。《厘正按摩要术·大肠经图》："臂臑，肘上七寸。"

内 nèi　近也。《太素·知要道》："若是则内外相袭。"○内，谓喜怒悲忧恐及饮食男女之过甚也。新校正云：详悲一作思。膻中思。《素问·异法方宜论》："其病生于内。"○内，谓房室之内。《类经·疾病类二八》："头痛不可以出内。"○内薄，内侵也。《素问吴注·疟论》："疟气随经络沉以内薄。”○内动，内发也。《素问吴注·痿论》：“胞络绝则阳气内动。”○内辅，膝下内箱骨，辅胫也。《太素·骨度》：“下至内辅之上廉长一尺八寸。”（按：内辅，《灵枢》《甲乙》作“横骨”。）○内辅，膝间内侧大骨也，亦曰辅骨。《类经·经络类十八》：“横骨上廉以下至内辅之上廉长一尺八寸。”○内格，内性拒格于天道也。《素问吴注·四气调神大论》：“是为内格。”○内格，逆天者也。《类经·摄生类六》：“反顺为逆，是为内格。”○内筋，内踝上大筋，在太阴后，上踝二寸所。《类经图翼·周身骨部名目》。○内漏，脉气他泄而漏也。《素问吴注·刺禁论》：“为内漏为聋。”○内痛，谓是心内痛也。《太素·真藏脉形》：“内痛引肩项。”○内痈，内溃之痈，不显于外也。《素问吴注·腹中论》：“侠胃脘内痈。”

嫩 nèn　奴困切。同媆，弱也。《厘正按摩要术·验舌苔》：“舌红嫩如新，望之润而扪之干者，妄行汗下，津液竭也。”

能 néng　厥能为病。《太素·经脉厥》：“愿闻六经脉之使厥状病能。”○能，谓内作病形。《素问·风论》：“愿闻其诊及其病能。”○能，病自形也。《素问吴注·风论》：“及其病能。”○能，犹形也。《素问吴注·厥论》：“愿闻六经脉之厥状病能也。”○能，犹形也。《类经·疾病类三五》：“愿闻六经脉之厥状病能也。”

猊 ní　音倪。《本草纲目·狮》：“狻猊”。

鯢（鲵）ní　音倪。声如小儿，故名。《本草纲目·鲵鱼》。

逆 nì　反也。《太素·量缪刺》："无刺病与脉相逆者。"〇逆，即气之失逆，名曰厥逆。《太素·经脉厥》："三阴俱逆。"〇逆，迎也。《太素·五藏热病》："颊下逆椎为大瘦。"〇逆，脉病相反谓之逆。《素问·平人气象论》："脉逆阴阳。"〇逆，谓反平人之候也。《素问·平人气象论》："人无胃气曰逆。"〇逆，谓反行秋令也。《素问·四气调神大论》："逆之则伤肝。"〇逆，谓逆病气以正治。《素问·至真要大论》："逆之从之。"〇逆，谓涩也。《素问·通评虚实论》："实而逆则死。"（新校正云：详王氏以逆为涩，大非。）〇逆，涩也。《素问吴注·通评虚实论》："实而逆则死。"〇逆，谓反其从左从右从上从下归阳归阴之常也。《素问吴注·方盛衰论》："是以气多少逆皆为厥。"〇逆，谓反其升发之令也。《素问吴注·四气调神大论》："逆之则伤肝。"〇逆，谓反其令，丧其真也。《素问吴注·刺禁论》："逆之有咎。"〇逆，谓反其升发之令也。《素问吴注·四气调神大论》："逆之则伤肝。"〇逆，迎也。《素问吴注·离合真邪论》："逆而刺之。"〇逆者，病在本而求之标，病在标而求之本也。《素问吴注·标本病传论》："刺有逆从奈何。"〇逆之，谓反其气也。《素问吴注·五常政大论》："治上下者逆之。"〇逆，不顺也。《类经·摄生类四》："逆之则伤肝。"〇逆，反也。《类经·摄生类三》："逆从阴阳。"〇逆，反者为逆。《类经·脉色类八》："逆从以得。"〇逆者，谓病在本而刺其标，病在标而刺其本。《类经·标本类四》："刺有逆从奈何。"〇逆从，不顺也。《素问吴注·阴阳应象大论》：

“病之逆从也。”〇逆旅，客店也。《历代名医蒙求·陈寨换心》：“有漳州逆旅苏猛。”〇逆守，逆行而守，不过其度也。《素问吴注·气交变大论》：“逆守而小。”〇逆调，逆于调摄而病。《素问吴注·逆调论》：“逆调论。”

腻 nì　音利。垢腻也。《厘正按摩要术·验舌苔》：“如口中自觉黏腻，湿渐化热。”

鲇（鲇）nián　乃兼切。《证类本草·鮧鱼》：“即是鲇鱼。”

黏 nián　俗作粘。音占。相著也。《厘正按摩要术·验舌苔》：“如口中自觉黏腻，湿渐化热。”

捻 niǎn　音涅。《素问·刺志论》注：“右手持针，左手捻穴。”〇捻，念入声。捏也。《厘正按摩要术·砭法》：“左手二指捻定。”〇捻，音聂。《医宗金鉴·伤寒论注·阳明篇》：“捻衣摸床。”

N

釀（酿）niàng　酒之清者曰酿。《本草纲目·酒》。

蔦（茑）niǎo　鸟、吊二音。《本草纲目·桑上寄生》：“茑。”

尿 niào　小便也。奴弔切。或作“溺”。《历代名医蒙求·王隐议鳖》：“适值马尿落鳖上。”〇尿，鸟去声。小便也。《厘正按摩要术·觇神气》：“遗尿呕血。”〇尿，奴弔切。从尸，从水，会意也。《本草纲目·人尿》。〇尿，鸟去声。小便也。亦作溺。《厘正按摩要术·痈疾》：“尿如米泔。”〇尿，同溺。《医宗金鉴·伤寒论注·阳明篇》：“尿如皂荚汁状。”

溺 niào 冷清之府也。《太素·伏梁病》："溺清之府。"○溺，音尿。《太素·经脉之一》："溺色变。"○溺，尿亦作溺。《本草纲目·人尿》。○溺，音尿。小便也。《奇经八脉考·冲脉为病》："有瘕疝遗溺胁支满。"○溺，小便也。《素问吴注·痹论》："淫气遗溺。"○溺，鸟去声。《素问吴注·骨空论》："其孔溺孔之端也。"○溺，娘吊切。《类经·经络类十六》："虚则遗溺。"溺，娘料切。《类经·疾病类二五》："不约为遗溺。"○溺，娘料切。《类经·疾病类四六》："溺血。"○溺，尿同。《类经·脉色类十九》："微滑为遗溺。"

捏 niē 音列（按：此方音不分 n、l）。捻聚也。《厘正按摩要术·二龙戏珠法》："医将右大、食、中三指，捏儿肝肺二指。"

苶 nié 病弱貌。音涅。《历代名医蒙求·铰匠铃蛇》："何苦而羸苶如是？"

硂 niè 泥结切。《证类本草·矾石》："一名羽硂。"

聶（聂）niè 尼揭反。《太素·五藏脉诊》："厌厌聂聂。"○聂，谓聂皱。《素问·调经论》："虚者聂辟气不足。"○聂，之涉切。《难经·十五难》："气夹厌厌聂聂。"（按："之涉切"当是"慑"字之音。）○聂，皱也。言皮肤皱叠也。《素问吴注·调经论》："虚者聂辟气不足。"○聂，尼辄切。凡言语轻小曰聂。《类经·疾病类十九》："虚则聂辟气不足。"○聂，鸟结切。《类经·脉色类十三》："厌厌聂聂。"

蘖 niè　犹孽也，生不易理之名也。《本草纲目·蘖米》。〇蘖，音遏。木之萌芽也。《厘正按摩要术·黄疸》："色如蘖汁。"

齧（啮）niè　若结切。《素问·骨空论》："犬所啮之处灸之三壮。"〇啮，鱼结切。噬也。《伤寒论·辨不可下病脉证并治》："则胸中如虫啮。"〇啮，噬也。五结切。《历代名医蒙求·延禧灸螫》："凡蛇啮，即当啮处灸之。"〇啮，尼结切。《类经·针刺类四二》："犬所啮之处灸之三壮。"〇啮，音孽。兔啮，如有所啮伤也。《类经·疾病类八六》："名曰兔啮。"〇啮，尼结切。《类经·疾病类七九》："少阴气至则啮舌。"〇啮，与齘同。《厘正按摩要术·察唇口》："唇属脾，红紫热也，又主虫啮积痛。"（按：啮与齘，义同音不同）〇啮，音列。噬也。《厘正按摩要术·察齿》："齘牙啮齿者，湿热化风为痉病。"

N

囓 niè　古结切。《素问吴注·骨空论》："犬所啮之处灸之三壮。"〇啮，音孽，咬也。《类经·针刺类四十》："囓齿耳青。"〇囓，鱼结切。《医宗金鉴·伤寒论注·可汗篇》："胸中如虫囓。"

顳（颞）niè　仁涉切，在耳前曰颞。《伤寒总病论·黄随肉证》："下贯颞颥。"〇颞，柔涉切。颞颥，即足少阳脑空穴，一曰鬓骨也。《类经·针刺类四十》："颞颥目瘴脉痛。"〇颞颥，上如辄切。《素问·气府论》注："在曲角下颞颥之上廉。"〇颞颥，颞，柔涉切。颥，音如。耳前动处。盖即俗所云两太阳也。一曰髌骨。《类经图翼·周身骨部名目》。

蠕 níng　音甯。《证类本草·蚱蝉》："二月中便鸣者，名蠕母。"

儜 níng　女耕切。《东医宝鉴》注："儜不可名。"（按：此条影本脱，二十二子本不脱，横排本据守山阁本补。）

聹（聍）níng　乃顶切。《灵枢·厥病》："若有干耵聍。"〇聍，音宁，又去声。耵聍。《类经·针刺类四四》："若有干耵聍。"

鸋 níng　音宁。《本草纲目·鸮》："鸋。《尔雅》云：鴽子鸋。"

凝 níng　寒也。《素问·五常政大论》："其候凝肃。"〇凝肃，谓寒气蔼空，凝而不动，万物静肃其仪形也。《素问·至真要大论》："则凝肃惨栗。"〇凝肃，坚敛也。《类经·运气类十》："其政凝肃。"

矃 nǐng　《太素·耳聋》："若有干擿抵。"萧延平校云："擿抵，《灵枢》作盯矃二字。"

紐（纽）niǔ　尼九切。《类经·疾病类六九》："缺盆中纽痛。"

莥 niǔ　音纽。《本草纲目·鹿藿》："其实莥。"

獽（狔）nóng　音猱。《证类本草·麂》："獽，长毛也。"

膿（脓）nóng　脓血（nóng xuè），赤白并下也。《素问吴注·通评虚实论》："肠澼下脓血何如。"

憹（侬）nóng　聚结也，奴通反。谓心腹之内，虫聚而痛，懊侬然也。《太素·厥心痛》："心腹痛，侬作痛肿聚。"〇侬，奴董切。《素问·六元正纪大论》："甚则瞀闷懊侬。”〇侬，奴董切。《素问·六元正纪大论》：“甚则瞀闷懊侬。”〇侬，乃老切。《灵枢·厥病》：“心肠痛侬作痛。”〇侬，懊侬，心乱也。懊侬，痛悔声。《伤寒论·辨太阳病脉证并治中》：“心中懊侬。”成注：“懊侬者，俗谓鹘突是也。”〇侬，奴刀切，又女江切。心乱也。《伤寒论·辨太阳病中》：“心中懊侬。”〇侬，奴刀切，又女江切。心乱也。《伤寒论·辨太阳病脉证并治中》：“心中懊侬。”〇侬，乃包切。《类经·针刺类十六》：“心肠痛侬作痛。”〇侬，乃包切。懊侬。《类经·运气类二三》：“甚则瞀闷懊侬。”〇侬，乃包切。懊侬。《类经·运气类二三》：“甚则瞀闷懊侬。”〇侬，音农，懊侬。心乱也。《厘正按摩要术·黄疸》：“心中懊侬。”〇侬，音农。懊侬。《厘正按摩要术·黄疸》：“心中懊侬。”〇侬，音农。《医宗金鉴·伤寒论注·太阳上篇》：“心中懊侬。”

羺 nóu　胡羊。《本草纲目·羊》：“胡羊曰羖羺。”

耨 nòu　音糯。《本草纲目·蒲公英》：“耩耨草。”

檽 nòu　而泉反。《太素·经脉皮部》：“少阴之阴，名曰枢檽。”（按：檽，《素问》作“儒”。新校正：“《甲乙经》作檽。”）〇檽，音软。《证类本草·桑根白皮》：“木耳名檽。”

弩 nǔ　有臂者曰弩。《本草纲目·弓弩弦》。

怒 nù　直声也。怒所以威物。《素问·五运行大论》：“其志为怒。”〇怒，肝志也。《素问吴注·卒痛论》：“怒

N

则气逆。”

衄 nǜ　出血也。《太素·经脉之一》：“鼽衄。”〇衄，谓鼻中血出。《素问·金匮真言论》：“春不鼽衄。”〇衄，女六切。《伤寒论·辨脉法》：“鼻中燥者，必衄也。”〇衄，女六切。鼻中出血也。《难经·十七难》：“病若吐血复鼽衄血者。”〇衄，鼻出血谓之衄。《素问吴注·金匮真言论》：“故春善病鼽衄。”〇衄，鼻血为衄。《素问吴注·六元正纪大论》：“少阴所至为悲妄衄蔑。”〇衄，鼻中出血谓之衄。《素问吴注·至真要大论》：“鼽衄嚏呕。”〇衄，鼻中见血名曰衄。《素问吴注·至真要大论》：“甚则鼽衄。”〇衄，鼻中血出谓之衄衊，盛者为衄，微者为衊。《素问吴注·气厥论》：“传为衄蔑瞑目。”〇衄，鼻血为衄。《类经·运气类二一》：“少阴所至为悲妄衄衊。”〇衄，泥六切，鼻血也。《类经·脉色类十九》：“善呕衄。”〇衄，女六切，鼻出血也。《类经·经络类五》：“虚则鼽衄。”〇衄，女六切。《类经·疾病类二七》：“故春善病鼽衄。”〇衄，女六切。《类经·疾病类九二》：“衄而不止。”〇衄，女六切。《类经·疾病类三五》：“僵仆呕血善衄。”〇衄，女六切。《类经·疾病类十》：“鼽衄。”〇衄，女六切。《类经·疾病类四六》：“则为惊衄。”〇衄，女六切。《类经·针刺类四十》：“善衄。”〇衄，女六切。鼻中出血曰衄。《类经·针刺类四四》：“衄而不止。”〇衄，女六切。衄衊皆为鼻血，但甚者为衄，微者为衊。《类经·疾病类四六》：“传为衄衊瞑目。”〇衄衊，鼻中血出谓之衄衊。《素问吴注·气厥论》：“传为衄衊瞑目。”

衂 nǜ　俗“衄”字。音忸。鼻出血也。《厘正按摩要术·按法》：“冬不按跷，春不鼽衂。”〇衂，汝六切。《医宗金鉴·伤寒论注·太阳中篇》：“剧者必衂。”

瘧（疟）nüè　残虐之谓。《类经·疾病类四八》：“夫痎疟皆生于风。”

那 nuǒ　余语声也。音乃贺切。《历代名医蒙求·韩康长安》：“公是韩伯休那。”

搦 nuò　女白切。《历代名医蒙求·俞跗浣胃》：“搦髓。”

懦 nuò　音儒。《灵枢·五变》：“其臂懦懦然。”〇懦，儒、软三音。懦懦然，柔弱貌。《类经·疾病类七六》：“其臂懦懦然。”

糯 nuò　亦作“稬”。《本草纲目·稻》：“糯。”〇糯者，懦也。《本草纲目·粳》：“粘者为糯。”〇糯，音怒。稻名。《厘正按摩要术·食积》：“附治伤糯米粉饼饵。”

O

歐（欧）ōu　吐也。《太素·经脉病解》：“所谓食则欧者。”

膒（膒）ōu　音瓯。《证类本草·豚卵》：“膒脂。”〇膒，膒脂。《本草纲目·豕》：“十二月上亥日，取入新瓶，埋亥地百日用之，名膒脂。”

偶 ǒu　谓古之复方也。《素问·至真要大论》：“君二臣四，偶之制也。”○偶，阴数为偶。《素问吴注·至真要大论》：“君二臣四，偶之制也。”○偶，两也。前后各一，故曰偶刺。《类经·针刺类五》：“一曰偶刺。”○偶者，数之拆，如二四六八十是也。《类经·经络类三十》：“阴道偶，阳道奇。”

嘔（呕）ǒu　声逆上谓之呕。《素问吴注·至真要大论》：“诸痿喘呕。”○呕，声逆之名。《素问吴注·脉解》：“所谓食则呕者。”○呕，吐声谓之呕。《素问吴注·至真要大论》：“鼽衄嚏呕。”○呕者，有声无物之称。《素问吴注·刺疟》：“病至则善呕。”○呕者，有声无物之名也。《素问吴注·痹论》：“烦满喘而呕。”○呕，吐而有物有声曰呕，病在胃口也。《类经·疾病类一》：“诸痿喘呕。”○呕，有声为呕。《类经·运气类二三》：“呕吐霍乱。”○呕，於口切。吐也。《厘正按摩要术·揉法》：“并治呕胀。”○呕吐，有声为呕，有物为吐。《素问吴注·六元正纪大论》：“呕吐霍乱。”

藕 ǒu　其根藕。《本草纲目·莲藕》。

漚（沤）òu　屋豆反，久渍也。《太素·营卫气》：“中焦如沤。”○沤，瓯。《素问·经脉别论》注：“中焦如沤。”

P

盼 pā　普患反。杂乱纷纭也。《太素·营五十周》："纷纷盼盼。"○盼，按《太素音义》云：普巴切。《灵枢·卫气行》："纷纷盼盼。"○盼，普巴切。《类经·经络类二五》："纷纷盼盼，终而复始。"

俳 pái　废也。《素问·脉解》："则为喑俳。"○俳，阳事痿也。《素问吴注·脉解》："则为喑俳。"○俳，音排，无所取义，误也；当作痱，《正韵》音沸。俳，废也。《类经·疾病类十一》："内夺而厥则为喑俳。"

排 pái　谓经气既至，则纳其针，如排拥而入也。《素问吴注·八正神明论》："复以吸排针也。"○排，除去也。《类经·针刺类十三》："复以吸排针也。"

棑 pái　音斐。《证类本草·棑华》："棑华。"

𣏟 pài　音派。《本草纲目·苎麻》："麻字从广，从𣏟（音派）。象屋下𣏟麻之形。"

朩 pài　音派。《本草纲目·大麻》："麻从两朩在广下，象屋下朩麻之形也。"

蹒（蹣）pán　蹒跚，跛行貌。上音瞒，下音珊。《历代名医蒙求·小郗吐津》："有丐者蹒跚行前。"

判 pàn　半也。《素问吴注·五常政大论》："少角与判商同。"〇判，半也。《类经·藏象类三一》："判角之人。"〇判，半也。《类经·运气类十三》："少角与判商同。"

畔 pàn　音叛。畔界，各有所属。《类经·疾病类五六》："各有畔界。"〇畔界，各有所属。《类经·疾病类五六》："各有畔界。"

膀 páng　膀胱，尿脬也。《太素·营卫气》："渗入膀胱焉。"〇膀胱，音旁光。水府也。膀胱重九两一铢，纵广九寸，盛尿九升九合，广二寸半，上溪下肠，下联前阴。《厘正按摩要术·膀胱经图》："足太阳膀胱经图。"〇膀胱者，便溺所注之胞也。《素问吴注·气厥论》："胞移热于膀胱。"

逄 páng　蒲东反，兵气盛也。《太素·量顺刺》："无迎逄逄之气。"

龐（庞）páng　普江反。《太素·风水论》："面胕庞然壅。"（按：庞，《素问》《甲乙》作"龐"。）〇庞然，面皮起之貌。《太素·风水论》："有病庞然如有水气状。"

脬 pāo　匹苞反。膀胱盛尿，故谓之胞，即尿脬。《太素·阴阳杂说》注。〇脬，亦作胞。《本草纲目·豕》："脬。"〇脬，音抛。《类经·疾病类六七》注："膀胱之脬也。"

胞 pāo　音抛。膀胱之脬也。《类经·疾病类六七》："胞痹者，少腹膀胱按之内痛。"〇胞，音抛。溲脬也。《类经·疾病类八五》："客于胞腫。"〇胞，苞盛尿也。《太素·调食》："膀胱之胞薄以濡。"

藨 pāo　音苞。《本草纲目·覆盆子》："插田藨。"〇藨，音苞。《本草纲目·蓬蘽》："割田藨。"〇藨，音苞。《本草纲目·蛇莓》："蛇藨。"

麃 páo　音庖。《本草纲目·獐》："《尔雅》云：麠，牡曰麌，牝曰麜，其子曰麆。大者曰麃。"

瓟 páo　音雹。《本草纲目·王瓜》："马瓟瓜。"

衃 pēi　凝恶之血也。《太素·证候之一》："赤如衃血者死。"〇衃，芳杯切。衃血，谓败恶凝聚之血，色赤黑也。《素问·五藏生成》："赤如衃血者死。"〇衃，芳杯切。衃血，败血也。《素问吴注·五藏生成》："赤如衃血者死。"〇衃，铺杯切。凝败之血也。《类经·疾病类五七》："衃以留止。"〇衃，铺杯切。衃血，死血也，赤紫而黑。《类经·脉色类三七》："赤如衃血者死。"〇衃，普杯切。《类经·针刺类五八》："及后下血衃。"〇衃，普杯切。败血凝聚色紫黑者曰衃。《类经·针刺类四四》："衃血流。"〇衃血，凝血也，普盃反。《太素·衄血》："衄而不衃。"〇衃血，谓败恶凝聚之血，色赤黑也。《素问·五藏生成》："赤如衃血者死。"〇衃血，死血也，赤紫而黑。《类经·脉色类三七》："赤如衃血者死。"

醅 pēi　未榨曰醅。《本草纲目·酒》。

佩 pèi　与悖同，古通用。《素问吴注·四气调神大论》："愚者佩之。"

噴（喷）pēn　普闷切。鼓鼻也。《厘正按摩要术·察鼻准》：

P

"喷嚏者，感于风也。"○喷，音溢。鼓鼻也。《厘正按摩要术·喉痛》："或皂角末少许吹鼻，喷嚏即开。"

抨 pēng　普□切。《证类本草·醍醐》："好酥一石有三四升醍醐熟抨炼。"

烹 pēng　烹鲜，下音仙。新鱼也。《历代名医蒙求·卿诈鱼脍》："烹鲜之会乃权诈也。"

恲 pēng　亦怦，普耕反。满也。《太素·厥心痛》："恲腹侬痛形中上者。"（按：恲，《灵枢》作"烹"。）○恲，音烹。《灵枢·厥病》："恲腹侬痛。"○恲，怦同，音烹。《类经·针刺类四六》："恲腹侬痛。"

朋 péng　凤，古作"朋"字，象形。《本草纲目·凤凰》。

堋 péng　射堋。音朋。《历代名医蒙求·甄权图经》："权使彀矢向堋立。"

硼 péng　硼砂，音朋沙。药名，生西南番，分黄白二种。《厘正按摩要术·喉痛》："硼砂、胆矾末。"

膨 péng　普盲切。《素问·至真要大论》："腹大满，膨膨而喘咳。"○膨，音彭。《类经·运气类二五》："心痛肺䐜腹大满膨膨而喘咳。"○膨，音彭。膨膨。《类经·疾病类十》："是动则病肺胀满膨膨而喘咳。"

逢 péng　蒲蒙切。《灵枢·逆顺》："无迎逢逢之气。"○逢，音蓬。逢逢之气盛。《类经·针刺类五七》："无迎逢逢之气。"

埲 péng　尘也。音蓬。《历代名医蒙求·僧用埲尘》："于空屋门扇上聚得埲尘掩定。"

捧 pěng　捧手，端拱也。《太素·气穴》："黄帝捧手遵循而却。"

皏 pěng　普幸反。白色薄也。《太素·诸风状论》："色皏然白。"〇皏，谓薄白色也。《素问·风论》："色皏然白。"〇皏，音骈。《素问吴注·风论》："色皏然白。"〇皏，普梗切。皏然，浅白貌。《类经·疾病类二八》："色皏然白。"

坏 pī　步回切。《素问·四气调神大论》注："蛰虫坏户。"（按：坏，同"坯"。非好坏字。）

坯 pī　音培。坯户，培益其穴中之户窍而将蛰也。《类经图翼·二十四气》："蛰虫坯户。"

砒 pī　音批。砒霜，石药毒人。《厘正按摩要术·牙疳》："金枣砒一枚，用红枣一个去核，以红砒黄豆大一粒入枣内。"

秠 pī　音庀。《本草纲目·黍》："一稃二米曰秠。"

鈹（铍）pī　音皮。《灵枢·九针十二原》："五曰铍针。"〇铍，音披。《类经·疾病类八九》："其唯砭石铍锋之所取也。"〇铍，音披。《类经·针刺类二》："五曰铍针。"〇铍，音披。《类经·针刺类三三》："铍石所取。"〇铍，音披。第五针铍针。《类经·针刺类四四》："刺舌柱以铍针也。"〇铍，音披。铍针，第五针也。《类经·针刺类三八》："以

P

铍针针之。”

錍（锟）pī　《正字通》：匹依切，音铍。《太素·杂刺》：“以锟针之。”○锟，音铍。《素问·血气形志》：“石谓针石，则砭石也，今亦以锟针代之。”

錍（锌）pī　普兮切。《证类本草·乌芋》：“叶似锌箭镞。”

磇pī　磇砺，霹雳同。《素问吴注·著至教论》：“至如磇砺。”○磇砺，霹雳同。疾风磇砺，皆速暴之谓。《类经·疾病类八》：“至如磇砺。”

皮pí　皮髓（pí tú），谓脐下同身寸之五寸横约文。《素问·长刺节论》：“刺皮髓以下。”（新校正云：按释音皮髓作皮骷，苦末切，是骷误作髓也。及遍寻《篇》《韵》中无髓字，只有骷字。骷，骨端也。皮骷者，盖谓脐下横骨之端也。全元起本作皮髓，元起注：脐傍埵起也。亦未为得。按：皮髓，盖即皮腯。腯，肥也。《说文》：“牛羊曰肥，猪曰腯。”与埵、堕义近。谓脐下之肚肥也。只因从“肉”改为从“骨”，遂生歧异。从肉、从骨，多有互用者，如胻之与骱，膑之与髌等。其作骷，盖髓之形似而误。《汉语大字典》从胡文英《吴下方言考》音腾。）○皮部，皮外诸经之分部也。《素问吴注·皮部论》：“皮部论。”

罷（罢）pí　音疲。《素问·经脉别论》注：“肝气罢极。”○罢，音皮。动作劳甚，谓之罢极。《素问吴注·六节藏象论》：“罢极之本。”

蚍pí　蚍蜉（pí fú）。《本草纲目·蚁》：“大者曰蚍蜉。”

埤 pí　卑同。《类经·脉色类三一》："又埤其墙。"

脾 pí　为土，王四季。《太素·知针石》："脾为之使。"

蜱 pí　音裨。《证类本草·桑螵蛸》："其子蜱蛸。"○蜱，螕亦作蜱。《本草纲目·牛虱》。○蜱，音皮。《本草纲目·螳螂》："蜱蛸。"

廱 pí　排。（古同"蠯"。）《本草纲目·介部序》："祭祀供廱蠃蚳以授醢人。"○廱，品、脾、排三音。蚌字音之转也，古今方言不同也。长者曰廱。《本草纲目·马刀》："廱。"

膍 pí　百叶曰膍。《本草纲目·牛》。○膍，膍胵也。《本草纲目·鸨》："《礼记》：不食鸨奥。奥者，膍胵也，深奥之处也。"○膍，音毗。言其有比列也。《木草纲目·牛》："膍一名百叶。"○膍胵，音脾鸱。鸡肫也。《本草纲目·鸡》："膍胵里黄皮。"

魮（鲏）pí　音批。《证类本草·鳝鱼》："又有鯆魮。"○魮，音毗。《证类本草·鯸鱼》："鯆魮鱼。"○魮，音毗。《本草纲目·海鹞鱼》："鯆魮鱼。"

鵧（䴙）pí　䴙䴘（pí jí），音批及。《本草纲目·伯劳附䴗鸠》："《尔雅》名䴙䴘。"

鴄（䴏）pǐ　音匹。《本草纲目·鹜》："䴉䴏。"

否 pǐ　符鄙切。《素问·四气调神大论》注："不表交通则为否也。《易》曰：天地不交否。"○否，符鄙切。塞也。

P

《素问·生气通天论》注：“阴阳否隔。”〇否，痞同。《素问吴注·五常政大论》：“其病否。”

痞 pǐ　音备。《伤寒论·辨脉法》注：“微为气痞。”〇痞，符鄙切，音否。病结也。《厘正按摩要术·掐法》：“消痰食痞积。”〇痞，音否。《医宗金鉴·伤寒论注·太阳上篇》：“心下痞硬满。”

擗 pǐ　脾入切。《伤寒论·辨太阳病脉证并治中》：“振振欲擗地者。”（按：赵本“擗”作“僻”。）〇擗，滂吉切。《医宗金鉴·伤寒论注·太阳下篇》：“身瞤动振振欲擗地者。”

癖 pǐ　音僻。癖积。《类经·疾病类五七》：“癖而内著。”

竊（䆗）pì　音屁。《证类本草·行夜》：“今小儿呼䆗盘。”

䆗 pì　音庀。《本草纲目·马勃》：“马䆗。”

辟 pì　卑至反，除也。《太素·真藏脉形》：“辟于随溺。”注：“谓不得随意溺也。”〇辟，开也。《太素·五邪刺》：“辟门户。”（按：辟，《甲乙》作“闢”。）〇辟，重叠。《太素·阴阳杂说》：“肾之脾谓之辟阴。”〇辟，着脊也。《太素·肠度》：“左环叶积上下辟。”〇辟，谓辟迭也。《素问·调经论》：“虚者聂辟气不足。”〇辟，音劈。《素问吴注·平人气象论》：“辟辟如弹石。”〇辟，音劈。《素问吴注·玉机真藏论》：“如指弹石辟辟然。”〇辟，音闢。《素问吴注·四时刺逆从论》：“辟除其邪。”〇辟，音闢。辟，邪辟也。《素问吴注·阴阳别论》：“肾之脾谓之辟阴。”〇辟，开也。《类经·针刺类四五》：“浊气乃辟。”〇辟，闢同。《类经·藏象类二六》：“左环叶脊上下，辟大八寸。”〇辟，僻同。《类经·针刺类五六》：“肠胃慑辟。”〇辟，音劈。放辟也。《类经·疾病类六》：“肾之脾谓之辟阴。”〇辟著，谓辟著枝茎，干而不落也。《素问·气交变大论》：“则刚木辟著。”

僻 pì 歪斜也。《类经·疾病类六九》：“卒口僻。”〇僻，音皮。不正之谓。《类经·论治类二》：“乃不致邪僻也。”

噼 pì 音僻。《太素·经筋》：“引缺盆颊口卒噼。”（按：口卒噼，《灵枢》《甲乙》作“卒口僻”。）〇噼，僻同。《类经·病类六九》：“筋急则口目为噼。”

澼 pì 音僻，泄脓血也。《太素·调阴阳》：“肠澼为痔。”〇澼，普击切。《素问·生气通天论》：“肠澼为痔。”〇澼，普击切。澼沫。《素问吴注·生气通天论》：“肠澼为痔。”〇澼，音辟。肠中数下澼沫。《素问吴注·大奇论》：“肝脉小缓为肠澼。”〇澼，音劈。《类经·疾病类五》：“肠澼为痔。”〇澼，音劈。《类经·脉色类三三》：“夏生后泄肠澼。”〇澼，音劈。肠澼，下利也。《类经·脉色类二四》：“脾脉外鼓沉为肠澼。”〇澼，音僻。《类经·疾病类十》：“黄疸肠澼。”〇澼，音僻。《类经·疾病类四六》：“肠澼。”〇澼，音匹。肠澼，滞下也，利而不利之谓。《类经·疾病类七二》：“肠澼便血何如。”〇澼，音僻。《类经·疾病类十三》：“久为肠澼。”〇澼，音匹。肠间水。《厘正按摩要术·按胸腹》：“按之痛益甚，或引于胸腹中，漉漉有声，时吐水汁，吐则痛减，是为澼囊。”

鸊（䴙）pì　《证类本草·鸊鷉》：“鸊鷉。”○䴙䴘，音甓梯。《本草纲目·鸊鷉》。

偏 piān　偏枯也。《素问吴注·通评虚实论》：“偏塞闭不通。”○偏枯，半身不遂也。《素问吴注·通评虚实论》：“偏枯。”○偏枯，半身不遂也。《素问吴注·阴阳别论》：“为偏枯痿易。”○偏枯，手足不用也。《素问吴注·大奇论》：“皆鬲偏枯。”○偏枯，半身不遂也。《类经·疾病类七八》：“偏枯痿厥。”○偏枯者，半身不遂，风之类也，其身偏不用而痛。《类经·针刺类三六》：“偏枯，身偏不用而痛。”

犏 piān　音偏。《本草纲目·牦牛》：“犏牛。”

蝡 pián　蝡蜁（pián xuán），音楩旋。《本草纲目·沙虱》：“蝡蜁。”

楩 pián　音偏。《本草纲目·芜荑》：“木名楩。”“《说文》云：楩，山枌榆也。”

剽 piāo　匹妙切。《灵枢·刺节真邪》：“剽其通。”○剽，音票。砭刺也。《类经·针刺类三四》：“剽其通。”

漂 piāo　浮于上也。《类经·运气类十三》：“其动漂泄沃涌。”

飄（飘）piāo　轻也。《素问吴注·六元正纪大论》：“少阳所至为飘风燔燎。”○飘风，旋转风也。《素问·六元正纪大论》：“少阳所至为飘风燔燎霜凝。”○飘骤，暴风雨至也。《素问·五常政大论》：“其变震惊飘骤崩溃。”○飘骤，飘风骤雨也。《素问吴注·六元正纪大论》：“飘骤高深。”

螵 piāo　螵蛸（piāo xiāo），音飘绡。《本草纲目·螳螂》：“其子房名螵蛸。”

瓢 piáo　瓠曰瓢。瓢者，漂也。《本草纲目·杓》。

慓 piào　芳昭反，急也。《太素·营卫气》：“此气慓悍滑利。”○慓，迹也。《素问·腹中论》：“夫热气慓悍。”○慓，疾也。《素问·阴阳应象大论》：“其慓悍者。”○慓，今详慓字当作慄字。《素问·六元正纪大论》：“少阴所至为惊惑恶寒战慄谵妄。”○慓，音漂。疾也。《奇经八脉考·二跻为病》：“出其悍气之慓疾。”○慓，必遥切。慓悍，卒暴也。《素问吴注·阴阳应象大论》：“其慓悍者。”○慓，飘、票二音。急也。《类经·论治类八》：“其慓悍者。”○慓，音飘，急也。《类经·疾病类五四》：“此气剽悍滑疾。”○慓，音飘，急也。《类经·针刺类五六》：“血气剽悍滑利。”○慓，音飘。《类经·疾病类六十》：“夫热气剽悍。”○慓，音飘。急也。《类经·藏象类二一》：“其气慓悍。”○慓，音飘。急也。《类经·疾病类六七》：“其气慓疾滑利。”○慓悍，上比昭切，下侯岸切。勇捷貌也。《灵枢·根结》：“血气慓悍滑利。”○慓悍，音漂旱。急也。《厘正按摩要术·叙》：“经曰：剽悍者，按而收之。”○慓悍，音漂旱。急也。《厘正按摩要术·按法》：“《素问·阴阳应象大论》：剽悍者，按而收之。王太仆注：慓，疾也；悍，利也。气候疾利，按之以收敛也。”〇慓悍，急疾也。《素问吴注·腹中论》：“夫热气慓悍。”〇慓悍，强暴也。《素问吴注·厥论》：“夫酒气盛而慓悍。”

瞥 piē　蒲灭切。《素问·大奇论》注：“瞥瞥不定其形。”〇瞥，匹灭切。《伤寒论·辨脉法》：“脉瞥瞥如羹上肥者，阳气微也。”〇瞥，匹灭切。《医宗金鉴·伤寒论注·平脉法篇》：“脉瞥瞥如羹上肥者阳气微也。”

頻（频）pín　音宾。《本草纲目·槟榔》：“仁频。”

蘋（蘋）pín　诸家本草皆以蘋注水萍，盖由蘋、萍二字，音相近也。按韵书，蘋在真韵，蒲真切；萍在庚韵，苹经切。切脚不同，为物亦异。《本草纲目·蘋》。

蠙 pín　音频。《证类本草·行夜》：“或曰窊蠙虫者也。”〇蠙，屁蠙。《本草纲目·行夜》：“屁蠙。”

品 pǐn　品羽，叠羽，蝗属也。《素问吴注·六元正纪大论》：“其耗白甲品羽。”

牝 pìn　阴也。《太素·气穴》：“肾者牝藏也。”〇牝，阴也。《素问·金匮真言论》注：“《灵枢·顺气一日分为四时》曰：肺为牝藏。”〇牝，阴也。《素问·水热穴论》：“肾者牝藏也。”〇牝，阴也。《素问吴注·脉要精微论》：“心为牡藏。”（按：原校：原作牝，义不通。据《素问》王注本及《灵枢·顺气一日分四时》改。）〇牝，阴也。《素问吴注·水热穴论》：“肾者牝藏也。”〇牝藏，上毗忍切。阴藏也。《伤寒论·平脉法》注："心为牝藏。"（按：注引《内经》曰"心为牡藏"，见《素问·脉要精微论》《灵枢·顺气一日分为四时》。而释音作"牝藏"。）

平 píng　和适也。《太素·三虚三实》："虽平居。"〇平者，和气无病者也。《太素·人迎脉口诊》："如此者名曰平人。"〇平，谓平调。《素问·至真要大论》："和者平之。"〇平，谓平调也。《素问·调经论》："神气乃平。"〇平，谓平调也。《素问·五常政大论》："可使平也。"〇平，谓诊平和之气。《素问·至真要大论》："平气何如。"〇平，即静也。《类经·疾病类五》："阴平阳秘。"〇平，犹潮平也，即盛满之谓。《类经·经络类六》："故卫气已平。"〇平之，安之也。《类经·论治类四》："惊者平之。"〇平旦，寅卯也。《素问吴注·藏气法时论》："平旦慧。"〇平均，阴阳平均，无有余不足之谓也。《素问吴注·上古天真论》："肾气平均。"〇平均，充满之谓。《类经·藏象类十三》："三七肾气平均。"〇平人，谓平和之人。《素问·调经论》："命曰平人。"〇平人，谓气候平调之人也。《素问·平人气象论》："平人何如。"〇平人，气血平调之人。《素问吴注·平人气象论》："平人气象论。"

鼩 píng　音平。《本草纲目·鼠附录》："鼩鼠。"

苹 píng　在庚韵，蒲经切。《本草纲目·蘋》："诸家本草皆以蘋注水苹。"

P

荓 píng　音瓶，马帚也。《本草纲目·蠡实》：“《尔雅》云：荓，音瓶，马帚也。”

慿（凭）píng　扶冰切。《素问·五运行大论》：“帝曰：馮乎？”（按：经文馮，卷后音释作慿。馮通慿。）

馮（冯）píng　凭同。○馮，凭同。《类经·运气类四》：“帝曰：馮乎。”《素问吴注·五运行大论》：“冯乎。”

頗（颇）pō　跛同。《素问吴注·方盛衰论》：“散阴颇阳。”

婆 pó　音波。《本草纲目·柰》：“频婆。”

猼 pò　音博。猼苴（pò jū），即“蘘荷”。《本草纲目·蘘荷》：“猼苴。”

蒪 pò　音博。《本草纲目·蘘荷》：“王逸注：苴蒪，蘘荷也。”

髆 pò　髆骬即膝骨之名。《类经·藏象类二九》“骺骨有余。”注：“骺，《广雅》曰：髆骬也。”

迫 pò　近也。《太素·杂刺》：“迫藏。”○迫，近也。《素问·长刺节论》：“迫藏刺背。”○迫，切也。《素问·玉机真藏论》：“迫近以微。”○迫者，因其所不及而众迫之也。《素问吴注·六节藏象论》：“命曰气迫。”

粕 pò　颇洛反。《太素·调食》：“乃化糟粕。”○粕，音朴。《类经·藏象类二》：“能化糟粕转味而出者也。”○粕，音朴。《类经·经络类二三》：“泌糟粕。”○粕，音朴。糟粕。《类经·疾病类八三》：“其糟粕、津液、宗气，分为三隧。”

魄 pò　亦神之别灵也。《太素·藏府之一》：“并精而出入者谓之魄。”〇魄，阴也。《素问吴注·生气通天论》：“魄汗未尽。”〇魄，阴也。《类经·疾病类五》：“魄汗未尽。”〇魄汗，阴汗也。《类经·运气类三十》：“魄汗不藏。”〇魄门，谓肛之门也。内通于肺，故曰魄门。《素问·五藏别论》：“魄门亦为五藏使。”〇魄门，则肛门也。《素问·脉要精微论》注：“门户谓魄门。”〇魄门，肛门也。《素问吴注·五藏别论》：“魄门亦为五藏使。”〇魄门，肛门也。《类经·藏象类二三》：“魄门亦为五藏使。”

仆 pū　踣也。《太素·经络别异》：“悗甚则仆。”〇仆，前倒曰仆。《太素·经脉厥》：“僵仆呕血善衄。”〇仆，谓身倒也。《素问·经脉别论》：“度水跌仆。”〇仆，音赴。仆，谓身倒也。《素问·经脉别论》：“度水跌仆。”〇仆，音赴。《素问·厥论》：“太阳厥逆，僵仆呕血善衄。”〇仆，犹顿也，犹不渐也。《素问·解精微论》：“请问有毚愚仆漏之问。”〇仆，音付。《灵枢·邪气藏府病形》：“大甚为击仆。”〇仆，音副。《伤寒论·平脉法》：“卒眩仆不识人者。”成注：“卒然气脱则眩运僵仆而死。”〇仆，音赴，又浦北切。仆，前倒也。《历代名医蒙求·法靖辨蛭》：“面青倒仆。”〇仆，音赴。颠倒也。《奇经八脉考·二维为病》：“又苦颠仆羊鸣。”〇仆，颠仆也。《素问吴注·厥论》：“发为眴仆。”〇仆，卧也。《素问吴注·脉要精微论》：“浮而散者为眴仆。”〇仆，猝

P

倒也。《类经·疾病类三五》："发为眴仆。"〇仆，音付。《类经·疾病类五三》："度水跌仆。"〇仆，音付。仆击，暴仆如击也。《类经·疾病类七八》："凡治消瘅仆击。"〇仆击，暴仆为物所伤也。《素问吴注·通评虚实论》："仆击。"

鼣 pū　音朴。《本草纲目·土拨鼠》："《唐韵》作䑑鼣，俗讹作土拨耳。"

匍 pú　音蒲。《类经·疾病类八十》："匍匐而前。"

䑑 pú　蒲剥切。《证类本草·马刀》："肌中鼠䑑。"〇䑑鼣，音仆朴。《本草纲目·土拨鼠》："《唐韵》作䑑鼣，俗讹作土拨耳。"

濮 pú　音卜。《历代名医蒙求·熙获镜经》："仕至濮阳太守。"

曝 pù　日干也。音僕。《历代名医蒙求·鼍龙治眸》："又将猪胆白膜皮曝干。"

Q

七 qī　七曜，谓日月五星。《素问·天元纪大论》："七曜周旋。"〇七曜，日、月、五星也。《素问吴注·天元纪大论》："七曜周旋。"

凄 qī　凄沧（qī cāng），薄寒也。《素问·气交变大论》："其德凄沧。”○凄沧，大凉也。《素问·五常政大论》：“凄沧数至。”○凄沧，薄寒也。《素问吴注·气交变大论》：“其德凄沧。”○凄沧，寒气也。《类经·运气类十》：“其德凄沧。”○凄愴（怆），寒甚凄凉之貌。《类经·论治类二》：“寒无凄怆。”

栖 qī　音西。与棲同。《历代名医蒙求·洽撰三卷》：“心栖至道。”

欺 qī　加也。《太素·知针石》：“圣智不能欺。”

桼 qī　漆本作桼。《本草纲目·漆》。

蛴 qí　音祁。《本草纲目·蝎》：“蚲蛴。”

岐 qí　国名。《素问吴注·上古天真论》：“岐伯对曰。”○岐骨，足大指次指本节后骨缝为岐骨。《类经·经络类二》：“循大指岐骨内出其端。”（按：岐骨，当作“歧骨”。）

蚑 qí　音祁。《素问·六微旨大论》注：“夫毛羽倮鳞介及飞走蚑行。”○蚑，音其。小儿鬼也。《证类本草·蓝实》：“杀蛊蚑疰鬼。”○蚑，音蜞。《证类本草·水蛭》：“蚑今复有数种。”○蚑，与蜞同。《本草纲目·水蛭》：“蚑。”

奇 qí　分也。阴阳之脉相并，浑而不分。《太素·知官能》：“阴阳不奇。”○奇者，有病不得以四时死，故曰奇也。《太素·色脉诊》：“余闻揆度奇恒。”○奇，变也。《素问吴注·玉机真藏论》：“揆度奇恒。”○奇，异病也。

《素问吴注·疏五过论》："奇恒五中。"〇奇，异也。《素问吴注·气穴论》："以溢奇邪。"〇奇，异也。《类经·藏象类二三》："名曰奇恒之府。"〇奇，异也。《类经·经络类八》："以溢奇邪。"〇奇，异也。《类经·脉色类七》："奇恒之势。"〇奇病，特异于常之病也。《素问吴注·奇病论》："奇病论。"〇奇恒，谓气候奇异于恒常之候也。《素问·疏五过论》："必以比类奇恒从容知之。"〇奇恒，异于常者也。《素问吴注·五藏别论》："名曰奇恒之府。"〇奇恒，言奇病也。《类经·论治类十八》："奇恒五中。"〇奇恒，异常也。《类经·论治类十四》："余闻揆度奇恒。"〇奇恒者，言奇病也。《素问·疏五过论》："奇恒五中。"〇奇脉，谓与色不相偶合也。《素问·五藏生成》："凡相无色之奇脉。"〇奇脉，谓与色不相偶合也。《素问吴注·五藏生成》："凡相五色之奇脉。"〇奇邪，奇经之邪，谓冲督任带，阳跷阴跷，阳维阴维也。《素问吴注·决死生论》："奇邪之脉。"〇奇邪，弗常之邪也。《类经·经络类三十》："奇邪离经。"

耆 qí　长也。《本草纲目·黄耆》："黄耆。"

蚔 qí　音歧。《证类本草·知母》："一名蚔母。"

萁 qí　茎曰萁。《本草纲目·大豆》。〇其，指脉而言也。《素问吴注·脉要精微论》："脉其四时动奈何。"〇其，指脾也。《素问吴注·太阳阳明论》："藏府各因其经而受气于阳明。"〇其，指荣卫而言。《素问吴注·痹论》："逆其气则病。"

蜞 qí　蚑。《本草纲目·水蛭》："蚑，与蜞同。"

鵸（䴔）qí　音欺。《本草纲目·鸱鸺》："鵋鵸。"

齊（齐）qí　与善为人也。《素问吴注·上古天真论》："幼而徇齐。"〇齐者，刺之各有所宜，浅深虽殊，其理齐也。《素问吴注·刺齐论》："刺齐论。"〇齐，脐同。《素问吴注·腹中论》："居齐上为逆。"〇齐，脐同。《素问吴注·至真要大论》："脐下反痛。"（原校：痛，《素问》王注本作动。）〇齐，脐同。《类经·经络类九》："挟脐广三寸各三。"〇齐，脐同。《类经·经络类九》："下鸠尾外各半寸至脐寸一。"〇齐，脐同。《类经·运气类二七》："脐下反痛。"〇齐，中正也。《类经·摄生类一》："幼儿徇齐。"〇齐下，气海也，一名脖胦。《素问吴注·腹中论》："肓之原在脐下。"

臍（脐）qí　人之命蒂也。《本草纲目·初生脐带》。〇脐，音齐。子初生所系也。断之为脐带。以其当心肾之中，前直神阙，后直命门，故谓之脐也。《厘正按摩要术·胃经图》："天枢，脐旁二寸。"

蠐（蛴）qí　音齐。《本草纲目·木蠹虫》："蝤蛴。"

蘄（蕲）qí　即古芹字。当归，似芹而粗大。《本草纲目·当归》："山蕲。"〇蕲，音淇。亦音芹。《本草纲目·水蕲》："楚有蕲州、蕲县，俱音淇。罗愿《尔雅翼》云：地多产芹，故字从芹。蕲亦音芹。"〇蕲，音芹。《本草纲目·马蕲》。〇蕲茝，古芹芷字。《本草纲目·蘼芜》："蕲茝。"

Q

獬 qí　音其。生一子曰獬。《本草纲目·狗》。

鬐 qí　《本草纲目·诸鱼有毒》："白鬐，杀人。"〇鬐，马项上鬐也。《本草纲目·马》："鬐膏。"

鰭（鳍）qí　鱼翅曰鳍。《本草纲目·鱼魫》。

萱 qǐ　音岂。《本草纲目·水蕨》："《吕氏春秋》云，菜之美者，有云梦之萱。"

芑 qǐ　音起。《本草纲目·地黄》："芑。"〇芑，音起。《本草纲目·黍》："白黍曰芑。"〇芑，音起。《本草纲目·薏苡》："芑实。"

莔 qǐ　音起。《证类本草·莔草》："莔草。"〇莔，音起。《证类本草·第三十目录》："莔草。"〇莔，音起。《证类本草·总目录》："莔草。"〇莔，音起。《本草纲目·莔草》。

起 qǐ　能行。《太素·五藏脉诊》："三十日起。"杨注："疗之三十日能行。"〇瘥。《太素·五藏脉诊》："瘖三岁起。"杨注："三年得瘥。"〇谓价高于市。《素问·五常政大论》："白起金用。"〇起，谓毛起竖也。《太素·经脉皮部》："诉然起毫毛。"〇起，病之始也。《素问吴注·方盛衰论》："起所有余。"〇起，出于肌表之所起也。《素问吴注·骨空论》："起于少腹以下骨中央。"〇起，动谓之起。《素问吴注·上古天真论》："起居有常。"〇起，兴起也。《类经·脉色类七》："起所有余。"〇起，言外脉之所起非发源之谓。《类经·经络类二七》："冲脉者，起于气街。"〇起居，动静也。《太素·痹论》："更居更起。”○起居过度，言溃耗也。《素问·征四失论》：“起居之过度。”

啟（启）qǐ　开也。《素问·六元正纪大论》：“厥阴所至为风府为璺启。”○启，开也。《素问·气交变大论》：“其政舒启。”○启，大开也。《素问吴注·六元正纪大论》：“为璺启。”○启，开也。《素问吴注·六元正纪大论》：“其化鸣紊启拆。”○启，开也。《类经·运气类十》：“其政舒启。”○启，开也。《类经·运气类十三》：“是谓启敕。”

稽qǐ　稽首（qǐ shǒu），首至地也。《素问吴注·玉机真藏论》：“再拜稽首曰。”

芞qì　音乞。《证类本草·藒车香》：“《尔雅》曰：藒车，芞舆。”

迄qì　许讫切。至也。《伤寒论·伤寒例》注：“迄至于病。”

契qì　合也。《类经·经络类十二》：“能知解结契绍于门户。”

泣qì　谓哭也。《素问·解精微论》：“不泣者。”○泣，谓泪也。《素问·解精微论》：“夫泣不出者。”○泣不出，泪不出也。《素问吴注·解精微论》：“夫泣不出者。”

亟qì　欺吏反，数也。《太素·伏梁病》：“勿动亟夺。”○亟，数也。《太素·知汤药》：“此四亟急而动中。”（按：亟，《素问》作“极”。）○亟，去吏切。《素问·四气调神大论》：“使气亟夺。”○亟，数也。《素问·腹中论》：“勿动亟夺。”○亟，数也。《素问·生气通天论》：“藏

Q

精而起亟也。”〇亟，数也。《素问·四气调神大论》：“使气亟夺。”〇亟，音器。亟，数也。《素问吴注·四气调神大论》：“使气亟夺。”〇亟，音气。亟，数也。《素问吴注·腹中论》：“勿动亟夺。”

氣（气）qì　上焦宣五谷味，熏肤充身泽毛，如雾露之溉，遂谓之气。《太素·肠度》：“水谷精气津液皆尽矣。”〇气，谓广肠泄气也。《太素·四时脉形》：“下为气。”〇气，营气也。《太素·营卫气》：“故气从太阴出。”〇气，天气也。《素问·六微旨大论》：“气有初中。”〇气，谓当王之脉气也。《素问·六节藏象论》：“时立气布。”〇气，谓风热湿燥寒。《素问·天元纪大论》：“故在天为气。”〇气，气无形，阳也，故上达。《素问吴注·阴阳应象大论》：“阳气出上窍。”〇气，谓脉气。《素问·刺志论》：“气实形实。”〇气，谓荣气也。《素问·调经论》：“无出其气。”〇气，谓卫气。《素问·举痛论》：“气不行。”〇气，六气也。《素问吴注·五常政大论》：“故气主有所制。”〇气，脉气。《素问吴注·平人气象论》：“平人气象论。”〇气，荣卫表气也。《素问吴注·卒痛论》：“气不行。”〇气，如温与寒，天之气也；明与阴，日之气也；月之生满郭空；躔候读数，星辰之气也；寒暑温凉，四时之气也；八节之风，朝于太乙，八正之气也。《素问吴注·八正神明论》：“必候日月星辰四时八正之气。”〇气，上焦开发，宣五谷味，熏肤充身泽毛，若雾露之溉，是谓气。《素问吴注·调经论》：“人有精气津液。”〇气，谓暖气。《素问吴注·脉解》：

“故曰得后与气则快然如衰也。”〇气，谓风热湿燥寒。《素问吴注·天元纪大论》：“故在天为气。”〇气，阳也。《素问吴注·决死生论》：“形气相得者生。”〇气，阳也。《素问吴注·气穴论》：“热俞在气穴。”〇气，蒸腾之气，湿热所化也。《素问吴注·生气通天论》：“因于气。”〇气，当作器。《类经·疾病类九五》：“筋者聚于阴气。”〇气并，谓偏著一边。《素问·至真要大论》：“胠胁气并。”〇气府，六阳孔穴，皆气所居，命曰气府。《素问吴注·气府论》：“气府论。”〇气高，喘满之谓。《类经·脉色类二一》：“上盛则气高。”〇气交，两间也。《素问吴注·六元正纪大论》：“流行气交。”〇气街，一名气冲在横骨两端鼠溪上一寸，动脉应手。《素问吴注·痿论》：“会与气街。”〇气厥，气不顺其常道，转相移并，逆而为患也。《素问吴注·气厥论》：“气厥论。”〇气口，则寸口也，亦谓脉口。《素问·五藏别论》：“气口何以独为五藏主。”〇气口，即寸口，在鱼际后同身寸之一寸，是其处也。《素问吴注·五藏别论》：“气口何以独为五脏主。”〇气癃，膀胱气闭，小水不通也。《类经·疾病类五六》：“少腹满而气癃。”〇气满，气急而粗也。《素问吴注·通评虚实论》：“气满发逆。”〇气门，谓玄府也，所以发泄经脉营卫之气，故谓之气门也。《素问·生气通天论》：“气门乃闭。”〇气门，腠理也，所以发泄荣卫之气，故曰气门。《素问吴注·六元正纪大论》：“气门乃闭。”〇气门，玄府也。《素问吴注·生气通天论》：“气门乃闭。”〇气门，玄府也。《类经·疾病类五》：“气

Q

门乃闭。”〇气胜，谓胜于呼吸而喘息变易也。《素问·脉要精微论》：“气胜伤恐者。”〇气胜，息高也。《素问吴注·脉要精微论》：“气胜伤恐者。”〇气数，六气各有其数，谓每气各王六十日也。《素问吴注·六元正纪大论》：“昭其气数。”〇气穴，人身孔穴，皆气所居，故曰气穴。《素问吴注·气穴论》：“气穴论。”〇气鞕，喉舌强硬也。《类经·针刺类四四》：“暴瘖气鞕。”〇气立者，人受天地之气以立命故有生，谓之气立。《素问吴注·生气通天论》：“气立如故。”〇气穴，气之所注则有穴也。《素问吴注·阴阳应象大论》：“气穴所发。”

棄（弃）qì　不用也。《素问·阳明脉解》：“其弃衣而走者何也。”〇弃衣，裸尽其衣也。《素问吴注·阳明脉解》：“其弃衣而走者何也。”

器 qì　谓天地及诸身也。《素问·六微旨大论》：“故器者生化之宇。”〇器，凡具升降出入之用者，皆名曰器。《素问吴注·六微旨大论》：“故器者生化之宇。”

磧（碛）qì　妻力切。《素问·五常政大论》注：“自汧源县西至蕃界碛石。”

掐 qiā　苦洽切。爪按曰掐。《厘正按摩要术·总目》：“掐法。”

葜 qiā　弃八切。《证类本草·八卷目录》：“菝葜。”〇葜，弃八切。《证类本草·菝葜》：“菝葜。”〇葜，弃八切。《证类本草·总目录》：“菝葜。”〇葜，弃八切。《本草纲目·菝葜》。

菰 qiā　同葜。《本草纲目·菝葜》："菝菰。"

洽 qià　音狭。《历代名医蒙求·僧垣通洽》："僧垣幼通洽。"○洽，和也，泽也。《类经·运气类十三》："化洽不终。"○洽，爻甲切。合也。《类经·运气类十九》："化洽有盛衰。"

髂 qià　客骂反，腰骨两箱也。《太素·杂刺》："刺两髂髀季胁肋间。"○髂，苦嫁切。《素问·刺腰痛论》顾校："经注并无髂字。未详。"○髂，口亚切。髂，腰骨也。《素问吴注·长刺节论》："刺两髂髎季胁肋间。"○髂，音格，又丘亚切。腰骨曰髂。《类经·针刺类四七》："刺两髂髎。"

扦 qiān　□半反（按：反切上字缺。《正字通》作仓先切），冲也，谓冲皮也。《太素·刺法》："扦皮开腠理。"

牽（牵）qiān　轻烟切，引前也。青，东方之色；筋主肝，肝属木，谓之牵，有筋牵相连之意。《伤寒总病论·青筋牵证》："春三月青筋牵证。"

鈆 qiān　音贤。《伤寒论·辨太阳病脉证并治中》（按：影印本无，此据横排本音释。）

前 qián　诊者指前。候前，候病人之前，谓胸腹之上也。《素问吴注·脉要精微论》："前以候前。"○前后血，谓前阴后阴出血也。《素问·腹中论》："时时前后血。"○前阴，阴器也。《类经·疾病类三四》："前阴者宗筋之所聚。"

鉗（钳）qián　颈铁也，当此铁处，名曰钳上。渠廉反。《太

Q

素·经脉标本》："标在频下合于钳上。"〇钳，音铃。《类经·经络类三十》："頟大者钳耳也。"〇钳，音铃。《灵枢·卫气》："标在颜下合钳上也。"

乾 qián　健也。《类经·摄生类三》注："乾为天。"

羬 qián　（麙）《山海经》作羬。《本草纲目·麢羊》："麙羊。"

黔 qián　音钳，《素问·宝命全形论》："黔首共余食。"〇黔，乃黄黑之色也。《本草纲目·黄芩》："或云芩者黔也。"〇黔，音钳。黔首，黑发之民。《素问吴注·宝命全形论》："黔首共余食。"〇黔首，黔，黑也，渠廉反。人之首黑，故名黔首也。《太素·知针石》："黔首共饮食。"〇黔，音钳。黔首，黎民也。《类经·针刺类九》："黔首共余食。"

嗛 qiǎn　音歉，藏食处也。《本草纲目·猕猴》："状似人，眼如愁胡，而颊陷有嗛。"

堅（坚）qiǎn　堅蚕（qiǎn tiān），音遣忝。《本草纲目·蚯蚓》："坚蚕。"（按：据《尔雅·释虫》："螼蚓，蜸蚕。"堅，当作蜸，从虫，苦显切，音遣。诸本均误作堅。蚕，他典切，音忝，非蠶之简化字蚕。）

縴（纤）qiàn　音摔。《证类本草·稷》："冀州谓之縴。"〇縴，音牵去声。《本草纲目·稷》："冀州谓之縴。"

欠 qiàn　曲引其身也。增一欠字（新校正云：甲乙经无欠字。是新校正之前已有欠字）。《素问吴注·四时刺逆从论》："其动为嚏欠。"〇欠，曲引其身之名。《素问吴注·宣明五气》："肾为欠为嚏。"〇欠，曲引肢体也。《素问吴注·至真要大论》："善呻数欠。"〇欠，引其筋骨肢体也。《素问吴注·疟论》："伸欠乃作。"〇欠，呵欠也，阴阳争引而然。《类经·疾病类四八》："伸欠乃作。"〇欠，呵欠也。《类经·疾病类二五》："肾为欠，为嚏。"〇欠，张而复合也。《类经·经络类十》："呿不能欠。"〇欠者，张口呵吸，或伸臂展腰，以阴阳相引而然也。《类经·疾病类七九》："人之欠者，何气使然。"

芡 qiàn　音检。《证类本草·栗》："栗作粉胜于菱芡。"〇芡，音俭。《本草纲目·芡实》。

蒨 qiàn　音茜。《本草纲目·茜草》："蒨。"

蜣 qiāng　音羌。《证类本草·蜣蜋》："一名蛣蜣。"〇蜣，音羌。《本草纲目·蜣螂》："蛣蜣。"

廧（廧）qiáng　疾羊切。《证类本草·东廧》："东廧。"〇廧，音墙。《本草纲目·东廧》。

Q

强 qiáng　多也。《太素·热病决》："热甚而强食之。"〇强，坚强也。《类经·针刺类三七》："左强者攻其右。"〇强，亢也。《类经·疾病类五》："故阳强不能密。"〇强，谓中气强固以镇守也。《素问·脉要精微论》："得强则生。"

鏹（镪）qiǎng　钱贯也。居两切。《历代名医蒙求·嗣明十万》："载镪而归。"

强 qiǎng　巨两反。《太素·四时脉形》："名曰重强。"○强，谓气不和顺。《素问·玉机真藏论》："名曰重强。"○强，其两切。《历代名医蒙求·李医何功》："王不能强。"○强，巨两切。《证类本草·桑上寄生》："主腰痛小儿背强。"○强，巨两切。《证类本草·衣鱼》："中风项强。"○强，上声。《素问吴注·热论》："热甚而强食之。"○强，群养切。《医宗金鉴·伤寒论注·太阳上篇》："头项强痛而恶寒。"○强力，谓强力入房也。《素问·生气通天论》："因而强力。"○强上，谓颈项痉强也。《素问·脉解》："故强上也。"○强上，新校正按杨上善云：好仰也。《素问·评热病论》："使人强上瞑视。"○强上，不能俯首也。《素问吴注·评热病论》："使人强上瞑视。"○强直，筋病强劲不柔和也。《类经·疾病类一》："诸暴强直。"○强力，谓强力入房也。《素问吴注·生气通天论》："因而强力。"

骹 qiāo　足胫也。《太素·五藏命分》："广胸反骹者肝高。"○骹，音敲。《灵枢·本藏》："广胸反骹者肝高。"○骹，音敲。胫骨近足之细处曰骹。《类经·藏象类二八》："广胸反骹者肝高。"

蹻（跻）qiāo　几小反。强勇貌。《太素·阴阳杂说》："故冬不按跻。"（按："跻"为"跷"的异体字，见《第一批异体字整理表》。简作"跷"，或作"蹻"者，误也。1979 年人卫版《难经校释》"蹻"均作"跷"。）○跻，巨绍反。又九绍反，举平也。《太素·知方地》："其治宜导引按跻。”○跻，巨娇切。《素问·异法方宜论》：“其治宜导引按跻。”王注：“跻，谓捷举手足。”○跻，谓捷举手足。《素问·异法方宜论》：“其治宜导引按跻。”○跻，谓举也。《素问·针解》：“跻足骱独陷者。”○跻，谓如跻捷者之举动手足也。《素问·金匮真言论》：“冬不按跻。”○跻，音脚。跻，谓如跻捷者之举动手足，是所谓导引也。《素问·金匮真言论》：“故冬不按跻，春不鼽衄。”○跻，渠略切，又音乔。《灵枢·脉度》：“跻脉从足至目。”○跻，讫约反。《难经·二十三难》：“人两足跻脉。”杨注：“跻，捷疾也。”○跻，脚、却、乔、跷四音。举足高也，又跻捷也。《奇经八脉考·八脉》：“阴跻也、阳跻也。”“所以使机关之跻捷也。”○跻，举也。《素问吴注·针解》：“跻足骱独陷者。”○跻，音乔。跻，足踹也。《素问吴注·金匮真言论》：“故冬不按跻。”○跻，足踝也。《素问吴注·经脉别论》：“跻前卒大。”○跻，足蹑谓之跻，所以揉扰筋节，宣通阳气也。《素问吴注·异法方宜论》：“其治宜导引按跻。”○跻，举也。《类经·针刺类七》：“跻足胻独陷者。”○跻，音乔，又极虐切。《类经·疾病类二七》：“故冬不按跻。”○跻，音乔，又极虐切。即阳跻阴跻之义，盖谓推拏溪谷跻穴以除疾病也。《类经·论治类九》：“其治宜导引按跻。”○跻，音乔。《类经·针刺类五三》：“癃，取之阴跻及三毛上。”○跻，有五音，跷、皎、乔、脚，又极虐切。《类经·经络类二八》：“跻脉安起安止。”○跻，有五音，跷、皎、乔、脚，又极虐切。《类经·经络类七》：“阴

Q

阳跻四穴。”○跻，有五音，跷、皎、乔、脚，又极虐切。《类经·针刺类四四》：“阴跻阳跻。”○跻，有五音：跷、皎、乔、脚，又极虐切。《类经·疾病类八三》：“阳气盛则阳跻陷。”○跻，有五音：跷、皎、乔、脚，又极虐切。阳跻也。《类经·脉色类十五》：“跻前卒大。”○跻，同跷。举足行高也。《厘正按摩要术·按法》：“痿厥寒热，其治宜导引按跻。”○跻，音敲。举足行高也。《厘正按摩要术·痫证》：“昼发灸阳跻，夜发灸阴跻。”

荍 qiáo　音翘。《本草纲目·荞麦》：“荞麦。”○荍，音乔。《本草纲目·蜀葵》：“一种小者名锦葵，即荆葵也。《尔雅》谓之荍。”

喬（乔）qiáo　高也，谓此外踝上高举处也。《太素·知针石》：“摇乔足胻独陷者也。”（按：乔，《素问》作“跻”。）○乔，亦作跻，禁娇反。皆疾键貌。乔，高也。《太素·阴阳乔脉》：“乔脉安起安止。”（按：乔，《灵枢》《甲乙》作跻。）○乔，跻同。《类经·疾病类九四》：“乔摩灸熨。”

僑（侨）qiáo　侨寓（qiáo yù），寄居也，客也。上音乔，下音遇。《历代名医蒙求·张敦梦神》：“尝侨寓潮州。”

憔 qiáo　憔悴（qiáo cuì），音樵遂。瘦也。《厘正按摩要术·疳疾》：“皮毛憔悴。”

荍 qiáo　翘同。连翘也。《类经·疾病类八六》：“铩蔆荍草根各一升。”

巧 qiǎo　精巧也。《素问吴注·灵兰秘典论》："伎巧出焉。"○巧，切脉而知之谓之巧。《类经·疾病类一》："工巧神圣。"

切 qiē　按也。《太素·经解》："摩之切之。"○切，谓切割，以手按脉分割吉凶。《太素·诊候之一》："而后切循其脉。"○切，专志也。《太素·痈疽》："切而调之。"○切，急也，风声也。《素问·五常政大论》："其候情切。"○切，急也。《素问·气交变大论》："其政劲切。"○切，谓急也。《素问·调经论》："必切而出。"○切，谓以指按脉也。《素问·疏五过论》："切脉问名。"○切，谓以指切近于脉也。《素问·脉要精微论》："切脉动静而视精明。"○切，谓指按也。《素问·离合真邪论》："切而散之。"○切，切脉之切，谓以指轻按而亲切之，所以散其正气也。《素问吴注·调经论》："必切而出。"○切，深也。《类经·藏象类三一》："切循其经络之凝涩。"○切，直迫病所也。《类经·针刺类十》："切而转之。"○切者，以指按索之也。《类经·脉色类一》："切脉动静。"○切脉，按脉。《素问吴注·疏五过论》："切脉问名。"○切脉，谓以指切近于脉也。《素问吴注·脉要精微论》："切脉动静。"

茄 qié　茄者连茎之名，字当革遐反，今呼若伽，未知所自耳。《证类本草·茄子》："茄子。"

且 qiě　犹将也。《类经·疾病类八》："且以知天下。"

怯 qiè　举而不强，或见敌不兴也。《本草纲目·人傀》：“五不男：天、犍、漏、怯、变也。”〇怯，弱者为怯。《素问吴注·征四失论》：“不别人之勇怯。”〇怯，弱者谓之怯。《素问吴注·经脉别论》：“人之居处动静勇怯。”

挈 qiè　丘结切。提挈。《类经·疾病类七一》：“枢折挈。”

藒 qiè　音挈。《证类本草·藒车香》：“藒车香。”

侵 qīn　过也。《太素·五邪刺》：“侵而行之乃自费。”

嶔（嵚）qīn　音钦。《历代名医医案·甄权图经》：“鲁州刺史库狄嵚。”

親（亲）qīn　附也。《太素·五邪刺》：“针干其邪肌肉亲。”

鯵（鲹）qín　小者曰鲹。南人曰鲹。《本草纲目·鱼鲊》。

堇 qín　音芹。（现读 jǐn。）《本草纲目·毛莨》：“毛堇。”〇堇，音勤。《本草纲目·堇》。〇堇，音芹。《本草纲目·紫堇》。

莶 qín　《本草纲目·黄芩》：“芩，《说文》作莶，谓其色黄也。”

芩 qín　《说文》作莶，谓其色黄也。《本草纲目·黄芩》：“黄芩。”〇芩，或云芩者黔也，黔乃黄黑之色也。《本草纲目·黄芩》：“黄芩。”

禽 qín　二足而羽曰禽。《本草纲目·禽部序》。

犊 qín　犊牛。《本草纲目·酪》："犊牛马奶作酪性冷。"

蕲 qín　音芹。《证类本草·第二十九目录》："水蕲。"〇蕲，音芹。《证类本草·水蕲》："水蕲。"〇蕲，音芹。《证类本草·总目录》："水蕲。"〇蕲，音芹。《本草纲目·水蕲》："蕲字俗作芹字。"

梫 qǐn　音寝。《本草纲目·桂》："梫。"

寑（寝）qǐn　寝汗，谓睡中汗发于胸嗌颈掖之间也。俗误呼为盗汗。《素问·六元正纪大论》："太阳所至为寝汗痉。"〇寝汗，病卧而出汗也。《素问吴注·六元正纪大论》："太阳所至为寝汗痉。"

螼 qǐn　螼螾（qǐn yǐn），音顷引。《本草纲目·蚯蚓》："螼螾。"

菣 qìn　音牵，去声。荆楚之间谓蒿为菣。《本草纲目·青蒿》："菣。"

Q

青 qīng　肝之色也。《素问吴注·平人气象论》："臂多青脉曰脱血。"〇青，肝之色也。《素问吴注·五藏生成》："青脉之至也。"〇青，木之色。《类经·藏象类二一》："青色薄皮弱肉。"〇青黏，一名地节，一名黄芝，主理五藏，益精气。本出于迷入山者，见仙人服之。字书无黏字，相传音女廉切。然今人无识者也。《魏志》作黏字，《后汉书》作黏字。《历代名医蒙求·樊阿青黏》："佗授以漆叶青黏散。"（按：该书标题用黏，正文用黏。）

圊 qīng　七情切。厕也。《伤寒论·辨脉法》："清便下重。"注："清，圊也。"○圊，音青。《证类本草·人尿》："东向圊厕溺坑中青泥。"○圊，七情切。《医宗金鉴·伤寒论注·厥阴篇》："必圊脓血。"

清 qīng　薄寒也。《素问·至真要大论》："则霿雾清暝。"○清，大凉也。《素问·五常政大论》："其候清切。"○清，谓气清冷。《素问·藏气法时论》："清厥意不乐。"○清，亦冷也。《素问·五藏生成》："腰痛足清头痛。"○清，理也。《类经·疾病类六九》："治在行水清阴气。"○清，与圊同。《医宗金鉴·伤寒论注·厥阴篇》："清便下重。"（见平脉法）○清厥，手足冷也。《素问·至真要大论》："筋骨掉眩清厥。"○清厥，谓足逆冷也。《素问·气交变大论》："清厥意不乐。"○清厥，四肢清冷而厥逆也。《素问吴注·气交变大论》："民病腹痛清厥。"○清厥，寒厥也。《类经·运气类十》："烦冤足痿清厥。"○清厥，四肢厥冷也。《类经·运气类十》："清厥意不乐。"○清凉，上七正切。《伤寒论·伤寒例》："秋气清凉。"○清涕，谓从窍漏中漫液而下，水出清冷也。《素问·腹中论》注："亦谓之清涕。"○清液，清水也，亦谓之清涕。《素问·腹中论》："出清液。"○清静，谓上下天光，无疾风骤雨之意。《素问吴注·生气通天论》："清静则志意治。"

蜻 qīng　音青。《证类本草·蜻蛉》："蜻蛉。"

鯖（鲭）qīng　青亦作鲭，以色名也。《本草纲目·青鱼》。

傾（倾）qīng　倾陷也。《素问吴注·调经论》："阴阳相倾。"○倾，倾陷也。《类经·疾病类十九》："阴阳相倾。"○倾，相伤也。《类经·针刺类十六》："虚实不相倾。"○倾者，沉重不能支也。《类经·疾病类七九》："头为之苦倾。"

情 qíng　夫心者神用，谓之情也。《太素·七邪》注："是以养生须去情欲。"

葝 qíng　音勍。《证类本草·鼠尾草》："一名葝。"○葝，音勍。《本草纲目·鼠尾草》："葝。""《尔雅》云：葝，鼠尾也。"

檠 qíng　音敬。《本草纲目·杉》："檠木。"

莔 qǐng　音顷。《证类本草·莔实》："莔实。"（按：莔本音 méng，贝母。此处同"苘"。）○莔，音顷。《证类本草·十一目录》："莔实。"○莔，音顷。《证类本草·总目录》："莔实。"

苘 qǐng　音顷。《本草纲目·苘麻》："苘麻。"○苘，一作䔛，又作檾。种必连顷，故谓之苘麻也。《本草纲目·苘麻》。

清 qìng　寒也。《太素·四时脉诊》："病热脉清静。"○清，寒也。《太素·真藏脉形》："如循刀刃清清然。"注："令人洒淅寒也。"（按：清，《素问》《甲乙》作"责"。）○清，冷也，身皮肤常冷也。《太素·阴阳》："身常清。"○清，冷也。《太素·阴阳》："其有邪者，清以为汗。"（按：清，《素问》《甲乙》作"渍形"二字。）○清，凄径切。《素问·五常政大论》："其候清切。"王注："清，

Q

大凉也。”顾校：“经文凊作清。”〇凊，音倩，寒冷也。《类经·针刺类四六》：“手足凊至节。”〇凊，音倩。寒。《类经·针刺类四四》：“齿痛不恶凊饮。”〇凊，音倩。寒冷也。《类经·针刺类五十》：“肉凊取荣。”

請（请）qìng　音净（“请”读去声，义为朝会）。《历代名医蒙求·弘景表辞》：“除奉朝请。”

倩 qìng　假倩也。士政切（按：《广韵·劲韵》作“七政切”，士乃七之误）。《历代名医蒙求·刘著十篇》：“持所著书，倩作序。”

藭（䓖）qióng　音穷。《本草纲目·芎䓖》：“芎䓖。”

瞏 qióng　音琼。瞏，谓直视如惊貌。《素问·诊要经终论》：“目瞏系绝。”〇瞏，音琼。瞏者，直视如惊貌。《类经·疾病类九七》：“目瞏绝系。”

䵶 qiū　音秋。《证类本草·虾蟆》：“一名䵶。”〇䵶，音秋。《本草纲目·蟾蜍》：“䵸䵶。”

鰌（䲡）qiū　音秋。《证类本草·鳝鱼》：“䲡鳝不可合白犬血食之。”〇䲡，音酉。䲡性酋健，好动善扰，故名。《本草纲目·䲡鱼》。（按：酉，当作酋。）

蚯 qiū　蚯蚓（qiū yǐn），上音丘，下以志切（按：《广韵·轸韵》作余忍切，志盖忍之误）。《素问·四气调神大论》注：“次五日，蚯蚓出。”

蓲（苬）qiū　音丘。《本草纲目·芦》：“江东呼为乌苬。”

鶖（鹙）qiū　《说文·鸟部》："鸧，秃鸧也。从鸟，尗声。七由切。鹙，鸧或从秋。"《本草纲目·秃鹙》："《说文》作秃鸧。"

鰍（鳅）qiū　鳝同音。《证类本草·鮧鱼》："鳅鱼。"

蠤 qiū　音秋。《证类本草·蜘蛛》："《尔雅》云：次蠤，鼅鼄。"○蠤，秋。《本草纲目·蜘蛛》："次蠤。"

鰌（鳝）qiū，音秋。此鱼中之下品，盖鱼之庸常以供馐食者，故曰鳙，曰鳝。《本草纲目·鳙鱼》："鳝鱼。"

虬 qiú　虬龙，有角曰虬龙。《本草纲目·蛟龙》。

梂 qiú　乃栎实。《本草纲目·山楂》："（朹）世俗作梂字，亦误矣。"○梂，音求。《本草纲目·橡实》："栎梂。"

蝤 qiú　音遒。《证类本草·蟹》："蝤蝶。"（按：《本草纲目》作"蝤蛑"。）○蝤蛴，音囚齐。《本草纲目·木蠹虫》："蝤蛴。"

鮂（鮂）qiú　鳍，亦作鮂。《本草纲目·鲚鱼》："鳍鱼，亦作鮂。"○鮂，音囚。鮂，囚也，其性也。《本草纲目·鲦鱼》。

仇 qiú　即瞿也，声之转耳。《本草纲目·百合》："百合，俗人呼为强仇。"

朹 qiú　音求。《本草纲目·山楂》："朹子。""朹树如梅。"○朹，音求。《本草纲目·杨梅》："段氏《北户录》名杌子。”

鼽 qiú　鼻形谓之鼽也。《太素·经筋》：“下结于鼽。”（按：鼽，《灵枢》作“頄”。）○鼽，渠留反，鼻表也。又云鼻塞病，非也。《太素·气府》：“面鼽骨空各一。”○鼽，鼻中水出也。《素问·气交变大论》：“咳而鼽。”○鼽，頄也。《素问·气府论》：“鼽骨下各一。”○鼽，谓鼻中出水，衄谓鼻出血。《素问·金匮真言论》：“故春善病鼽衄。”○鼽，音求。《素问·金匮真言论》：“故春善病鼽衄。”○鼽，音求。鼻寒而清涕出也。《难经·十七难》：“病若吐血复鼽衄血者。”○鼽，音求。《证类本草·绿青》：“疗鼽鼻。”○鼽，音求。病寒寒也。（按：校云：鼽，渠尤切，音求。病寒鼻窒也。见《说文》。）《丹溪手镜·音释》。○鼽，鼻流清涕，谓之鼽也。《素问吴注·六元正纪大论》：“阳明所至为鼽。”○鼽，鼻流清涕也。《素问吴注·气交变大论》：“鼽嚏。”○鼽，鼻中清涕谓之鼽。《素问吴注·至真要大论》：“鼽衄嚏呕。”○鼽，肺热出涕名曰鼽。《素问吴注·至真要大论》：“甚则鼽衄。”○鼽，肺热则鼻流清涕，谓之鼽。《素问吴注·至真要大论》：“客胜则鼽嚏。”○鼽，音求。鼻出水谓之鼽。《素问吴注·金匮真言论》：“故春善病鼽衄。”○鼽，鼻塞流涕也。《类经·运气类十》：“鼽嚏。”○鼽，音求，鼻塞也。《类经·经络类五》：“实则鼽窒头背痛。”○鼽，音求。《类经·疾病类二七》：“故春善病鼽衄。”○鼽，音求。《类经·疾病类十》：“鼽衄。”○鼽，音求。《类经·疾病类十一》：“故头痛鼻鼽腹肿也。”○鼽，音求。《类经·运气类二八》："烦躁鼽嚏。"〇鼽，音求。《类经·运气类二一》："阳明所至为鼽嚏。"〇鼽，音求。《类经·针刺类十八》："春不鼽衄。"〇鼽，音求。鼻塞也。《类经·运气类十》："欬而鼽。"〇鼽，当作烦。《类经·经络类九》："鼽骨下各一。"〇鼽，頄同，音求。《类经·经络类九》："面鼽骨空各一。"〇鼽，音裘。鼻流清水也。《厘正按摩要术·按法》："冬不按跻，春不鼽屻。"

鰽（鳕）qiú　音遒。《本草纲目·鲚鱼》："鰽鱼。"

糗 qiǔ　去九切。《本草纲目·麨》："糗。""其臭香，故糗从臭。"

曲 qū　谓中手而偃曲也。《素问·平人气象论》："其中微曲。"〇曲，鞠躬谓之曲。《素问吴注·阴阳别论》："有不得隐曲。"〇曲者，腰折而不能直。《素问吴注·至真要大论》："及为隐曲之疾。"

屈 qū　谓退屈也。《素问·调经论》："大气乃屈。"

蝠 qū　音屈。《本草纲目·木蠹虫》："蛣蝠。"

袪 qū　音墟。禳也；逐也。《厘正按摩要术·掐法》："能袪鬼祟。"

呿 qū　丘伽切。《素问·宝命全形论》："呿吟至微。"王注："呿，谓欠呿。"〇呿，邱庶反，张口也。《太素·本输》："呿不能欠。"〇呿，袪遮切。《灵枢·本输》："刺上关者，呿不能欠。"〇呿，谓欠呿。《素问·宝命全形论》："呿吟至微。”〇呿，祛遮切。《素问吴注·宝命全形论》：“呿吟至微。”〇呿，音区。开口而欠也。《类经·针刺类九》：“呿吟至微。”〇呿，张口也。《类经·经络类十》：“呿不能欠。”〇呿，音去，即露齿出气。《太素·知针石》：“呿吟至微。”〇呿，音去。呿者，泣出之时，引气张口也。《太素·津液》：“故呿而泣出也。”（按：呿，《灵枢》《甲乙》作“欬”。）

胠 qū　去居反。胁下至八间之外，胠也。《太素·四时脉形》：“下则两胁胠满。”〇胠，有本作“胁”。《太素·欬论》：“欬则两胁下痛。”〇胠，去鱼切。《素问·五藏生成》：“支鬲胠胁。”王注：“胠，谓胁上也。”〇胠，谓胁上也。《素问·五藏生成》：“支鬲胠胁。”〇胠，谓腋下胁也。《素问·玉机真藏论》：“下则两胁胠满。”〇胠，亦胁也。《素问·咳论》：“转则两胠下满。”〇胠，掣去区三音。腋下也。《丹溪手镜·五藏》：“嗌干右胠满。”〇胠，去鱼切。《素问吴注·刺疟》：“用五胠俞背俞各一。”〇胠，胁上谓之胠。《素问吴注·五藏生成》：“支鬲胠胁。”〇胠，亦胁也。《素问吴注·咳论》：“转则两胠下满。”〇胠，区、去二音。《类经·运气类十》：“胠胁不可反侧。”〇胠，区、去二音。腋下胁也。《类经·疾病类五二》：“转则两胠下满。”〇胠，区去二音。《类经·经络类九》：“胁下至胠八间各一。”〇胠，区去二音。腋之下，胁之上也。《类经图翼·周身骨部名目》。〇胠，胁之上也。《类经·疾病类十四》：“支鬲胠胁。”〇胠，音区，腋下胁也。《类经·脉色类二四》：“喘而两胠满。”〇胠，音区，腋下胁也。《类经·脉色类三四》："有积气在心下支胠。"〇胠，音区，腋下胁也。《类经·脉色类十》："下则两胁胠满。"〇胠，音区。《类经·运气类二七》："胠胁气并。"〇胠，音区。胠者，胁也。《类经·疾病类五十》："傍五胠俞各一。"〇胠下，胁下也。《素问吴注·大奇论》："胠下至少腹满。"〇胠胁，肝之部。《素问吴注·气交变大论》："其病内舍胠胁。"

魼（魼）qū　音墟。魼，相胠也。《本草纲目·比目鱼》："《上林赋》谓之魼。"

蛆 qū　蝇之生者。《素问·五常政大论》："其主飞蠹蛆雉。"〇蛆，蝇之子也。蛆行趑趄，故谓之蛆。《本草纲目·蛆》。

詘（诎）qū　音屈。穷诎，气不伸也。《太素·五节刺》："其欬上气穷屈胸痛者。"〇诎，音屈，不伸也。《类经·针刺类三三》："其咳上气穷屈胸痛者。"

趨（趋）qū　七句切。《医宗金鉴·伤寒论注·太阴篇》："腹中痛若转气下趋少腹者。"

麴 qū　音菊。酒母也。《厘正按摩要术·食积》："用炒酒药或酒麯三钱炒。"（按：麴或作麯，今同曲。）

猧 qū　音屈。《本草纲目·风狸》："狤猧。"

瞿 qú　音劬。《素问·灵兰秘典论》："消者瞿瞿，孰知其要。"〇瞿，音劬。《证类本草·八卷目录》："瞿麦。"〇瞿，音劬。《证类本草·瞿麦》："瞿麦。"〇瞿，凡物之旁生谓之瞿。《本草纲目·百合》："此物花叶根皆四向，故曰强瞿。"○瞿，乃生于两旁者。《本草纲目·车前》："直曰车前，瞿曰芣苡。"○瞿，音劬。《本草纲目·瞿麦》："陆佃解《韩诗外传》云：生于两旁谓之瞿。"○瞿，音劬。瞿瞿，顾而又顾也。《素问吴注·灵兰秘典论》："消者瞿瞿。"○瞿瞿，勤勤也。《素问·灵兰秘典论》："消者瞿瞿。"○瞿瞿，却顾貌。《类经·运气类十一》："消者瞿瞿。"○瞿瞿，音劬。不审貌。《类经·藏象类一》："消者瞿瞿。"○瞿然，忙貌也。《素问·玉机真藏论》："帝瞿然而起。"○瞿然，敬肃貌。《类经·脉色类十》："帝瞿然而起。"

蠷 qú　音劬。《证类本草·葴》："主蠷螋溺疮。"○蠷螋，音瞿搜。《本草纲目·山蛩虫附录》："蠷螋……能溺人影，令人发疮。"

鸜（鸜）qú　鸜鹆（qú yù），音劬欲。《本草纲目·鸜鹆》。

朐 qú　音劬。《本草纲目·白棘》："马朐。"

蚼 qú　《广韵》其俱切。《本草纲目·蚁》："玄驹，亦作蚼。"○蚼蟓，《本草纲目·蚁》："齐鲁之间谓之蚼蟓。"

鼩 qú　鼩鼱（qú jīng），音劬精。《本草纲目·鼠附录》："鼩鼱。"

鼅 qú　鼅鼊（qú bì），音拘壁。《本草纲目·蠵龟》："鼅鼊。"

渠 qú　车沟曰渠。《本草纲目·车渠》："背上垄文如车轮之渠，故名。”〇渠、魁义同。《本草纲目·芋》：“芋魁，《东汉书》作芋渠。”〇渠者，魁也。《本草纲目·贯众》：“贯渠。”

蘧 qú　有渠、衢二音。《本草纲目·瞿麦》：“《尔雅》作蘧。”

取 qǔ　取于此经所发穴也。《太素·人迎脉口诊》：“躁取之上。”〇取，取其经穴也。《素问吴注·刺疟》：“即取之。”〇取，求也。《类经·标本类二》：“有取本而得者。”〇取，治也。《类经·运气类三七》：“当取其化源也。”

竘 qǔ　蚯雨切。《历代名医蒙求·竘医肿背》：“有医竘者。”

齲（龋）qǔ　丘禹切。齿蠹也。《灵枢·寒热病》：“下齿龋取之。”〇龋，丘禹切。《灵枢·论疾诊尺》：“诊龋齿痛。”〇龋，丘禹切。《证类本草·郁李人》：“主齿龈肿、龋齿。”〇龋，丘禹切，去上声。龋，齿痛也。《素问吴注·缪刺论》：“齿龋。”〇龋，丘雨切。《类经·脉色类三三》：“诊龋齿痛。”〇龋，丘雨切。齿蠹病也。《类经·经络类五》：“实则龋聋。”〇龋，丘禹切。齿痛也。《类经·针刺类三十》：“齿龋。”〇龋，曲主切。《类经·针刺类四四》：“下齿龋取之。”〇龋齿，齿痛也。《类经·脉色类三三》：“诊龋齿痛。”

去 qù　散邪也。《太素·邪传》：“留而不去。”〇去者，行也。《太素·诊候之一》：“脱肉身不去者死。”〇去，落也。《素问·上古天真论》：“则齿发去。”〇去，谓下去。《素问·水热穴论》：“阳脉乃去。”〇去，犹行去也。

《素问·三部九候论》："是以肉脱形不去者死。"○去，脉自皮肤之际，还于骨肉之分，谓之去。《素问吴注·玉机真藏论》："其气来盛去亦盛。"○去，沉者为去，自皮肤之际，还于骨肉之分也。《素问吴注·脉要精微论》："来疾去疾。"○去，针离其穴也。《素问吴注·离合真邪论》："呼尽乃去。"○去，出针也。《类经·针刺类十四》："呼尽乃去。"○去，自皮肤之际，还于骨肉之分，谓之去。《类经·脉色类十》："其脉来盛去亦盛，此谓太过。"○去者，华之落。《类经·脉色类二四》："悬去枣华而死。"○去，上声。《医宗金鉴·伤寒论注·太阳上篇》："微火煮取三升，去滓。"○去故，去其故日之邪。《素问吴注·移精变气论》："去故就新。"○去宛陈莝，谓去积久之水物，犹如草茎之不可久留于身中也。《素问·汤液醪醴论》："去宛陈莝。"○去爪，犹脱去余爪。《类经·针刺类三三》："去爪者，刺关节肢络也。"○去形，去离形壳也。《素问吴注·阴阳应象大论》："满脉去形。"

㰦 qù　音去。《类经·经络类五》："虚则欠㰦。"○㰦，张口伸腰也。《类经·经络类五》："虚则欠㰦。"

鼁 qù　起据切。《证类本草·虾蟆》："《尔雅》云：鼁𪓰，蟾蜍。"

全 quán　全形，保合其所成之形。《素问吴注·宝命全形论》："宝命全形论。"○全形，谓全真不漏，形藏不坏也。《素问吴注·上古天真论》："夫道者能却老而全形。"

銓（铨）quán　七全切。衡铨者，称也，可以衡量轻重。《伤寒论·平脉法》：“荣卫流行不失衡铨。”

踡 quán　音拳。不伸也。《伤寒论·辨少阴病脉证并治》：“恶寒而踡卧。”○踡，音拳。不伸也。《类经·疾病类六六》：“脉寒则缩踡。”（按：原作绻，据经文改作踡。）○踡，音权。蜷跼，不伸也。《厘正按摩要术·察手足》：“覆卧而脚踡者寒证。”○踡，音拳。《医宗金鉴·伤寒论注·少阴篇》：“少阴病恶寒身踡而利。”

鬈 quán　乱发为鬈。鬈乃发美貌。《本草纲目·发髲》。

卷 quán　羌权切。《证类本草·滑石》：“或卷山。”○卷，音权。《证类本草·白肌石》：“生广焦国卷山。”

倦 quán　音权。《灵枢·癫狂》：“筋颠疾者，身倦挛急大。”

權（权）quán　秤锤也。《类经·脉色类九》：“冬应中权。”○权衡，藏府阴阳二脉也。《太素·知汤药》：“卒治权衡。”○权衡，秤也。《素问·至真要大论》：“如权衡之不得相失也。”○权衡，秤也。《类经·运气类三二》：“如权衡之不得相失也。”

蠸 quán　音拳。《本草纲目·马陆》：“马蠸。”

顴（颧）quán　鼻左右高处也。《太素·热病说》：“大颧发赤。”○颧，音权。《素问·五藏生成》注：“支别者别目锐眦下颧。”○颧，音权。《灵枢·寿夭刚柔》：“若形充而颧不起者骨小。”○颧，目下高骨曰颧。《类经·经络类

Q

十八》："两颧之间相去七寸。"〇颧，音权。目下頄骨曰颧。《类经·疾病类七六》："颧骨者骨之本也。"〇颧，音权。颧骨。《类经·经络类二》："斜络于颧。"〇颧，音全。辅骨曰颧。《厘正按摩要术·小肠经图》："颧髎，面上鸠骨锐端。"〇颧，音权。辅骨曰颧。《厘正按摩要术·审形色》："两颧有赤色。"〇颧骨，谓目下当外眦也。《素问·刺热》："色荣颧骨。"

綣（绻）quǎn　不分也。《类经·气味类三》："绻约而不通。"

虇 quǎn　音拳。《本草纲目·芦》："笋名虇。"

桊 quàn　音卷。穿鼻绳木也。《本草纲目·牛》："鼻桊。"〇桊，音卷。穿牛鼻绳木也。《本草纲目·牛鼻桊》。〇桊，鼻木曰桊。《本草纲目·牛》。［按：今字作桊，《新华字典》："桊（juàn）穿在牛鼻上的小铁环或木棍儿：牛鼻桊儿。"］。

缺 quē　缺盆，穴名，在肩上横骨陷者中。《素问吴注·刺禁论》："刺缺盆中内陷。"

闕（阙）quē　眉间也。《类经·脉色类三一》："阙庭必张。"〇阙上，眉心之上也。《类经·脉色类三二》："阙上者咽喉也。"〇阙中，眉间也。《类经·脉色类三二》："常候阙中。"〇阙中者，眉心也。《类经·脉色类三二》："阙中者肺也。"

却 què　闭也。《素问·四时刺逆从论》："血气内却。"〇却，却步之却，退也。《素问吴注·卒痛论》："恐则精却。"

○却，退也。《类经·疾病类二六》：“恐则精却。”

雀 què　短尾小鸟也。《本草纲目·雀》。○雀，即麻雀也。《类经·疾病类六三》：“丸以雀卵。”○雀卵，益元阳。《素问吴注·腹中论》：“丸以雀卵。”

鸑（鸴）què　音爵。《本草纲目·鸱鸺》：“《说文》谓之鸴，言其小也。”

舄 què　鹊古文。象形。《本草纲目·鹊》：“鹊古文作舄。”

皵 què　音鹊。皮粗也。《本草纲目·楸》：“《尔雅》云：叶小而皵，榎；叶大而皵，楸。”

鵲（鹊）què　乌属也。鹊鸣唶唶，故谓之鹊。《本草纲目·鹊》。

囷 qūn　圆曰囷。《本草纲目·陈廪米》：“陈仓米。”○囷，圆仓也。《本草纲目·獐》：“麕。”

輑（辒）qūn　牛忿反。车前横木，循车行也。邪循脉行曰辒。《太素·真邪补写》：“循循然辒。”（按：杨注：“有本作轺，非也。”《素问》无辒字。王注：“循循，一为辒辒。”）

R

R

蚺 rán　音髯。《历代名医蒙求·元钦蛇肉》：“五月五日，官取蚺蛇胆欲进。”○蚺，音髯。《证类本草·蚺蛇胆》：“蚺蛇胆。”○蚺，音髯。《本草纲目·蚺蛇》。

然 rán　谓然谷，足少阴荥也。《素问·调经论》："志有余则泻然筋血者。"○然，如是也。《类经·运气类二三》："然调其气。"○然骨，在内踝下近前起骨是也。《太素·经脉之一》："出于然骨之下。"

獭 rán　果然俗作猓獭。《本草纲目·果然》。

髯 rán　两颊为髯。《本草纲目·髭须》。○髯，两颊曰髯，属足少阳。《本草纲目·乱发》。○髯，在颊曰髯。《类经·藏象类三一》："血气盛则通髯美长。"○髯，在颊曰髯。《类经·藏象类十七》："通髯极须者少阳多血。"

染 rǎn　著也。染，一本作"游"。《类经·针刺类二四》："中气穴则针染于巷。"

蘘 ráng　音襄。《证类本草·第三十目录》："蘘草。"○蘘，音襄。《证类本草·蘘草》："蘘草。"○蘘，音襄。《证类本草·总目录》："蘘草。"

瓤 ráng　其肉曰瓤。《本草纲目·甜瓜》："其肉曰瓤。"

壤 rǎng　柔而无块曰壤。《本草纲目·土部》："鼠壤土。"

攘 rǎng　除也。《素问·生气通天论》："湿热不攘。"○攘，除也。《太素·调阴阳》："首如裹攘。"○攘，汝阳切。《素问·生气通天论》："热不攘。"○攘，除也。《素问吴注·生气通天论》："湿热不攘。"○攘，如羊切。退也。《类经·疾病类五》："湿热不攘。"

蕘（荛）ráo　音饶。《证类本草·荛花》："荛花。"○荛，音饶。《证类本草·总目录》："荛花。"〇荛。音饶。《证类本草·十卷目录》："荛花。"〇荛，音饶。《本草纲目·荛花》："荛者，饶也。其花繁饶也。"〇荛，音饶。《医宗金鉴·伤寒论注·太阳下篇》："去麻黄加荛花如一鸡子。"

擾（扰）rǎo　挠也。《素问·五常政大论》："其动炎灼妄扰。"〇扰，谓烦也，劳也。《素问·四气调神大论》："无扰乎阳。"〇扰，为六阳败绝。《素问吴注·阴阳别论》："阳扰乎外。"

繞（绕）rào　音扰。《医宗金鉴·伤寒论注·阳明篇》："绕脐痛。"

熱（热）rè　阳盛气也。《素问·评热病论》："汗出辄复热而脉躁疾。"〇热，针下所致之气热也。《素问吴注·调经论》："热不得还。"〇热，阳也。故伤气。《素问吴注·阴阳应象大论》："热伤气。"〇热逆，热气逆于巅顶之上者。《素问吴注·水热穴论》："以越诸阳之热逆也。"

人 rén　人葠（rén shēn），下音参。《伤寒论·辨太阳病脉证并治中》："人参三两。"（按：经注人葠均作人参。此条横排本无，此据影印本补。）〇人迎，谓结喉傍脉动应手者。《素问·病能论》："逆者人迎甚盛。"〇人迎，关前之脉也。《素问吴注·阴阳类论》："上连人迎。"〇人中，唇之上，鼻之下也。《类经图翼·周身骨部名目》。

仁 rén　亲也，觉也。《太素·痹论》："其不仁者。"

荏 rěn　言其油似荏油也。《本草纲目·罂子桐》："荏桐。"

稔 rěn　而审切。《证类本草·大枣》："还味稔枣。"

任 rèn　胜任也。《素问吴注·痿论》："故足不任身。"○任，妊同，孕也。《类经·脉色类二三》："妇人手少阴脉动甚者，任子也。"○任，相当也。《类经·藏象类十五》："形与气相任则寿。"

妊 rèn　与孕同。《素问吴注·平人气象论》："妇人手少阴脉动甚者，妊子也。"○妊娠，怀孕也。上音壬去声。《历代名医蒙求·安常针儿》："有一妇人妊娠将产。"

姙 rèn　而口切。《难经正义·十九难》杨注："为夫妇怀姙也。"

紉（纫）rèn　女巾反，索也，谓筋传之也。《太素·九宫八风》："外在于筋纫。"（按：纫，《灵枢》《甲乙》作"纽"。）○纫，女巾反，谓辗转痛也。《太素·经筋》："缺盆纫痛。"（按：纫，《灵枢》《甲乙》作"纽"。）

韌（韧）rèn　音刃。《证类本草·安息香》："新者亦柔韧。"

梛 réng　而郢切。《证类本草·梛桐皮》："梛桐皮。"

日 rì　犹时也。《素问吴注·六元正纪大论》："所谓正化日也。"○日，当作曰。《类经·针刺类十三》："故日月生而写。"○日出，寅卯也。《素问吴注·藏气法时论》："日出甚。"○日昳，谓午后八刻未正是也。《素问·标本病传论》："夏日昳。"○日跌，未也。《类经·疾病类九四》："夏日昳。"

○日中，午也。《素问吴注·藏气法时论》：“日中慧。”

狨 róng　戎、松二音。《本草纲目·狨》。

容 róng　缓也。《太素·调阴阳》：“其若不容。”○容，面容也。《素问吴注·玉版论要》：“容色见上下左右。”○容色，他气也。《素问·玉版论要》：“容色见上下左右。”（按：全无起本“容”作“客”。）

溶 róng　音容。《素问·离合真邪论》：“此邪新客，溶溶未有定处也。”○溶，音容。《素问吴注·离合真邪论》：“溶溶未有定处也。”○溶溶，流动貌。《类经·针刺类十五》：“溶溶未有定处也。”

榮（荣）róng　美色也。《素问·五藏生成》：“此五藏所生之外荣也。”○荣，美色也。《素问·五运行大论》：“其化为荣。”○荣，饰也，谓赤色见于颧骨如荣饰也。《素问·刺热》：“色荣颧骨。”○荣，滋荣也。《素问·气交变大论》：“其化生荣。”○荣，于平反。《难经·一难》：“荣卫行阳二十五度。”○荣，华彩之称，赤色是也。《素问吴注·刺热论》：“色荣颧骨。”○荣，血也。《素问吴注·八正神明论》：“刺必中其荣。”○荣者，其色花美也。《素问吴注·五运行大论》：“其化为荣。”○荣，发见也。《类经·疾病类四四》：“色荣颧骨。”○荣，血脉也。《类经·针刺类十三》：“刺必中其荣。”○荣，阴气也。《类经·疾病类四四》：“荣在骶也。”○荣，营通用。《类经·疾病类四八》：“此荣气之所舍也。”○荣，营通用。《类经·经络类八》：“以通荣卫。”○荣，营同。

R

《类经·论治类十五》："荣泣卫除。"○荣，滋荣也。《类经·运气类十》："其化生荣。"

内 róu　音钮。指头处也。《本草纲目·狸》："其迹内。"○内，指头迹也。《本草纲目·貒》："其迹内。"

柔 róu　耎也。《素问·气交变大论》："柔萎苍干。"○柔，谓筋柔而无力。《素问·气厥论》："传为柔痓。"○柔，阴曰柔。《素问·阴阳应象大论》："以别柔刚。"○柔，多汗也。《素问吴注·气厥论》："传为柔痓。"○柔，筋软无力也。《类经·疾病类四六》："传为柔痓。"○柔叶，谓白杨叶也。《素问·六元正纪大论》："柔叶呈阴。"

揉 róu　音柔。《厘正按摩要术·猿猴摘果法》："右大指从阳穴往上揉至曲池。"

糅 róu　女救切。杂也。《素问·序》："使古今必分，字不杂糅。"○糅，汝收切。《证类本草·麝香》："一子真香分糅作三四子。"

鑐（镭）róu　音柔。《本草纲目·铁》："钢铁是杂炼生鑐，作刀镰者。"

肉 ròu　谓肌肤及血气者也。《太素·人迎脉口诊》："形肉血气。"○肉，阴体也。《素问吴注·逆调论》："是人当肉烁也。"○肉粇，脚有肉粇者。《本草纲目·序例上》："刘完素曰：脚生肉粇，褪系菪根。"○肉肓，皮下肉上之膜也。《太素·胀论》："此言陷于肉肓而中气穴者也。"○肉苛，不仁不用也。《类经·运气类十四》："皮痛肉苛。"

〇肉理，腠理也。《素问吴注·生气通天论》：“逆于肉理。”

如 rú　而也。《太素·调阴阳》：“首如裹攘。”〇如，同也。《太素·痹论》：“肉如苛也。”〇如参舂，谓大数而鼓，如参舂杵之上下也。《素问·三部九候论》：“上下左右之脉相应，如参舂者病甚。”〇如格，上下不通也。《类经·疾病类三六》：“颈膺如格。”〇如火，人探其热如探其火也。《素问吴注·逆调论》：“逢风寒如炙如火者何也。”〇如惊，谓举动卒暴，不慎重也。《类经·疾病类五》：“起居如惊。”〇如数，其实未数也，盖往来急疾，类如数耳。《素问吴注·玉机真藏论》：“其去如数者。”〇如炭，热之甚也。《类经·疾病类三六》：“身热如炭。”〇如弦绝，言脉猝断，如弦之绝去也。《素问·脉要精微论》：“绵绵其去如弦绝。”〇如弦绝，脉来忽而断绝而去，如断弦也。《素问吴注·脉要精微论》：“绵绵其去如弦绝。”〇如涌泉，言脉汩汩，但出而不反也。《素问·脉要精微论》：“浑浑革至如涌泉。”〇如炙，自苦其热如熏炙也。《素问吴注·逆调论》：“逢风寒如炙如火者何也？”

茹 rú　音如。《素问·腹中论》：“以四乌鲗骨一藘茹。”〇茹，音如。《灵枢·刺节真邪》：“下有渐茹，上生苇蒲。”〇茹，音如。《证类本草·败船茹》：“败船茹。”〇茹，音如。《证类本草·蔄茹》：“蔄茹。”〇茹，音如。《证类本草·十一目录》：“败船茹。”〇茹，音如。《证类本草·十一目录》：“蔄茹。”〇茹，音如。《证类本草·总目录》：“败船茹。”〇茹，音如。《证类本草·总目录》：“蔄茹。”〇茹，音如。

R

刮竹茹以补漏处者。《本草纲目·败船茹》。○茹，音如。渐茹。《类经·针刺类三五》："下有渐茹。"○茹藘，音如闾。《本草纲目·茜草》："茹藘。"

鴽（鴑）rú　音如。鹑也。《素问·四气调神大论》注："田鼠化为鴑。"○鴑，音如。鹌也。《本草纲目·鷃》："鴑。"○鴑，音如，鹌鹑属。《类经图翼·二十四气》："田鼠化为鴑。"

儒rú　顺也。《素问·皮部论》："名曰枢儒。"○儒，当作臑。《素问吴注·皮部论》："名曰枢儒。"○儒，柔也，顺也。《类经·经络类三一》："名曰枢儒。"

濡rú　湿也。《素问·五常政大论》："其实濡核。"○濡，有汁也。《素问·五常政大论》："其实络濡。"○濡，汝朱切。润也。《伤寒论·辨脉法》注："血主濡之。"○濡，泽也。《素问吴注·平人气象论》："藏真濡于脾。"○濡，泽也。《素问吴注·五运行大论》："其德为濡。"○濡，润也。《类经·藏象类二八》："濡筋骨。"○濡，湿也。《类经·针刺类二六》："营气濡然者。"○濡，音如。湿润也。《类经·运气类十三》："其物濡。"○濡，音如。湿滞也。《类经·阴阳类一》："湿胜则濡泻。"○濡，音儒。润也。《类经·疾病类五》："脾气不濡。"○濡泄，水利也。《素问·六元正纪大论》："湿胜则濡泄。"○濡泄，水利也。《类经·运气类二一》："湿盛则濡泄。"

薷rú　音柔。《证类本草·香薷》："香薷。"○薷，音柔。本作"菜"。《本草纲目·香薷》："香薷。"

襦 rú　短衣也。音儒。《历代名医蒙求·李祐救妇》："因脱衣襦裹之。"

蠕 rú　而勺切。《素问·三部九候论》："蠕蠕然者不病。"○蠕，音软。《素问吴注·调经论》："肌肉蠕动。"○蠕，音软。《素问吴注·痿论》："脾热者色黄而肉蠕动。"○蠕，音软。蠕蠕，虫动貌，谓动而适乎中者也。《素问吴注·决死生论》："蠕蠕然者不病。"○蠕，音如。蠕蠕，虫行貌，谓其软滑而匀和也。《类经·脉色类二五》："蠕蠕然者不病。"○蠕，音软，微动貌，又曰虫行貌。《类经·疾病类七一》："脾热者色黄而肉蠕动。"○蠕，音软，又乳允切。《类经·疾病类十八》："肌肉蠕动。"○蠕蠕，虫动貌，谓动而适乎中者也。《素问吴注·决死生论》："蠕蠕然者不病。"

需 rú　动不盛也。而勉反。《太素·诊候之一》："其应过五寸以上需需然者不病。"（按：需，《素问》《甲乙》作"蠕"。）

顬（颥）rú　汝车切。《素问·气府论》："在曲角下颞颥之上廉。"○颥，仁乎切。颥颥，耳前动。《伤寒总病论·黄肉随证》："下贯颞颥。"

R

乳 rǔ　化之信，故字从孚、化（省文）也。《本草纲目·乳汁》。○乳子，乳下婴儿也。《素问吴注·通评虚实论》："乳子而病热。"○乳子，婴儿也。《类经·疾病类四七》："乳子而病热。"

辱 rǔ　屈辱也。《素问·气交变大论》："黑气乃辱。"○辱，屈辱也。《素问吴注·气交变大论》："黑气乃辱。"

入 rù　入实，刺实也。《类经·疾病类二一》："入实者右手开针空也。"

洳 rù　汝据反。渐洳，润湿之气也。《太素·五邪刺》："下有渐洳，上生苇蒲。"

溽 rù　湿也。《素问·气交变大论》："其德溽蒸。"○溽，湿也。《素问·五常政大论》："其候溽蒸。"○溽，音辱。《素问·五运行大论》注："故历候记土润溽暑于六月。"○溽，湿也。《素问吴注·气交变大论》："其德溽蒸。"○溽，湿也。《类经·运气类十三》："其候溽蒸。"○溽，音儒。《类经·运气类二一》："终为蒸溽。"○溽，音辱，湿也。《类经图翼·二十四气》："土润溽暑。"○溽，音辱。溽蒸，湿热也。《类经·运气类十》："其德溽蒸。"○溽暑，上音辱。《素问·四气调神大论》注："土润溽暑。"

蓐 rù　草更生曰蓐。《本草纲目·竹蓐》。

壖 ruán　音软，平声。河边地及垣下地，皆谓之堧。《本草纲目·土部》："屋内壖下虫尘土。"

耎 ruǎn　而免反，柔也。《太素·尺寸诊》："长夏胃微耎弱曰平。"○耎，而免反，柔也。《太素·经脉标本》："能知虚实之坚耎者。"（按：耎，《灵枢》作"软"，《甲乙》作"濡"。）○耎，音软。柔也。《伤寒论·辨太阳病脉证并治下》注："吐利心腹濡耎为里虚。"（按：此条横排本无。横排本耎作软。）○耎，软同。《类经·疾病类二四》："心欲耎。"○耎，软同。《类经·论治类四》："或耎或坚。"○耎，软同。《类经·脉色类十》："故其气来耎弱轻虚而滑。"○耎，软同。《类经·脉色类十一》："长夏胃微软弱曰平。"○耎，音软。《类经·脉色类二十》："其软而散者。"○耎，音软。《类经·脉色类十三》："耎弱招招，如揭长竿末梢。"

梗 ruǎn　乃乱切。《证类本草·稻》："《说文》稻即糯也，江东呼梗。"○梗，《千金》作软。《本草纲目·君迁子》："梗枣，《千金》作软枣。"

萸 ruǎn　音软。《本草纲目·紫菜》："紫萸。"

緛（缨）ruǎn　缩短也。《素问·五常政大论》："其动缨戾拘缓。"○缨，音软。缩也。《素问·生气通天论》："大筋缨短。"○缨，音软。《素问吴注·生气通天论》："大筋缨短。"○缨，音软，缩也。《类经·疾病类五》："大筋缨短。"○缨，音软。缨缩。《类经·运气类二一》："厥阴所至为缨戾。"○缨，音软。缩短也。《类经·运气类十三》："其动缨戾拘缓。"○缨，音软。缩也。《类经·针刺类五五》："暴痈筋缨。"

R

輭（辆）ruǎn　音软。柔也。《厘正按摩要术·察唇口》："脉不营则肌肉辆。"

軟（软）ruǎn　如遄反。《太素·四时脉形》："濡弱软虚而滑。"（按：软，《素问》《甲乙》作"轻"。）

濡 ruǎn　音软。柔也。《伤寒论·辨脉法》："阳脉浮大而濡。"

○濡，乳兖切。《难经·三难》释音。○濡，音软。《医宗金鉴·伤寒论注·太阳下篇》："按之自濡但气痞耳。"

蕤 ruí　儒谁切。《本草纲目·蕤核》。○蕤緌，音。《本草纲目·萎蕤》："萎蕤。"

桵 ruí　音蕤。其花实甤甤下垂，故谓之桵，后人作蕤。《本草纲目·蕤核》："白桵。"

蕊 ruǐ　音戢。《本草纲目·蕺》："蕺字，段公路《北户录》作蕊，音戢。"（按：《集韵·纸韵》："蕊，乳捶切，草木丛生貌，一曰香草，根似茅。蜀人所谓葅香。"并无音戢。）

芮 ruì　芮芮，细貌。《本草纲目·石龙芮》。

兑 ruì　尖锐尽端也。《太素·经筋》："伤而兑之。"○兑，音锐。尖也。《难经·十五难》："脉来上大下兑。"○兑骨，谓掌后当小指下尖骨也。《太素·经筋》："结于兑骨。"○兑骨，手外踝也。《类经图翼·周身骨部名目》。

兊 ruì　音锐。《证类本草·赤举》："二月花兊蔓草上。"○兊，音锐。《证类本草·雀翘》："四月实兊黄中黑。"

鋭（锐）ruì　余惠切。芒也。《灵枢·四时气》："以锐针针其处。"○锐，以芮切。《历代名医蒙求·张锐两治》："成州团练使张锐。"○锐骨，手腕下踝为锐骨。《类经·经络类二》："抵掌后锐骨之端。"○锐切，刚劲也。《类经·运气类十三》："其令锐切。"○锐眦，目之外角曰锐眦。《类经·经络类二》："起于目锐眦。"

閏（闰）rùn　润同。《素问吴注·痿论》："主润宗筋。"○闰，余也。《素问吴注·平人气象论》："闰以太息。"

腘rùn　音闰。《本草纲目·蚯蚓》："朐腘。"

挼ruó　奴和切。《证类本草·鬼躧》："挼之。"

叒ruò　音若。《本草纲目·桑》："若，东方自然神木之名，其字象形。"

若ruò　如也。《太素·营卫气行》："人之血气若一。"○若，汝也。《太素·水论》："若问此者。"○若，汝也。《太素·水论》："若先言悲哀喜怒。"○若，如也。《素问·八正神明论》："若神仿佛。"○若，如也。《素问·生气通天论》："若春无秋。"

弱ruò　阳气虚也。《太素·尺寸诊》："寸口脉沉而弱。"○弱，始生百日之称。《素问吴注·上古天真论》："弱而能言。"○弱，当作石。《类经·脉色类十一》："弱甚曰今病。"○弱冠，男子年二十也。下音贯。《历代名医蒙求·弘景表辞》："未弱冠。"

蒻ruò　音若。《证类本草·藕实》："茎下白蒻。"○蒻，音弱。《证类本草·蒻头》："蒻头。"○篛，与箬同。《本草纲目·箬》："箬。"

焫ruò　烧也。而悦反。《太素·知方地》："其治宜灸焫。"○焫，而劣切。《素问·生气通天论》注："大甚焫出之。"○焫，如劣切。《伤寒论·伤寒例》注："北方治宜灸焫。"

○焫，本作“爇”。烧也。《厘正按摩要术·灸法》：“脏寒生满病，其法宜灸焫。”○焫，爇同。《素问吴注·至真要大论》：“火见燔焫。”○焫，音爇，灼艾也。《素问吴注·异法方宜论》：“其治宜灸焫。”○焫，如瑞切。《类经·疾病类八五》：“阳气盛则大火而燔焫。”○焫，如瑞切。《类经·疾病类九四》：“刺焫饮药之一者。”○焫，如瑞切。《类经·论治类九》：“其治宜灸焫。”○焫，如瑞切。《类经·运气类二八》：“火见燔焫嗌干。”○焫，如瑞切。《类经·运气类十》：“火燔焫。”○焫，如瑞切。《类经·运气类十四》：“火见燔焫。”○焫，如瑞切。艾炷也。《类经·疾病类八六》：“逞焫之。”○焫，如瑞切。燔焫。《类经·运气类十》：“其灾燔焫。”○焫，如税切。火焫也，灸灼之类。《类经·藏象类二二》：“其于针石火焫之痛何如。”○焫，如岁切。燔焫，焚烧。《类经·藏象类六》：“其眚燔焫。”

爇 ruò　如悦切。《素问·至真要大论》：“大热将至，枯燥燔爇。”王注：“爇，音焫。”○爇，如悦切。《素问吴注·至真要大论》：“枯燥燔爇。”○爇，儒决切。《类经·运气类二八》：“枯燥燔爇。”

S

灑（洒）sǎ　《素问·痹论》：“洒陈于六腑。”○洒，所下切。

《医宗金鉴·伤寒论注·辨痓湿暍病篇》："小便已洒洒然毛耸。"

洒 sǎ　洒淅，寒貌也。《素问·调经论》："洒淅起于毫毛。"（按：新校正云：按《甲乙经》洒淅作凄厥，《太素》作洫泝。杨上善云：洫，毛孔也。水逆流曰泝。谓邪气入于腠理，如水逆流于洫。）○洒淅，上先礼切，下先历切。《素问·刺热》："先淅然厥。"（按：顾校：以释音则淅上当有洒字。）○洒淅，上所下切，下音析。寒惊貌。《伤寒论·辨脉法》："病有洒淅恶寒而复发热者。"（按：释音作"灑"，经文作"洒"。）○洒淅，寒栗也。《素问吴注·刺疟》："洒淅洒淅。"○洒淅，振寒貌。《素问吴注·调经论》："洒淅起于毫毛。"○洒淅，寒栗也。《类经·疾病类四》："洒淅动形。"

靸 sǎ　音先立切。靸者，袭也，履头深袭覆足也。《本草纲目·麻鞋》："靸。"

鰓 sāi　牛角鰓。《本草纲目·牛》："角胎曰鰓。"

顋（颙）sāi　俗作腮，音鳃，颊颙。《厘正按摩要术·按法》："牙关在两牙颙尽近耳处。"

S

三 sān　参也，和也。《素问吴注·决死生论》："三曰人。"○三，谓天气、地气、运气也。《素问吴注·生气通天论》："其气三。"○三，参也，故应人。《类经·脉色类五》："三者人。"○三毛，大指爪甲后二节间为三毛。《类经·经络类二》："出三毛。"○三毛，足大趾爪甲后为三毛，毛后横纹为藂毛。《类经图翼·周身骨部名目》。

散 sǎn　上声。《医宗金鉴·伤寒论注·太阳上篇》："五苓散主之。"

饊（馓）sǎn　易消散也。《本草纲目·寒具》："馓。"

散 sàn　分也。《太素·阴阳合》："亦数之可散也。"○散者，卫之悍气，循足太阴脉而有余别，故曰散者。《太素·卫五十周》："其散者。"○散，谓散布而出也。《素问·脉要精微论》："阳气未散。"○散，谓温浴，使中外条达。《素问·五常政大论》："西北之气散而寒之。"○散，谓物飘零而散落也。《素问·气交变大论》："其灾散落。"○散，发散也。《素问吴注·五运行大论》："其政为散。"○散，一气散为万象也。《素问吴注·五常政大论》："气散而有形。"○散，亦泻也。《素问吴注·阴阳应象大论》："散而泻之。"○散脉，阳明别络之散行者也。《素问吴注·刺腰痛论》："散脉令人腰痛而热。"○散俞，谓间穴。《素问·诊要经终论》："故春刺散俞。"○散俞，背间散布之俞穴也。《素问吴注·诊要经终论》："故春刺散俞。"○散下，谓散布下之。《素问·诊要经终论》："间者散下。"○散叶，飘零不定之状也。《素问吴注·大奇论》："脉至如散叶。"

顙（颡）sǎng　额也，苏荡反。《太素·阴阳合》："结于颡大。"○颡，肃朗切。《素问·五藏生成》注："循喉咙之后，入颃颡。"○颡，桑上声。额也。《奇经八脉考·冲脉》："其上者出于颃颡。"○颡，思党切。《类经·经络类十二》："颊挟颃颡也。"〇颡，思朗切。颃颡。《类经·针刺类四五》："颃颡者，分气之所泄也。"

丧（丧）sàng　息浪切。失也。惑女色而失志。《历代名医蒙求·医和辨蛊》："惑以丧志。"〇丧，去声。《素问吴注·至真要大论》："如丧神守。"

搔 sāo　叶牢反。《太素·十五络脉》："虚则痒搔。"〇搔，思高切，爬也。《类经·经络类五》："虚则痒搔。"

臊 sāo　苏曹切。《难经·三十四难》："其臭臊。"（按："臊"字原脱，据经文补。）〇臊，音骚。《类经·藏象类四》："其臭臊。"〇臊，音骚。《类经·疾病类六二》："病至则先闻腥臊臭。"

猱 sāo　山猱。《本草纲目·狒狒附录》："山猱。"

色 sè　谓面色也。《太素·色脉尺诊》："夫色脉与尺之相应也。"〇色，谓颜色也。《素问·五藏生成》："无色微诊。"〇色，肾之黑色也。《素问吴注·刺热论》："少阳之脉色也。"〇色，五色也。《素问吴注·玉版论要》："容色见上下左右。"〇色者，神之帜。《类经·脉色类五》："五脏已败，其色必夭。"〇色恶，色枯而白，谓之色恶。《素问吴注·六元正纪大论》："面陈色恶。"〇色泽，润泽也。《素问吴注·玉机真藏论》："色泽以浮。"〇色色，误也，当作邑邑，不安貌。《类经·疾病类十一》："所谓色色不能久立久坐。"〇色夭，心之色赤，欲如白裹赤，不欲如赭也。《类经·藏象类九》："毛悴色夭。"

嗇（啬）sè　音色。《医宗金鉴·伤寒论注·太阳上篇》：“啬啬恶寒。”○啬啬，恶寒之貌也。《太素·厥心痛》：“腹胀啬啬然。”（按：啬啬，《甲乙》作“濇濇”。）○啬啬，涩滞貌。啬，音色。《类经·针刺类四六》：“啬啬然大便不利。”

濇 sè　寒也。《太素·五藏脉诊》：“胃脉沉鼓濇。”○濇，所敕反，不滑也。《太素·调食》：“其气濇以收。”○濇，所敕反，不滑也。《太素·阴阳》：“按尺寸而观浮沉滑濇，而知病所生。”○濇者，血多气少。《太素·五藏脉诊》：“濇甚为喑。”○濇，音色。《素问·阴阳应象大论》：“按尺寸，观浮沉滑濇，而知病所生。”○濇，音色。《难经·四难》：“浮而短濇者肺也。”○濇，不滑也，如雨沾沙。《类经·脉色类三》：“脉色曰痹。”○濇，不滑也。《类经·脉色类十七》：“调其脉之缓急大小滑濇。”○濇，阴脉也。《类经·疾病类十六》：“濇则逆也。”○濇，燥濇也。《类经·针刺类四十》：“热病先身濇。”○濇，音色。《医宗金鉴·伤寒论注·少阳篇》：“伤寒阳脉濇。”

泣 sè　音溜。《太素·天忌》：“则人血涘泣而卫气沉也。”（按：涘泣，《素问》作“凝泣”。）○泣，涩。《素问·宣明五气》注：“则六经凝泣而不通，故为痹。”○泣，谓如水中居雪也。《素问·八正神明论》：“则人血凝泣而卫气沉。”○泣，谓血行不利。《素问·五藏生成》：“凝于脉者为泣。”○泣，音涩。《素问·举痛论》：“泣而不行。”○泣，音涩。《灵枢·痈疽》：“寒邪客于经络之中则血泣。”○泣，涩同。《素问吴注·八正神明论》：“则人血凝泣而卫气沉。”

○泣，澀同。《素问吴注·离合真邪论》：“则经水凝泣。”○泣，澀同。《素问吴注·汤液醪醴论》：“荣泣卫除。”○泣，澀同。《素问吴注·卒痛论》：“寒气客于背俞之脉则脉泣。”○泣，澀同。血澀不利也。《素问吴注·五藏生成》：“凝于脉者为泣。”○泣，音澀。《素问吴注·卒痛论》：“泣而不行。”○泣，与澀同。《素问吴注·五藏生成》：“则脉凝泣而变色。”○泣，澀同。《类经·藏象类八》：“则脉凝泣而变色。”○泣，澀同。《类经·经络类二一》：“凝于脉者为泣。”○泣，啬同。《类经·疾病类八六》：“寒邪客于经络之中则血泣。”○泣，啬同。《类经·疾病类十九》：“寒则泣不能留。”○泣，啬同。《类经·论治类十五》：“荣泣卫除。”○泣，啬同。《类经·脉色类三五》：“寒多则凝泣。”○泣，啬同。《类经·针刺类十三》：“则热血凝泣而卫气沉。”○泣，啬同。《类经·针刺类十四》：“天寒地冻则经水凝泣。”○泣，音澀。《类经·疾病类六六》：“泣而不行。”

澀（涩）sè　往来不利，是谓澀也。《素问·至真要大论》：“阳明之至短而澀。”○澀者，往来蹇难。《素问·五藏生成》：“夫脉之小大滑澀浮沉。”○澀，音啬。不滑也。《奇经八脉考·二跻为病》：“老人气血衰，气道澀。”○澀，难谓之澀。《素问吴注·五藏生成》：“夫脉之小大滑澀浮沉。”○澀脉，往来时不利而蹇澀也。《素问·脉要精微论》：“澀则心痛。”

澁sè　当作“澀”。音石。不滑也。《厘正按摩要术·听声》：

“哭而声涩者病。”

塞 sè　苏则切。《素问·太阴阳明论》：“入五藏则䐜满闭塞。”○塞，阻也。《素问吴注·大奇论》：“省客者脉塞而鼓。”○塞，入声。《素问吴注·痹论》：“上为大塞。”○塞，入声。《素问吴注·灵兰秘典论》：“使道闭塞而不通。”○塞，入声。《素问吴注·四气调神大论》：“阳气者闭塞。”○塞，入声。《素问吴注·四时刺逆从论》：“腠理闭塞。”○塞，入声。《素问吴注·通评虚实论》：“偏塞闭不通。”○塞，入声。《素问吴注·移精变气论》：“闭户塞牖。”○塞，入声。《素问吴注·阴阳离合论》：“失常则天地四塞。”○塞，入声。《素问吴注·至真要大论》：“内为嗌塞。”○塞，入声。《素问吴注·至真要大论》：“塞因塞用。”○塞，入声。《素问吴注·著至教论》：“九窍皆塞。”○塞，入声。闭塞，气门闭塞也。《素问吴注·通评虚实论》：“冬则闭塞。”○塞，入声。《类经·经络类二九》：“失常则天地四塞。”○塞，入声。《类经·论治类四》：“塞因塞用。”○塞，入声。《类经·针刺类五五》：“冬则闭塞。”○塞者，或无而止。《类经·脉色类二四》：“省客者脉塞而鼓。”○塞门，塞，满也。苏则切。《历代名医蒙求·彦伯列灶》：“老幼塞门而请。”

飋（飋）sè　音瑟。《素问·五常政大论》：“萧飋肃杀则炎赫沸腾。”○飋，音瑟。《类经·运气类十三》：“萧飋肃杀。”

洒 sěn　苏狠切。惊貌。《伤寒论·辨痓湿暍脉证》：“洒洒然毛耸。”（按：影印本作“洒”，横排本作“灑”误。）

沙 shā　蚕之屎曰沙。《本草纲目·蚕》。

犙 shā　犙牛。《本草纲目·酥》：“犙牛、牦牛乳者为上。”

砂 shā　小石也。字从少石，会意。《本草纲目·石部》：“河砂。”〇砂，音沙。硼砂。《厘正按摩要术·喉痛》：“硼砂、胆矾末。”

榝 shā　音杀。《本草纲目·食茱萸》：“榝。”“《礼记》名藙，而俗中呼为榝子，当是不识藙字也。”

歃 shà　所甲切。歃血，饮血也。《素问·三部九候论》：“歃血而受，不敢妄泄。”〇歃，楚洽切。《灵枢·禁服》：“割臂歃血之盟也。”〇歃，音霎。盟者以血涂口旁曰歃血。《类经·针刺类二九》：“割臂歃血。”〇歃血，饮血也。《素问·三部九候论》：“歃血而受。”〇歃血，饮血而誓也。歃，所甲切。《类经·脉色类五》：“歃血而受。”

箑 shà　后人以竹及纸为箑，故字从竹。自关而东谓之箑。《本草纲目·蒲扇》。

翣 shà　音所甲切。扇也。《本草纲目·射干》：“乌翣。”

嗄 shà　所嫁切。《素问·宝命全形论》注：“诊当言音嘶嗄，败易旧声尔。”

厦 shà　音夏。《类经·运气类二三》：“广厦腾烟。”

釃（酾）shāi　音筛。《类经·经络类二三》注：“济，沛同，

S

犹酾滤也。”

殺（杀）shài　少戒切。《类经·疾病类九六》：“草与柳叶皆杀。”○杀，少戒切。《类经·运气类十八》注：“由盛而杀。”○杀者，衰也。《类经·疾病类九六》：“春三月之病曰阳杀。”

埏 shān　式连切。《素问·六微旨大论》注：“然金玉土石，熔埏草木。”

跚 shān　蹒跚，跛行貌。音跚。《历代名医蒙求·小郗吐津》：“有丐者蹒跚行前。”

煽 shān　音扇。炽盛貌。《厘正按摩要术·呕吐》：“囟门煽动。”

煔 shān　与杉同。《证类本草·杉材》：“《尔雅》云：柀，煔。”○煔，音杉。《本草纲目·杉》：“煔。”（按：《说文》：樧，木也。从木，煔声。所衔切。徐铉曰：今俗作杉，非是。是本作樧，俗作杉，《尔雅》作煔。）

羶 shān　世连切。《类经·摄生类三》注：“忌以腥羶。”

睒 shǎn　音闪。《素问·诊要经终论》注：“口目动作，谓目睒睒而鼓颔也。”

疝 shàn　所奸反。小腹痛，大小便难，曰疝。《太素·五藏命分》：“为狐疝。”○疝，谓寒积气上，入少腹而痛也。《太素·经脉病解》：“厥阴所谓颓疝。”○疝，音山。《素问·平人气象论》：“寸口脉沉而弱，曰寒热及疝瘕少腹痛。”○疝者，寒气结聚之所为也。《素问·大奇论》：“皆为疝。”〇疝，音讪。《素问吴注·阴阳别论》：“其传为㿗疝。”〇疝，所晏切。《难经·二十九难》：“男子为七疝。”〇疝，音山。《证类本草·赤箭》：“消痈肿下支满疝。”〇疝，山、讪二音。寒痛病也。《奇经八脉考·冲脉为病》：“有瘕疝遗溺胁支满。”〇疝，内痛也。《素问吴注·大奇论》：“皆为疝。”〇疝，山去声。《素问吴注·平人气象论》：“及疝瘕少腹痛。”〇疝，音讪。㿗疝，肾丸大而不疼，顽然不害者也。《素问吴注·阴阳别论》：“其传为㿗疝。”〇疝，音山，又去声。《类经·脉色类十六》：“曰寒热及疝瘕少腹痛。”〇疝，音讪。疝者，寒气结聚为。《类经·脉色类二四》：“肝脉大急沉，皆为疝。”〇疝，音讪。腹痛也。《厘正按摩要术·审形色》：“风门黑主疝。”〇疝瘕，聚气而痛之名。《素问吴注·玉机真藏论》：“病名曰疝瘕。”

剡 shàn　时冉切。《证类本草·栗》：“剡及始丰栗，皮薄而甜。”

善 shàn　谓平和不病之脉也。《太素·四时脉形》：“善者不可见。”〇善，谓应时也。《素问·六元正纪大论》：“善为时雨。”〇善言，不问而自多言也。《素问吴注·刺腰痛论》：“其病令人善言。”

鳝 shàn　音善。《本草纲目·鳝鱼》。

單（单）shàn　音善。《证类本草·马刀》：“汉间人名为单姥。”〇单姥（shàn mǔ），音善母。江汉人呼为单姥。《本草纲目·马刀》：“单姥。”

樿（榫）shàn　立安反。牵引也。《太素·藏府之一》："榫散而不藏。"（按：榫，《灵枢》《甲乙》均作"惮"。萧延平曰："考榫音展，上声，木白理也。音义均不合。疑作撣，音弹，寒韵。提持也。与本注音义为近。再查日本抄本，凡手旁多从木，如搏作榑之类。今榫字恐系撣字传写之误。"）

鱓（鳝）shàn　音善。同"鳝"。《证类本草·第二十目录》："鳝鱼。"○鳝，音善。《证类本草·鳝鱼》："鳝鱼。"○鳝，音善。《证类本草·总目录》："鳝鱼。"

扇 shàn　上古以羽为扇，故字从羽。自关而西谓之扇。《本草纲目·蒲扇》。

骟 shàn　去势曰骟。《本草纲目·马》。

蟺 shàn　音惮。《本草纲目·土蜂》："蟺蜂。"○蟺，蛩蟺。《本草纲目·蚯蚓》："蛩蟺。"

䱇（䱇）shàn　音旦。黄疸之名，取乎此义也（按：䱇，同鳝）。《本草纲目·鳝鱼》："黄䱇。"

商 shāng　金声也。《素问·金匮真言论》："其音商。"○商，谓金声轻而劲也。《素问·阴阳应象大论》："在音为商。"○商，为金音，轻而劲也。《素问吴注·阴阳应象大论》："在音为商。"○商，音利而扬为商。《素问吴注·五常政大论》："其音商。"

蔏 shāng　音商。《本草纲目·白蒿》："蔏。"

傷（伤）shāng　过多也。《太素·阴阳》："冬伤于寒。"○伤，过多也。《太素·阴阳》："故曰冬伤于寒，春必病温。"○伤，谓触冒也。《素问·刺志论》："得知伤暑。"○伤，谓人自中之。《素问·风论》："风之伤人也。"○伤，悲伤。《素问吴注·脉要精微论》："气胜伤恐者。"○伤，非言损伤。《素问吴注·长刺节论》："无伤骨肉及皮。"○伤者，抑而不扬之意。《素问吴注·脉解》："十月万物阳气皆伤。"

上shàng　谓头面也。《太素·邪传》："上下中外，分为三贞。"○上者，胜也。《太素·虚实所生》："两跻为上。"○上，南也（面向北而言之）。《素问·五运行大论》："所谓面北而命其位。"○上，天位也。《素问·五运行大论》："所谓面南而命其位。"○上，天也。《素问·五运行大论》："上者右行。"○上，谓寸口。《素问·脉要精微论》："上盛则气高。"○上，谓寸口也。《素问·五藏生成》："上坚而大。"○上，谓手脉。《素问·诊要经终论》："其上下经盛。"○上，谓手脉。《素问·诊要经终论》："上下同法。"○上，谓手阳明。《素问·皮部论》："上下同法。"○上，头部也。《素问吴注·决死生论》："上下左右之脉相应。"○上，谓肺也。《素问吴注·至真要大论》："皆属于上。"○上，谓手阳明。《素问吴注·皮部论》："上下同法。"○上，谓司天。《素问吴注·五常政大论》："补上下者从之。"○上，谓司天。《素问吴注·五运行大论》："论言天地者万物之上下也。"○上，谓司天也。《素问吴注·天元纪大论》："上见少阴。"○上，主南言（主岁者位在南）。《素问吴注·五运行大论》："诸上见厥阴。"〇上之，吐之也。《素问吴注·至真要大论》："上之下之。"〇上之，吐之也。《类经·论治类四》："上之下之。"〇上帝，上古帝王者也。《太素·色脉诊》："上帝之所贵也。"〇上帝，上古之帝。《素问·移精变气论》："上帝之所贵也。"〇上帝，谓上古帝君也。《素问·六节藏象论》："此上帝所秘。"〇上帝，古先哲王。《素问吴注·六节藏象论》："此上帝之所秘。"〇上附上，谓寸也。《素问吴注·脉要精微论》："上附上右外以候肺。"〇上古，伏羲以上，名曰上古。《太素·设方》："上古圣人作汤液醪醴。"〇上古，谓玄古也。《素问·上古天真论》："上古之人。"〇上古，玄古也。《素问吴注·上古天真论》："余闻上古之人。"〇上焦，胸中也。《类经·藏象类二五》："上焦开发。"〇上冒，头目如蒙冒也。《素问吴注·五藏生成》："下厥上冒。"〇上气，浮肿也。《素问吴注·五藏生成》："咳嗽上气。"〇上气，气逆上也。《素问吴注·调经论》："气有余则喘咳上气。"〇上气，喘急也。《类经·疾病类十四》："咳嗽上气。"〇上窍，谓耳目鼻口。《素问·阴阳应象大论》："故清阳出上窍。"〇上窍，谓耳目口鼻。《素问吴注·阴阳应象大论》："故清阳出上窍。"〇上窍七，谓耳目口鼻。《类经·阴阳类一》："故清阳出上窍。"〇上下，司天在泉二气也。《素问吴注·六微旨大论》："上下有位。"〇上下，言进退之势也。《类经·经络类十三》："上十焉息，下八焉伏。"〇上泄，吐涌也。《素问吴注·卒痛论》："厥逆上泄。"

○上渍，谓皮上湿如水渍也。《素问·风论》：“上渍。”○上渍，半身之上汗多如浸渍也。《素问吴注·风论》：“上渍。”○上实，渭阳邪实。《素问吴注·阴阳应象大论》：“下虚上实。”

蛸 shāo　音鞘。《证类本草·蜘蛛》：“《诗》云：蟏蛸在户。”○蛸，音萧。《证类本草·桑螵蛸》：“桑螵蛸，螗螂子也。”○蛸，音绡。《本草纲目·螳螂》：“其子房名螵蛸。”

鮹（鮹）shāo　音梢。形如马鞭，尾有两歧，如鞭鞘，故名。《本草纲目·鮹鱼》。

杓 sháo　音妁。木曰勺。杓者，勺也。《本草纲目·勺》。

芍 sháo　音杓，又音勺。《本草纲目·芍药》：“芍药。”○芍，音勺。《厘正按摩要术·腹痛》：“内治以四君加柴、芍主之。”○芍药，犹婥约也。婥约，美好貌。《本草纲目·芍药》：“芍药。”

少 shào　去声。《素问吴注·疏五过论》：“问年少长。”○少，去声。《医宗金鉴·伤寒论注·少阳篇》：“少阳之为病，口苦咽干目眩也。”○少腹，脐下也。《素问·骨空论》：“眇络季胁引少腹而痛胀。”○少腹，谓脐下两旁髎骨内也。《素问·气交变大论》：“民病两胁下少腹痛。”○少腹，谓脐下也。《素问·刺禁论》：“令人少腹满。”○少腹，小肠也。《素问·脉要精微论》：“故曰少腹当有形也。”○少阳太阴，阴阳二字互谬也，当作“少阴太阳”。《类经·经络类》：“足少阳太阴之所将。”

紹（绍）shào　继也。《太素·经脉标本》："能解经结契绍于门户。"○绍，继也。《类经·经络类十二》："能知解结契绍于门户。"

舌 shé　声之机也。《素问吴注·刺禁论》："刺舌下。"○舌本，舌根也。《类经·经络类十二》："标在背腧与舌本也。"○舌本，舌根也。《类经图翼·周身骨部名目》。○舌柱，舌下柱。《太素·三刺》："重舌，刺舌柱以铫针。"

蛇 shé　古文象其宛转有盘曲之形。《本草纲目·蛇蜕》。○蛇字，古作"它"，俗作"虵"。有佘、移、佗三音。篆文象其宛转屈曲之形。《本草纲目·诸蛇》。

蛥 shé　蛥蚗（shé jué），音舌决。《本草纲目·蚱蝉》："秋月鸣而色青紫者，曰蛥蚗。"

舍 shè　居止也。《素问·疟论》："夫病温疟与寒疟而皆安舍。"○舍，犹居也。《素问·疟论》："此荣气之所舍也。"○舍，居也。《素问吴注·疟论》："此荣气之所舍也。"○舍，去声。《素问吴注·痹论》："内舍于其合也。"○舍，去声。舍，居也。《素问吴注·疟论》："而皆安舍。"○舍，邪入而居之也。《素问吴注·痹论》："内舍五脏六腑。"○舍，即宿也。曰舍者，为七政之所舍也。《类经·经络类二五》："是故日行一舍。"○舍，居也。《类经·针刺类十五》："舍于血脉之中。"○舍，留止也。《类经·藏象类二四》："气舍与其所生。"○舍，言留止之处也。《类经·疾病类五六》："然非胀之舍也。"○舍者，邪入而居之也。《类经·疾病类六七》："内舍于肾。"

騇（骆）shè　牝马曰骆。《本草纲目·马》。

射 shè　音夜。《证类本草·射干》："射干。"○射，音夜。《证类本草·十卷目录》："射干。"○射，音夜。《证类本草·总目录》："射干。"○射干，方书多音夜。《本草纲目·射干》。

麝 shè　音射。小鹿身有虎豹之文，脐有香。为人所迫，即自投高岩，举爪剔出其香。就絷且死，犹拱四足保其脐。《厘正按摩要术·腹痛》："凡推用葱姜香麝水。"

慑 shè　丑涉切。畏怯也。《类经·针刺类五六》："肠胃慑辟。"

㒤（慑）shè　纸辄反。分肉间无卫气，谓气不足也。《太素·虚实所生》："虚者，摄辟气不足。"（按：慑，《素问》作"聂"，新校正："《甲乙》作摄，《太素》作慑。"）

攝（摄）shè　纸辄反。摄辟，肠胃无气也。《太素·刺法》："肠胃摄辟。"（按：摄，《灵枢》作"聶"，《甲乙》作"慑"。）○摄，亦蛇音之转。《本草纲目·摄龟》。

蔎 shè　音设。《本草纲目·茗》："蔎。"

申 shēn　明也。《类经·运气类三九》："可申洞微。"○申，明也。《类经·针刺类二四》："揄申而从之。"

伸 shēn　纵其筋骨肢体也。《素问吴注·疟论》："伸欠乃作。"○伸，屈伸之情。《类经·论治类十六》："外无伸宦之形。"○伸宦，求进于宦也。《素问吴注·移精变气论》："外无伸宦之形。"

S

呻 shēn　吟声也。《素问·阴阳应象大论》：“在声为呻。”〇呻，音申。《伤寒论·平脉法》：“脉之呻者病也。”成注：“呻，为呻吟之声。”〇呻，病声也。《素问吴注·至真要大论》：“善呻数欠。”〇呻吟，上音申。痛声也。《历代名医蒙求·嗣明十万》：“呻吟昼夜不绝。”

身 shēn　身后，臀之部也。《素问吴注·五常政大论》：“身后痈。”〇身体重，骨痿也，乃肾败之极使然。《素问吴注·标本病传论》：“五日身体重。”

娠 shēn　音身。《历代名医蒙求·安常针儿》：“有一妇人妊娠将产。”

深 shēn　深玄，黑色也。《类经·运气类二三》：“太虚深玄。”

莘 shēn　音诜。《本草纲目·榛》：“俗作莘，误矣。”〇莘，音榛。《本草纲目·栗》：“桂阳有莘栗。”（按：音榛之莘，当作亲，古榛字。榛字条下云：古作亲，从辛，从木。俗作莘，误矣。）

籸 shēn　音辛。《本草纲目·胡麻》：“麻枯饼，时珍曰：此榨去油麻滓也。亦名麻籸。”

蓡 shēn　音参。《本草纲目·人参》：“人蓡。”

神 shén　谓神智通悟。《素问·八正神明论》：“然夫子数言形与神。”〇神，无期禀候故曰神。《素问·天元纪大论》：“阴阳不测谓之神。”〇神，无期也。《素问·天元纪大论》：“阴阳不测谓之神。”〇神，天真元神也。《素问吴注·玉版论要》："神转不回。"○神，谓天真元神。《素问吴注·移精变气论》："亡神失国。"○神，阳也。《素问吴注·调经论》："神有余不足何如。"○神，真气也。《素问吴注·上古天真论》："故能形与神俱。"○神者，心之所藏以为君主，十二官奉以周旋者也。《素问吴注·移精变气论》："得神者昌。"○神，变化不测也。《类经·阴阳类一》："神明之府也。"○神，望而知之谓之神。又以内知外谓之神。《类经·疾病类一》："工巧神圣。"○神，正气也。《类经·针刺类一》："神乎神。"○神，正也。《类经·针刺类一》："神客者，正邪共会也。"○神者，阴阳合德之灵也。《类经·藏象类十四》："何者为神。"○神者，阴阳之变化也。《类经·论治类十四》："神转不回。"○神变，谓脉气变易，与未刺时异也。《素问·诊要经终论》："神变而止。"○神藏五，一肝，二心，三脾，四肺，五肾也。《素问·六节藏象论》："神藏五。"○神室，心藏也。《太素·胀论》："神去其室。"○神转，神清鉴动之谓也。《太素·色脉诊》："神转不回。"○神灵，指天地阴阳而言。言大哉天地阴阳之问也。《素问吴注·六节藏象论》："大神灵问。"○神灵，智慧也。《素问吴注·上古天真论》："生而神灵。"○神明，灵而昭昭者也。《素问吴注·生气通天论》："服天气而通神明。"○神明，阴阳不测之谓神，神之昭昭谓之明。《素问吴注·阴阳应象大论》："神明之府也。"○神之微，神病之微也。《素问吴注·调经论》："故名曰神之微。"

沈 shěn　深也。《类经·运气类二五》："则沈阴旦布。"

審（审）shěn　详问也。《素问吴注·疏五过论》："诊病不审。"〇审平，清爽平常也。《素问吴注·五常政大论》："金曰审平。"

甚 shèn　谓阳厥热甚也。《太素·经脉之一》："甚则面尘。"〇甚，重也。《太素·七邪》："甚者为惑。"〇甚，谓少也。谓少形证而重难。《素问·标本病传论》："谨察间甚。"〇甚，谓政令大行也。《素问·气交变大论》："其化甚。"〇甚，弦似张弓弦，滑如连珠，沉而附骨，浮高于皮，涩而止住，短如麻黍，大如帽簪，长如引绳，皆谓至而太甚也。《素问·至真要大论》："至而甚则病。"〇甚，谓遇甚而失其中和也。《素问吴注·至真要大论》："至而甚则病。"〇甚，益甚也。《素问吴注·标本病传论》："谨察间甚。"〇甚者，言病之重也。《类经·标本类五》："谨察间甚。"〇甚纪，太过之岁也。《素问吴注·六元正纪大论》："甚纪五分。"

椹 shèn　子名椹。《本草纲目·桑》："子名椹。"

葚 shèn　葚与椹同。《本草纲目·桑》："《尔雅》云：桑办有葚者栀。"

腎（肾）shèn　肾风，肾受风也。《素问吴注·奇病论》："名为肾风。"〇肾俞，即水俞。《素问吴注·水热穴论》："肾俞五十七穴。"

胂 shèn　脊骨两箱肉也。《太素·腰痛》："刺腰尻交者两胂上。"〇胂，夹脊肉也，似真反。《灵枢·经脉之一》："从髆内左右别下贯胂。"（按：胂，《灵枢》《甲乙》

作“胛”。《甲乙》注：“一作髋。”）○胂，以真反。《太素·量缪刺》：“两胂之上。”○胂，谓两髁胂也。《素问·缪刺论》：“两胂之上是腰俞。”○胂，髁上高起肉也。《素问吴注·刺腰痛论》：“两髁胂上。”○胂，音申。胂，髁上高起肉也。《素问吴注·刺腰痛论》：“两髁胂上。”○胂，音申，膂内曰胂，夹脊肉也。《类经图翼·周身骨部名目》。○胂，音申。《类经·针刺类三十》：“两胂之上是腰俞。”○胂，音申。谓腰髁骨下坚肉也。《类经·针刺类四九》：“两颗胂上。”

蜃 shèn　肾、慎二音，蚌属。《类经图翼·二十四气》：“雉入大水为蜃。”○蜃，音肾。《本草纲目·车螯》：“蜃。”

蜄 shèn　音肾。《证类本草·马刀》：“雉入大水变为蜄。”

渗（滲）shèn　山荫反。下入也。《太素·经脉皮部》：“渗于内也。”○渗，所禁切。《素问·上古天真论》注：“精气淫溢，渗灌于肾。”○渗，色荫切。《伤寒论·辨太阳病脉证并治中》注：“淡味渗泄为阳。”○渗泄，上所禁切。《素问·阴阳应象大论》注：“腠理谓渗泄之门。”○渗泄，小便也。《素问·至真要大论》：“淡味渗泄为阳。”○渗泄，谓利小便与夫出汗也。《素问吴注·至真要大论》：“淡味渗泄为阳。”○渗泄，利小便及通窍也。《类经·论治类四》：“淡味渗泄为阳。”

升 shēng　谓上升。《素问·六微旨大论》：“气之升降。”○升降，谓化气也。《素问·六微旨大论》：“升降息则气立孤危。”

生 shēng　肝为少阳，阳长之始，故曰生也。《太素·知针石》："肝生于左。"〇生，大哉乾元，万物资始，故通于天气者，长有天命，谓之生也。《素问吴注·生气通天论》："夫自古通天者生。〇生，气之施化故曰生。《素问·天元纪大论》："故物生谓之化。"〇生，谓承化而生。《素问·五运行大论》："其于万物何以生化。"〇生，谓动出也。《素问·四气调神大论》："则少阳不生。"〇生，谓生长也。《素问·阴阳应象大论》："酸生肝。"〇生，生气也。《类经·脉色类三七》："生于心如缟裹朱。"〇生者，化生所由也。《类经·运气类十五》："岁立有所生。"〇生成，相生相成。《素问吴注·五藏生成》："五藏生成。"〇生风，如风之号也。《素问吴注·缪刺论》："耳中生风者。"〇生生化化，生化之繁多也。《素问吴注·天元纪大论》："生生化化。"〇生数，水数一，火数二，木数三，金数四，土数五。《素问·六元正纪大论》："不及者其数生。"

鼪 shēng　音生去声。《本草纲目·鼬鼠》："鼪鼠。"

聲（声）shēng　发者为声。《类经·运气类三》："响之应声也。"

繩（绳）shéng　大曰绳。《本草纲目·草麻绳索》。〇绳，颊之外曰绳。《类经·脉色类三二》："挟绳而上者背也。"

眚 shěng　所景切。《素问·五运行大论》："其眚为陨。"〇眚，所景切。眚，灾也。《素问吴注·五运行大论》："其眚为陨。"〇眚，灾也。《素问吴注·六元正纪大论》："非是者眚也。"〇眚，灾之甚也。《素问吴注·气交变大论》：

“今夫德化政令灾眚变易。”〇眚，诗梗切。灾也。《类经·藏象类六》：“其眚为陨。”〇眚，音省。《类经·运气类十》：“其眚东。”

盛 shèng　其气洪大，曰盛。《太素·诊候之一》：“盛躁而喘数者为阳。”〇盛，谓气盛。《素问·脉要精微论》：“中盛藏满。”〇盛，谓盛满。《素问·脉要精微论》：“上盛则气高。”〇盛，谓盛满。《素问·皮部论》：“则络脉盛色变。”〇盛，谓数急而大鼓也。《素问·平人气象论》：“安卧脉盛。”〇盛，大也。《素问吴注·脉要精微论》：“中盛脏满。”〇盛，过盛也。《素问吴注·诊要经终论》：“其上下经盛。”〇盛，谓盛于左手之脉也。《素问吴注·腹中论》：“人迎一盛少阳。”〇盛，邪气盛也。《素问吴注·厥论》：“盛则泻之。”〇盛，邪气作实也。《素问吴注·病能论》：“肺气盛则脉大。”〇盛紧，盛满也。《素问·平人气象论》：“盛而紧曰胀。”

勝（胜）shèng　谓多也。《素问·六元正纪大论》：“故上胜则天气降而下。”〇胜，谓胜克也。《素问·脉要精微论》：“以其胜治之愈也。”〇胜，谓制克之也。《素问·金匮真言论》：“所谓得四时之胜者。”〇胜者，盛也。《素问·逆调论》：“独胜而止耳。”〇胜，各以所王之时而胜也。《素问吴注·玉版论要》：“八风四时之胜。”〇胜，亢甚而胜也。《素问吴注·六微旨大论》：“气有胜复。”〇胜者，木胜土，土胜水，水胜火，火胜金，金胜木，各用其气味也。《素问吴注·脉要精微论》：“以其胜治之愈也。”〇胜，平声。《类经·藏象类二二》：“人之胜毒。”

（按：旧读平声，今并读去声）○胜急，太过而劲也。《素问吴注·阴阳别论》："鼓阳胜急曰弦。"

聖（圣）shèng　无思测量故曰圣。《素问·天元纪大论》："神用无方谓之圣。"○圣，无思也。《素问·天元纪大论》："神用无方谓之圣。"○圣，大而化也。《类经·摄生类三》："其次有圣人者。"○圣，闻而知之谓之圣。又以外知内谓之圣。《类经·疾病类一》："工巧神圣。"○圣人，是所谓与天地同其德，四时合其序者也。《素问吴注·上古天真论》："其次有圣人者。"

失 shī　谓逆苍天清净之理也。《素问·生气通天论》："失之则内闭九窍。"○失，谓气候不相类也。《素问·三部九候论》："三部九候皆相失者死。"○失，谓失问其所始也。《素问·疏五过论》："良工所失。"○失，谓失问其所始也。《素问吴注·疏五过论》："良工所失。"○失枕，风在颈项，经痛不利，不能就枕也。《素问吴注·骨空论》："失枕在肩上横骨间。"○失之，谓逆其清净之道，而气不通于天也。《素问吴注·生气通天论》："失之则内闭九窍。"

施 shī　缓也，绝尔反。《太素·调阴阳》："小筋施长。"（按：施，《素问》作"弛"。"绝尔"疑误。）○施，纵缓也。《太素·十五络脉》："实则节施肘废。"（按：施，《灵枢》《甲乙》作"弛"。"施"与"弛"通。）

葹 shī　音施。《证类本草·葈耳实》："一名葹。"○葹，音施。《本草纲目·枲耳》："葹。"

鼉 shī　音施。《本草纲目·蟾蜍》："䶝鼉。"

師（师）shī　众多也。《本草纲目·蜗螺》："螺螄。师，众多也。"

獅（狮）shī　二子曰狮。《本草纲目·狗》。

鰤（鲕）shī　老鱼也。《本草纲目·鱼师》："《唐韵》云：鲕，老鱼也。"

蓍 shī　音尸。《本草纲目·黄耆》："乃蓍龟之蓍。"○蓍，音尸。蓍之为言耆也，老人历年多，更事久，事能尽知也。《本草纲目·蓍》："蓍。"

蝨（虱）shī　从卂，从蚰。俗作虱。《本草纲目·人虱》。

濕（湿）shī　秋之气也。《太素·四时之变》："秋伤于湿。"○湿，谓地湿气也。《素问·生气通天论》："秋伤于湿。"○湿者，润湿也。《本草纲目·序例上》："湿剂。"○湿，土气也。《素问吴注·气交变大论》："湿乃大行。"○湿，阴气也。《类经·疾病类十三》："阴受湿气。"○湿热，湿郁成热液也。《类经·疾病类五》："湿热不攘。"○湿食，水果之类。《素问吴注·藏气法时论》："禁湿食饱食。"

十 shí　十全，无一失也。《素问吴注·至真要大论》："尚未能十全。"○十日，谓甲乙丙丁戊己庚辛壬癸之日也。《素问·六节藏象论》："天有十日。"

石 shí　砭石也。《素问·病能论》："宜石而泻之。"○石，冬脉，水气也。《素问·平人气象论》："软弱有石曰冬病。"

○石，冬脉，水气也。《素问·平人气象论》："胃而有石曰冬病。"○石，谓以石针开破之。《素问·腹中论》："石之则狂。"○石，砭石。《素问吴注·奇病论》："身羸瘦无用镵石也。"○石，砭石也。《素问吴注·病能论》："宜石而泻之。"○石，冬脉也。《素问吴注·平人气象论》："软弱有石曰冬病。"○石，脉来沉实也。《素问吴注·平人气象论》："冬胃微石曰平。"○石，如弹石也。《素问吴注·阴阳别论》："鼓阳至而绝曰石。"○石，砭石也。《类经·论治类十》："治之以针石。"○石，鼓阳而至绝者，阳之伏也，脉名曰石。《类经·疾病类六》："鼓阳至而绝者曰石。"○石，坚也。《类经·藏象类十四》："其肉不石。"○石，实也。《类经·经络类十二》："故石者绝而止之。"○石，犹实也。《类经·经络类十二》："能知虚石之坚软者。"○石，总针石而言。《类经·疾病类三八》："石之则狂。"○石者，脉来沉实，如石沉水之谓。《类经·脉色类十一》："冬胃微石曰平。"○石水，水凝不流，结于少腹，其坚如石也。《素问吴注·大奇论》："肾肝并沉为石水。"○石水，谓盛冬凝水，坚硬如石，名曰石水，言此水病之甚也。《太素·经脉厥》："肾肝并甚为石水。"○石药，英乳也。《素问·腹中论》："禁芳草石药。"

蚀 shí　音石。《证类本草·桑螵蛸》："俗呼螳螂为蚀螂。"

鼫 shí　音石。《本草纲目·鼫鼠》。

食 shí　谷谓之食。《素问吴注·上古天真论》："食饮有节。"

○食，如子食母乳之义。《类经·阴阳类一》："精食气，形食味。"○食顷，一饭之顷也。《素问吴注·缪刺论》："如食顷而已。"○食顷，一饭顷也。《类经·针刺类三十》："如食顷而已。"○食亦，谓食入移易而过，不生肌肉也。《素问·气厥论》："谓之食亦。"

蝕（蚀）shí　音食。《类经·疾病类八六》："日月薄蚀。"○蚀，音食。骨蚀，谓侵蚀及骨也。《类经·疾病类四》："内伤骨为骨蚀。"○蚀，音食。亏败曰蚀。《厘正按摩要术·牙疳》："穿腮蚀唇。"

時（时）shí　四时也。《素问·天元纪大论》："愿闻五运之主时也何如。"○时，谓立春之前当至时也。《素问·六节藏象论》："时立气布。"○时，谓气王之月也。《素问·痹论》："各以其时重感于风寒湿之气也。"○时，谓气至时也。《素问·六节藏象论》："谨候其时。"○时，当王之时也。《素问吴注·痹论》："各以其时重感于风寒湿之气也。"○时，当王之时也。《素问吴注·通评虚实论》："非其时则生。"○时，秋时也。《素问吴注·方盛衰论》："得其时则梦见兵战。"○时，四时也。《素问吴注·气交变大论》："故时至有盛衰。"○时，四时也。《素问吴注·天元纪大论》："愿闻五运之主时也何如。"○时，谓太乙徙宫，风雨应之之时。《素问吴注·上古天真论》："皆谓之虚邪贼风，避之有时。"

提 shí　音时。《证类本草·扁青》："生朱崖山谷，武都朱提。"

鼫 shí　音时。《本草纲目·鼠附录》："《尔雅》《说文》

又有鼸、鼶、鼮、鼣、鼭、鼨、鼦、鼩八鼠。"

實（实）shí　邪气盛实也。《太素·邪传》："参以虚实。"○实者，邪气盛也。《太素·三刺》："脉实者深刺之。"○实，谓邪气盛实。然脉盛，心也；皮热，肺也；腹胀，脾也；前后不通，肾也，闷瞀，肝也。《素问·玉机真藏论》："此谓五实。"○实，谓邪气盛也。《素问·调经论》："阴之生实奈何。"○实，脉形实于内也。《素问吴注·大奇论》："肝满肾满肺满皆实。"○实，气至而针下实也。《素问吴注·调经论》："方实而疾出针。"○实，邪气实也。《素问吴注·脉要精微论》："胃脉实则胀。"○实，邪气实也。《素问吴注·玉机真藏论》："此谓五实。"○实，阳邪实也。《素问吴注·阳明脉解》："阳盛则四支实。"○实，邪盛者为实。《类经·经络类二五》："故曰刺实者刺其来。"○实者，邪气盛实也。《类经·疾病类二二》："愿闻五实五虚。"

識（识）shí　与志同。《医宗金鉴·伤寒论注·太阳上篇》："常须识此。"

矢 shǐ　自关而东谓之矢。《本草纲目·箭笴及箭镞》。○矢，屎同。《素问吴注·腹中论》："治之以鸡矢醴。"○矢，屎也，古字。《素问吴注·咳论》："咳而遗矢。"○矢，屎同。《类经·疾病类五二》注："遗失，《甲乙经》作遗矢，大肠病也。"○矢，屎同。《类经·针刺类三二》："置酒马矢煴中。"

使 shǐ　气行曰使。《太素·本输》："使逆则宛，使和则通。"○使，去声。《素问吴注·灵兰秘典论》："臣使之官。"○使，去声。《素问吴注·灵兰秘典论》："使道闭塞而不通。"○使，去声。《素问吴注·脉要精微论》："小肠为之使。"○使，去声。《素问吴注·奇病论》："咽为之使。"○使，去声。《素问吴注·五藏别论》："魄门亦为五脏使。"○使，去声。《素问吴注·阴阳类论》："一阴为独使。"○使，去声。《素问吴注·至真要大论》："应臣之谓使。"○使，去声。《类经·论治类五》："应臣之谓使。"○使，上声。《类经·疾病类六一》："咽为之使。"○使，上声。《类经·脉色类二十》："小肠为之使。"○使，所使也。《类经·脉色类三一》："五藏之使也。"○使者，交通终始之谓。《类经·疾病类七》："一阴为独使。"○使道，谓神气行使之道也。《素问·灵兰秘典论》："使道闭而不通。"○使内，亦入房。《太素·五藏痿》："筋痿者生于使内。"○使内，谓劳役阴力，费竭精气也。《素问·痿论》："生于肝使内也。"（按：校云"于肝"《太素》卷二十五《五藏痿》无，疑衍。）○使内，入房也。《素问吴注·痿论》："生于疾使内也。"

始 shǐ　初也。《素问·骨空论》："余闻百病之始也。"○始，初也。《素问·六节藏象论》："立端于始。"○始，谓甲子岁也。《素问·天元纪大论》："故其始也。"○始，得病之原也。《素问吴注·五藏生成》："欲知其始。"○始，万物资始也。《素问吴注·五常政大论》："气始而生化。"○始，初也。《类经·运气类一》："立端于始。"○始，

S

先也。《类经·运气类三》："故其始也。"〇始，终始也。《类经·阴阳类一》："生杀之本始。"〇始者，灾伤所由。《类经·运气类十二》："灾眚者伤之始。"〇始春，谓立春之日也。《素问·六节藏象论》："皆归始春。"〇始终，谓气色也。《素问·疏五过论》："必有始终。"

屎 shǐ　音矢。《厘正按摩要术·按胸腹》："小腹有燥屎者。"〇屎，音豕。粪也。《厘正按摩要术·牙疳》："穿肠骨一钱，即狗屎中未化骨。"〇屎，音豕。《医宗金鉴·伤寒论注·阳明篇》："胃中有燥屎者。"

駛（驶）shǐ　山吏切，疾也。《伤寒总病论·可下证》："脉朝夕驶者。"

市 shì　多人处也。《类经·论治类十九》："弃术于市。"

梯（柹）shì　音士。俗作柹非矣。《本草纲目·梯》。〇梯，音士。《本草纲目·椑梯》。

柹 shì　《龙龛手鉴》：音士。《本草纲目·柹》："俗作柹非矣。"

事 shì　治之法也。《类经·疾病类六八》："亦已得其事矣。"

室 shì　犹房室也。《类经·疾病类十五》："皆机关之室。"

是 shì　犹此也。《素问·示从容论》："是失吾过矣。"〇是，指上五句而言。《素问吴注·平人气象论》："是谓真脏见。"〇是，此也。《类经·疾病类九》："是失吾过矣。"

諟（谌）shì　上纸切。《灵枢·通天》："少阳之人，谌谛好自贵。”○谛，审而又审也。谛，音是。谛，音帝。《类经·藏象类三十》：“谛谛好自贵。”

視（视）shì　瞻候也。《太素·阴阳杂说》：“皆视其所在。”○视，察也。《素问吴注·骨空论》：“视背俞陷者灸之。”○视深，视下也；又目陷也。《素问吴注·脉要精微论》：“头倾视深。”○视息，视其呼吸高下也。《素问吴注·方盛衰论》：“故诊之或视息视意。”○视意，视其志趣远近苦乐忧思也。《素问吴注·方盛衰论》：“故诊之或视息视意。”

嗜shì　音示。《类经·疾病类八十》：“人之善饥而不嗜食者。”○嗜，音示。《类经·疾病类二八》：“不嗜食。”○嗜，音示。《类经·论治类九》：“其民嗜酸而食胕。”○嗜，音示。《类经·摄生类三》：“适嗜欲于世俗之间。”○嗜欲，人欲也。《类经·摄生类二》：“嗜欲不能劳其目。”

適（适）shì　调适也。《素问·离合真邪论》：“适而自护。”○适，顺适也。《素问吴注·离合真邪论》：“适而自护。”○适，谓适其可也。《素问吴注·征四失论》：“不适贫富贵贱之居。”○适，遇也。《素问吴注·六元正纪大论》：“适气同异。”○适，针气所至也。《素问吴注·宝命全形论》：“观适之变。”○适，安便也。《类经·摄生类三》：“适嗜欲于世俗之间。”○适，测也。《类经·藏象类十一》：“适其脉。”○适，当也。《类经·论治类二》：“亦欲适寒温。”○适，调适也。《类经·针刺类十四》：“适而自护。”○适，调燮也。《类经·藏象类二八》：“适寒温。”○适，至也。《类经·疾病类十八》："适人必革。"〇适，至也。《类经·针刺类九》："观适之变。"〇适，酌所宜也。《类经·运气类十七》："适气同异。"〇适事，当其可也。《素问吴注·至真要大论》："适事为故。"

噬 shì　市滞反，谓嚼唾也。《太素·四时脉形》："上见噬唾。"

螫 shì　虫行毒也。音释。《历代名医蒙求·延禧灸螫》："遭恶蛇虺所螫处帖之。"〇螫，音释。《证类本草·粉锡》："主伏尸毒螫。"

謚（谥）shì　音示。《历代名医蒙求·周澹赐妾》："卒谥曰恭。"

襫 shì　音适。《本草纲目·故蓑衣》："袯襫。"

釋（释）shì　停发也。《太素·虚实补写》："按摩勿释。"

收 shōu　谓敛也。《素问·至真要大论》："诸寒收引。"〇收，谓收敛。《素问·四气调神大论》："则太阴不收。"〇收，谓收敛也。《素问·举痛论》："故气收矣。"〇收，谓温中，不解表也。《素问·五常政大论》："东南之气收而温之。"〇收，敛也。《素问吴注·至真要大论》："诸寒收引。"〇收，谓定其慓寒也。《素问吴注·阴阳应象大论》："按而收之。"〇收，五方之色入通五脏谓之收。《素问吴注·金匮真言论》："五脏应四时各有收受乎。"〇收，敛也。《类经·疾病类一》："诸寒收引。"

手 shǒu　谓气口。《素问·阴阳离合论》："三阴在手。"〇手锐，掌后高骨为手锐骨。《类经·经络类五》："其病实则手锐掌热。”

首 shǒu　头也。《太素·经脉厥》：“踵首头重。”○首甲，谓六甲之初，则甲子年也。《素问·五运行大论》：“首甲定运。”○首甲，以甲为首也。《素问吴注·五运行大论》：“首甲定运。”

售 shòu　卖也。音授。《历代名医蒙求·饮子有福》：“百文售一服。”

受 shòu　五藏各藏其精谓之受。《素问吴注·金匮真言论》：“五脏应四时各有收受乎。”

授 shòu　谓授久学也。《太素·阴阳杂说》：“非其人勿授。”

夀（寿）shòu　即终之义也。《太素·营五十周》：“得尽天地之寿矣。”

瘦 shòu　形消瘦也。《类经·脉色类二五》：“留瘦不移。”

几 shū　音殊。《金匮·痉湿暍病》：“身体强几几然。”○几，音殊。短羽高飞貌。《本草纲目·凫》：“凫从几。”○几，音殊。《医宗金鉴·伤寒论注·痉湿暍病篇》：“项背强几几。”方有执曰：“几几，鸟之短羽者，动则引颈几几然，形容病人之颈项俱病者俯仰不能自如之貌。”○几几，音殊。短羽鸟飞几几也。《伤寒论·辨痉湿暍脉证》注：“身体强几几然。”○几几者，伸颈之貌也。《伤寒论·辨太阳病脉证并治》：“项脊几几强。”○几几，伸颈之貌。《素问吴注·刺腰痛论》：“腰痛侠脊而痛至头几几然。”○几

S

几，凭伏貌。《类经·针刺类四九》："腰痛夹脊而痛至头几几然。"

尗 shū　俗作菽。篆文尗，象荚生附茎下垂之形。《本草纲目·大豆》："尗。"

菽 shū　音叔。《难经·五难》："如六菽之重。"〇菽，音叔。豆也。《伤寒论·平脉法》："经说脉有三菽、六菽重者。"成注："菽，豆也。"〇菽，豆也。《类经·针刺类五六》："膏粱菽藿之味。"〇菽，音叔。《医宗金鉴·伤寒论注·平脉法篇》："脉有三菽六菽重者何谓也。"

梳 shū　其齿疏通也。《本草纲目·梳篦》。

疏 shū　谓动稀也。《太素·真藏脉形》："弱而乍疏乍数然。"〇疏，音疎。《证类本草·十四目录》："溲疏。"〇疏，音疎。《证类本草·溲疏》："溲疏。"〇疏，音疎。《证类本草·总目录》："溲疏。"〇疏，空虚也。《类经·疾病类六七》："经络时疏。"

舒 shū　启也。《素问·五常政大论》："其令条舒。"〇舒，展也。《素问·气交变大论》："其政舒启。"〇舒，展也。《类经·运气类十》："其政舒启。"

樞（枢）shū　动也。《太素·调阴阳》："志欲如连枢。"〇枢，谓针动也。《太素·知官能》："左引其枢。"〇枢，谓髀枢也。《素问·缪刺论》："令人留于枢中痛。"〇枢，谓枢要。《素问·皮部论》："名曰枢持。"〇枢，少阳在表里之间，转输阳气，犹枢轴焉，故谓之枢。《素问吴注·阴阳离合论》："少阳为枢。"○枢，枢轴也。《素问吴注·皮部论》："名曰枢持。"○枢，天枢也。《素问吴注·生气通天论》："欲如运枢。"○枢，髀上外侧骨缝曰枢，此运动之机也。《类经·经络类十八》："季胁以下至髀枢长六寸。"○枢，枢机也。《类经·经络类三一》："名曰枢持。"○枢，枢机也。《类经·运气类九》："天枢之上。"○枢臑者，枢机运于臑内也。《素问吴注·皮部论》："名曰枢臑。"注："儒，当作臑。手少阴之脉下循臑内后廉，足少阴之脉上股内后廉，皆柔软肉胜之处。故曰臑。"○枢枢，圆转貌。《类经·藏象类三一》："阳明之上枢枢然。"

輸（输）shū　逆至也。《太素·津液》："输于肠胃。"○输，尸句反，送致也。《太素·气穴》："肺输在三椎之间。"○输，送至，聚也。《太素·本输》："太泉者，鱼后下陷者之中也，为输。"○输，土也。《太素·变输》："夏刺输。"○输，为三百六十五穴者也。《太素·知针石》："五曰知输藏血气之诊。"○输，谓孔穴也。《太素·经筋》："以痛为输。"○输，所注为腧。《素问吴注·离合真邪论》："补泻于荥输。"○输，转输传运之名也。《素问吴注·经脉别论》："上输于脾。"○输，本经输、腧、俞三字皆通用。《类经·针刺类五》："一曰输刺。"○输，腧、俞，本经通用。《类经·经络类三二》："必先明知阴阳表里荥输所在。"○输，运行也。《类经·经络类三十》："故开折则仓廪无所输膈洞。"（按：输，《灵枢》作"腧"，《甲乙》作"俞"。）○输泻，转输而泻出也。《素问吴

S

注·五藏别论》："此不能久留输泻者也。"○输应，转输传达而相应也。《素问吴注·金匮真言论》："此皆阴阳表里内外雌雄相输应也。"

秫 shú　音术。《本草纲目·秫》。○秫，音术。秫米，糯小米也。《类经·疾病类八三》："置秫米一升。"

孰 shú　谁也。《素问·灵兰秘典论》："孰知其原。"○孰，谁也。《素问·气穴论》："孰能穷其道焉。"○孰，谁也。《类经·经络类七》："孰能穷其道焉。"

熟 shú　热也。《素问·大奇论》："五藏菀熟。"○熟，热也。《素问·疏五过论》："五藏菀熟。"○熟，今详熟当作"孰"。孰，谁也。《素问·征四失论》："熟知其道。"○熟，热之深而五脏坏也。《素问吴注·大奇论》："五藏菀熟。"○熟，当作"孰"。《类经·论治类十九》："熟知其道。"

黍 shǔ　糯小米也，可以酿酒，北人呼为黄米，又曰黍子。《类经·气味类二》："黄黍辛。"

暑 shǔ　夏之气也。《太素·四时之变》："夏伤于暑。"○暑，热也，心之气性也。《素问·五运行大论》："其性为暑。"○暑，热也。《素问·骨空论》："立而暑解。"○暑解，热畜骨解也。《素问吴注·骨空论》："立而暑解。"

署 shǔ　标其端也。《素问吴注·六元正纪大论》："署曰六元正纪。"○署，篆其端也。《素问吴注·天元纪大论》："署曰天元纪。"○署，标识也。《类经·经络类八》："署曰气穴所在。”〇署，标识也。《类经·运气类三》：“署曰天元纪。”

薯 shǔ 音除。《本草纲目·薯蓣》：“土薯。”〇薯，音遮。《本草纲目·甘蔗》：“薯字出许慎《说文》，盖蔗音之转也。”〇薯蕷，音诸预。《本草纲目·薯蓣》：“薯蕷。”

屬（属）shǔ 受其管束也。《素问吴注·痿论》：“皆属于带脉。”

數（数）shǔ 上声。《素问吴注·六元正纪大论》：“数之可数者。”〇数，可数之数，上声。《素问吴注·五运行大论》：“夫数之可数者。”〇数，上声。《素问吴注·决死生论》：“不可数者死。”〇数，上声。《素问吴注·五运行大论》：“数之可十。”〇数，下上声。可数，可推也。《素问吴注·阴阳离合论》：“亦数之可数。”〇数，末一数字上声。《类经·运气类十七》：“数之可数者。”〇数，上声。《类经·脉色类二五》：“不可数者死。”〇数，上声。《类经·脉色类四》：“持其脉口，数其至也。”〇数，上声。《类经·脉色类五》：“不可胜数。”〇数，推测也。《类经·经络类二九》：“亦数之可数。”〇数字，上者去声，下者入声。《类经·经络类二九》：“亦数之可数。”

鼠 shǔ 鼠瘘，瘰疬也。《类经·针刺类五四》：“鼠瘘寒热。”

藷 shǔ 音除。《证类本草·薯蓣》：“郑越名土藷。”〇藷，音若殊及韶。《本草纲目·薯蓣》：“江闽人呼为藷，亦曰山藷。”〇藷蕷，音诸预。《本草纲目·薯蓣》：“吴

S

普曰：薯蓣一名藷薁。宗奭曰：薯蓣，因唐代宗名预，避讳改为薯药。又因宋英宗讳署，改为山药。尽失当日本名。”○藷薁，音同薯蓣。《本草纲目·薯蓣》：“《山海经》云，景山北望少泽，其草多藷薁。则是一种，但字或音殊，或音诸不一，或语有轻重，或相传之讹耳。”

束 shù　总要也。《太素·人迎脉口诊》：“《外揣》言浑束为一。”○束，管摄也。《素问吴注·痿论》：“宗筋主束骨而利机关也。”○束脉，以绳坚束之，视其波陇为痏。《素问吴注·刺腰痛论》：“束脉为三痏。”○束悗，挛束悗乱也。《类经·针刺类五十》：“痿厥为四末束悗。”

荗 shù　旬律切。《证类本草·九卷目录》：“蓬莪荗。”○荗，旬律切。《证类本草·总目录》：“蓬莪荗。”

蒁 shù　音述。《本草纲目·姜黄》：“蒁。”

術（术）shù　调神之术。《素问吴注·上古天真论》：“和于术数。”○术数，修身养性之法也。《类经·摄生类一》：“和以术数。”

腧 shù　春遇切。《灵枢·九针十二原》：“血脉者在腧横居。”○腧（输），式朱切。《伤寒总病论·黄肉随证》：“灸肝脾二腧。”（按：腧，《音训》作“输”，《伤寒总病论》正文作“腧”。）○腧，音戍。五藏腧也。《奇经八脉考·阳维脉》：“会手太阳阳跻于臑腧。”○腧，输运也。《类经·经络类十四》：“所注为腧。”○腧，音恕，本经腧、输、俞，三字俱通用。《类经·经络类十一》：“愿闻五脏之腧。”

○腧，音树。五藏腧穴。方书灸法：腧穴在脊中对脐各开半寸。《厘正按摩要术·肾经图》："腧府，璇玑旁二寸。"（按：五藏腧，正文均作俞。）

兪（俞）shù　背脊曰俞。《素问·奇病论》："治之以胆募俞。"○俞，谓井荥俞经合，非背俞也。《素问·气穴论》："藏俞五十穴。"○俞，亦谓井荥俞原经合，非背俞也。《素问·气穴论》："府俞七十二穴。"○俞，音庶。《素问·生气通天论》："俞气化薄。"○俞，诸藏俞者，皆脉之所起第三穴。《灵枢经》曰："脉之所注为俞"。《素问·咳论》："治藏者治其俞。"○俞，背俞也。《素问吴注·痹论》："六府亦各有俞。"○俞，十二经之余也。《素问吴注·五藏生成》："少十二俞。"○俞，输同，背俞也。《素问吴注·大奇论》："是十二俞之予不足也。"○俞，输同。《素问吴注·金匮真言论》："俞在脊。"○俞，输同。《素问吴注·金匮真言论》："俞在颈项。"○俞，输同。《素问吴注·生气通天论》："俞气化薄。"○俞，输同。《素问吴注·血气形志》："左角肝之俞也。"○俞，输也。《素问吴注·卒痛论》："其俞注于心。"○俞，谓井荥输经合。《素问吴注·气穴论》："藏俞五十穴。"○俞，谓井荥俞原经合。《素问吴注·气穴论》："府俞七十二穴。"○俞，井、荥、俞、经、合也。《类经·经络类七》："藏俞五十九穴。"○俞，输同。《类经·脉色类二四》："是十二俞之予不足也。"○俞，音庶。《类经·疾病类五》："俞气化薄。"○俞，曰井、荥、俞、原、经、合也。《类经·经络类七》："府俞七十二穴。"○俞会，经穴有俞有会也。《素

S

问吴注·调经论》："皆有俞会。"○俞理，穴俞所治之旨也。《素问吴注·疏五过论》："无失俞理。"○俞窍，络俞孔窍也。《素问吴注·诊要经终论》："冬刺俞窍于分理。"

漱 shù　荡也。音瘦，又音嗽。《历代名医蒙求·俞附浣胃》："漱涤五藏。"○漱，音瘦。《医宗金鉴·伤寒论注·阳明篇》："但欲漱水。"

數（数）shù　法也。《太素·量缪刺》："此缪刺之数也。"○数，理也。《太素·量络刺》："地无失数。"○数，理也。《太素·色脉诊》："请言道之至数。"○数，理也。《太素·邪客》："则道不惑而要数极。"○数，谓连动。《太素·真藏脉形》："弱而乍疏乍数然。"○数，音朔。《太素·禁极虚》："春夏无数虚阳。"○数，谓五常化行之数也。水数一，火数二，木数三，金数四，土数五。成数，谓水数六，火数七，木数八，金数九，土数五也。《素问·六元正纪大论》："其数何如。"○数，色角切。《难经·九难》："数者，府也。"○数，调气之数。《素问吴注·上古天真论》："和于术数。"○数，度也。《素问吴注·汤液醪醴论》："守其数。"○数，上如字。《素问吴注·阴阳离合论》："亦数之可数。"○数，微甚之差也。《素问吴注·宝命全形论》："能达虚实之数者。"○数，谓日数。《素问吴注·六元正纪大论》："差有数乎。"○数，谓诸经血气有多少，次灸有宜忌之类也。《素问吴注·疏五过论》："守数据治。"○数，五常化行之数。水生数一，成数六；火生数二，成数七；木生数三，成数八；金生数四，成数九；土主长生，故常以五而无十也。《素问吴注·六元正纪大论》：“其数何如。”〇数，阳脉也。《素问吴注·脉要精微论》：“数动一代者。”〇数，犹言节目也。《素问吴注·缪刺论》：“此缪刺之数也。”

豎（竖）shù　上主切，又去声。《类经·针刺类二四》：“正竖膝予之齐。”注：“正竖膝予之齐，谓正身蹲坐，使两膝齐也。”

樹（树）shù　建也。《素问吴注·著至教论》：“愿得受树天之度。”〇树，立也。《类经·疾病类八》：“愿得受树天之度。”

虪 shù　音育（按：《尔雅》音式六切）。《本草纲目·虎》：“黑虎曰虪。”

衰 shuāi　谓病衰退也。《素问·疟论》：“衰则气复反入。”〇衰，正气衰也。《素问吴注·阴阳应象大论》：“因其衰而彰之。”〇衰少，虚也。《素问吴注·调经论》：“形气衰少。”〇衰其食，少食也。《太素·阳厥》：“衰其食即已。”（按：衰，《素问》作“夺”。）

率 shuài　统也。《类经·针刺类五》：“左右率刺之。”

腨 shuàn　遄免反，腓肠也。《太素·本输》：“而别入贯腨肠。”〇腨，胫后腓肠名为腨。《太素·经脉之一》：“上腨内。”（按：腨，《灵枢》作“踹”，《甲乙》作“䯒”。）〇腨，骱后软肉处也。《素问·至真要大论》：“腨如别。”〇腨，音喘。肠也。《素问·阴阳别论》：“痿厥腨痟。”〇腨，

S

时究切。《灵枢·本输》："别入贯腨肠。"○腨，音究。腓肠。《金匮要略·趺蹶手指臂肿转筋阴狐疝蛔虫病脉证治》："刺腨入二寸。"○腨，音时究切。腓肚也。《丹溪手镜·周身经穴》："筑宾，内踝上腨分间。"（校云：腨，音踹。竖究切。即脚肚，腓肠也。）○腨，音喘。脚肚也。《奇经八脉考·阴维脉》："在踝上五寸腨肉分中。"○腨，音喘。腨，足腹也。《素问吴注·阴阳别论》："及为痿厥腨痟。"○腨，足腹也。《素问吴注·刺禁论》："刺腨肠内陷。"○腨，足腹也。《素问吴注·刺腰痛论》："脉与太阳合腨下间。"○腨，足腹也。《素问吴注·刺腰痛论》："在腨踵鱼腹之外。"○腨，音篆。《类经·疾病类六》："及为痿厥腨痟。"○腨，音篆。《类经·疾病类十七》："尻阴股膝髀腨胻足皆痛。"○腨，音篆。《类经·脉色类二五》注："贯腨内。"○腨，音篆。《类经·运气类二五》："腨如别。"○腨，音篆。《类经·运气类十》："尻阴股膝髀腨胻足皆病。"○腨，音篆。《类经·针刺类四二》："腨下陷脉灸之。"○腨，音篆。《类经·针刺类五四》："腓者腨也。"○腨，音篆。腿肚也。《类经·针刺类四九》："在腨踵鱼腹之外。"○腨，音篆。一名腓肠，下腿肚也。《类经图翼·周身骨部名目》。○腨，音踹。腓肠也。《厘正按摩要术·灸法》："灸章门，在大横外，直季胁肋端，腨脐上二寸，两旁六寸。"○腨踵，足腹尽处也。《素问吴注·刺腰痛论》："在腨踵鱼腹之外。"

䗮 shuāng　音双。《本草纲目·豇豆》："䗖䗮。"

鷞（鹴）shuāng　《本草纲目·鹭》："《禽经》云：鹴飞则霜，鹭飞则露。"

爽 shuǎng　失也。口失其味。《素问吴注·五常政大论》："食减口爽。"

鷞（鹴）shuǎng　其性爽猛，故曰鹴鸠。《本草纲目·鹰》："鹴鸠。"

霜 shuāng　霜卤，白卤也。《素问吴注·六元正纪大论》："土浮霜卤。"

脽 shuí　尻也，音谁。《太素·经脉病解》："腰脽痛者。"〇脽，音谁。《太素·痈疽》注："尻，脽也。"〇脽，音谁。《素问·脉解论》："故肿腰脽痛也。"〇脽，谓臀肉也。《素问·脉解》："太阳所谓肿腰脽痛者。"〇脽，谓臀肉也。《素问·五常政大论》："当其时反腰脽痛。"〇脽，谓臀肉也。《素问·至真要大论》："腰脽重强。"〇脽，音疽。脽，臀肉也。《素问吴注·脉解》："太阳所谓肿腰脽痛者。"〇脽，音谁，尻臀也。《类经·运气类十七》："腰脽痛。"〇脽，音谁。《类经·运气类二八》："腰脽反痛。"〇脽，音谁。尻臀也。《类经·疾病类十一》："太阳所谓肿腰脽痛者。"

水 shuǐ　水寒而静，阴也。《素问吴注·阴阳应象大论》："水为阴。"〇水，冬也。《太素·变输》注："合，水也。"〇水，性润下而渗灌。《素问·金匮真言论》："其类水。"〇水瘕，水积也。《类经·脉色类十九》："微缓为水瘕痹也。"〇水流，谓平至不鼓。《素问·平人气象论》："如水之流。"〇水溺，

S

小便也。《素问吴注·腹中论》："动之为水溺涩之病。"〇水泉，谓前阴之流注也。《素问·脉要精微论》："水泉不止者。"〇水泉，小便也。《素问吴注·脉要精微论》："水泉不止者。"〇水液，小便也。《素问·至真要大论》："水液浑浊。"〇水液，小便也。《类经·疾病类一》："水液浑浊。"〇水液者，上下所出皆是也。《类经·疾病类一》："诸病水液澄澈清冷。"〇水蛭，音质。《伤寒论·辨太阳病脉证并治中》："水蛭三十个。"〇水宗，水之原也。《类经·疾病类八十》："水宗者积水也。"

疢 shuì　尸类切。《灵枢·四时气》："风疢肤胀。"〇疢，水同。《类经·针刺类三八》："风疢肤胀。"

吮 shǔn　音兖。舐也。《厘正按摩要术·焠法》："脐风初发，吮乳必少。"

楯 shǔn　音巡。《素问·五藏别论》注："此则互相矛盾。"音巡。材具也。《类经·藏象类十四》："何立而为楯。"

順（顺）shùn　顺日研之，谓左旋也。《类经·论治类二十》："埋药地中三日，取出顺日研之三日。"

蕣 shùn　音舜。《本草纲目·木槿》："蕣。"

瞚 shùn　音瞬。《素问·宝命全形论》："间不容瞚。"（按：新校正云："按《甲乙经》瞚作暄，全元起本及《太素》作眴。"）〇瞚，音顺。瞚，瞬也。《素问吴注·宝命全形论》："间不容瞚。"〇瞚，瞬同。《类经·针刺类九》："间不容瞚。"

瞤（瞤）shùn　如匀切。《素问·五常政大论》："其病瞤瘛。" ○瞤，如伦切。目动也。《伤寒论·辨太阳病脉证并治下》："面色青黄肤瞤者难治。" ○瞤，如伦切，动也。《伤寒总病论·不可发汗证》："汗出则筋惕肉瞤。" ○瞤，音闰，如伦切。目动也。（按：校云：瞤，输闰切，音舜，开阖目数摇也。需纯切，音淳。目动也。即俗所谓眼跳，又肉动掣亦曰瞤，如《素问·气交变大论》肌肉瞤酸。）《丹溪手镜·筋惕》："筋惕，跳也，肉瞤动也。"《丹溪手镜·伤寒方论》："服之则厥逆，筋惕肉瞤也。"《丹溪手镜·中风》："皮肉瞤动。" ○瞤，音犉。目动也。《奇经八脉考·冲脉为病》："筋惕肉瞤。" ○瞤，肉动也。《素问吴注·六元正纪大论》："瞤瘛暴死。" ○瞤，肉动也。《素问吴注·气交变大论》："肌肉瞤酸。" ○瞤，如云切。《类经·运气类二十》："瞤瘛肿胀。" ○瞤，如云切。《类经·运气类十三》："其病瞤瘛。" ○瞤，如云切。瞤瘛，动掣也。《类经·运气类十》："肉瞤瘛。" ○瞤，如云切。跳动也。《类经·运气类十》："肌肉瞤酸。" ○瞤，日轮切。《医宗金鉴·伤寒论注·太阳下篇》："筋惕肉瞤。" ○瞤瘈，动也。《素问吴注·气交变大论》："肉瞤瘈。"

瞬 shùn　式闰切，目动也。《庄子》曰："终日视而目不瞬。"《伤寒总病论·败坏别行》："因发狂遂眼瞪不瞬。"

蒴 shuò　蒴藋（shuò diào），音朔吊。《本草纲目·蒴藋》。

碩（硕）shuò　与鼫同。《本草纲目·鼫鼠》："硕鼠。"

S

爍（烁）shuò　式药反。淫邪气。《太素·调阴阳》："形弱而气烁。"〇烁，余药反，淫邪在肉也。《太素·经脉皮部》："肉烁䐃破。"〇烁，言消也。《素问·逆调论》："是人当肉烁也。"〇烁，式灼切。《伤寒论·辨脉法》注："脾为热烁。"〇烁，式灼切。《类经·疾病类八六》："消脑留项，名曰脑烁。"〇烁，式灼切。《类经·疾病类九》："五藏消烁。"〇烁，式灼切。《类经·运气类十》："燥烁以行。"〇烁，式灼切。《类经·运气类十》："则夏有炎暑燔烁之复。"〇烁，收勺切。《类经·藏象类六》："其变炎烁。"〇烁，收勺切。销烁也。《类经·经络类三一》："肉烁䐃破。"

濼（泺）shuò　音灼（按：《尔雅》音烁）。《本草纲目·贯众》："《尔雅》云：泺，贯众。"

鑠（铄）shuò　诗若切。《素问·刺要论》："髓伤则销铄胻酸。"〇铄，式灼切。《类经·针刺类六三》："髓伤则销铄胻痠。"〇铄，音勺。销也。《厘正按摩要术·三焦经图》："消铄，臂外对腋处。"

數（数）shuò　色角切。《灵枢·本输》："阔数之度。"〇数，音朔。《素问吴注·痹论》："数饮而不得出。"〇数，音朔。《素问吴注·刺疟》："数便。"〇数，音朔。《素问吴注·刺热论》："苦渴数饮。"〇数，音朔。《素问吴注·大奇论》："脉至如数。"〇数，音朔。《素问吴注·风论》："风者善行而数变。"〇数，音朔。《素问吴注·腹中论》："夫子数言热中消中。"〇数，音朔。

《素问吴注·骨空论》："数刺其俞而药之。"〇数，音朔。《素问吴注·决死生论》："躁盛喘数者为阳。"〇数，音朔。《素问吴注·决死生论》："中部乍疏乍数者死。"〇数，音朔。《素问吴注·厥论》："此人必数醉。"〇数，音朔。《素问吴注·脉要精微论》："数则心烦。"〇数，音朔。《素问吴注·平人气象论》："盛喘数绝者。"〇数，音朔。《素问吴注·奇病论》："此人必数食甘美而多肥也。"〇数，音朔。《素问吴注·奇病论》："人之尺脉数甚。"〇数，音朔。《素问吴注·奇病论》："数谋虑不决。"〇数，音朔。《素问吴注·生气通天论》："数犯此者。"〇数，音朔。《素问吴注·四气调神大论》："贼风数至。"〇数，音朔。《素问吴注·血气形志》："形数惊恐。"〇数，音朔。《素问吴注·移精变气论》："数问其情。"〇数，音朔。《素问吴注·移精变气论》："贼风数至。"〇数，音朔。《素问吴注·阴阳别论》："数者为阳。"〇数，音朔。《素问吴注·阴阳应象大论》："数栗而寒。"〇数，音朔。《素问吴注·玉机真藏论》："弱而乍数乍疏。"〇数，音朔。如数，其实未数也。《素问吴注·玉机真藏论》："其去如数者。"〇数，音朔。《素问吴注·脉要精微论》："有脉俱沉细数者。"〇数，数处也。《类经·经络类十九》："数髓空。"〇数，音朔。《类经·藏象类十七》："以其数脱血也。"〇数，音朔。《类经·藏象类十四》："数中风寒。"〇数，音朔。《类经·疾病类二八》："风者善行而数变。"〇数，音朔。《类经·论治类十六》："贼风数至。"〇数，音朔。《类经·脉

S

色类三》：“乍疏乍数者死。”〇数，音朔。《类经·脉色类十》：“其去如数者。”〇数，音朔。《类经·脉色类十一》：“盛喘数绝者。”〇数，音朔。《类经·摄生类五》：“贼风数至。”〇数，音朔。《医宗金鉴·伤寒论注·太阳上篇》：“脉细数者头痛未止。”〇数后，数利下也。《素问吴注·六元正纪大论》：“肠鸣而为数后。”

司 sī　推步也。《素问吴注·方盛衰论》：“司八正邪。”〇司，主也。《素问吴注·六元正纪大论》：“司化之常也。”〇司，候也。《类经·脉色类八》：“司八正邪。”〇司，主也。《类经·运气类二一》：“司化之常也。”〇司，主也。《类经·针刺类十二》：“故远者司外揣内。”

思 sī　亦神之用也。专存之志变转异求，谓之思也。《太素·藏府之一》：“因志而存变谓之思。”〇思，用心为思，思以知远，脾志也。《素问吴注·阴阳应象大论》：“在志为思。”〇思，因志而存变谓之思。《灵枢·本神》：“因志而存变谓之思。”〇思，因志而存变谓之思。《类经·藏象类九》：“因志而存变谓之思。”

嘶 sī　先妻反，声破也。《太素·痈痈逆顺刺》：“音嘶色脱。”〇嘶，音西，破声曰嘶。《类经·针刺类九》：“其音嘶败。”〇嘶，音西，声破损也。《类经·疾病类八九》：“音嘶色脱。”〇嘶，音西。声破也。《厘正按摩要术·觇神气》：“凡病至神明失守而声嘶者，为五脏已夺。”〇嘶，先齐切。《医宗金鉴·伤寒论注·可汗篇》：“发汗则声乱咽嘶。”

蟖 sī　音斯。《证类本草·雀瓮》："蛅蟖房。"

虒 sī　音嘶。《本草纲目·虎》："似虎而有角曰虒。"

鼶 sī　音斯。《本草纲目·鼠附录》："《尔雅》《说文》又有鼸、鼶、鼮、鼣、鼭、鼤、⿰鼠各、⿰鼠尃八鼠。"

死 sǐ　犹澌也，言精气皆澌也。《素问·热论》："则死矣。"

四 sì　四白，谓唇四际之白色肉也。《素问·六节藏象论》："其华在唇四白。"○四白，唇四际白肉也。《素问吴注·六节藏象论》："其华在唇四白。"○四极，四肢也。《素问吴注·汤液醪醴论》："微动四极。"○四极，四肢也。《类经·论治类十五》："是以微动四极。"○四街，谓胸腹头胻脉气道也。《太素·脉行异同》："四街者，气之径也。"○四厥，谓四肢冷或四肢热也。《太素·营卫气行》："乱于臂胫，则为四厥。"○四末，谓四肢，身之末也。《太素·脉行异同》："夫四末阴阳之会者。"○四末，谓四肢也。《素问·缪刺论》："而布于四末。"○四末，四肢之末。《素问吴注·缪刺论》："而布于四末。"○四末，四肢也。《类经·经络类十三》："夫四末阴阳之会者。"○四逆，厥冷也。《类经·运气类三十》："四逆而起。"○四塞，气实也。《素问吴注·调经论》："针空四塞。"○四维，辰戌丑未之月也。《素问吴注·至真要大论》："其在四维。"○四维，四隅也，谓辰戌丑未之方。《素问吴注·气交变大论》："四维发振拉飘腾之变。"○四维，血肉筋骨也。以是四者维持人身，故云四维。《素问吴注·生气通天论》："四维相代。"○四肢，

S

两手足也。《素问吴注·五藏生成》："此四肢八溪之朝夕也。"〇四肢不举，手足不用也。《素问吴注·阴阳别论》："四肢不举。"〇四肢，两手两足也。《类经·藏象类十六》："天有四时，人有四肢。"〇四肢不举，手足不用也。《素问吴注·阴阳别论》："四肢不举。"〇四经，肝木，心火，肺金，肾水也。《素问吴注·阴阳别论》："人有四经十二从。"

澌 sì （《玉篇·歺部》：澌，息次切，死也，尽也。亦作"澌"。）《素问·热论》注："死，犹澌也，言精气皆澌也。"

似 sì 肖也。《类经·摄生类三》："象似日月。"

兕 sì 其牸曰兕。《本草纲目·犀》："兕。"

食 sì 亦音饲，己曰食，他曰饲也。《素问·至真要大论》注："《藏气法时论》曰：肝苦急，急食甘以缓之。肝欲散，急食辛以散之。"〇食，与饲同。《医宗金鉴·伤寒论注·厥阴篇》："饥不能食者。"

涘 sì 凝也。《太素·邪传》："胫寒则血脉涘泣。"（按：涘泣，《灵枢》作"凝濇"，《甲乙》作"凝泣"。）〇涘，义当凝也。《太素·诸气数类》："卫气有所涘而不行。"（按：涘，《素问》《甲乙》作"凝"。）〇涘，音俟。水崖。义当凝也。《太素·调食》："血与咸相得则血涘。"（按：涘，《灵枢·五味》作"凝"。）

貄 sì 音曳。《本草纲目·狸》："《尔雅》云：狸子曰貄。"

松 sōng　犹公也。故松从公。《本草纲目·松》。

菘 sōng　音嵩。《证类本草·菘》："菘。"〇菘，菘性凌冬晚凋，四时常见，有松之操，故曰菘。《本草纲目·菘》。

楤 sōng　损动切。《证类本草·楤根》："楤根。"（按：《本草纲目》作楤。）

楤 sǒng　《本草纲目·楤木》。

頌（颂）sòng　今为诵也。《素问·阴阳类论》："颂得从容之道。"〇颂，诵同。《素问吴注·阴阳类论》："颂得从容之道。"〇颂，诵同。《类经·疾病类七》："颂得从容之道。"

誦（诵）sòng　亦谕也。讽谕者，所以比切近而令解也。《素问·著至教论》："讽诵用解。"〇诵，读其书为主诵。《素问吴注·著至教论》："诵而未能解。"

廋 sōu　《论语》"人焉廋哉"之廋，匿也。廋，旧作瘦，僭改此。《素问吴注·决死生论》："留廋不易。"（按：影本不易作"不移"。）〇廋，旧作瘦，僭改此。凡病不从内外风邪所致，则廋匿留着无变异也。《素问吴注·通评虚实论》："故瘦留着也。"

溲 sōu　小留反。《太素·藏府之一》："经溲不利。"（按：经溲，《甲乙》作"泾溲"。）〇溲，所鸠切。《素问·六节藏象论》注："《正理论》曰：'闭则不得溺。'"（按：经注并无溲字。注文只有溺字。溺字有三音：ruò、nì、

S

niào，无“所鸠切”之音。或注文本作溲，后误作溺。）〇溲，谓溺也。《素问·痿论》：“发则心下崩数溲血也。”〇溲，小便。《素问·调经论》：“形有余则腹胀泾溲不利。”〇溲，小便也。《素问·奇病论》：“一日数十溲。”〇溲，所鸠切。《难经·十六难》：“癃溲便难转节。”〇溲，所留切。溺也。《伤寒论·辨脉法》：“属府者，不令溲数。”〇溲，小便也。音搜。《历代名医蒙求·王遂炼石》：“中热不溲者。”〇溲，音搜。《证类本草·十四目录》：“溲疏。”〇溲，音搜。《证类本草·溲疏》：“溲疏。”〇溲，音搜。《证类本草·总目录》：“溲疏。”〇溲，音搜。小便也。《奇经八脉考·带脉为病》：“白物满溢随溲而下。”〇溲，得小便也。《素问吴注·奇病论》：“一日数十溲。”〇溲，音叟。溲，溺溲也。《素问吴注·调经论》：“泾溲不利。”〇溲，音搜。《类经·藏象类十》：“实则腹胀经溲不利。”〇溲，音搜。《类经·疾病类七九》：“溲便为之变。”〇溲，音搜。《类经·疾病类三六》：“一日数十溲。”〇溲，音搜。《类经·疾病类三五》：“泾溲不利。”〇溲，音搜。《类经·针刺类五十》：“内闭不得溲。”〇溲，音搜。溺也。《类经·疾病类十八》：“形有余则腹胀经溲不利。”〇溲，所留切。《医宗金鉴·伤寒论注·太阳下篇》：“反呕欲失溲。”

蒐 sōu　音搜。《本草纲目·茜草》：“茅搜。”〇蒐，音收。聚也。搜罗。《厘正按摩要术·呕吐》：“博采旁搜。”（按：音释作“蒐”，正文作“搜”。）

螋 sōu　蠷螋，音瞿搜。《本草纲目·山蛩虫附录》：“蠷螋”。

酸 sōu　音收。《厘正按摩要术·腹痛》：“泻必酸臭。”〇馊，音搜。《厘正按摩要术·询溲便》：“大便味酸臭者伤食滞。”

藪（薮）sǒu　音叟。《历代名医蒙求·裴颜稽古》：“时人谓言谈之林薮。”

嗽 sòu　咳而连声谓之嗽。《素问吴注·五藏生成》：“咳嗽上气。”〇嗽，音受。咳嗽。《厘正按摩要术·运内八卦法》：“若咳嗽，自离运至乾七次。”

甦 sū　本音苏。《厘正按摩要术·掐法》：“甦醒沉疴。”

酥 sū　音苏。《证类本草·酥》：“酥。”

穌（稣）sū　音酥。《本草纲目·苏》：“蘇，从穌，舒畅也。”

蘇（苏）sū　本作稣，死而更生也。《历代名医蒙求·李祐救妇》：“一夕复苏。”〇苏，叶也。《类经·论治类十七》：“治以草苏草荄之枝。”

泝 sù　苏护反，流逆上也，谓寒邪逆入腠理也。《太素·经脉皮部》“泝然起毫毛。”〇泝，渭水之逆流，即邪气入腠理也。《太素·知官能》：“洫泝动形。”（按：泝，《灵枢》作“淅”。）〇泝，音诉。《太素·邪传》：“洫泝善惊。”（按：洫泝，《灵枢》《甲乙》作“洒淅”。）〇泝，音素。《素问·刺要论》：“泝泝然寒栗。”〇泝，淅同，洒淅恶寒也。《素问吴注·皮部论》：“诉然起毫

S

毛。”○泝，音素。《素问吴注·刺要论》：“泝泝然寒栗。”○泝，音素，逆流曰泝。泝然，竖起也，寒栗也。《类经·经络类三一》：“泝然起毫毛。”○泝，音素。《类经·针刺类六三》：“泝诉然寒栗。”○泝然，恶寒也。《素问·皮部论》：“泝然起毫毛。”○泝然，竖起也，寒栗也。《类经·经络类三一》：“泝然起毫毛。”

素 sù　先也。《太素·痹论》：“素肾气胜。”○素，先也。《太素·三疟》：“肺之素有热气盛于身。”○素，先也。《太素·阳明脉解》：“非其素时所能也。”○素，本也。《素问·阳明脉解》：“皆非其素所能也。”○素，白色谓素。《素问吴注·五运行大论》：“素天之气。”○素，白色，金气也。《类经·运气类四》：“素天之气。”○素痓，强直不能回转。《太素·寒热相移》：“肺移热于肾，传为素痓。”（按：素痓，《素问》《甲乙》作“柔痓”。）

嗉 sù　（《广韵·暮韵》：嗉，桑故切，鸟嗉。）《本草纲目·鸡》：“嗉。”

粟 sù　《春秋说题辞》云：西乃金所立，米为阳之精，故西字合米为粟。《本草纲目·粟》。

肅（肃）sù　静也。《素问·六元正纪大论》：“终为肃。”○肃，静也。《素问·五常政大论》：“其候凝肃。”○肃，静也。《素问·五运行大论》：“其化为肃。”○肃，清也，静也。《素问·五常政大论》：“其政肃。”○肃，谓静肃，所以候气之存亡。《素问·诊要经终论》：“刺针必肃。”○肃，中外严肃也。《素问·气交变大论》：“其政凝肃。”

○肃，清肃也。《类经图翼·二十四气》：“天地始肃。”○肃，严肃也。《类经·运气类十三》：“其政肃。”○肃杀，谓风动草树，声若干也。《素问·气交变大论》：“其变肃杀。”○肃杀，气寒肃而杀令行也。《类经·运气类十》：“其变肃杀。”

樕 sù　音速。《本草纲目·槲实》：“槲樕。”

狻 suān　狻猊（suān ní），音酸倪。《本草纲目·狮》：“狻猊。”

痠 suān　息官反。《灵枢·海论》：“胻痠眩瞐。”○痠，音酸。《素问·刺热》：“先腰痛骱痠。”○痠，音酸。《素问·刺热》：“先腰痛骱痠。”○痠，音酸。《灵枢·邪气藏府病形》：“其应善痠矣。”○痠，与酸同。《奇经八脉考·冲脉为病》：“髓海不足则脑转耳鸣胫痠眩冒。”○痠，苏端切。《类经·针刺类五一》：“淫泺胫痠。”○痠，酸同。《类经·藏象类九》：“精伤则骨痠痿厥。”○痠，音酸。《类经·疾病类九四》：“胻痠。”○痠，音酸。《类经·疾病类四四》：“先腰痛胻痠。”○痠，音酸。《类经·疾病类五八》：“虚故腰背痛而胻痠。”○痠，音酸。《类经·疾病类五十》：“胻痠痛甚。”○痠，音酸。《类经·脉色类十九》：“其应善痠矣。”

S

酸 suān　木味也。《太素·五藏脉诊》：“其能喜酸。”○酸，醋水也。《素问·至真要大论》：“呕酸善饥。”○酸，酸水及沫也。《素问·至真要大论》：“诸呕吐酸。”○酸，木也。《素问吴注·宣明五气》：“酸走筋。”○酸，酸痛也。《类经·运气类十》：“肌肉瞤酸。”

祘 suàn　音蒜。《本草纲目·蒜》："蒜字从祘，谐声也。"

夊 suī　音绥。足行也。《本草纲目·小麦》："故麥字从來，从夊。"

睢 suī　七余切。《证类本草·香蒲》："一名睢。"

随（隨）suí　肩随内藏消瘦也，又两肩垂下曰随。《太素·真藏脉形》："肩随内消。"○随，谓随从。《素问·疟论》："疟气随经络沉而内薄。"○随，谓随之。《素问·至真要大论》："微者随之。"○随，眴为切。黄者中央之色，内属脾，脾属土，土无正形，从在四季，正王在长夏，谓之随者，有若从木火土金水之意，火生土，故黄，内随所次，列之于赤脉攒之后。《伤寒总病论·黄随肉证》："四季月终余十八日行黄肉随病。"○随者，当令亢甚，复气随之也。《素问吴注·天元纪大论》："知迎知随。"○随，后也。《类经·运气类三》："不足随之。"○随，后也。《类经·运气类十三》："阳气随。"○随者，随其去也。《类经·运气类三》："知迎知随。"○随随，从顺貌。《类经·藏象类三一》："少阳之下随随然。"○随随，和光同尘也。《类经·藏象类三十》："随随然。"

髓（髓）suǐ　骨之充。《素问·刺要论》："刺骨无伤髓。"○髓，脑髓也。《素问吴注·骨空论》："髓空在脑后五分。"○髓，阴中之阳也。《素问吴注·逆调论》："肾不生则髓不能满。"○髓，脑髓也。《类经·经络类十九》："髓空在脑后五分。"

歲（岁）suì　谓三百六十五日四分日之一。《素问吴注·至真要大论》："主岁者纪岁。"○岁立，岁时立也。《素问吴注·六微旨大论》："子甲相合，命曰岁立。"○岁星，木星也。《素问吴注·气交变大论》："上应岁星。"○岁运，岁之主运。《素问吴注·气交变大论》："故岁运太过。"

祟suì　音粹。神祸也。《厘正按摩要术·掐法》："能祛鬼祟。"

遂suì　并也。《太素·胀论》："阴阳相遂。"（按：遂，《灵枢》作"逐"。）○遂，尽也。《素问·六节藏象论》："请遂闻之。"○遂，尽也。《素问·六元正纪大论》："请遂言之。"○遂，尽也。《素问·六元正纪大论》："请遂言之。"

隧suì　道也。《太素·虚实补泻》："则泻其经隧。"○隧，道也。《太素·虚实所生》："取之经隧。"（按：隧，《甲乙》作"渠"。）○隧，道也。《太素·营卫气》："故独得行于经隧。"○隧，道也。《太素·营卫气行》："分为三隧。"○隧，诸络也。《太素·知官能》："明于经隧。"○隧，潜道也。《素问·调经论》："皆出于经隧。"○隧，音遂。隧，潜道也。经脉伏行而不见，故谓之经隧焉。《素问·调经论》："五藏之道，皆出于经隧。"○隧，音遂。《素问·五藏生成》注："空者，血流之道，大经隧也。"○隧，音遂。《灵枢·脉度》："此气之大经隧也。"○隧，音遂。小路也。《奇经八脉考·二跻为病》："其糟粕、津液、宗气分为三隧。"○隧，音遂。隧，田间水道也。

《素问吴注·调经论》："皆出于经隧。"○隧，潜道也。《类经·疾病类十八》："皆出于经隧以行血气。"○隧，深邃貌。《类经·藏象类十四》："使道隧以长。"○隧，音遂，伏道也。《类经·经络类二三》："故独行于经隧。"○隧，音遂。《类经·针刺类六一》："胃之所出气血者经隧也。"○隧，音遂。道也。《类经·藏象类三一》："必明于经隧。"○隧，音遂。道也。《类经·疾病类八三》："其糟粕、津液、宗气，分为三隧。"

樬 suì　罗也。其木有纹如罗，故名。《本草纲目·鹿梨》："杨樬。"

孫（孙）sūn　孙络，小络也，谓络之支别也。《素问·气穴论》："愿闻孙络溪谷。"○孙络，小络，浮而之别者是也。《素问吴注·气穴论》："愿闻孙络溪谷已有所应乎。"○孙络，支络也。《素问吴注·调经论》："络之与孙络。"

飧 sūn　水洗饭也，音孙，谓肠胃有风，水谷不化而出也。《太素·阴阳》："春伤于风，夏生飧泄。"○飧，音孙，谓食不消，下泄如水和饭也。《太素·顺养》："肠中寒则肠鸣飧泄。"○飧，音孙。《素问·调经论》："志有余则腹胀飧泄。"○飧，音孙。即水饭也。《本草纲目·饭》："飧饭。"○飧，音孙。《素问吴注·调经论》："志有余则腹胀飧泄。"○飧，音孙，水谷不化曰飧泄。《类经·论治类二》："肠中寒则肠鸣飧泄。"○飧，音孙。《类经·疾病类二六》："甚则呕血及飧泄。"○飧，音孙。《类经·疾病类二七》：“冬不病痹厥飧泄而汗出也。”〇飧，音孙。《类经·疾病类九二》：“咳呕腹胀且飧泄。”〇飧，音孙。《类经·疾病类七七》：“久风为飧泄。”〇飧，音孙。《类经·疾病类十》：“胸满呕逆飧泄。”〇飧，音孙。《类经·疾病类十七》：“飧泄食不化。”〇飧，音孙。《类经·疾病类十三》：“下为飧泄。”〇飧，音孙。《类经·疾病类五六》：“则飧泄不化。”〇飧，音孙。《类经·脉色类三三》：“大便赤办飧泄脉小者。”〇飧，音孙。《类经·摄生类四》：“冬为飧泄。”〇飧，音孙。《类经·阴阳类一》：“清气在下，则生飧泄。”〇飧，音孙。《类经·针刺类四七》：“飧泄取三阴。”〇飧泄，谓食不化而下出也。《素问·气交变大论》：“民病飧泄食减。”〇飧泄者，食不化而出也。《素问·风论》：“则为肠风飧泄。”〇飧泄者，食不化而泄出也。《素问·四气调神大论》：“冬为飧泄。”〇飧泄，上音孙。《伤寒论·伤寒例》：“春伤于风，夏必飧泄。”成注：“飧泄者，下利米谷不化而色黄。”〇飧泄，食不化而下出也。《素问吴注·气交变大论》：“民病飧泄。”〇飧泄，水谷不分而为寒泄也。《类经·摄生类四》：“冬为飧泄。”〇飧泄，水谷不化曰飧泄。《类经·论治类二》：“肠中寒则肠鸣飧泄。”〇飧泄，完谷而泄也。《类经·阴阳类一》：“清气在下，则生飧泄。”

蕵 sūn　蕵芜（sūn wú），乃酸模之音转。《本草纲目·酸模》：“蕵芜。”

S

隼 sǔn　小而鸷者曰隼。《本草纲目·鹰》。○隼，音笋。击物准也。《本草纲目·鸱》："隼。"

筍 sǔn　从竹、旬，谐声也。（按："筍"为"笋"的异体字。）《本草纲目·竹筍》："陆佃云：旬内为筍，旬外为竹，故字从旬。"

損（损）sǔn　减也。《类经·脉色类三二》："病日损。"

潠 sùn　心艮切。《医宗金鉴·伤寒论注·太阳上篇》："反以冷水潠之。"

莎（莎）suō　音梭。《本草纲目·莎木面》。"时珍曰：莎字韵书不载，惟孙愐《唐韵》莎字注云：树似桄榔。则莎字当作莎衣之莎。其叶离披如莎衣之状，故谓之莎也。张勃《吴录·地理志》言：交趾穰木，皮中有白粉如米屑，干之捣末，以水淋过似面，可作饼食者，即此木也。后人讹穰为莎，音相近尔。"

所 suǒ　所居，所在也。《素问吴注·调经论》："其病所居。"○所谓，世所谓也。《素问吴注·阴阳别论》："所谓阴阳者。"

索 suǒ　夺也。《太素·阴阳杂说》："其传为索泽。"○索，求也。《太素·热病说》："索筋于肝。"○索，取气也。《太素·少气》："动作气索。"○索，散也。《太素·虚实补写》："邪气乃索。"○索，苏作"反"，散也。《太素·杂刺》："索刺其胂上。"○索，尽也。《素问·示从容论》："形气消索也。"○索，散尽也。《素问·调经论》：“邪气乃索。”〇索，苏各反。《伤寒论·辨脉法》：“脉紧者，如转索无常也。”〇索，小曰索。《本草纲目·草麻绳索》。〇索，散也。《素问吴注·调经论》：“邪气乃索。”〇索，引也。《素问吴注·阴阳别论》：“其传为索睾。”〇索者，散也。《类经·疾病类十八》：“邪气乃索。”〇索，当作“素”。《医宗金鉴·伤寒论注·厥阴篇》：“食以索饼。”

T

獭 tǎ　他达切。《素问·四气调神大论》注：“初五日，獭祭鱼。”〇獭，他达切。《历代名医蒙求·王纂驱獭》：“有獭从女被内走出。”

鳎（鳎）tǎ　音塔。秦人名鳎。《本草纲目·鲵鱼》：“鳎鱼。”

沓 tà　徒合切。《伤寒论·伤寒例》：“冬温复有先后，更相重沓。”

踏 tà　音沓。《本草纲目·海鹞鱼》：“蕃踏鱼。”

漯 tà　通合切。《灵枢·经水》：“手少阳外合于漯水。”

闒（闼）tà　《素问·著至教论》注：“明堂，布政之宫也，八窗四闼。”

炲 tái　大才反，烟炲。《太素·诸气状论》：“其色炲。”〇炲，音苔，谓草烟栖聚炲煤，黑之恶色也。《太素·证候之一》："黑如炲者死。"〇炲，音苔。炲，谓炲煤。《素问·五藏生成》："黑如炲者死。"〇炲，黑色也。《素问·风论》："其色炲。" 〇炲，谓炲煤也。《素问·五藏生成》："黑如炲者死。"〇炲，焦黑色火极而兼水化也。《素问吴注·至真要大论》："甚则色炲。"〇炲，音台。炲，黑色也。《素问吴注·风论》："其色炲。"〇炲，音苔。炲，积烟所成者。《素问吴注·五藏生成》："黑如炲者死。"〇炲，音台，焦黑色也。《类经·运气类二五》："甚则色炲。"〇炲，音台。烟煤也。《类经·脉色类三七》："黑如炲者死。"〇炲，音台。烟炲也。《类经·疾病类二八》："其色炲。"

太 tài　太过，有余也。《素问·天元纪大论》："各有太过不及也。"〇太过，谓岁气有余也。《素问吴注·气交变大论》："太过何如。"〇太过，邪自外入，则病太过。《素问吴注·玉机真藏论》："其气来实而强，此谓太过。"〇太虚，谓空玄之境，真气之所充，申明之宫府也。《素问·天元纪大论》："太虚寥廓。"〇太虚，天也。《素问吴注·天元纪大论》："太虚寥廓。"

覃 tán　延长也。《本草纲目·簟》："簟可延展，故字从竹、覃。"〇覃，延也。《本草纲目·香蕈》："蕈从覃。"〇覃，延布而深也。《类经·疾病类五七》："肠覃何如。"〇覃，音潭。《类经·疾病类五七》："肠覃。"

蕈 tán，音谭。《证类本草·第三十目录》："蕈草。"〇蕈，音谭。《证类本草·蕈草》："蕈草。"〇蕈，音谭。《证类本草·总目录》："蕈草。"〇蕈，北人曰蛾，南人曰蕈。《本草纲目·木耳》。

樿 tán　音潭。《证类本草·橉木灰》："一名樿。"〇樿，音潭。《本草纲目·橉木》："樿木。"

藫 tán　音覃。《本草纲目·陟厘》："藫。""郭璞曰：藫，水苔也。"

蕁（荨）tán　音覃。《本草纲目·知母》："荨。"〇荨，音单（按：单，盖覃之误）。《别录》作藫。《本草纲目·海藻》："荨。"

藚 tán　杜含切。《证类本草·知母》："一名藚。"

檀 tán　善木也。《本草纲目·檀》："其字从亶。亶者，善也。"〇檀，善木也。故字从亶。亶，善也。《本草纲目·檀香》。

彈（弹）tán　搏击之义。《类经·脉色类三四》："长而左右弹。"

菼 tǎn　音毯。《证类本草·藜芦》："一名葱菼。"〇菼，音毯。《证类本草·薏苡人》："一名屋菼。"〇菼，音毯。《本草纲目·藜芦》："葱菼。"

湯（汤）tāng　洗也。《素问吴注·玉机真藏论》："可汤熨及火灸刺而去之。"

募 tāng　音汤。《本草纲目·商陆》："蓫募。"

蝪 tāng　音荡。《证类本草·螳螂》："《尔雅》云：蛈蝪。"〇蝪，音汤。《本草纲目·螳螂》："《尔雅》作蛈蝪。"

螗 táng　黑色也。江南谓之螗。《本草纲目·蝉花》："螗蜩。"

蓎 táng　音唐。《证类本草·芫荑》："一名蕨蓎。"〇蓎，音唐。蕨蓎。《本草纲目·芫荑》："蕨蓎。""《尔雅》云：莁荑，蔱蘠。则此物乃莁树之荑，故名也。恭曰：蕨蓎，乃蔱蘠二字之误。"

溏 táng　脾寒则为溏泄。《类经·疾病类十》："溏、瘕、泄、水闭、黄疸。"〇溏，食消利也。《太素·经脉之一》："溏瘕泄。"

蓎 táng　音唐。《证类本草·蜀椒》："一名蓎藙。"

堂 táng　堂堂，兵盛也。《太素·量顺刺》："无击堂堂之陈。"

犃 táng　《玉篇·牛部》：犃，徒郎切，牛名。《本草纲目·犛牛附录》："犃牛。"

螳 táng　螳螂，俗名刀螂，《说文》名拒斧。《类经图翼·二十四气》："螳螂生。"

餳（饧）táng　又 xíng，音徐盈切。《本草纲目·饴糖》："稠者曰糖，强硬如糖也。"

倘 tǎng　与傥同。《历代名医蒙求·倘或阙遗》："倘或阙遗。"

儻（傥）tǎng　倜傥，不羁也。他朗切。《历代名医蒙求·元忠倜傥》："元忠倜傥博学。"

慆 tāo　他刀切。《灵枢·阴阳二十五人》："太阳之下慆慆然。"○慆，音叨。慆慆，不反貌，又多疑也。《类经·藏象类》："太阳之下慆慆然。"

掐 tāo　徒劳反。《太素·真邪补泻》"搔"注："一曰掐。弹已掐令下之。"（按：搔，《素问》《甲乙》作"抓"。）

縚（绦）tāo　音绦。与韬同。《新唐书·姜抚通仙》："太常卿韦縚祭名山。"

駣（驰）táo　音桃。三岁曰駣。《本草纲目·马》。

騊（駒）táo　騊駼（táo tú），《玉篇·马部》：騊，大刀切；駼，同都切。騊駼，兽如良马也。《本草纲目·野马》："《山海经》云：北海有兽，状如马，色青，名曰騊駼。"

疼 téng　音腾。痛也。《厘正按摩要术·察耳》："两耳后黑筋，横过发际，主脐下疼，肾气痛。"

騰（腾）téng　腾烟，升腾之烟，暑热太甚，遂其炎上之体也。《素问吴注·六元正纪大论》："广厦腾烟。"

螣 téng　螣蛇。《本草纲目·诸蛇》。

剔 tī　音揚。《证类本草·麝香》："自以脚剔出之。"

T

擿 tī　当狄反。《太素·耳聋》："若有干擿抵。"（按：擿，注误作"摘"，据经文改。擿抵，《灵枢》作"耵聍"。）○擿，音摘。《素问》注："耳中有干擿之，不得灸也。"（新校正："按：《甲乙经》擿之作擿抵。"）

鷉 tī　天黎反。《证类本草·䴘鷉》："䴘鷉。"○鷉，音梯。《本草纲目·䴘鷉》。

鮷（𫚉）tí　音啼。《本草纲目·𫚉鱼》。

醍 tí　红曰醍。《本草纲目·酒》。○醍醐，《本草纲目·醍醐》。

鶗（䴘）tí　䴘鸠（tí guì），音弟桂。《本草纲目·杜鹃》："䴘鸠。"

騠（骒）tí　音题。《本草纲目·骡》："牡马交驴而生者，为駃騠。"

鯷（鳀）tí　音题。《证类本草·鳀鳀鱼》："鳀鳀鱼。"○鳀，音题。《本草纲目·鳀鱼》："鳀鱼。"

鷤（䴘）tí　䴘鸠，音弟桂。《本草纲目·伯劳》："据颜说则子规名䴘鸠。"○䴘䳏，䴘鸠。《本草纲目·杜鹃》："䴘鸠，一作䴘䳏。"

屉 tì　凡履中荐，袜下毡，皆曰屉，可以代替也。《本草纲目·毡屉》。○屉，音替。《本草纲目·毡屉》。

倜 tì　倜傥，不羁也。上他历切，下他朗切。《历代名医蒙求·元忠倜傥》："元忠倜傥博学。"

涕 tì　洟也。《太素·水论》："若出而少涕。"○涕，出于鼻。《类经·疾病类二五》："肺为涕。"

惕 tì　耻激反，谓惧也。《太素·经脉之一》："心惕惕如人将捕之。"○惕，他的切。《灵枢·本神》："是故怵惕思虑者则伤神。”○惕，音踢。敬也，又忧惧也。《伤寒论·辨阳明病脉证并治》：“心怵惕烦躁。”○惕，他的切，忧也，疾也。《伤寒总病论·阳明证》：“必怵惕烦躁。”○惕，音狄。心动也。《奇经八脉考·冲脉为病》：“筋惕肉瞤。”○惕，惊也。《类经·藏象类九》：“是故怵惕思虑者则伤神。”○惕，音踢。《医宗金鉴·伤寒论注·太阳下篇》：“筋惕肉瞤。”

屜 tì　音替。《本草纲目·毡屉》：“屜。”

嚔 tì　音帝。《素问·宣明五气论》：“肾为欠为嚔。”○嚔，丁计切。《难经·十六难》：“面白善嚔。”○嚔，丁计切。《伤寒论·伤寒例》：“渴止舌干，已而嚔也。”○嚔，鼻痒喷出大声，谓之嚔。《素问吴注·至真要大论》：“客胜则鼽嚔。”○嚔，涕喷谓之嚔。《素问吴注·至真要大论》：“鼽衄嚔呕。”○嚔，涕喷也。《素问吴注·气交变大论》：“鼽嚔。”○嚔，音帝。《素问吴注·热论》：“舌干已而嚔。”○嚔，音帝。嚔，鼻出声之名，嚔喷是也。《素问吴注·宣明五气》：“肾为欠为嚔。”○嚔，音帝。《类经·疾病类七九》：“人之嚔者，何气使然。”○嚔，音帝。《类经·疾病类三九》：“舌干已而嚔。”○嚔，音帝。《类经·运气类二八》：“烦躁鼽嚔。”○嚔，音帝。《类经·运气类二一》：“阳明所至为鼽嚔。”○嚔，音帝。《类经·运气类十》：“鼽嚔。”○嚔，音帝。《类经·运气类十四》：“咳嚔鼽衄。”○嚔，音帝。喷嚔也。《类经·疾病类二五》：“肾为欠，为嚔。”○嚔，音帝。喷鼻也。《厘正按摩要术·察鼻准》：“喷嚔者，感于风也。”〇嚏，音帝。《医宗金鉴·伤寒论注·平脉法篇》：“客气入内嚏而出之。”

鬀 tì 剃同。《类经·针刺类三十》：“鬀其左角之发方一寸。”

鬄 tì 耻历反，除也。《太素·量缪刺》：“鬄其左角之发方寸燔治。”（按：鬄，《甲乙》作“剔”。）〇鬄，音替。《素问吴注·缪刺论》：“鬄其左角之发方一寸燔治。”

髢 tì 音剃。髲髢。《本草纲目·发髲》：“髲髢，音剃，亦作鬄。”

天 tiān 上也。《太素·经脉正别》：“手少阳之正，指天。”〇天者，理也。《太素·十二水》：“命曰法天之常。”〇天，大也。凡物大者，皆以天名。《本草纲目·鹄》：“天鹅。”〇天者，阳痿不用，古云天宦是也。《本草纲目·人傀》：“五不男：天、犍、漏、怯、变也。”〇天纲，天道之常也。《素问吴注·五运行大论》：“始正天纲。”〇天光，谓日月星也。《素问·三部九候论》：“上应天光星辰历纪。”〇天癸，是男精女血，天真所降也，故曰天癸。《素问吴注·上古天真论》：“而天癸至。”〇天牝，鼻也。《类经·论治类二十》：“天牝从来。”〇天师，尊之号也。《太素·邪传》：“故问于天师。”〇天师，岐伯也。《素问·上古天真论》：“乃问于天师。”〇天师，尊称也，谓岐伯。《素问吴注·上古天真论》：“乃问于天师。”〇天枢，当脐之两旁也，所谓身半矣。《素问·六微旨大论》：“天枢之上。”〇天数，天界之数。《素问吴注·上古天真论》：“将天数然也。”〇天柱，侠项大筋外廉陷中，足太阳之正经也。《太素·经脉根结》："入于天柱。"○天柱骨，肩骨上际，颈骨之根也。《类经图翼·周身骨部名目》。○天地阴阳，一人身之血气。《素问吴注·阴阳应象大论》："阴阳应象大论。"○天年者，正命考终，非人坏之谓。《素问吴注·上古天真论》："而终其天年。"○天气，风寒暑湿燥热也。《素问吴注·阴阳应象大论》："天气通于肺。"○天气，四时之气也。《素问吴注·生气通天论》："服天气而通神明。"

蚕 tiān　音忝。《本草纲目·蚯蚓》："坚蚕。"（按：蚕，音忝，非桑蠶字之简化字蚕。坚蚕，音遣忝，字皆从虫。见《尔雅·释虫》。）

恬 tián　静也。《素问·上古天真论》："以恬愉为务。"○恬，啼廉切。《素问·上古天真论》："恬惔虚无，真气从之。"○恬，音甜。恬澹虚无，清净也。《素问吴注·上古天真论》："恬憺虚无。"○恬，音甜。安静也。《类经·摄生类二》："恬憺虚无。"○恬，音甜。静也。《类经·摄生类三》："以恬愉为务。"○恬，音甜。恬憺。《类经·针刺类四八》："恬憺无为。"○恬憺，内无眷慕，外无徼求，谓之恬憺。《素问吴注·移精变气论》："此恬憺之世。"○恬憺，自然之乐也。《类经·阴阳类二》："乐恬憺之能。"

菾 tián　音甜。《证类本草·第二十八目录》："菾菜。"○菾，音甜。《证类本草·菾菜》："菾菜。"○菾，音甜。《证类本草·总目录》："菾菜。"○菾，音甜。《本草纲目·菾菜》。

塡 tián　徒坚切，贾逵曰："塞也，满也。"《伤寒总病论·叙论》："塡塞胸。"

鷏（鷆）tián　音田。《本草纲目·蚊母鸟》："鷆。"

淟 tiǎn　他典反，垢浊也。《太素·寒热相移》："鼻淟者，浊涕下不止。"（按：鼻淟，《素问》《甲乙》作"鼻渊"。）

䐶 tiǎn　他典切。《证类本草·总目录》："䐶华。"○䐶，他典切。《证类本草·䐶华》："䐶华。"○䐶，音腆。《本草纲目·䐶华》。

芀 tiáo　音调。《本草纲目·芦》："其花皆名芀。"

卤 tiáo　音条。《本草纲目·栗》："栗，《说文》作㮚，从卤，象花实下垂之状也。"

條（条）tiáo　直也，理也。《素问·五常政大论》："其令条舒。"○条理，如井之有条，如疆之有理也。《素问吴注·方盛衰论》："故不失条理。"

調（调）tiáo　谓一同旨归。《太素·知要道》："余亲授其调。"○调，调其虚实也。《素问吴注·调经论》："随而调之。"○调，治也。《素问吴注·至真要大论》："谨察阴阳所在而调之。"○调，察也。《类经·脉色类十七》："调之奈何。"○调，法度也。《类经·针刺类十二》："余亲授其调。"○调，顺也，顺四时之往来。《类经·摄生类三》："调于四时。"○调经，知者守其经隧而调之，是谓调经。《素问吴注·调经论》："调经论。"○调匀，和也。《素问吴注·脉要精微论》："络脉调匀。"

蜩 tiáo 音条。《素问·四气调神大论》注："蜩始鸣。"○蜩，音调。其音调也。《本草纲目·蚱蝉》："蜩。"○蜩，音调，蝉也。《类经图翼·二十四气》："蜩始鸣。"

鰷（鲦）tiáo 音条。鲦，条也，其状也。《本草纲目·鲦鱼》。

跳 tiáo 音条。《证类本草·钢铁》："一名跳铁。"○跳，音条。《本草纲目·金石部》："跳铁。"○跳，音挑。跃也。《厘正按摩要术·飞经走气法》："轮流跳至总经上九次。"

蛈 tiě 音迭。《证类本草·螳蛸》："《尔雅》云：蛈蝪。"○蛈蛸，音侄唐。《本草纲目·螳蛸》："河北人呼为蛈蛸。"○蛈蝪，音迭汤。《本草纲日·螳蛸》："《尔雅》作蛈蝪。"

桯 tīng 音汀。《历代名医蒙求·僧用墶尘》："古人用门桯尘者，此也。"

亭 tíng 《释名》曰：停也。亭亭淳淳乎，言停集虽多而不乱也。《类经·经络类十二》："亭亭淳淳乎。"

蝏 tíng 音亭。《证类本草·马刀》："大都似今蝏螆。"○蝏，音蜓。《本草纲目·蜻蛉》："蜻蝏。"○蝏螆，音亭黿。《本草纲目·马刀》："蝏螆。"

廷 tíng 正也，直也。廷孔，言正中之直孔，即尿孔也。《类经·经络类二七》："女子入系廷孔。"○廷孔，阴廷之孔也。《素问吴注·骨空论》："女子入系廷孔。"○廷孔，

T

言正中之直孔，即尿孔也。《类经·经络类二七》：“女子入系廷孔。”

庭 tíng　颜也。《类经·脉色类三一》：“阙庭必张。”○庭者，颜也，相家谓之天庭。《类经·脉色类三二》：“庭者首面也。”

霆 tíng　谓迅雷，猝如火之爆者，即霹雳也。《素问·五常政大论》：“乃为雷霆。”○霆，雷之急者曰霆。《类经·运气类十三》：“乃为雷霆。”

鼮 tíng　音廷。《本草纲目·鼠附录》：“《尔雅》《说文》又有鼸、鼶、鼮、鼣、鼭、鼤、鼨、鼯八鼠。”

挺 tǐng　大顶切。《素问·四气调神大论》注：“荔挺出。”○挺，古便切。《灵枢·论勇》：“肠胃挺。”○挺，提顶、梯顶二切。《类经·针刺类二》：“尖如挺。”○挺，庭上声。《医宗金鉴·伤寒论注·阳明篇》：“用蜜五合煎，凝时加皂角末五钱，蘸捻作挺。”

珽 tǐng　他鼎切。《历代名医蒙求·祖珽详练》：“祖珽强敏有机辨。”

脡 tǐng　以干腊名也。《本草纲目·鳝鱼》：“作腊名鹅毛脡。”

通 tōng　马屎曰通，牛屎曰洞，猪屎曰零。凡屎必达胴肠乃出，故曰通，曰洞。《本草纲目·白马通》。○通，达也。《素问吴注·生气通天论》：“服天气而通神明。”○通，普也。《素问吴注·通评虚实论》：“通评虚实论。”○通，一络相贯谓之通。《素问吴注·阴阳应象大论》："会通六合。"〇通，行其气也。《素问吴注·痿论》："各补其荥而通其俞。"〇通鬓，颊上毛也。《太素·任脉》："通鬓极发者少阳多血。"（按：通鬓，《灵枢》《甲乙》作"通髯"。）

同 tóng　谓寒热温清，气相比和者。《素问·至真要大论》："同者逆之。"〇同气，四时之主气也，岁岁相同，故曰同气。《类经·标本类五》："人有客气，有同气。"

骬 tóng　胫骨又名骬骨。《本草纲目·羊》："胫骨。"

鮦（鲖）tóng　音铜。《证类本草·蠡鱼》："一名鲖鱼。"〇鲖，音同。其小者名鲖鱼。《本草纲目·鳢鱼》："鲖鱼。"

彤 tóng　赤色也。《素问·六元正纪大论》："少阳所至为光显为彤云为曛。"〇彤，音同，赤也。《类经·运气类三八》："即彤云才见。"〇彤，音同。《类经·运气类三七》："金欲降而地彤窒抑之。"〇彤，音同。彤云，赤云也。《类经·运气类二一》："为彤云。"〇彤云，赤色云也。《素问吴注·六元正纪大论》："为彤云。"

羶 tóng　无角曰羶。《本草纲目·羊》。

䲨（鲖）tóng　音童。《本草纲目·鲖䲨》。

曈 tóng　徒东切，曈曈，日欲明貌。《伤寒总病论·可下证》（按：释音与正文不同：正文中作"瞳"字。曰："目中瞳子不明。"）

T

瞳 tóng　音同。瞳子，眸子也。《类经·疾病类八十》："骨之精为瞳子。"〇瞳子高，目上视也。《类经·脉色类二五》："瞳子高者太阳不足。"

桶 tǒng　音同上声。《本草纲目·都桷子》："《太平御览》作桶子，盖传写之讹也。"

筩 tǒng　音同。《灵枢·九针论》："筩其身，锋其末。"〇筩，音同。《灵枢·四时气》："已刺而筩之。"〇筩，竹筩。音同。与筒同。《历代名医蒙求·光逊吸酒》："又于枕函中取一黑漆筒。"〇筩，如竹筩也。《类经·九针》："筩其身而卵其锋。"〇筩，音筒。《类经·针刺类二》："必筩其身而员其末。"〇筩，音勇。箭室也。《类经·针刺类三八》："已刺而筩之。"

痛 tòng　谓渗痛也。《素问·气交变大论》："民病两胁下少腹痛。"

頭（头）tóu　谓人迎。《素问·阴阳离合论》："三阳在头。"〇头角，谓顶两箱，额角后高骨角也。《太素·经脉之一》："头角颇痛。"（按：角，《灵枢》作"痛"，《甲乙》作"面"。）〇头巾，古以尺布裹头为巾。《本草纲目·头巾》。〇头痛，火痛也。《素问吴注·五藏生成》："心烦头痛。"

凸 tū　豚入声。出貌。《厘正按摩要术·按胸腹》："高低凸凹，如畎亩状。"

怢 tū　音秩。《类经·疾病类二八》："故使人怢慄而不能食。"〇怢慄，振寒貌也。《太素·诸气数类》："故使人怢慄而不能食。”（按：怢慄，《甲乙》作“解㑊”，《素问》新校正：“全元起本作‘失味’。”）〇怢慄，猝振寒貌。《素问·风论》：“故使人怢慄而不能食。”〇怢栗，犹战栗也。《素问吴注·风论》：“故使人怢栗而不能食。”

鼵 tū　音突。《本草纲目·鼠附录》：“鼵鼠。”

徒 tú　空也。《灵枢·禁服》：“陷下者徒灸之。”（按：徒，《甲乙》作“从”。）〇徒，空也。《太素·杂刺》：“徒水，先取环谷下三寸。”〇徒，但也。《类经·针刺类二九》：“大数曰盛则徒泻之。”〇徒，但也。《类经·针刺类三八》：“徒疢。”〇徒，空也。《类经·针刺类四六》：“卧若徒居。”

䖘 tú　音徒。《本草纲目·虎》：“乌䖘。”

荼 tú　音途。即古茶字。《本草纲目·茗》：“杨慎《丹铅录》云：荼即古茶字。”“颜师古云：汉时荼陵，始转途音为宅加切。”〇荼，音途。苦菜也。《本草纲目·苦菜》：“荼。”

稌 tú　音渡。《证类本草·稷》：“又有稌。”〇稌，音渡。《证类本草·稻》：“《尔雅》云：稌，稻也。”〇稌，音杜。稌则方言稻音之转尔。《本草纲目·稻》：“稌。”

T

塗（涂）tú　音徒，又音荼。《历代名医蒙求·徐钧涂心》：“令人以酒塗心上。”〇塗，盐泥封固也。《类经·针刺类三二》：“盖封塗勿使泄。”

駼（骓）tú　騊駼。《本草纲目·野马》：“《山海经》云：

北海有兽，状如马，色青，名曰騊駼。”

鵌（鵌）tú　音涂。《本草纲目·鼠》：“其鸟为鵌。”

酴 tú　《本草纲目·榆仁酱》：“崔寔《月令》谓之醔酴。”

䯣 tú　遍考韵篇皆无。全元起本作髓字，于义亦未为得。新校正云当作皮骺，䯣字误也，其说近理，释义云：骺，骨端也。此言皮骺以下者，盖谓足厥阴之章门、期门二穴，皆在横皮肋骨之端也。《类经·针刺类四七》：“刺皮䯣。”（按：䯣，当是“腯”字之异体。偏旁从肉从骨之变耳。）

土 tǔ　长夏也。《太素·变输》注：“输，土也。”○土，性安静而化造。《素问·金匮真言论》：“其类土。”

吐 tǔ　有物为吐。《类经·运气类二三》：“呕吐霍乱。”

兔 tù　兔啮，如有所啮伤也。《类经·疾病类八六》：“名曰兔啮。”

菟 tù　音兔。《素问·水热穴论》：“伏菟上各二行行五者。”○菟，音兔。《素问吴注·骨空论》：“伏菟上两行行五。”○菟，音兔。《素问吴注·水热穴论》：“伏菟上各二行行五者。”○菟，兔、徒二音。《类经·经络类十九》：“伏菟上两行行五。”

湍 tuān　通官切。《类经·运气类十》：“四维有湍润埃云之化。”

貒 tuān　他端切。《素问·五常政大论》注：“毛显，谓毛虫麋鹿麞麃貒兔虎狼显见。”○貒，音湍。《证类本草·貒肉》："貒肉。"○貒，音湍。貒，团也，其状团肥也。《本草纲目·貒》。

摶（抟）tuán　音团。聚也。《类经·脉色类三二》："察其散抟以知远近。"○抟，音团。聚也。《类经·气味类二》："其大气之抟而不行者。"○摶，音团。《医宗金鉴·伤寒论注·痉湿暍病篇》："风湿相抟。"○摶，音团。《医宗金鉴·伤寒论注·阳明篇》："浮虚相抟。"

鷻（鷒）tuán　音团。《本草纲目·雕》："鷒。"

推 tuī　退位也。《素问·六节藏象论》："推余于终。"○推，音吹，诸释作推动之推者非。《类经·脉色类二一》："推而外之，内而不外。"○推，音吹。《类经·运气类一》："推余于终。"○推推，前进貌。《类经·藏象类三一》："少阳之上推推然。"

蓷 tuī　音推。《本草纲目·茺蔚》："蓷（《尔雅》）。""蓷，音推。即茺蔚。"

蘈 tuī　音推。《本草纲目·茺蔚》："蘈，方茎。"

頹（颓）tuí　徒回反。《太素·五藏脉诊》："涩甚为肠颓。"○颓，谓丈夫少腹寒气成，积阴器之中而痛也。《太素·经脉病解》："厥阴所谓颓疝。"○颓，顽也。《素问吴注·阴阳别论》："其传为颓疝。"○颓，癞同。《类经·疾病类六》："其传为颓疝。"○颓疝，肾丸大而不疼，颓然不害者也。《素问吴注·阴阳别论》："其传为颓疝。"○颓疝，小腹控睾而痛也。《类经·疾病类六》："其传为颓疝。”○颓土，颓败之土也，虚大无力也。《素问吴注·大奇论》：“脉至如颓土之状。”

癞（癞）tuí　音颓。阴肿也。《奇经八脉考·带脉为病》：“小儿为癞疝。”○癞，音颓。《素问吴注·脉解》：“厥阴所谓癞疝。”

𤸎（𤸎）tuí　徒回切。𤸎为癞的异体字。《灵枢·邪气藏府病形》：“滑甚为𤸎疝。”○𤸎，癞同，音颓。《类经·疾病类十》：“丈夫𤸎疝。”○𤸎，癞同。《类经·疾病类六九》：“𤸎疝。”○𤸎，癞同。《类经·脉色类三二》：“狐疝𤸎阴之属也。”○𤸎，癞同。《类经·脉色类十九》：“滑甚为𤸎癃。”○𤸎，癞同。《类经·脉色类十九》：“滑甚为𤸎疝。”○𤸎，疝也。《类经·脉色类十九》：“滑甚为癃𤸎。”○𤸎，癞同，音颓。《类经·疾病类十》：“丈夫𤸎疝。”

骽 tuǐ　吐猥切。《证类本草·鲍鱼》：“主坠堕骽蹶踠折。”

退 tuì　谓南面视之，在位之右也。《素问·六微旨大论》：“退行一步。”

蜕 tuì　音税。《证类本草·蛇蜕》：“蛇蜕。”○蜕，皮曰蜕。《本草纲目·蚕》。○蜕，音脱，又音退。退脱之义也。《本草纲目·蛇蜕》。

焞 tūn　土浑切。《素问·至真要大论》：“耳聋浑浑焞焞。”○焞，土浑切。《灵枢·经脉》：“是动则病耳聋浑浑焞焞。”○焞，吞、屯二音。《类经·运气类二五》：“耳聋浑浑焞焞。”〇焞，屯、吞二音。浑浑焞焞，不明貌。《类经·疾病类十》：“是动则病耳聋浑浑焞焞。”

蜳 tūn　蜳蝺，音敦隅。《本草纲目·青蚨》：“蜳蝺。”

豚 tún　徒浑切。《伤寒论·辨脉法》：“血凝自下，状如豚肝。”

臀 tún　音屯，尻之厚肉也。《太素·经脉之一》：“从腰中下贯臀。”〇臀，髀股也。《奇经八脉考·二跻为病》：“挟脊下行贯臀至胭。”〇臀，音屯。《素问吴注·骨空论》：“别绕臀。”〇臀，音屯，机后为臀，尻旁大肉也。《类经图翼·周身骨部名目》。〇臀，音屯。《类经·经络类二七》：“别绕臀。”〇臀，音屯。尻骶骨旁。《类经·经络类四》：“上结于臀。”〇臀，音屯。尻旁大肉曰臀。《类经·经络类二》：“从腰中下挟脊贯臀。”〇臀，音豚。《类经·藏象类十五》注：“大肉，臀肉也。”〇臀，尻也。《厘正按摩要术·膀胱经图》：“承扶，臀下陷中。”〇臀，音屯。尻也。《厘正按摩要术·揉法》：“龟尾在臀尖。”

莌 tuō　音夺。《本草纲目·通脱木》：“活莌。”

脱 tuō　土活切。《素问·刺志论》：“得之有所脱血。”〇脱，吐活切。《伤寒总病论·叙论》：“夫常贵后贱名曰脱营。”〇脱，音夺。脱乃肉无骨也。《本草纲目·滑石》：“脱石。”〇脱者，拔绝之谓。《类经·疾病类六八》：“后刺其上以脱之。”〇脱肉，消瘦也。《素问吴注·决死生论》：“是以脱肉身不去者死。”〇脱脱，潇洒貌。《类经·藏象类三一》：“阳明之下脱脱然。”

佗 tuó　音陀。《历代名医蒙求·吴善医方》："吴普，广陵人，为华佗弟子。"○佗，音驼。《类经·藏象类三一》："足厥阴佗佗然。"

𦍩 tuó　无角曰𦍩。《本草纲目·羊》："无角曰𦍩。"

𬶍（鮀）tuó　音驼。《证类本草·总目录》："𬶍鱼甲。"○𬶍，音驼。《证类本草·第二十一目录》："𬶍鱼甲。"○𬶍，音驼。𬶍鱼合作鼍字。《证类本草·𬶍鱼》："𬶍鱼。"

鼧 tuó　鼧鼥（tuó bá），音驼拔。言其肥也。《本草纲目·土拨鼠》："鼧鼥。"

鼍（鼉）tuó　音陀。《历代名医蒙求·鼍龙治目》："请张鼍龙治之。"○鼉字，象其头腹足尾之形，故名。《本草纲目·鼍龙》。

椭（橢）tuǒ　音堕。《证类本草·犀角》："小而不椭。"

唾 tuò　生于舌下。《类经·疾病类二五》："肾为唾。"○唾，唐卧切。《医宗金鉴·伤寒论注·坏病篇》："咽喉不利唾脓血。"○唾血，血自口出为唾血。《素问吴注·至真要大论》："唾血血泄。"

W

蛙 wā　乌娲切。《证类本草·地胆》："一名青蛙。"○蛙，乌娲切。《本草纲目·地胆》："陶弘景以蠵字为蛙字，音乌娲切者，误矣。"

鼃 wā　音蛙。《证类本草·第二十二目录》："鼃。"○鼃，音蛙。《证类本草·鼃》："鼃。"○鼃，音蛙。《证类本草·总目录》："鼃。"

嗢 wà　乙骨切。嗢，咽也。《伤寒论·辨脉法》："声嗢咽塞。"○嗢，乙骨切。《医宗金鉴·伤寒论注·少阳篇》："心中嗢嗢欲吐。"

膃 wà　膃肭（wà nà），上乌忽切，下女骨切。膃肭，肥貌。《本草纲目·膃肭兽》。

喎（㖞）wāi　孔乖切。歪也。《类经·疾病类十》："口㖞唇胗。"○㖞，口乖切。《证类本草·蛞蝓》："主贼风㖞僻。"

外 wài　桴影及响为外，远也。《太素·知要道》："若是则内外相袭。"○外，表也。《素问吴注·刺腰痛论》："在腨踵鱼腹之外。"○外踝，丘墟之次。《类经·经络类四》："上结外踝。"

蜿 wān　蜿蜒，上音鸳，下音延。龙蛇形貌。蜿，又音苑。《历代名医蒙求·璟知非娠》："犹蜿蜒不死。"

丸 wán　丸丸，脉如珠丸也。《奇经八脉考·任脉为病》："横寸口边脉丸丸者任脉也。"

完 wán　谓取其完全。《素问·汤液醪醴论》："稻米者完。"○完，固也。《类经·针刺类三一》："其阳完而阴伤之

W

也。”○完，全也。《类经·论治类十五》：“故能至完。”○完骨，耳后发际高骨也。《类经图翼·骨度》。○完骨，耳后高骨也。《类经·经络类四》：“上结于完骨。”○完骨，耳后高骨曰完骨。《类经·经络类十八》：“耳后当完骨者广九寸。”

玩 wán　谓玩弄，言精熟也。《素问·宝命全形论》：“可玩往来。”○玩，玩弄精熟也。《素问吴注·宝命全形论》：“可玩往来。”

顽 wán　坚而不痛也。《素问吴注·病能论》：“肤顽内陷者。”

瘒 wán　音顽，又音君。《素问·五藏生成》注：“谓瘒痹也。”（按：瘒字，《广韵》有二音：一在上平声二十文韵，渠云切，痹也；一在上平声二十七删韵，五还切，瘒痹。《汉语大字典·疒部》取渠云切，音 qún。然所引唐人元稹《台中鞫狱》诗，瘒字，与嫩、湾、潺、菅、闲为韵。当从五还切，音顽 wán 为是。）○瘒，音顽。痹也。《奇经八脉考·二跻为病》：“恶风偏枯瘒痹身体强。”○瘒，痹而重也。《类经·运气类十四》：“皮瘒肉苛。”

晚 wǎn　迟也。《太素·热病说》：“使人强上冥视晚。”（按：晚，《素问》《甲乙》无。）

娩 wǎn　音万。《本草纲目·兔》：“《说文》：兔子曰娩。”

宛 wǎn　谓宛转也。《太素·五节刺》：“倾侧宛伏。”○宛，似也。《素问吴注·刺疟》：“宛转大便难。”

婉 wǎn　音苑。《类经·藏象类三十》："婉然从物。"○婉婉，委顺貌。《类经·藏象类三一》："阳明之上婉婉然。"

悗 wǎn　谓内烁也。《素问·解精微论》："夫志悲者悗。"○悗，乌贯切。《素问·阳明脉解》："阳明厥则喘而悗。"王注："悗热内郁。"○悗，乌贯切。《历代名医蒙求·太医獭髓》："娇悗弥苦。"○悗，凄惨意气也。《素问吴注·解精微论》："夫志悲者悗。"○悗，乌贯切。悗，热郁于内而不自安也。《素问吴注·阳明脉解》："阳明厥则喘而悗。"○悗，音婉。《素问吴注·著至教论》："悗悗日暮。"○悗，乌贯切。《类经·疾病类八》："悗悗日暮。"○悗，乌贯切。《类经·疾病类十九》："心烦悗善怒。"○悗，乌贯切。惨麣也。《类经·疾病类八十》："夫志悲者悗。"○悗，乌贯切。忧惊也。《类经·疾病类十二》："阳明厥则喘而悗。"

蜿 wǎn　蜿蟺（wǎn shàn），音阮善。《本草纲目·蚯蚓》："蜿蟺。"

脘 wǎn　古缓反（按：古音"管"，今音"碗"），胃府也。《太素·虚实所生》："下脘不通。"（按：脘，《甲乙》作"焦"。）○脘，胃府也，脘音管也。《太素·经脉之一》："胃脘痛。"○脘，古卵切。《难经·三十一难》："中焦者，在胃中脘。"○脘，音管。胃府也。《伤寒论·辨可吐》："宿食在上脘者，当吐之。"○脘，音管。胃脘也。《奇经八脉考·任脉》："会足太阴于下脘。"○脘，管、完二音。《类经·疾病类七三》："上则迫胃脘。"○脘，音管。《类经·疾病类八八》："人病胃脘痛者。"○脘，音管。《类经·脉色类二六》："所谓阳者，胃脘之阳也。"〇脘，音管。胃腑，胃之受水谷者曰脘。脐上五寸为上脘，脐上四寸即胃之幕，为中脘，脐上二寸当胃下口，为下脘。《厘正按摩要术·任脉图》："下脘，脐上二寸。""中脘，脐上四寸。""上脘，脐上五寸。"〇脘，音碗。胃之受水谷者曰胃脘。脐上五寸为上脘，脐上四寸即胃之幕，为中脘，脐上二寸当胃下口，为下脘。《厘正按摩要术·验舌苔》："苔黄而或兼白者，热滞胃脘也。"

捥 wàn　臂手相接之处。《太素·骨度》："肘至捥。"

腕 wàn　臂掌之交也。《类经图翼·周身骨部名目》。〇腕，臂掌之交曰腕。《类经图翼·骨度》。〇腕，臂掌之节曰腕。《类经·经络类十八》："肘至腕长一尺二寸半。"〇腕，当作脘。《类经·脉色类十九》："上至胃腕。"〇腕，音碗。手腕。《厘正按摩要术·诊指纹》："其支者从腕后出次指之端。"〇腕骨，手腕前起骨名完骨，非腕也。《太素·衃血》："刺腕骨下。"

亡 wáng　无也。《素问·六元正纪大论》："少者暴而亡。"〇亡，无也。《素问·生气通天论》："精乃亡。"〇亡，失也。《素问吴注·解精微论》："有亡，忧知于色。"

往 wǎng　犹去也。《素问·疟论》："此真往而未得并者也。"〇往，谓病源。《素问吴注·宝命全形论》："可玩往来。"〇往，邪气过经也。《素问吴注·离合真邪论》："其往不可追。"〇往，言进也。《类经·疾病类三》："邪乃得往。"〇往，至也。《类经·针刺类二二》："其气沉而气往难。"

莣 wǎng　音网。《本草纲目·莣草》。

菵 wǎng　音罔。《证类本草·莽草》："莽草字亦作菵字，今俗呼为菵草。"○菵，音罔。《本草纲目·莽草》："菵草。"

網（网）wǎng　纲维也，所以约束目睫，司开合者也。《类经·经络类四》："为目上网。"○网，如网络之牵急也。《类经·疾病类六九》："下为肘网。"○网巾，罩发之络曰网巾。《本草纲目·头巾》。

魍 wǎng　罔两，一作魍魉。《本草纲目·罔两》："罔两一作魍魉。"

妄 wàng　谬也。《素问·五常政大论》："其动炎灼妄扰。"○妄，妄见闻也。《素问·气交变大论》："谵妄心痛。"○妄，缪乱为妄。《素问吴注·六元正纪大论》："少阴所至为悲妄衄蔑。"○妄，虚妄也。《类经·针刺类七》："随之意若妄之。"

忘 wàng　当为怒，字之误也。《素问·玉机真藏论》："太过则令人善忘。"○忘，当作怒。《类经·脉色类十》："太过则令人善忘。"

王 wàng　去声。《素问吴注·至真要大论》："不治王而然者何也。"

威 wēi　言其性猛也。《本草纲目·威灵仙》。

葳 wēi　音威。《证类本草·紫葳》："紫葳。"

W

蝛 wēi　音威。《证类本草·鼠妇》："一名蛜蝛。"

微 wēi　即未病之病也。《太素·虚实补写》："刺微奈何。"〇微，细小也。细小之针，调脉盛衰。《素问·异法方宜论》："其治宜微针。"〇微，细也。《本草纲目·白微》："白微。"〇微，谓微茫无阳也。《素问吴注·方盛衰论》："三阴微。"〇微，精微也。《类经·针刺类一》："刺之微。"〇微纪，不及之岁也。《素问吴注·六元正纪大论》："微纪七分。"〇微见，初见也。《类经·脉色类二四》："微见三十日死。"〇微针，毫针也，所以取痛痹。《素问吴注·异法方宜论》："其治宜微针。"

薇 wēi　音眉。《本草纲目·薇衔》："薇衔。"

韋（韦）wéi　柔皮曰韦。《本草纲目·石韦》。

圍（围）wéi　周围也。《类经·经络类十八》："头之大骨围二尺六寸。"

爲（为）wéi　《说文》母猴之形。即沐猴也，非牝也。《本草纲目·猕猴》："为猴。"〇为法，为则也。《素问吴注·平人气象论》："故为病人平息以调之为法。"〇为故，犹言为则也。《素问吴注·长刺节论》："必端内针为故止。"〇为逆，行逆也。《素问吴注·四气调神大论》："反顺为逆。"〇为守，旧作"起亟"，崐潜改此。《素问吴注·生气通天论》："藏精而为守也。"

維（维）wéi　谓维持，所以系天真。《素问·阴阳类论》："二阳为维。"〇维，隅也，谓日在四隅之月也。《素问·气交变大论》：“四维有埃云润泽之化。”○维，详此经络有阳维、阴维，故有维厥。《灵枢·邪气藏府病形》：“微涩为血溢，维厥，耳鸣，颠疾。”○维者，连络之义。《素问吴注·阴阳类论》：“二阳为维。”○维，维络也。《类经·疾病类七》：“二阳为维。”

鮠（鮠）wéi　五禾切，又五回反。鲶属。《证类本草·鮠鱼》：“鮠鱼。”○鮠，五回切。《证类本草·鮧鱼》：“又有鮠鱼，亦相似。”○鮠，音桅。《本草纲目·鮠鱼》。

犩 wéi　音危。《本草纲目·犛牛附录》：“犩牛。”

尾 wěi　尾则鸠尾，一名尾翳，是心之蔽骨。《太素·十五络脉》：“任冲之别，名曰尾翳。”○尾骶，尾骶骨。《类经·经络类十八》：“膂骨以下至尾骶二十一节长三尺。”

痏 wěi　干轨反（按：萧延平校：“干，疑‘于’之误。”《说文》荣美切。荣、于同为喻母字），伤也。《太素·热病说》：“凡十二痏。”○痏，于轨反，谓疮瘢也。《太素·五藏脉诊》：“疾按其痏。”○痏，针伤之处。《太素·三刺》：“希按其痏。”○痏，疮也。《素问·缪刺论》：“去端如韭叶各一痏。”○痏，荣美切。《素问·通评虚实论》：“刺手太阴旁三痏与缨脉各二。”○痏，荣美切。《灵枢·邪气藏府病形》：“已发针，疾按其痏。”○痏，羽轨切。《伤寒论·伤寒例》注：“五指间各一，凡八痏。”○痏，音洧。针疮也。《奇经八脉考·二维为病》：“刺肉里之脉为二痏。”○痏，刺孔痏也。《素问吴注·缪刺论》：“去端如韭叶各一痏。”○痏，音贿。痏，针痏也。《素问吴注·通评虚实论》："刺手太阴傍三痏。"○痏，委、伟二音，刺瘢也。《类经·脉色类十九》："疾按其痏。"○痏，委、伟二音，刺瘢也。《类经·针刺类三十》："去端如韭叶各一痏。"○痏，委、伟二音，针瘢也。《类经·针刺类八》："稀按其痏。"○痏，委、伟二音。刺疮也。《类经·针刺类四十》："凡十二痏。"○痏，音委。《类经·针刺类四九》："刺阳明于胻前三痏。"

鮪（鲔）wěi　王鲔乃鲟鱼也。《本草纲目·鮠鱼》："又云一名王鲔，误矣。"○鲔，音洧。《本草纲目·鲟鱼》："鲔鱼。"

委 wěi　音威。《证类本草·第三十目录》："委蛇。"○委，音威。《证类本草·委蛇》："委蛇。"○委，音威。《证类本草·总目录》："委蛇。"○委委，雍容自得也。《类经·藏象类三十》："其状委委然。"

萎 wěi　痿同。《素问吴注·六元正纪大论》："肌肉萎。"○萎，与痿同。《素问吴注·气交变大论》："甚则肌肉萎。"○萎，痿同。《类经·运气类十》："甚则肌肉萎。"○萎，痿同。《类经·运气类十七》："肌肉萎足痿。"○萎，音威，色蔫枯也。《类经·疾病类九五》："肌肉软则舌萎。"○萎，音威，蔫枯也。《类经·疾病类七六》："则花落而叶萎。"○萎，音威，又上、去二音。《类经·运气类十》："柔萎苍干。"○萎，音威。蔫也；病也。《厘正按摩要术·腹痛》："面色萎黄。"○萎，於危切。《医宗金鉴·伤寒论注·可汗篇》："发汗则声乱咽嘶舌萎。"○萎蕤，音威移。《本草纲目·萎蕤》："萎蕤。"○萎蕤，音威绥。《本草纲目·萎蕤》："萎蕤。"

痿 wěi　不能行也，一曰偏枯也，於危反。《太素·顺养》："春为痿厥。"○痿者，屈弱也。以五藏热，遂使皮肤、脉、筋、肉、骨，缓痿屈弱不用，故名为痿。《太素·五藏痿》："五藏使人痿何也。"○痿，谓痿弱无力也。《素问·藏气法时论》："身重善肌肉痿。"○痿，谓痿弱无力以运动。《素问·痿论》："五藏使人痿何也。"○痿，无力也。《素问·阴阳离合论》："及为痿厥腨痟。"○痿，於危切。痹病也。《伤寒论·辨太阳病脉证并治下》："经脉动惕者，久而成痿。"○痿，音委。肢软也。《奇经八脉考·冲脉为病》："治痿独取阳明者何也。"○痿，痿弱无力也。《素问吴注·通评虚实论》："痿厥。"○痿，无力为痿。《素问吴注·阴阳别论》："及为痿厥腨痟。"○痿，与萎同，弱而不用也。《素问吴注·至真要大论》："诸痿喘呕。"○痿，与萎同，弱而不用之意。《素问吴注·痿论》："五藏使人痿何也。"○痿，与萎同。草木衰而萎也。阴痿，阴事弱也。《素问吴注·阴阳应象大论》："阴痿气大衰。"○痿者，肝木主筋，筋失其养而手足痿弱也。《素问吴注·四气调神大论》："春为痿厥。"○痿，威、蕤二音。《类经·疾病类十七》："善肌肉痿。"○痿，痿弱无力也。《类经·疾病类七八》："偏枯痿厥。"○痿，足痿弱也。《类经·疾病类七九》："则乃为痿厥心悗。"○痿者，音威。痿弱无力，举动不能也。《类经·疾病类七一》："五藏使人痿何也。"○痿，音绥。湿病；一曰两足不能相及。《厘正按摩要术·审形色》："痿黄者，浅淡黄色。"○痿，乌魁切。《医宗金鉴·伤寒论注·坏病篇》："经脉动惕者久而成痿。"〇痿易，痿弱变常也。《素问吴注·阴阳别论》："为偏枯痿易。"

葦（苇）wěi　音伟。《本草纲目·芦》："苇。"《诗疏》："长成曰苇""苇，伟大也。"

蜼 wèi　狖、垒二音。《本草纲目·果然》："蜼。"

頠（颀）wěi　五罪切。《历代名医蒙求·裴颀稽古》："裴颀，河间闻喜人。"

蔿（芳）wěi　音唯。《本草纲目·芡实》："芳子。""其茎谓之芳，亦曰葰。"

爲（为）wèi，去声。《素问吴注·宝命全形论》："为之奈何。"〇为，去声。《素问吴注·经脉别论》："脉亦为之变乎。"〇为，去声。《素问吴注·厥论》："脾主为胃行其津液者也。"〇为，去声。《素问吴注·疟论》："故为其病逆。"〇为，去声。《素问吴注·奇病论》："脾为之行其精气。"〇为，去声。《素问吴注·热论》："故为诸阳主气也。"〇为，去声。《素问吴注·太阳阳明论》："而能为之行其津液何也。"〇为，去声。《素问吴注·太阳阳明论》："今脾病不能为胃行其津液。"〇为，去声。《素问吴注·五藏别论》："而鼻为之不利。"〇为，去声。《素问吴注·阴阳应象大论》："喘粗为之俯仰。"〇为，去声。《素问吴注·玉机真藏论》："自为而至于手太阴也。"〇为，去声。《素问吴注·针解》："为其各有所宜也。"〇为之，为胃也。《素问吴注·太阳阳明论》：“而能为之行其津液何也。”〇为，去声。《素问吴注·平人气象论》：“故为病人平息以调之。”〇为，去声。《类经·疾病类十三》：“今脾病不能为胃行其津液。”〇为，去声。《医宗金鉴·伤寒论注·太阳上篇》：“桂枝本为解肌。”

位 wèi　地位也。《素问·六微旨大论》：“位有终始。”〇位，谓金木火土水君火也。《素问·六微旨大论》：“言地者求其位。”〇位，方位也。《类经·运气类三》：“御五位。”〇位，方也。《类经·运气类十八》：“止有位。”〇位，即上下左右之位也。《类经·运气类二一》：“命其位而方月可知也。”〇位，位次也。《类经·运气类六》：“移光定位。”

未 wèi　未并，未与邪并也。《素问吴注·调经论》：“血气未并。”〇未动，静也。《素问吴注·脉要精微论》：“阴气未动。”〇未乱，治也。《素问吴注·脉要精微论》：“气血未乱。”〇未散，敛也。《素问吴注·脉要精微论》：“阳气未散。”〇未盛，平也。《素问吴注·脉要精微论》：“经脉未盛。”〇未央，未久也。《素问吴注·四气调神大论》：“则未央绝灭。”

味 wèi　知味也。《太素·邪中》：“走唇舌而为味。”〇味，味有质，阴也，故下流。《素问吴注·阴阳应象大论》：“阴味出下窍。”

畏 wèi　谓畏惧也。《素问·宣明五气》：“并于脾则畏。”

W

胃 wèi　冲和之名。《素问吴注·平人气象论》："春胃微弦曰平。"〇胃鬲，谓胃脘之上，及大鬲之下。《素问·至真要大论》："胃鬲如寒。"〇胃脉，右手关上之动脉，所谓右外以候胃是也。《素问吴注·病能论》："诊此者当候胃脉。"〇胃募，谓中脘也。《素问吴注·通评虚实论》："胃之募也。"〇胃脘，犹言胃气，言所谓阳脉者，胃气之阳和也。《素问吴注·阴阳别论》："所谓阳者，胃脘之阳也。"

喂 wèi　音威。《厘正按摩要术·痉疾》："用冰糖浓煎汤喂之。"

蝟 wèi　（猬）或作蝟。《本草纲目·猬》："彙，古猬字，或作蝟。"

衛（卫）wèi　所以却御诸邪，言扶生也。《素问·阴阳类论》："二阳为卫。"〇卫者，阳气也。《素问·生气通天论》注："卫无所从。"〇卫，阳气也。《素问吴注·逆调论》："卫气实也。"〇卫，护卫于外也。《类经·经络类二三》："卫在脉外。"〇卫者，藏府之护卫也。《类经·藏象类二九》："脾者主为卫。"〇卫气，水谷之悍气也。《类经·经络类六》："卫气先行皮肤。"

犩 wèi　蹄肉曰犩。《本草纲目·牛》。

鮇（鮇）wèi　音味。《本草纲目·嘉鱼》："鮇鱼。"

尉 wèi　尉示，邑名。上如字。《历代名医蒙求·阮侃沉静》："陈留尉氏人。"

蝟 wèi　飞者名蝟。《本草纲目·蚁》。

熨 wèi　谓药熨。《素问·血气形志》："治之以熨引。"〇熨，音慰，又音郁。《史记·扁鹊传》："按抚毒熨。"注："谓毒病之处，以药物熨帖也。"《厘正按摩要术·总目》："熨法。"〇熨，烙也。《素问吴注·玉机真藏论》："可汤熨及火灸刺而去之。"〇熨，音郁。以药熨。《类经·论治类十》："治之以熨引。"（按：现仅有 yù 或 yùn 两个读音。）

魏 wèi　细也。秦晋人所呼。《本草纲目·原蚕》："魏蚕。"

温 wēn　热也。《太素·真邪补泻》："温血也。"〇温，乌温切，黑北方之色，骨生肾，肾属水，谓之温者，亦自水而已，故温居末以总其名焉。《伤寒总病论·黑骨温证》："冬三月行黑骨温病。"〇温之，养之也。《素问吴注·至真要大论》："劳者温之。"〇温之，温养之也。《类经·论治类四》："劳者温之。"〇温气，谓阳气。《素问·调经论》："不泻则温气去。"〇温血，毒血也。《素问吴注·离合真邪论》："温血也。"

榅 wēn　榅桲，音温孛。《本草纲目·榅桲》。

鰛（鳁）wēn　音问。《本草纲目·鲨鱼》："沙鳁。"

紋（纹）wén　窍小，即实女也。《本草纲目·人傀》："五不女：螺、纹、鼓、角、脉也。"

䳒 wén　鹑子。《本草纲目·鹑》："《尔雅》云：鹑子，

W

鸩。”

鼤 wén　音文。《本草纲目·鼠附录》：“《尔雅》《说文》又有鼸、鼶、鼮、鼣、鼭、鼤、鼨、鼩八鼠。”

蟁 wén　蟁害民，故曰蟁。虻害甿，故曰虻。《本草纲目·木虻》。

吻 wěn　口角也。《类经·藏象类三一》：“两吻多画。”

紊 wěn　乱也。《素问吴注·六元正纪大论》：“其化鸣紊启拆。”○紊，音文。繁盛也。《类经·运气类十七》：“其化鸣紊启拆。”

穩（稳）wěn　与本反。即芒稃也。《证类本草·麦苗》：“稳即芒稃也。”

汶 wèn　音问。《历代名医蒙求·玄亮修堂》：“于虔州汶山观傭力。”

問（问）wèn　问名，问证也。《素问吴注·疏五过论》：“切脉问名。”

璺 wèn　微裂也。《素问·六元正纪大论》：“厥阴所至为风府为璺启。”○璺，音问。《素问·气交变大论》：“物疏璺。”○璺，音问。《素问吴注·气交变大论》：“物疏璺。”○璺，音问。璺，微裂也。《素问吴注·六元正纪大论》：“为璺启。”○璺，音问。微裂未破曰璺。《类经·运气类二一》：“厥阴所至为风府，为璺启。”○璺，音问。物因风而破裂也。《类经·运气类十》：“物疏璺。”

螉 wēng　乌红切。《证类本草·第二十日目录》："蠮螉。"○螉，乌红切。《证类本草·蠮螉》："蠮螉。"○螉，乌红切。《证类本草·总目录》："蠮螉。"○螉，音翁。象其声也。《本草纲目·蠮螉》。

蕹 wèng　蕹去声。"蕹"与"壅"同。《本草纲目·蕹菜》。

齆 wèng　音瓮。《证类本草·细辛》："除喉痹齆鼻。"

窩（窝）wō　音阿。《厘正按摩要术·阴掌图》："掌根尽处为一窝风。"

蝸（蜗）wō　瓜、娲、涡三音。《本草纲目·蜗牛》。○蜗，力戈反，而俗呼为瓜牛。《证类本草·蜗牛》："蜗牛。"○蜗，亦音瓜。《证类本草·蛞蝓》："俗名蜗牛者。"○蜗，音瓜。《本草纲目·青蚨》："蝜蜗。"○蜗螺，《山海经》作倮累。《本草纲目·蜗牛》："蜗螺。"

踒 wō　乌卧切。《证类本草·附子》："踒躄拘挛。"

沃 wò　沫也。《素问·五常政大论》："其动漂泄沃涌。"○沃，沫也。《素问·五常政大论》："其用沃衍。"○沃，沫也。《素问·至真要大论》："传为赤沃。"○沃，犹灌也。《素问·痹论》："若沃以汤。"○沃，灌也。《类经·运气类十三》："其动漂泄沃涌。"○沃，音屋，水汪然貌。《类经·脉色类十九》："后沃沫。"○沃，音屋。《类经·疾病类二》："如汤沃之状。"○沃，音屋。《类经·疾病类六七》："若沃以汤。"○沃，音屋。灌溉也。《类经·运气类十三》："其用沃衍。"

握 wò　同搐搦，筋之病也。《类经·藏象类五》："在变动为握。"〇握，乙角切。《医宗金鉴·伤寒论注·可汗篇》："下之则掌握。"

鶘（鹕）wū　鹕鷈。《本草纲目·虎》："江淮南楚之间，或谓之鹕鷈。"

惡（恶）wū　平声。《类经·论治类二》："恶有不听者乎。"〇恶（wū），音乌。《类经·藏象类十九》："恶有乱者乎。"〇恶（wū），音乌。《类经·针刺类一》："恶知其原。"

污 wū　污下，湿也。《太素·知方地》："其地污下。"（按：污下，《素问》作"下"，《医心方》作"洼下"。）

屋 wū　屋发，谓发鸱吻。《素问·六元正纪大论》："屋发折木。"〇屋漏，谓时动复住。《素问·平人气象论》："如屋之漏。"

烏（乌）wū　乌鲗（wū zéi），即乌贼也，骨名海螵蛸。《类经·疾病类六三》："以四乌鲗骨。"〇乌乌，叹其气至。《宝命全形论》："见其乌乌。"〇乌乌，言其气之袭针如乌合也。《素问吴注·宝命全形论》："见其乌乌。"〇乌乌，言气至如乌之集也。《类经·针刺类九》："见其乌乌。"〇乌乌稷稷，凤凰雌雄声也。《太素·知针石》："见其乌乌，见其稷稷。〇乌鲗骨，涩物也，可以止血。《素问吴注·腹中论》："以四乌鲗骨。"

嗚（呜）wū　呜呼，叹也。《素问·征四失论》："呜呼！窈窈冥冥，熟知其道。"〇呜呼远哉，叹至道之极也。《素问·疏五过论》："呜呼远哉。"

鴮（䴘）wū　䴘鸅（wū zé），音户泽。《本草纲目·鹈鹕》："䴘鸅。"

毋 wú　无同。《类经·疾病类三三》："又毋怵惕之所志。"〇毋，音无。《类经·藏象类三十》："相与毋故。"

無（无）wú　窅然莫测也。《类经·摄生类二》："恬憺虚无。"〇无俾，言无可使为汗也。《素问·评热病论》："精无俾也。"〇无问，不必更问也。《素问吴注·至真要大论》："正行无问。"〇无征，谓犹无可信验也。《素问·方盛衰论》："五部隔无征。"〇无枉，上音無。"温州医僧法程，字无枉。"

蕪（芜）wú　音无。《厘正按摩要术·牙疳》："内治如芩、连、硝、黄、芦荟、芜荑、雄黄之属。"

蟱 wú　蟱蜗，音谋瓜。《本草纲目·青蚨》："蟱蜗。"

五 wǔ　谓木火土金水也。《素问吴注·生气通天论》："其生五。"〇五痹，谓皮肉筋骨脉之痹也。《素问·移精变气论》："以去八风五痹之病。"〇五裁，《素问》作"五禁"。《灵枢·九针论》："五裁：病在筋，无食酸；病在气，无食辛；病在骨，无食咸；病在血，无食苦；病在肉，无食甘。口嗜而欲食之，不可多也，必自裁也，命曰五裁。"〇五菜，谓葵、藿、薤、葱、韭也。《素问·藏气法时论》："五菜为充。"〇五常，谓五气行天地之中者也。《素问·五运行大论》："考建五常。"〇五常，五行常政也。《素问吴注·五运行大论》："考建五常。"○五畜，谓牛羊豕犬鸡也。《素问·藏气法时论》："五畜为益。"○五宫，五藏也。《类经·疾病类五》："阴伤五宫。"○五谷，谓粳米、小豆、麦、大豆、黄黍也。《素问·藏气法时论》："五谷为养。"○五果，谓桃、李、杏、栗、枣也。《素问·藏气法时论》："五果为助。"○五精，五脏之精气也。《素问吴注·宣明五气》："五精所并。"○五决，谓以五藏之脉为决生死之纲纪也。《素问·五藏生成》："五决为纪。"○五决，谓五藏脉形决人生死也。《素问吴注·五藏生成》："五决为纪。"○五气，谓喜、怒、悲、忧、恐。《素问·阴阳应象大论》："化五气。"○五气，木、火、土、金、水也。《素问吴注·宣明五气》："宣明五气。"○五气，腥、焦、香、臊、腐也。《素问吴注·奇病论》："此五气之溢也。"○五胠俞，五穴之近胠胁者。《素问吴注·刺疟》："用五胠俞背俞各一。"○五色，肝青、心赤、脾黄、肺白、肾黑也。《素问吴注·五藏生成》："五色微诊。"○五胜，谓五行之气相胜。《素问·宝命全形论》："五胜更立。"○五胜，五行也。《素问吴注·宝命全形论》："五胜更立。"○五时，谓春、夏、长夏、秋、冬也。《太素·变输》："以应五时。"○五实，谓五藏之实。《素问·玉机真藏论》："五实死。"○五位，五方位也。《素问吴注·天元纪大论》："天有五行御五位。"○五虚，谓五藏之虚。《素问·玉机真藏论》："五虚死。"○五疫，即五运疫疠之气。《类经·论治类二十》："余闻五疫之至。"○五运，谓木、火、土、金、水运也。《素问·天元纪大论》："五运终天。"○五运，谓五行之气，应天之运而主化者也。《素问·六节藏象论》:“五运相袭。”○五运，木、火、土、金、水。《素问吴注·五运行大论》:“五运行大论。”○五运，木、火、土、金、水也。《素问吴注·六节藏象论》:“五运相袭。”○五藏，谓肝、心、脾、肺、肾。《素问·阴阳应象大论》:“人有五藏。”○五藏，谓五神藏也。五神藏者，肝藏魂、心藏神、脾藏意、肺藏魄、肾藏志，而此成形矣。《素问·生气通天论》:“五藏。”○五脏，心志喜、肝志怒、肺志悲、脾志忧，故云化五气。《素问吴注·阴阳应象大论》:“人有五脏化五气。”○五脏之脏，皆去声。《素问吴注·上古天真论》:“受五脏六腑之精而藏之。”○五制，谓五位之分。《素问·天元纪大论》:“地以五为制。”○五中，谓五藏之气色也。《素问·疏五过论》:“奇恒五中。”○五中，五内也。《素问吴注·疏五过论》:“奇恒五中。”○五中，五内也。《素问吴注·阴阳类论》:“五中所主。”○五中，五藏也。《类经·脉色类七》:“章五中之情。”○五中，五内也。《类经·疾病类七》:“五中所主。”○五中，五内也。《类经·论治类十八》:“奇恒五中。”○五走，五凑。《灵枢·九针论》:“五走，酸走筋、辛走气、苦走血、咸走骨、甘走肉，是谓五走也。”○五风，五脏之风。《素问吴注·金匮真言论》:“经有五风。”○五里，五方之分理。《素问吴注·阴阳应象大论》:“地有五里。”

伍 wǔ　谓类伍。《素问·三部九候论》:“参伍不调者病。”○伍，伍以相类。《类经·脉色类二五》:“参伍不调者病。”

侮 wǔ　谓侮慢而凌忽之也。《素问·五运行大论》："则制己所胜而侮所不胜。"○侮者，凌忽之也。《素问吴注·五运行大论》："气有余则制己所胜而侮所不胜。"

鵡（鹉）wǔ　鹦鹉，即鹦鴞。《本草纲目·鹦鹉》。

廡（庑）wǔ　堂下廊。音武。《历代名医蒙求·张敦梦神》："引而上者，盖东庑小殿王子也。"

兀 wù　兀兀，独立不动貌。《类经·藏象类三一》："阳明之下兀兀然。"

杌 wù　音兀。《灵枢·五变》："枝折杌伤。"○杌，音兀，木之无枝者也。《类经·疾病类七六》："枝折杌伤。"

勿 wù　勿斥，勿深也。《素问吴注·调经论》："著针勿斥。"○勿释，勿已也。《素问吴注·调经论》："按摩勿释。"

物 wù　道也。《太素·疽痈逆顺刺》："余以少针为细物也。"○物，万物也。《太素·藏府之一》："所以任物者谓之心。"

惡（恶）wù　去声。《素问吴注·刺疟》："恶见人。"○恶，去声。《素问吴注·宣明五气》："五脏所恶。"○恶，去声。《素问吴注·阳明脉解》："恶人与火。"○恶，去声。恶者，由其天数之少也。《素问吴注·血气形志》："刺太阳出血恶气。"○恶，去声。《素问吴注·病能论》："恶风少气。"○恶，去声。《素问吴注·六元正纪大论》："恶所不胜。"○恶，去声。《素问吴注·腹中论》："脾者土也而恶木。"○恶，去声。《素问吴注·五藏别论》：

"恶于针石者。"〇恶，去声。《类经·论治类二》："莫不恶死而乐生。"〇恶，去声。《类经·脉色类二一》："上虚下实，为恶风也。"〇恶，乌路切。《伤寒论·辨脉法》："病有洒淅恶寒而复发热者。"〇恶者，恶其所憎也。《类经·疾病类三三》："因而志有所恶。"〇恶，焉故反。《太素·五藏脉诊》："起恶日（光）。"〇恶，音污。《素问·五藏别论》："恶于针石者不可与言至巧。"〇恶，污去声。《医宗金鉴·伤寒论注·太阳上篇》："头项强痛而恶寒。"〇恶寒，上乌路切。《伤寒论·辨痉湿暍脉证》："其人汗出恶寒。"〇恶湿，上乌路切。耻也，憎也。《伤寒论·辨少阴病脉证并治》注："脾恶湿。"

務（务）wù　专一也。《素问吴注·宝命全形论》："手动若务。"〇务，专其务而心无二也。《类经·针刺类九》："手动若务。"

㹙wù　音务。六月曰㹙。《本草纲目·羊》："六月曰㹙。"

𧩚wù　於路反，畏𧩚也。《太素·三疟》："以春病者𧩚风。"（按：𧩚，《素问》《甲乙》作"恶"。）

鋈wù　《本草纲目·银》："《说文》云：鋈，白金也。"

霚（雾）wù　云之类。《素问·四气调神大论》："云雾不精。"

鶩（骛）wù　驰骛，言其迅急也。《素问·大奇论》："肝脉骛暴。"〇骛，音务。骛，驰骛，脉来疾也。《素问吴注·大奇论》："肝脉骛暴。"〇骛，音务。驰骤也。《类经·脉色类二四》："肝脉骛暴。"

W

鶩（鹜）wù　鸭也，言如鸭之后也。《素问·至真要大论》："下为鹜溏。"○鹜，鸭也。《素问·气交变大论》："病鹜溏腹满。"○鹜，音木。鹜，鸭也。《素问·气交变大论》："病鹜溏腹满。"○鹜，音牧。《证类本草·鹜肪》："鹜肪。"○鹜，音木。鹜通作木。鹜性质木，而无他心，故庶人义为贽。《本草纲目·鹜》。○鹜，木、务二音。《类经·运气类二五》："注泄鹜溏。"○鹜，木、务二音。鸭也。《类经·运气类三十》："下为鹜溏。"○鹜，木、务二音。鸭也。《类经·运气类十》："病鹜溏腹满。"○鹜溏，鹜音牧。即后鸭溏也。《金匮要略·五脏风寒积聚病脉证并治》："大肠有寒者，多鹜溏。"○鹜溏，言如鸭粪清稀，寒湿所致也。《类经·运气类十》："病鹜溏腹满。"

X

嘶 xī　音西。《证类本草·木虻》："寒热酸嘶。"

吸 xī　入气也。《素问吴注·平人气象论》："一吸脉亦再动。"○吸，入气曰吸。《类经·脉色类三》："一吸脉亦再动。"○吸，谓气入。《素问·离合真邪论》："吸则转针。"○吸吸，虚乏之状也。《太素·少气》："言吸吸也。"○吸吸，气怯也。《类经·针刺类五十》："言吸吸也。"

希 xī　迟也。《太素·三刺》："希按其痏。"（按：希。《灵枢》《甲乙》作"稀"。）○希，散也。《太素·三刺》：

“聚气可希。”（按：希，《灵枢》《甲乙》作“布”。）○希仙，近人复讹豨莶为希仙矣。《本草纲目·豨莶》。

郗 xī　丑饥切。《历代名医蒙求·小郗吐津》：“李次仲与小郗先生游建康市。”

唏 xī　火几反，笑也。《太素·十二邪》：“人之唏者，何气使然。”○唏，许几切。笑也。《灵枢·癫狂》：“唏然时寒。”○唏，希、戏二音。欷同，歔欷也。《类经·疾病类七九》：“人之唏者，何气使然。”○唏，音希。唏然时寒，气咽抽息而噤也。《类经·针刺类五十》：“唏然时寒。”

莃 xī　音希。《本草纲目·菟葵》：“莃。”

豨 xī　音喜。《证类本草·十一目录》：“豨莶。”○豨，音喜。《证类本草·豨莶》：“豨莶。”○豨，音喜。《本草纲目·豕》：“吴楚曰豨。”○豨，音喜。《证类本草·总目录》：“豨莶。”○豨莶，音喜枚。《本草纲目·豨莶》：“豨莶……楚人呼猪为豨，呼草之气味辛毒者为莶。”

腊 xī　肉干也。性亦反。《太素·五节刺》：“舌焦唇槁腊。”○腊，肉干也。《太素·寒热杂说》：“鼻槁腊。”○腊，思亦切。《灵枢·刺节真邪》：“舌焦唇槁，腊干嗌燥。”○腊，思亦切。《灵枢·寒热病》：“毛发焦，鼻槁腊。”○腊，音昔，干也。《类经·针刺类四一》：“鼻槁腊。”○腊，音昔。腊干，肌肉干燥也。《类经·针刺类三三》：“腊干嗌燥。”

奚 xī　乃东北夷也。《本草纲目·延胡索》："延胡索生于奚。"

溪 xī　谓肉之小会也。《素问·气穴论》曰："肉之大会为谷，肉之小会为溪。"《素问·金匮真言论》："故病在溪。"○溪，小会为溪。《素问·痿论》："主渗灌溪谷。"○溪者，肉之小会名也。《素问·五藏生成》："此四支八溪之朝夕也。"○溪，有水曰溪。《类经·经络类八》："肉之小会曰溪。"○溪者，水所流注也。《类经·藏象类四》："故病在溪。"○溪，小会为溪。《素问吴注·痿论》："主渗灌溪谷。"

谿 xī　肉之会也。八溪，每支二谿也。《素问吴注·五藏生成》："此四支八溪之朝夕也。"○谿，肉之小会，邪之所伏也。《素问吴注·金匮真言论》："故病在谿。"○谿，肉之小会谓之谿。《素问吴注·阴阳应象大论》："谿谷属骨。"

鸂（㶉）xī　㶉鶒（xī chì），音溪勅。《本草纲目·㶉鶒》。

鼷 xī　音奚。《素问·水热穴论》注："在腹脐下横骨两端鼠鼷上一寸。"○鼷，鼷鼠。《本草纲目·鼷鼠》。

息 xī　留也。《太素·经脉正别》："工之所息也。"（按：息，《甲乙》作"悉"。）○息，谓喘息。《灵枢·经筋》："其成息贲者。"○息者，增长也。《太素·知针石》："夫痈气之息者。"○息，长也。《素问·五运行大论》："在气为息。"○息，瘜也，死肉也。《素问·病能论》："夫痈气之息者。"○息，一呼一吸谓之一息。《素问吴注·大奇论》：“一息十至以上。”〇息，生长也。《类经·经络类十三》：“上十焉息。”〇息，生长也。《类经·论治类十八》：“令泽不息。”〇息，一呼一吸，总名一息。《类经·脉色类三》：“呼吸定息脉五动。”〇息，止也。《类经·疾病类八八》：“夫痈气之息者。”〇息，字误，当作呼。《类经·脉色类二七》：“若一息五六至。”〇息贲，肺之积，名息贲，在右胁下，大如杯。《太素·经筋》：“其成息贲者。”〇息贲，息气奔迫也。《素问吴注·阴阳别论》：“其传为息贲者。”〇息贲，喘急也。《类经·脉色类十九》：“滑甚为息贲上气。”〇息积，即息贲，肺积也。《素问吴注·奇病论》：“病名曰息积。”

悉 xī　详尽也。《素问吴注·灵兰秘典论》：“悉乎哉问也。”〇悉言，欲极其理也。《太素·经脉标本》：“臣请尽意悉言之。”

淅 xī　先历切。《素问·刺热》：“先淅然厥。”〇淅，音息。《难经·十六难》：“洒淅寒热。”〇淅，思历切。《伤寒论·辨太阳病脉证并治上》：“淅淅恶风。”〇淅，音析。《伤寒论·辨脉法》：“病有洒淅恶寒而复发热者。”〇淅，桑激切，洗也。《伤寒总病论·可发汗证》：“淅淅恶风。”〇淅，先历切。《素问吴注·刺热论》：“先淅然厥。”〇淅，音昔。《类经·疾病类五十》：“洒淅洒淅。”〇淅，音昔。淅淅，寒肃貌。《类经·针刺类四七》：“淅淅身时寒热。”〇淅，音锡。《医宗金鉴·伤寒论注·太阳上篇》：“淅淅恶风。”

菥 xī　音锡。《证类本草·卷六目录》："菥蓂子。"○菥，音锡。《证类本草·菥蓂子》："菥蓂子。"○菥，音锡。《证类本草·总目录》："菥蓂子。"○菥蓂，音锡觅。《本草纲目·菥蓂》。

晰 xī　音昔，明也。《类经·运气类四十》："晰知其宗。"

蜥 xī　音锡。《证类本草·石龙子》："一名蜥蜴。"○蜥蜴，本作析易。蜴善变易吐雹，有阴阳析易之义。《本草纲目·石龙子》："蜥蜴。"

翕 xī　音吸。《素问·宣明五气》注："翕如皆受，故为吞也。"○翕，许及切，炙也。《伤寒总病论·可发汗证》："翕翕发热。"○翕，音吸。《医宗金鉴·伤寒论注·太阳上篇》："翕翕发热。"○翕奄，上音吸。《伤寒论·平脉法》："翕奄沉名曰滑。"

錫（锡）xī　赐也。《素问吴注·至真要大论》："余锡以方士。"○锡，赐也。《类经·疾病类一》："余锡以方士。"

嘻 xī　叹也。音熙。《历代名医蒙求·文挚见心》："嘻，吾见子之心矣。"○嘻嘻，悦也。《素问·至真要大论》："粗工嘻嘻。"○嘻嘻，含笑自得之貌。《素问吴注·至真要大论》："粗工嘻嘻。"○嘻嘻，自得貌。《类经·标本类二》："粗工嘻嘻。"

譆（谚）xī　火之反。《太素·骨空》："大风汗出，灸譩譆。"○譆，音喜。《素问·气府论》："譩譆在第六椎下两旁。"○譆，音希。《证类本草·姑获》："《左传》云：鸟鸣于毫。杜注云：譆譆是也。”○譆，音西。譩譆。《厘正按摩要术·膀胱经图》：“譩譆，六椎旁三寸。”

瘜 xī　腐肉也。《素问吴注·病能论》：“夫痈气之瘜者。”○瘜，音息。瘜肉，恶肉也。《类经·疾病类五七》：“瘜肉乃生。”

膝 xī　胫头也。《太素·经脉之一》：“下膝膑中。”○膝膑，膝盖骨也。《类经·脉色类三二》：“巨屈者膝膑也。”○膝解，膝之节解也。《素问吴注·骨空论》：“膝解为骸关。”

膝 xī　同“膝”。《证类本草·石斛》：“脚膝疼冷。”

醯 xī　音兮。《本草纲目·醋》：“醯。”

醯 xī　与“醯”同。《历代名医蒙求·醯妒扁死》：“李醯为秦太医令。”

曦 xī　音希。赫曦。《类经·运气类十三》：“火曰赫曦。”

犧（牺）xī　音羲。《历代名医蒙求·虑牺九针》：“虑牺氏以六气、六府、五藏、五行、阴阳、四时、水火、升降得以有象。”

蠵 xī　以规切。《证类本草·秦龟》：“广州有蟕蠵。”○蠵，携。《本草纲目·地胆》：“青蠵。”○蠵，音夷。《本草纲目·蠵龟》：“蟕蠵。”

襲（袭）xí　重也。《太素·量缪刺》：“刺其方袭者。”○袭

X

者，因也。《太素·知要道》：“若是则内外相袭。”○袭，谓承袭，如嫡之承袭也。《素问·六节藏象论》：“五运相袭。”○袭，承也。《素问吴注·天元纪大论》：“论言五运相袭而皆治之。”○袭，承也。《类经·运气类一》：“五运相袭。”○袭，因也。《类经·针刺类十二》：“若是则内外相袭。”

鳛（鳛）xí　寻习其泥也。《本草纲目·鳝鱼》：“鳛鱼。”

驨（驨）xí　《本草纲目·野马》：“《尔雅》云：驨如马，一角，似鹿角。”

洗 xǐ　又音 xiǎn。音癣。《证类本草·当归》：“寒热洗洗。”○洗洗，音玺。皮毛凄沧恶寒之貌。《奇经八脉考·二维为病》：“恶风身洗洗然也。”

洒 xǐ　又 xiǎn，音洗，谓恶寒也。《太素·十二疟》：“令人洒洒。”○洒，音洗。《太素·寒热杂说》：“振寒洒洒鼓颔。”（按：洒，《甲乙》作“悽”。）○洒然，寒貌。《素问·风论》：“腠理开则洒然寒。”○洒洒，恶寒貌，音洗，谓如水洒洗寒也。《太素·经脉之一》：“是动则病洒洒振寒。”（按：洒洒，《甲乙》作“凄凄然”。）○洒洒，寒貌。《素问·疏五过论》：“洒洒然时惊。”○洒洒，寒貌。《素问·诊要经终论》：“令人洒洒时寒。”○洒洒，音洗。同义。《奇经八脉考·二维为病》：“阳盛实者苦肩息洒洒如寒。”○洒洒，恶寒貌。《素问吴注·刺疟》：“令人洒洒然。”○洒洒，振栗恶寒之状。《素问吴注·疏五过论》：“洒洒然时惊。”○洒淅，寒貌也。

《素问·调经论》："洒淅起于毫毛。"（按：新校正云：按《甲乙经》洒淅作凄厥，《太素》作洫泝。杨上善云：洫，毛孔也。水逆流曰泝。谓邪气入于腠理，如水逆流于洫）。○洒淅，上先礼切，下先历切。《素问·刺热》："先淅然厥。"（按：顾校："以释音则淅上当有洒字。"）○洒淅，上所下切，下音析。寒惊貌。《伤寒论·辨脉法》："病有洒淅恶寒而复发热者。"（按：释音作"灑"，经文作"洒"。）○洒淅，寒栗也。《素问吴注·刺疟》："洒淅洒淅。"○洒淅，振寒貌。《素问吴注·调经论》："洒淅起于毫毛。"○洒淅，寒栗也。《类经·疾病类四》："洒淅动形。"

喜 xǐ　虚意反，好也。《太素·五藏命分》："邪心喜盗。"（按：喜，《灵枢》《甲乙》作"善"。）○喜，悦乐也，悦以和志。《素问·五运行大论》："其志为喜。"○喜，音戏。《证类本草·芫花》："消胸中痰水喜唾水肿。"○喜，音戏。《证类本草·蜘蛛》："疗喜忘。"

葈 xǐ　私以切。《证类本草·八卷目录》："葈耳实。"○葈，私以切。《证类本草·葈耳实》："葈耳实。"

繫（系）xì　奚帝切。《素问·五藏生成》注："其支别者从目系下颊里。"○系，根系也。《素问吴注·奇病论》："胞络者系于肾。"○系，音係。《类经·经络类》："从肺系横出腋。"○系，音係。《类经·经络类二》："出属心系。"

係 xì　古帝反，有本作"侠"也。《太素·经脉之一》："系耳后直上。"（按：係，《灵枢》作"繫"，《甲乙》作"侠"。）

屓（屃）xì　音戏。《本草纲目·蠵龟》："赑屃。"

郄 xì　曲也。《太素·三虚三实》："焦理郄。"〇郄，气逆切。《灵枢·岁露论》："腠理郄。"〇郄，与隙同。空隙也。《奇经八脉考·阴维脉》："为阴维之郄。"〇郄，腘中横纹也。《素问吴注·刺腰痛论》："在膝筋肉分间郄外廉之横脉出血。"〇郄，隙同。《类经·疾病类五十》："刺郄中出血。"〇郄，隙同。《类经·针刺类四九》："在膝筋肉分间郄外廉之横脉出血。"〇郄，隙同。闭也。《类经·运气类三六》："腠理郄。"〇郄，隙同。郄中，委中也。《类经·针刺类四九》："刺其郄中。"〇郄，音隙。《厘正按摩要术·心经图》："阴郄（腕后五分）。"〇郄下，谓腘下也。《素问·刺腰痛》："在跻上郄下五寸横居。"〇郄中，腘中也。《素问吴注·刺疟》："刺郄中出血。"〇郄中，委中也。《素问吴注·刺禁论》："刺郄中大脉。"〇郄中，委中也。《素问吴注·刺疟》："刺郄中盛经出血。"〇郄中，委中也。《素问吴注·刺腰痛论》："刺其郄中。"

細（细）xì　动犹引线，曰细。《太素·诊候之一》："皆沉细悬绝者为阴。"〇细子，谦称也。《太素·经络别异》："雷公对曰：细子无以明其然。"〇细子者，雷公自谦之辞也。《太素·人迎脉口诊》："细子恐其散于后世。"〇细脉，动如莠蓬。《素问·脉要精微论》："细则气少。"

舄 xì　履也。音昔。《历代名医蒙求·安期置金》："秦始皇闻之，召见与语三日三夜。赐金璧数个。出于阜乡亭，皆置之而去，留书及赤舄。"〇舄，木底曰舄，干腊不畏湿也。《本草纲目·麻鞋》。○舄，音昔。《本草纲目·车前》：“舄。”“陆机《诗疏》云：舄，足履也。”

呷 xiā　呼甲切。《说文》云：“吸呷也。”《伤寒总病论·小儿伤寒证》：“喉中呀呷声。”○呷，音扎。呀呷。《厘正按摩要术·痰迷》：“小儿痰壅气塞，呀呷作声。”

呀 xiā　虚牙切。呀呷，啥牙张目貌。《说文》云：“呀呷也。”《伤寒总病论·小儿伤寒证》：“喉中呀呷声。”○呀呷，音牙扎。张口貌。《厘正按摩要术·痰迷》：“小儿痰壅气塞，呀呷作声。”

鰕（鰕）xiā　音霞。《本草纲目·鰕》：“鰕俗作蝦（虾）。”○鰕，音霞。大者曰鰕。《本草纲目·鲵鱼》：“鰕鱼。”

蝦（虾）xia，音遐。《证类本草·第二十二目录》：“虾蟆。”○蝦，音遐。《证类本草·虾蟆》：“虾蟆。”○虾，音遐。《证类本草·总目录》：“虾蟆。”○蝦，音霞。入汤则红色如霞也。《本草纲目·虾》。

匣 xiá　匣匮（xiá guì），胸胁腹裹，比之匣匮也。《太素·胀论》：“若匣匮之藏禁器也。”

俠（侠）xiá　胡夹切。《素问·上古天真论》注：“还出侠口环唇。”○侠，音协，又音夹。《伤寒论·辨脉法》注：“心脉侠咽系。”○侠，音挟。《历代名医蒙求·侠撰心录》：“宋侠，不知何许人。”○侠，古文“侠”“挟”通用（按：正文作“挟”）。《奇经八脉考·二跻为病》：“直阳之脉挟脊下行。”

X

狭（狭）xiá　户甲切。《伤寒论·伤寒例》："而医术浅狭。"○狭，隘狭也，索然不广之貌。《类经·经络类三二》："狭然不知其所病。"

暇 xiá　言慢事也。《类经·论治类十五》："亦何暇不早乎。"

蕸 xiá　加、遐二音。《证类本草·藕实》："其叶蕸。"○蕸，其叶蕸。《本草纲目·莲藕》。

轄（辖）xiá　即釭也，乃裹轴头之铁。《本草纲目·车脂》："妊妇热病，车辖脂随意洒服，大良。《千金方》"。"儿脐不合，车辖脂烧灰傅之。《外台秘要》。"

鶷（鹖）xiá　鹖鹖（xiá yà），音辖轧。《本草纲目·伯劳》："服虔云：鹖鹖，白项鸦也。"○鹖鹖，音辖轧。《本草纲目·百舌》："鹖鹖。"○鹖鹖，音辖轧。《本草纲目·慈乌》："燕乌一名白脰，一名鬼雀，一名鹖鹖。"

下 xià　谓尻足也。《太素·邪传》："上下中外，分为三贞。"○下，北也（面向北而言之）。《素问·五运行大论》："所谓面北而命其位。"○下，地位也。《素问·五运行大论》："所谓面南而命其位。"○下，地也。《素问·五运行大论》："下者左行。"○下，谓尺中。《素问·脉要精微论》："下盛则气胀。"○下，谓目下所见可否也。《素问·五藏别论》："凡治病必察其下。"（按：新校正云：按《太素》作"必察其上下"。）○下，谓足脉。《素问·诊要经终论》："上下同法。"○下，谓足脉也。《素问·诊要经终论》："其上下经盛。"○下，谓足阳明。《素问·皮部论》："上下同法。"〇下，谓足也。《素问·厥论》："阴气衰于下。"〇下，服也。《素问吴注·离合真邪论》："其病不可下。"〇下，落也。《素问吴注·气交变大论》："物荣而不下。"〇下，脐之下也。《素问吴注·阴阳应象大论》："其下者引而竭之。"〇下，谓二便也。《素问吴注·五藏别论》："凡治病必察其下。"〇下，谓在泉。《素问吴注·五常政大论》："补上下者从之。"〇下，谓在泉。《素问吴注·五运行大论》："论言天地者万物之上下也。"〇下，谓足阳明。《素问吴注·皮部论》："上下同法。"〇下，下体也。《素问吴注·脉解》："气盛而阳之下长。"〇下，下行至骶也。《素问吴注·疟论》："循膂而下。"〇下，下针也。《素问吴注·针解》："义无邪下者。"〇下，下主在泉言。位在北。《素问吴注·五运行大论》："厥阴在上，则少阳在下。"〇下，足部也。《素问吴注·决死生论》："上下左右之脉相应。"〇下，退也。《类经·针刺类十六》："脉软者病将下。"〇下，陷也。《类经·疾病类十九》："喜则气下。"〇下，言见也。《类经·针刺类六》："以下谷气。"〇下者，降服之谓。《类经·针刺类十五》："其病不可下。"〇下晡，谓日下于晡时，申之后五刻也。《素问·标本病传论》："夏下晡。"〇下晡，申酉也。《素问吴注·藏气法时论》："下晡甚。"〇下极，两阴之间，屏翳处也，即会阴穴。《类经图翼·周身骨部名目》。〇下极者，两目之间，相家谓之山根。《类经·脉色类三二》："下极者心也。"〇下厥，谓气从下逆上也。《素问吴注·五藏生成》："下厥上冒。"

○下厥上冒，谓气从下逆上而冒于目也。《素问·五藏生成》："下厥上冒。"○下迫，后重里急迫痛也。《类经·疾病类一》："暴注下迫。"○下齐，谦下整齐也。《类经·藏象类三十》："下齐湛湛。"○下窍，谓前阴后阴。《素问·阴阳应象大论》："浊阴出下窍。"○下窍二，谓前后二阴。《类经·阴阳类一》："浊阴出下窍。"○下窍，谓前后二阴也。《素问吴注·阴阳应象大论》："浊阴出下窍。"○下清，便泄清澈也。《素问吴注·六元正纪大论》："其病下清。"○下甚，泄甚也。《素问吴注·气交变大论》："下甚。"○下虚，谓阴气虚。《素问吴注·阴阳应象大论》："下虚上实。"

嚇（吓）xià　音黑，又虚嫁切。《类经·疾病类二八》："善怒吓。"

罅xià　呼讶切。孔罅也。《奇经八脉考·阳跻脉》"巨骨"注："在肩尖端上行两叉骨罅间陷中。"

先xiān　先师，岐伯祖之师僦贷季，上古之理脉色者也。《素问·六节藏象论》："先师传之也。"○先师，谓岐伯祖世之师僦贷季也。《素问·移精变气论》："先师之所传也。"○先师，僦贷季也。《素问吴注·六节藏象论》："先师传之也。"○先师，先进之称也。《类经·疾病类二》："故问先师。"○先绝，先解也。《素问吴注·疟论》："阴气先绝。"

籼xiān　音仙。《本草纲目·籼》。

薟（莶）xiān　音杴。《证类本草·十一目录》："豨莶。"○莶，音锨。《证类本草·豨莶》："豨莶。"○莶，音杴。《证类本草·总目录》："豨莶。"○莶，音杴。《证类本草·芋》："生则有毒莶。"○莶，音杴。《本草纲目·豨莶》："豨莶。"○莶，音严。《本草纲目·山韭》："吕忱《字林》云：莶，水韭也。"

韱 xiān　音纤。山韭也。《本草纲目·山韭》："韱。"

鲜（鲜）xiān　音仙。鲜者，羊之气也。《本草纲目·白鲜》："白鲜。"

銛（铦）xiān　音括。《素问·五运行大论》注："锋刃铦利，金之用也。"

嫌 xián　谓色脉之不治者为可嫌也。《素问吴注·移精变气论》："决嫌疑。"

弦 xián　春脉，木气也。《素问·平人气象论》："毛而有弦曰春病。"○弦，软虚而滑，端直以长，是谓弦。《素问·至真要大论》："厥阴之至其脉弦。"○弦，谓急而益劲，如新张弓弦也。《素问·平人气象论》："但弦无胃曰死。"○弦，言端直而长，状如弦也。《素问·玉机真藏论》："春脉如弦。"○弦，长而力也。《素问吴注·阴阳别论》："鼓阳胜急曰弦。"○弦，脉引而长若琴弦也。《素问吴注·平人气象论》："春胃微弦曰平。"○弦者，脉来直引如弦也。《素问吴注·至真要大论》："厥阴之至其脉弦。"○弦，鼓动阳脉盛而急者曰弦。《类经·疾病类六》："鼓阳盛急

X

曰弦。”○弦者，长直有力，如弓弦也。《类经·运气类三一》：“厥阴之至其脉弦。”○弦者，端直以长，状如弓弦有力也。《类经·脉色类十》：“春脉如弦。”○弦缕，脉来细而直也。《素问吴注·大奇论》：“脉至如弦缕。”○弦缕，如弦之急，如缕之细，真阴亏损之脉也。《类经·脉色类二四》：“脉至如弦缕。”

蝛 xián　乎感切。《证类本草·第二十二目录》：“蝛蛜。”○蝛，乎咸切。《证类本草·总目录》：“蝛蛜。”○蝛，蝛蛜。《证类本草·马刀》：“蝛蛜。”○蝛蛜，音咸进。《本草纲目·蝛蛜》。

麢 xián　音钤。《本草纲目·麢羊》：“麢羊。”

涎 xián　出于口。《类经·疾病类二五》：“脾为涎。”

胘 xián　即胃之厚处。《本草纲目·牛》：“牛羊食百草，与他兽异，故其胃有膍，有胘。”

蚿 xián　音玄。《证类本草·马陆》：“今人呼为飞蚿虫。”○蚿，音弦。《本草纲目·马陆》：“马蚿。”

衔 xián　“含”“衔”，义同。《本草纲目·蛇含》：“蛇衔。”

賢（贤）xián　谓心明智远。《素问·解精微论》：“行治有贤不肖。”○贤，善也，才德之称。《类经·摄生类三》：“其次有贤人者。”○贤人，次圣人者，谓之贤人。《素问·上古天真论》：“其次有贤人者。”

諴（诚）xián　胡谗切，和也。《伤寒总病论·伤寒暑病通用刺法》音训。（按：《伤寒总病论·伤寒暑病通用刺法》正文中无“諴”字。）

閒（闲）xián　间居，晏也。《太素·十二邪》：“黄帝间居。”

癇（痫）xián　音闲。惊病也。《奇经八脉考·二维为病》：“动苦癫痫僵仆。”〇痫，音酣。《素问吴注·大奇论》：“痫瘛筋挛。”〇痫，癫痫也。《类经·疾病类六九》：“病在此者主痫瘛及痉。”〇痫，音闲，癫病。《类经·针刺类三七》：“刺痫惊脉五。”〇痫，音闲，癫痫也。《类经·脉色类二四》：“痫瘛筋挛。”〇痫，音闲。癫痫也。《类经·针刺类四四》：“暴挛痫眩。”〇痫，音间。痫有风热，有惊邪，皆兼虚与痰。《厘正按摩要术·总目》：“痫证。”〇痫，音闲。《医宗金鉴·伤寒论注·温病篇》：“剧则如惊痫。”

鹹（咸）xián　谓盐之味苦，浸淫而润物者也。《素问·宝命全形论》：“咸者，其气令器津泄。”〇咸，阴也。《素问吴注·宣明五气》：“咸走血。”

蜆（蚬）xiǎn　音显。《证类本草·第二十二目录》：“蚬。”〇蚬，音显。《证类本草·蚬》：“蚬。”〇蚬，音显。《证类本草·总目录》：“蚬。”〇蚬，晛也。壳内光耀如初出日采也。《本草纲目·蚬》。

嶮（崄）xiǎn　险同。《类经·藏象类三十》：“立而躁崄。”

獫 xiǎn　音敛。长喙曰猃。《本草纲目·狗》。

洒 xiǎn　音藓。《证类本草·阿胶》："洒洒如疟状。"○洒，音藓。《本草纲目·阿胶》："劳极洒洒。"

顯（显）xiǎn　露也。《素问·五常政大论》："其令鸣显。"

臽 xiàn　音函。《本草纲目·稻》："稻从臽，象人在臼上治稻之义。"（按：《说文》："稻，稌也。从禾，舀声。徒皓切。"李时珍"象人在臼上治稻之义"，则误以为"从臽"。臽、舀字异。）

鮨（鲐）xiàn　音绀。鲐，脂也，食而无厌也。《本草纲目·鳡鱼》："鲐鱼。"

脂 xiàn　音陷。健而难取，吞啗同类，力敢而脂物者也。《本草纲目·鳡鱼》："鲐，脂也，食而无厌也。"

陷 xiàn　○陷脉，谓寒气陷缺其脉。《素问·生气通天论》："陷脉为瘘。"○陷下，脉陷下也。《素问吴注·皮部论》："则感虚乃陷下。"

限 xiàn　即门阈也。《本草纲目·土部》："户限下土。"

見（见）xiàn　音现。《伤寒论·辨脉法》："凡阴病见阳脉者生。"○见，音现。《伤寒论·辨太阳病脉证并治中》："但见一证便是。"○见，音现。《伤寒论·辨太阳病脉证并治中》注："邪在表则见阳脉。"○见，音现。《伤寒论·平脉法》注："当阴部见阳脉。"○见，音现。《伤寒论·伤寒例》注："病则两证俱见。"○见，音现。《素问吴注·五藏别论》："变见于气口。"○见，音现。《类经·藏象类十一》："变见于气口。"○见，音现。《医宗金鉴·伤寒论注·太阳中篇》："阳明少阳证不见者为不传也。"

鼸 xiàn　音歉。《本草纲目·鼠附录》："《尔雅》《说文》又有鼸、鼶、鼮、鼣、鼭、鼤、鼦、鼨八鼠。"

霰 xiàn　音线。霰，雪之始凝如珠者。霰雪，旧本阙，崑僭补此。《素问吴注·五运行大论》："其令霰雪。"

相 xiāng　候也。《太素·量络刺》："相之奈何。"○相，伴也。言居处之间，或伴乎湿也。《素问吴注·痿论》："居处相湿。"○相，去声。《素问吴注·灵兰秘典论》："相传之官。"○相，并也。《类经·疾病类七一》："居处相湿。"○相，去声。《类经·藏象类一》："相传之官。"○相，去声。《类经·脉色类三二》："故相气不微。"○相，去声。《类经·脉色类三四》："凡相五色之奇脉。"○相，去声。形象也。《类经·脉色类三四》："五藏相音。"○相，视也。《类经·针刺类二一》："相之奈何。"○相得，谓子居母位，母居子位，虽非其位，子母不相害也。《素问吴注·五运行大论》："气相得则微。"○相得，无胜复也。《素问吴注·气交变大论》："运气相得。"○相得，五行相生，谓之相得。《素问吴注·五运行大论》："气相得则和。"○相过，两有余也。《素问吴注·阴阳别论》："阴阳相过曰溜。"○相离，脉至不相连属也。《素问吴注·平人气象论》："和柔相离。"○相离，匀净分明也。《类经·脉色类十三》："和柔相离。"○相袭，想承袭

X

也。《素问吴注·六节藏象论》："五运相袭。"〇相代，更代而坏也。《素问吴注·生气通天论》："四维相代。"

香 xiāng　脾之臭也。《太素·藏府气液》："鼻和则鼻能知臭香矣。"

欀 xiāng　音襄。《本草纲目·莎木面》："欀木。"

蘘 xiāng　音箱。《证类本草·第二十四目录》："青蘘。"〇蘘，音箱。《证类本草·胡麻》："青蘘，巨胜秒也。"〇蘘，音箱。《证类本草·青蘘》："青蘘。"〇蘘，音箱。《证类本草·总目录》："青蘘。"〇蘘，音欀。《本草纲目·胡麻》："青蘘。"〇蘘，音箱。《本草纲目·胡麻》："叶名青蘘。"

跭 xiáng　跭䉶（xiáng shuāng），音浆双。《本草纲目·豇豆》："跭䉶。"

祥 xiáng　善应也。《素问·气交变大论》："德化者气之祥。"〇祥，妖祥，亦谓泉出平地。《素问·六元正纪大论》："水乃见祥。"〇祥，善应也。《素问吴注·气交变大论》："德化者，气之祥。"〇祥，瑞应也。《类经·运气类十二》："德化者气之祥。"〇祥，灾异也，凡吉凶之兆皆曰祥。《类经·运气类二三》："水乃见祥。"

餉（饷）xiǎng　饷馈。式亮切。《历代名医蒙求·张敦梦神》："且饷布帛之属。"

鯗（鲞）xiǎng　音想。《本草纲目·石首鱼》："干者名鲞鱼。"

鱶（鮝）xiǎng　鲞，亦作鱶。《本草纲目·石首鱼》："干者名鲞鱼，亦作鱶。"

響（响）xiǎng　应声也。《素问·天元纪大论》："响之应声也。"○响，应声谓之响。《素问吴注·天元纪大论》："响之应声也。"○响，应者为响。《类经·运气类三》："响之应声也。"

嚮（向）xiǎng　音乡。《太素·经脉之一》："贲向腹胀。"（按：向，《灵枢》《甲乙》作"响"。）○向，音响。《灵枢·杂病》："腹响响然。"

巷 xiàng　谓街巷，空穴之处也。《太素·府病合输》："中气穴则针游于巷。"

鄉（乡）xiàng　音向。《素问·四气调神大论》注："雁北乡。"○乡，向同。《类经·脉色类三二》："皆端满有别乡。"○乡，向也。《类经·针刺类三四》："去其乡。"

項（项）xiàng　脑后曰项。《太素·痈疽》："消脑留项。"○项，项之前曰颈，后曰项。《太素·寒热杂说》："项五。"○项，当作顶。《类经·经络类九》："入发至项三寸半。"○项发，项后发际也。《类经·经络类十八》："项发以下至背骨长二寸半。"

象 xiàng　谓气象也。《素问·五藏生成》："五藏之象。"○象，谓所见于外，可阅者也。《素问·六节藏象论》："藏象何如。"○象，脉形也。《素问吴注·平人气象论》："平人气象论。"○象，谓三百六十五节，以象三百六十日。《素问吴注·六节藏象论》："六节藏象论。"○象，犹天象之象，可见者也。《素问吴注·六节藏象论》："藏象何如。"○象，放也。《类经·摄生类三》："象似日月。"○象，气象也。《类经·脉色类三四》："五藏之象。"○象，形象也。藏居于内，形见于外，故曰藏象。《类经·藏象类二》："藏象何如。"

鱌（鸏）xiàng　《集韵·养韵》：似两切。鸟名。《本草纲目·鹲鸏》："鸏雕。"

橡 xiàng　音象。《本草纲目·橡实》。

蟓 xiàng　齐鲁之间谓之蚼蟓。《本草纲目·蚁》。

削 xiāo　减也。《素问·五常政大论》："其气削。"○削，消削也。《类经·运气类十三》："其气削。"

蛸 xiāo　音萧。《证类本草·桑螵蛸》："《图经》云：桑螵蛸，螗螂子也。"○蛸，音绡。《本草纲目·螳螂》："其子房名螵蛸。"

消 xiāo　烁也。《素问·皮部论》："热多则筋弛骨消。"○消，谓内消。《素问·通评虚实论》："凡治消瘅仆击。"○消，谓消散。《素问·脉要精微论》："当消，环自已。"○消，瘦削也。《素问吴注·阴阳别论》："其传为风消。"○消者，消息盈虚之理者也。《素问吴注·灵兰秘典论》："消者瞿瞿。"○消，尽也。《类经·脉色类二十》："当消，环自已。"○消，枯竭也。《类经·经络类三一》："热多则筋弛骨消。"○消，枯瘦也。《类经·疾病类六》："其传为风消。”〇消，散也。《类经·疾病类十九》：“悲则气消。”〇消瘅，消而中热，善饮善食也。《素问吴注·通评虚实论》：“消瘅虚实何如。”〇消瘅，内热病也。《类经·藏象类二八》：“心脆则善病消瘅热中。”〇消瘅，热消也。《类经·疾病类七八》：“凡治消瘅仆击。”〇消瘅者，内热为瘅，善饥渴而日消瘦也。《类经·论治类二》：“夫中热消瘅则便寒。”〇消谷，谷食易消也。《类经·论治类二》：“胃中热则消谷。”〇消渴，饮水善消而渴不已也。《素问吴注·奇病论》：“传为消渴。”〇消中，积热之久，善食而饥，名曰消中。《素问吴注·脉要精微论》：“瘅成为消中。”

痟 xiāo　通“消”。《类经·经络类三三》：“痟瘦而形肉脱者。”

銷（销）xiāo　销铄，谓髓脑销铄。《素问·刺要论》：“髓伤则销铄胻痠。”〇销烁，热盛物变，如火销烁也。《素问吴注·气交变大论》：“其变销烁。”

虓 xiāo　许交切。虓，象其声也。《本草纲目·狮》：“虓。”

翛 xiāo　音萧。《历代名医蒙求·与权识证》：“以问胡翛然。”

髇 xiāo　音哮。《证类本草·罂子粟》：“花红白色似髇箭头。”

蠨（蟏）xiāo　音萧。《证类本草·蜘蛛》：“《诗》云：蟏蛸在户。”

藃 xiāo　许骄切。《证类本草·白芷》：“一名藃。”〇藃，许骄切。《本草纲目·白芷》：“藃。”〇藃，音枵。《本草纲目·石蚴》："紫虈。"

小 xiǎo　非细小之谓也，以其比大，则谓之小，若无大以比，则自是平常之经气尔。《素问·离合真邪论》："小则平。"○小者，细小。《素问·五藏生成》："夫脉之小大滑涩浮沉。"○小，脉细谓之小。《素问吴注·五藏生成》："夫脉之小大滑涩浮沉。"○小，旧作水，僭改此。《素问吴注·疟论》："因遇夏气凄沧之水寒。"○小，脉来一丝也。《素问吴注·大奇论》："肾脉小搏沉为肠澼下血。"○小，无芒而小。《素问吴注·气交变大论》："逆守而小。"○小痹，邪之微者。《素问吴注·气穴论》："其小痹淫溢。"○小分，谓小肉之分。《素问·长刺节论》："刺大分小分。"○小分，小肉之分。《素问吴注·长刺节论》："刺大分小分。"○小络，孙络也。《素问·调经论》："则泻其小络之血。"○小络，孙络也。《素问吴注·调经论》："神有余则泻其小络之血。"○小溪，小络所会谓之小溪。《素问·五藏生成》："小溪三百五十四名。"○小心，命门者，相火也，相火代心君行事，故曰小心。《素问吴注·刺禁论》："中有小心。"○小指次指，谓小指之侧次指也。《素问吴注·气府论》："膝以下至足小指次指各六俞。"○小指次指，谓小指之次指，即无名指也。《类经·经络类二》："循小指次指出其端。"○小指次指，谓小指之次指，即无名指也。足同。《类经图翼·周身骨部名目》。

芍 xiào　音晓。《本草纲目·乌芋》："芍。"

肖 xiào　取法也。《类经·运气类十一》："肖者瞿瞿。"

笑 xiào　喜声也。《素问·阴阳应象大论》："在声为笑。"〇笑，喜声也，心志喜。《素问吴注·阴阳应象大论》："在声为笑。"

啸（啸）xiào　谓耳中鸣，如啸声也。《素问·经脉别论》："一阳独啸。"〇啸，耳鸣也。《素问吴注·经脉别论》："一阳独啸。"

些 xiē　泻平声。沙也。《厘正按摩要术·灸法》："令病者举手向上，略转后些。"

楔 xiē　吉黠切。《证类本草·樱桃》："《尔雅》云：楔，荆桃。"〇楔，音戛。《本草纲目·樱桃》："《尔雅》云：楔，荊桃也。"

歇 xiē　曷、渴二音。《证类本草·鹖鸡》："以歇为冠。"（按：歇，当为鹖。）

蝎 xiē　虿尾虫也。长尾为虿，短尾为蝎。《本草纲目·蝎》。

猲 xiē　音歇。短喙曰猲。去势曰羯。《本草纲目·狗》。

邪 xié　谓风邪之气。《素问·阴阳应象大论》："其有邪者。"〇邪者，不正之目，非本经气，是则谓邪，非言鬼毒精邪之所胜也。《素问·针解》："邪盛则虚之者。"〇邪者，不正之目也。《素问·六微旨大论》："何谓邪乎。"〇邪，与斜同。《灵枢·经脉》："邪走足心。"〇邪，寒邪也。《素问吴注·咳论》："皮毛先受邪气。"〇邪，外邪也。《素问吴注·离合真邪论》："离合真邪论。"〇邪，阳邪也。《素问吴注·宣明五气》："邪入于阳则狂。"〇邪，阴邪也。《素问吴注·宣明五气》："邪入于阴则痹。"〇邪，斜同。《类经·经络类二》："邪走足心。"〇邪，耶同。《类经·疾病类六八》："在血脉之中邪。"〇邪，耶同。《类经·论治类十九》："子年少智未及邪。"〇邪，与斜同。《类经·疾病类八十》："邪其精。"〇邪气，不正之气也。《素问吴注·藏气法时论》："夫邪气之客于身也。"〇邪气，气失其常之名也。《素问吴注·厥论》："则下气重上而邪气逆。"〇邪气，气失常也。《类经·疾病类三四》："阳气盛于上则下气重上而邪气逆。"

叶 xié　效甲切。《类经·运气类三五》："居叶蛰之宫四十六日。"

恊 xié　音挟。《伤寒论·辨太阳病中》注："内虚热入，恊热遂利。"

脅（胁）xié　虚叶切。胸胁也。《难经·十八难》："而右胁有积气者何也。"〇胁，音协。腋下也。《厘正按摩要术·察鼻准》："鼻色黄黑而亮者，小腹两胁痛，及蓄血。"〇胁，胠下谓之胁。《素问吴注·五藏生成》："支鬲胠胁。"

偕 xié　俱也。《太素·疟解》："不能与卫气俱行偕出。"

斜 xié　邪同。《素问吴注·阴阳别论》："阴阳结斜。"〇斜，邪同。《类经·疾病类六》："阴阳结斜。"

勰 xié　音叶。《本草纲目·序例上》："贯思勰《齐民要术》。"

藒（蕮）xié　音缬。《证类本草·莛草》："一名鸿藒。"

○藒，音缬。《本草纲目·莛草》：“鸿藒。”

鞋 xié　周人以麻为鞋。鞋者，解也，缩其上，易舒解也。《本草纲目·麻鞋》。

鞵 xié　鞋古作鞵，即履也。《本草纲目·麻鞋》。

鼴（鼱）xié　音吸。《本草纲目·黄鼠》：“银鼠，白色如银，古名鼱鼠。”

諧（谐）xié　音鞋。和也。《伤寒论·平脉法》注：“不与荣气相谐。”○谐，音鞋。《医宗金鉴·伤寒论注·太阳上篇》：“荣气和者外不谐。”

擷（撷）xié　胡结反。《太素·七邪》：“肌肉之精则为约束裹撷。”○撷，虎结切。《素问·刺腰痛论》注：“后有大筋撷束膝胻之骨。”○撷，奚结切。《灵枢·大惑论》：“裹撷筋骨血气之精而与脉并为系。”○撷，爻结切，以衣衽收物谓之撷。《类经·疾病类八十》：“裹撷筋骨血气之精。”

寫（写）xiè　去声。《类经·脉色类五》：“实者写之。”○写，泻去其实也。《类经·经络类八》：“内解写于中者十脉。”

瀉（泻）xiè　去水曰泻。如泽水之泻也。《本草纲目·泽泻》。○泻，去声。《素问吴注·上古天真论》：“故五藏盛乃能泻。”○泻，入声。《素问吴注·上古天真论》：“精气溢泻。”

泄 xiè　利也。《素问·至真要大论》：“酸苦涌泄为阴。”○泄，谓发泄。《素问·平人气象论》："宗气泄也。"○泄，谓利也。《素问·六元正纪大论》："厥阴所至为胁痛呕泄。"○泄，谓渗泄，汗及小便汤峪皆是也。《素问·至真要大论》："以苦泄之。"○泄，谓渗泄，以利水道下小便为法。《素问·至真要大论》："以淡泄之。"○泄，谓渗泄之，解表利小便也。《素问·六元正纪大论》："金郁泄之。"○泄，谓泄出也。《素问·示从容论》："血泄者。"○泄，音薛。《伤寒论·伤寒例》："春伤于风，夏必飧泄。"○泄，思列切，漏也。《伤寒总病论·叙论》："宜用针泄热。"○泄，里证也。《素问吴注·咳论》："甚则为泄为痛。"○泄，渗与汗也。《素问吴注·至真要大论》："以淡泄之。"○泄，溲便泄出不禁也。《素问吴注·至真要大论》："诸厥固泄。"○泄，二便不固也。《类经·疾病类一》："诸厥固泄。"○泄，疏利也。《类经·运气类二三》："金郁泄之。"○泄，写于下也。《类经·运气类十三》："其动漂泄沃涌。"○泄，泻也。《类经·论治类四》："酸苦涌泄为阴。"○泄风，汗出也。《素问吴注·风论》："则为泄风。"

洩 xiè　食不消，飧泄也。《太素·经脉之一》："溏瘕洩。"○洩，音泄。《难经·十七难》："病若大腹而洩者。"○洩，泄同。《类经·藏象类二五》："骨属屈伸洩泽。"（按：横排本《灵枢经·决气》作"泄"，影印本作"洩"。）○洩，泄同。《类经·脉色类二一》："洩及便脓血。"

屧 xiè　音燮。《证类本草·屐屧》："屐屧。"（按：人卫校点本、辽海横排本，"屧"均简作"屜"。）○屧，音燮。《证类本草·十一目录》："屐屧。"○屧，音燮。《证类本草·总目录》："屐屧。"○屧，音燮。《本草纲目·毡屉》："屧。"

韰 xiè　与薤同。《证类本草·薤》："《尔雅》云：韰，鸿荟。"○韰。《本草纲目·薤》："薤本作韰，韭类也。故字从韭，从㪉，谐声也。"

解 xiè　音懈。解㑊，谓怠惰运动难也。《太素·四时脉形》："大过则令人解㑊。"○解，胡买切。《素问·刺齐论》："愿闻其解。"○解，胡介切。《难经·十五难》："来如解索。"○解，懈同。《素问吴注·痹论》："四支解堕。"○解，懈同。《素问吴注·病能论》："有病身热解堕者。"○解，懈同。《素问吴注·刺疟》："令人身体解㑊。"○解，懈同。《素问吴注·上古天真论》："筋骨解堕。"○解，音懈。解㑊者，热不热，寒不寒，弱不可名之意。《素问吴注·刺要论》："体解㑊然不去矣。"○解，利也。《类经·疾病类八三》："而分不解焉。"○解，懈同。《类经·藏象类十三》："筋骨解堕。"○解，懈也。《类经·疾病类五十》："令人身体解㑊。"○解㑊，懈惰也。《太素·尺诊》："解㑊安卧。"○解㑊，然寒不寒，热不热，弱不弱，壮不壮，伫不可名，谓之解㑊。《素问·平人气象论》："迟脉缓涩，谓之解㑊。"○解㑊，谓寒不寒，热不热，壮不壮，弱不弱，故不可名之也。《素问·四时刺逆从论》："令人解㑊。"○解㑊，谓强不强，弱不弱，热不热，寒不寒，解解㑊㑊然，不可名之也。《素问·刺要论》："体解㑊然不去也。"○解㑊，寒不寒，热不热，弱不弱，壮不壮，儜不可名之名也。《素问吴注·玉机真藏论》："太过则令人解㑊。"〇解㑊，寒不甚，热不甚，即解㑊也。《素问吴注·刺疟》："令人身体解㑊。"〇解㑊者，热不热，寒不寒，弱不可名之意。《素问吴注·刺要论》："体解㑊然不去矣。"〇解㑊者，困倦难状之名也。《类经·脉色类十六》："迟脉缓涩，谓之解㑊。"〇解㑊者，身体困倦。《类经·脉色类十八》："解㑊安卧。"〇解㑊者，形迹困倦，莫可名之之谓。《类经·针刺类十九》："令人解㑊。"

懈 xiè　懈惰，谓不自收节。《太素·八正风候》："万民懈惰而皆中于虚风。"

薢 xiè　薢茩（xiè gòu），音皆苟。《本草纲目·决明》："或曰菱也，关西谓之薢茩。"〇薢茩，秦谓之薢茩。《本草纲目·芰实》："菱，楚谓之芰，秦谓之薢茩。"

薤 xiè　音械。本文作"韰"，韭类也。故字从韭，从叡，谐声也。《本草纲目·薤》。〇薤，音械，根白如小蒜。《尔雅翼》云：似韭而无实。《类经·疾病类二四》："麦羊肉杏薤皆苦。"〇薤，音械，似韭而无实。《类经·针刺类四七》："去爪甲如薤叶。"〇薤，音械。野蒜也。《尔雅翼》曰：薤似韭而无实。《类经·气味类二》："薤苦。"

齘（龂）xiè　故介反，开口难，齿相切也。《太素·热病说》："腰折瘛疭齿噤齘也。"（按：齘，《甲乙》作"断"。）〇齘，音介。《灵枢·热病》："齿噤齘也。"〇齘，音介。戛也。《金匮要略·痓湿暍病脉证并治》："必齘齿。”〇龂，音械，齿相切也。《伤寒总病论·痉湿暍证》：“其人必龂齿。”〇龂，音械。切齿曰龂。《类经·针刺类四十》：“齿噤龂也。”〇龂，音介。《厘正按摩要术·察齿》：“龂齿者，眠睡而齿相磨切也。”

心 xīn　神之用也。《太素·藏府之一》：“所以任物者谓之心。”〇心，所以任物者谓之心。《灵枢·本神》：“所以任物者，谓之心。”〇心，所以任物谓之心。《类经·藏象类九》：“所以任物谓之心。”〇心掣，心引而动也。《素问吴注·阴阳别论》：“其传为心掣。”〇心掣，心动不宁，若有所引，名曰心掣。《类经·疾病类六》：“其传为心掣。”〇心烦，热而烦闷也。《素问吴注·五藏生成》：“心烦头痛。”〇心撩，一本作意料。《灵枢·经水》：“其少长大小肥瘦，以心撩之。”〇心主，手厥阴也。《素问吴注·皮部论》：“心主之阴。”

芯 xīn　音心。俗谓之灯草。《厘正按摩要术·焠法》：“取肥白灯芯。”

辛 xīn　阳也。《素问吴注·宣明五气》：“辛走气。”〇辛，酸辛也。《类经·疾病类四六》：“则辛頞鼻渊。”〇辛，谓酸痛。《素问·气厥论》：“则辛頞鼻渊。”

新 xīn　新然，火之初然，或明或灭也。《素问吴注·大奇论》：“脉至如火薪然。”

X

囟 xìn　音信。《类经·运气类二七》：“头项囟顶脑户中痛。”

顖（囟）xìn　音信。《素问·气府论》注：“自入发囟会穴。”

○囟，音信。《伤寒论·伤寒例》注：“囟会一。”○囟，音信。头会脑盖也。《历代名医蒙求·卫沉小才》：“《小儿颅囟方》三卷。”○囟，音信。《证类本草·龟甲》：“小儿囟不合。”○囟，音信，脑盖骨也。婴儿脑骨未合，软而跳动之处，谓之囟门。《类经图翼·周身骨部名目》。○囟，音信。《类经·疾病类十》：“头囟项痛。”○囟，同囟，音信。顶门也。顶中央旋毛中为百会，百会前一寸半为前顶，百会前三寸即囟门。《厘正按摩要术·审形色》：“囟门低陷。”

星 xīng　众星也。《素问·上古天真论》：“辨列星辰。”○星，谓二十八宿。《素问吴注·八正神明论》：“星辰八正何候。”○星辰，谓先知二十八宿之分，应水漏刻者也。《素问·八正神明论》：“必候日月星辰。”

猩 xīng　音生。本作狌。《本草纲目·猩猩》。

蛵 xīng　音馨。《本草纲目·蜻蛉》：“虰蛵。”

行 xíng　恐当为流。《素问·解精微论》：“是以涕泣俱出而横行也。”○行，谓流行。《素问·举痛论》：“气不行。”○行，谓宣不行之气，令必宣行也。《素问·八正神明论》：“员者行也。”○行，去声。行，德行也。《素问吴注·方盛衰论》：“出入有行。”○行，谓宣不行之气令之流行。《素问吴注·八正神明论》：“员者行也。”○行者，五气之用。《素问吴注·五运行大论》：“五运行大论。”○行，去声。德行也。《类经·脉色类八》：“出入有行。”○行之，行其逆滞也。《类经·论治类四》："逸者行之。"○行令，诸司也。《素问吴注·六微旨大论》："岁位为行令。"○行縢，即裹脚布也。古名行縢。《本草纲目·缴脚布》。○行阴，入房也。《太素·十二邪》："行阴用力。"

形 xíng　身之貌也。《太素·知形志所宜》："形志苦乐。"○形，谓骨肉色状者也。《太素·人迎脉口诊》："形肉血气。"○形，状也。《太素·虚实所生》："余以闻虚实之形。"○形者，非唯神之外状名形，举体皆名。《太素·虚实补泻》："形有余不足奈何。"○形，谓木火土金水。《素问·天元纪大论》："在地成形。"○形，谓身形。《素问·血气形志》："形乐志苦。"○形，谓身形也。《素问·刺志论》："气实形实。"○形，谓形诊可视。《素问·八正神明论》："然夫子数言形与神。"○形，骸体也。《素问吴注·上古天真论》："故能形与神俱。"○形，四形藏也。《素问吴注·通评虚实论》："其形尽满何如。"○形，谓木火土金水。《素问吴注·天元纪大论》："在地成形。"○形，形骸也。《素问吴注·八正神明论》："形独居。"○形，血也。《素问吴注·疏五过论》："满脉去形。"○形，阴也。《素问吴注·决死生论》："形气相得者生。"○形，体貌为形。《类经·脉色类二五》："形气相得者生。"○形者，迹也。《类经·针刺类十三》："故曰形。"○形苦，谓修业就役也。《素问·血气形志》："形苦志乐。"○形乐，谓不甚劳役。《素问·血气形志》："形乐志苦。"○形乐，身无劳也。《类经·论治类十》："形乐志苦。"○形名，病之形证名号也。《素问吴注·疏五过论》："比类形名。”〇形气，阴气也。《素问吴注·调经论》：“形气衰少。”〇形藏四，一头角，二耳目，三口齿，四胸中也。《素问·六节藏象论》：“故形藏四。”

滎（荥）xíng　火也。《太素·变输》：“春刺荥。”〇荥，焉迥反。《太素·本输》：“鱼际者，手鱼也，为荥。”〇荥，音营。绝小水也。《灵枢·九针十二原》：“所溜为荥。”〇荥，所溜为荥。《素问吴注·离合真邪论》：“补泻荥输。”〇荥，盈、荣二音。小水为荥。《类经·经络类十四》：“所溜为荥。”〇荥然，水聚也。《太素·五节刺》：“此病荥然有水。”

省 xǐng　谓省察万国人吏侯王有德有过者也。《素问·气交变大论》：“省下之过与其德也。”〇省客，省问之客。《素问吴注·大奇论》：“脉至如省客。”〇省客（xǐng kè），如省问之客，或去或来也。《类经·脉色类二四》：“脉至如省客。”〇省下，省察其分野下国也。《素问吴注·气交变大论》：“省下之过与其德也。”〇省下，谓察其分野君民有德有过也。《素问吴注·气交变大论》：“是谓省下。”

荇 xìng　音杏。《证类本草·凫葵》：“生水中，即荇菜也。”

凶 xiōng　许容反，恶勇也。《太素·色脉诊》：“粗工凶凶。”〇凶凶，不料事宜之可否也。《素问吴注·移精变气论》：“粗工凶凶。”〇凶凶，好自用而孟浪也。《类经·论治类十七》：“粗工凶凶。”

兇 xiōng　兇兇，谓不料事宜之可否也。《素问·移精变气论》：“粗工兇兇。”

芎 xiōng　芎䓖（xiōng qióng），音穹穷（按：穹穷，排印本误倒，据金陵本乙转）。《本草纲目·芎䓖》：“芎䓖。”

胸 xiōng　膺间也。《素问·腹中论》：“有病膺肿颈痛胸满腹胀。”○胸盈，胀满也。《类经·藏象类十》：“实则喘喝胸盈仰息。”○胸中，当两乳之间，亦曰膻中。《类经·经络类二》：“注胸中。”○胸中，两乳之间也。《类经图翼·周身骨部名目》。

休 xiū　平和也。《太素·三刺》：“气至乃休。”○休者，留针以待气也。《类经·藏象类三一》：“推而休之。”

羞 xiū　粮食也。《类经图翼·二十四气》：“群鸟养羞。”

茵 xiú　音囚。《本草纲目·芝》：“茵。”

宿 xiù　谓二十八宿。《素问·离合真邪论》：“故天牖宿度。”○宿，谓二十八宿。《素问吴注·离合真邪论》：“故天有宿度。”○宿，谓二十八宿。《类经·针刺类十四》：“故天有宿度。”

秀 xiù　华也，美也。《素问·四气调神大论》：“此谓蕃秀。”

臭 xiù　只救切。《难经·十三难》：“五藏各有声色臭味。”○臭，谓气也。《素问吴注·金匮真言论》：“其臭臊。”○臭，许救、尺救二切。《类经·疾病类十一》：“故恶闻食臭也。”○臭，许救、尺救二切。气之总名也。《类经·藏象类四》："其臭臊。"

虚 xū　形虚也。《太素·邪传》："参以虚实。"○虚者，正气少也。《太素·三刺》："脉虚者浅刺之。"○虚，谓精气夺也。《素问·调经论》："阴之生虚奈何。"○虚，谓真气不足也。然脉细，心也；皮寒，肺也；气少，肝也；泄利前后，肾也；饮食不入，脾也。《素问·玉机真藏论》："此谓五虚。"○虚，减也。《素问吴注·生气通天论》："日西而阳气已虚。"○虚，脉来有表无里也。《素问吴注·大奇论》："并虚为死。"○虚，谓脉来浮而无根。《素问吴注·阴阳别论》："阴阳虚，肠澼死。"○虚，正气虚也。《素问吴注·厥论》："虚则补之。"○虚，正气虚也。《素问吴注·脉要精微论》："虚则泄。"○虚，正气虚也。《素问吴注·玉机真藏论》："此谓五虚。"○虚，气衰者为虚。《类经·经络类二五》："刺虚者刺其去也。"○虚，湛然无物也。《类经·摄生类二》："恬惔虚无。"○虚者，不足之谓。《类经·论治类十四》："虚泄为夺血。"○虚者，正气虚也。《类经·疾病类二二》："此谓五虚。"○虚里，城邑居处也。虚，音墟。《太素·尺寸诊》："胃之大络，名曰虚里。"○虚实，人之阴阳消长也。《素问吴注·宝命全形论》："人有虚实。"○虚实要论，旧作刺志论，今以篇内之言无当，崑僭改为虚实要论。《素问吴注·虚实要论》："虚实要论。"○虚邪，谓八虚邪风也。《太素·色脉尺诊》："虚邪之中身也。"○虚邪，谓乘人之虚而为病者也。《素问·八正神明论》："所以候八风之虚邪以时至者也。"○虚邪，邪乘虚入，是谓虚邪。《素问·上古天真论》："皆谓虚邪贼风。"○虚邪，谓八风从冲后虚之乡来者，主杀害万物，故曰贼风。《素问吴注·上古天真论》："皆谓之虚邪贼风，避之有时。"

嘘 xū　嘘气，气上出也。嘘，旧作虚，失之也。《素问吴注·奇病论》："故胆嘘气上溢。"

驉（𬳶）xū　音虚。《证类本草·菴蕳子》："驱𬳶食之神仙。"○𬳶。《本草纲目·骡》："牡牛交马而生者，为驱𬳶。"

鬚（须）xū　谓颐下毛也。《太素·阴阳跷脉》："美须者阳明多血。"○须，颐下为须。《本草纲目·髭须》。○须，颏下曰须，属足少阴、阳明。《本草纲目·乱发》。○须，在口下及两颐者曰须。《类经·藏象类十七》："通髯极须者少阳多血。"○须，在颐曰须。《类经·藏象类三一》："血少气多则少须。"

帤（帤）xū　束发之帛曰帤。《本草纲目·头巾》。

徐 xú　徐出，谓得经气已久乃出针。《素问·针解》："徐出针而疾按之。"○徐徐，缓也。《素问·三部九候论》："中手徐徐然者病。"○徐徐，动而不及者也。《素问吴注·决死生论》："中手徐徐然者病。"○徐徐，迟缓也。《类经·脉色类二五》："中手徐徐然者病。"

呴 xǔ　香句反。《难经·二十二难》："气主呴之。"虞注："呴之，气流行之貌也。"○呴，香句切。嘘气往来也。《伤寒论·辨脉法》注："气主呴之。"

栩 xǔ　音许。《本草纲目·橡实》："栩。""《诗·唐风》：集于包栩。陆玑注云：徐人谓之杼，或谓之栩。"

醑 xǔ　美曰醑。《本草纲目·酒》。

恤 xù　音戌。《素问·著至教论》注："恤民之隐。"

洫 xù　谓沟渠，即腠理也。《太素·知官能》："洫泝动形。"（按：洫，注文原作"血"，据经文改。洫泝，《灵枢》作"洒淅"。）〇洫，火逼反。谓沟洫，水行处也。孙络行于奇邪营卫之气，故曰洫。《太素·气穴》："以洫奇邪。"（按：洫，《素问》作"溢"，《甲乙》作"洒"。）

珬 xù　恤。《本草纲目·珂》："珬。"

畜 xù　臭同，许救切。畜门，即喉屋上通鼻之窍门也。《类经·经络类二四》："究于畜门。"（按：王冰注《素问·评热病论》有"气冲突于蓄门而出于鼻"句，作蓄门。）〇畜门，鼻孔也。《太素·营卫气》："究于畜门。"

蓄 xù　病息邪伏也。《素问吴注·疟论》："其蓄作有时者何也。"

稸 xù　许竹切。《素问·生气通天论》注："脂液遂凝，稸于玄府。"〇稸，音畜。《素问·奇病论》注："内消瘀稸。"〇稸，昌六切，聚也。《类经·运气类十三》："其动濡积并稸。"〇稸，昌六切。《类经·疾病类四九》："故次日乃稸积而作焉。"〇稸，畜同。《类经·疾病类七六》："稸积留止。"〇稸，音畜。《类经·运气类二一》："太阴所至为稸满。"

杼 xù　芧，序、暑二音。杼同。《本草纲目·橡实》："芧，杼同。"

鱮（鲊）xù　音序。好群行相与也，故曰鲊。《本草纲目·鲊鱼》。

軒（轩）xuān　轩轩，高大貌。《类经·藏象类三十》："其状轩轩储储。"

宣 xuān　行也。《素问·五常政大论》："火政乃宣。"○宣者，布也，散也。《本草纲目·序例上》："宣剂。"○宣，发也。《素问吴注·灵兰秘典论》："而宣明大道。"○宣，发也。《素问吴注·宣明五气》："宣明五气。"○宣，布散也。《类经·藏象类二五》："宣五谷味。"

暄 xuān　温也。《素问·五运行大论》："其性为暄。"○暄，音喧。《类经·运气类二一》："少阴所至为大暄。"○暄，音萱。温暖也。《类经·藏象类六》："其性为暄。"○暄嚣，火盛之象。《五常政大论》嚣作暑。《类经·运气类十七》："其化暄嚣郁燠。"

諼（谖）xuān　忘也。《本草纲目·萱草》："萱本作谖。谖，忘也。"

玄 xuán　谓玄冥，言天色高远，尚未盛明也。《素问·阴阳应象大论》："其在天为玄。"○玄，谓玄冥也。《素问·五运行大论》："其在天为玄。"○玄，远也。《素问·天元纪大论》："在天为玄。"○玄，黑也。《本草纲目·玄参》："玄参。"○玄，黑色为玄。《素问吴注·五运行大论》："玄天之气。"○玄，元也，始也，又高远之色。《素问吴注·阴阳应象大论》："其在天为玄。"〇玄，远也，无象而后有玄。《素问吴注·天元纪大论》："在天为玄。"〇玄，黑色，水色也。《类经·运气类四》："玄天之气。"〇玄，深微也。《类经·藏象类五》："其在天为玄。"〇玄，深远也。《类经·运气类三》："在天为玄。"〇玄府，汗之空名玄府者，谓腠理也。《太素·温暑病》："所谓玄府者，汗空。"〇玄府，汗液色玄，从空而出以汗聚于里，故谓之玄府。《素问·水热穴论》："所谓玄府者，汗空也。"〇玄府，谓汗空也。《素问·生气通天论》注："余色白黄而瘦（疑'瘗'）于玄府中，俗名粉刺。"〇玄府，腠理也。旧无玄字，崑僭增之。《素问吴注·经脉别论》："行气于玄府。"〇玄府，汗色玄，故谓汗孔为玄府。《素问吴注·水热穴论》："所谓玄府者，汗空也。"〇玄蚼，梁益之间谓之玄蚼。《本草纲目·蚁》。〇玄鸟，燕。《类经图翼·二十四气》："玄鸟归。"

痃 xuán　音贤。癖病。《厘正按摩要术·灸法》："痃癖积聚。"

旋 xuán　旋覆，音璇伏。《本草纲目·旋花》："别有旋覆。"

螀 xuán　音旋。《本草纲目·沙虱》："蝘螀。"

𥌒 xuán　辞缘切。《灵枢·通天》："𥌒𥌒然。"〇𥌒，音旋。𥌒𥌒，周旋也。《类经·藏象类三十》："𥌒𥌒然。"

璇 xuán　璇玑，音旋基。《厘正按摩要术·任脉图》："璇玑，华盖上一寸六分。"

懸（悬）xuán　谓如悬物，物动而绝去也。《素问·大奇论》：

"悬去枣华而死。"〇悬，谓如悬物之动也。《素问·通评虚实论》："脉悬小者何如。"〇悬，不浮不沉，中取而得者谓之悬，如物之悬空也。《素问吴注·大奇论》："脉来悬钩浮。"〇悬，脉来悬异也。《素问吴注·玉机真藏论》："其至皆悬绝沉涩。"〇悬，相去也。《素问吴注·阴阳类论》："弦急悬不绝。"〇悬，与阳和之脉相去悬异也。《素问吴注·阴阳别论》："肝至悬绝急。"〇悬，犹言举也。《类经·针刺类七》："必在悬阳。"〇悬者，华之升。《类经·脉色类二四》："悬去枣华而死。"〇悬绝，来如断绳，曰悬绝。《太素·诊候之一》："皆沉细悬绝者为阴。"〇悬绝，谓如悬物之绝去也。《素问·玉机真藏论》："其至皆悬绝沉涩者。"〇悬绝，搏而无胃气也。《素问吴注·通评虚实论》："脉悬绝则死。"〇悬涩，异常涩也。《素问吴注·通评虚实论》："悬涩者死。"〇悬雍，吸门垂下肉乳也。《素问吴注·大奇论》："脉至如悬雍。"〇悬雍，喉间下垂肉乳也。《类经·脉色类二四》："脉至如悬雍。"

癣 xuǎn　音癣。《证类本草·白给》："主伏虫白癣。"〇癣，音癣。《证类本草·羊实》："主头秃恶疮疥瘙痂癣。"〇癣，音藓。《证类本草·雚菌》："去长虫白癣。"

眩 xuàn　元遍反，瞑目乱也。《太素·四海合》："胫痠眩冒。"〇眩，谓目视眩转也。《素问·腹中论》："目眩。"〇眩，谓目眩，视如转也。《素问·玉机真藏论》："忽忽眩冒而巅疾。"〇眩，旋转也。《素问·五常政大论》："其动掉眩巅疾。"〇眩，音县。《素问·刺要论》注："胻

X

酸眩冒。”○眩，荣绢切。《难经·二十四难》：“三阴气俱绝者，则目眩转目瞑。”○眩，昏乱旋运而目前玄也。《素问吴注·至真要大论》：“诸风掉眩。”○眩，目前玄谓之眩。《素问吴注·腹中论》：“目眩。”○眩，目前玄也。《素问吴注·玉机真藏论》：“忽忽眩冒而癫疾。”○眩，目前玄也。《素问吴注·至真要大论》：“客胜则耳鸣掉眩。”○眩，目前玄曰眩。《素问吴注·六元正纪大论》：“其病眩掉目瞑。”○眩，目运曰眩。《类经·运气类十七》：“其病眩掉目瞑。”○眩，旋转也。《类经·运气类十三》：“其动掉眩癫疾。”○眩，眩运也。《类经·针刺类四四》：“暴挛痫眩。”○眩，音玄，又去声。《类经·疾病类八十》：“独博独眩。”○眩，音玄，又去声。《类经·疾病类七九》：“目为之眩。”○眩，运也。《类经·疾病类一》：“诸风掉眩。”○眩，匣绢切。《医宗金鉴·伤寒论注·太阳中篇》：“起则头眩。”

眴 xuàn　胡遍反，目摇也。《太素·经脉厥》：“发为眴仆。”（按：眴，《甲乙》作“眩”。）○眴，玄遍反，目摇。《太素·五藏脉诊》：“为眴仆。”○眴，音舜。《太素·知针石》：“间不容眴。”（按：眴，《素问》《甲乙》作“瞚”。）○眴，音舜。《素问·刺疟》：“目眴眴然。”○眴，音荀，又音舜。《素问·脉要精微论》：“浮而散者为眴仆。”王注：“头眩而仆倒也。”○眴，音县。目摇也。《伤寒论·辨太阳病脉证并治中》：“直视不能眴。”成注：“眴瞬合目也。”○眴，胡绢切。目摇也。《金匮要略·惊悸吐衄下血胸满瘀血病脉证治》：“直视不能眴。”○眴，音悬，胡绢切。目摇也。（校云：眴，荧绢切，音县，旬或字，《说文》曰：旬，目摇也。）《丹溪手镜·头眩》："眴者，目摇动也。"《丹溪手镜·衄》："直视不得眴。"○眴，二音，悬，舜。眴眴，目欲瞑也。《素问吴注·刺疟》："目眴眴然。"○眴，目眩乱也。《素问吴注·厥论》："发为眴仆。"○眴，音眩，又音悬。眴，目旋也。《素问吴注·脉要精微论》："浮而散者为眴仆。"○眴，音眩。眴，目动也。眴，旧作徇，僭改此。《素问吴注·五藏生成》："眴蒙招尤。"○眴，雄绢切，眩运也。《类经·脉色类二一》："浮而散者为眴仆。"○眴，音眩。目眩乱也。《类经·疾病类三五》："发为眴仆。"○眴，音眩。眴眴然，眩动貌。《类经·疾病类五十》："目眴眴然。"○眴，与旬同（按：旬，当作旬）。《医宗金鉴·伤寒论注》："目直视不能眴。"○眴眴，目欲瞑也。《素问吴注·刺疟》："目眴眴然。"

鉉（铉）xuàn　玄上声。《历代名医蒙求·梁新姜汁》："唐崔铉镇渚宫。"

鞾 xuē　皮履也。所以华足，故字从革、华。《本草纲目·皮鞾》。

䱷 xué　音雪。《证类本草·鼠姑》："一名䱷。"

鷽（鸴）xué　渥、学二音。《本草纲目·山鹊》："鸴。"○鸴，渥、学二音。山鹊也。《本草纲目·鹘嘲》："鸴鸠。"

血 xuè　出血也。《素问吴注·调经论》："志有余则刺然谷血者。"○血枯，今之血崩也。《素问吴注·腹中论》：

"病名血枯。"○血枯（xuè kū），月水断绝也。《类经·疾病类六三》："名曰血枯。"○血气，正气也。《素问吴注·调经论》："血气未并。"○血泄，谓血利便血也。《素问·气交变大论》："血溢血泄注下。"○血泄，血自便出为血泄。《素问吴注·至真要大论》："唾血血泄。"○血溢，谓血上出于七窍也。《素问·气交变大论》："血溢血泄注下。"

曛 xūn　赤黄色也。《素问·六元正纪大论》："少阴所至为高明焰为曛。"○曛，明昧也。《素问吴注·六元正纪大论》："为曛。"○曛，热气也。《类经·运气类二一》："少阴所至为高明焰为曛。"○曛翳，天热而曛昧蔽翳也。曛，旧作肿，僭改此。《素问吴注·六元正纪大论》："太虚曛翳。"

旬 xún　平也。《太素·五藏脉诊》："喘喘累累如旬。"（按：旬，《素问》作"钩"。）○旬，迎也。《太素·虚实所生》："阴阳旬平。"（按：旬，《素问》作"匀"，《甲乙》作"紃"。）

栒 xún　音荀。《证类本草·第三十目录》："栒核。"○栒，音荀。《证类本草·栒核》："栒核。"○栒，音荀。《证类本草·总目录》："栒核。"○栒，音荀。《本草纲目·附录诸木》："栒核。"

詢（询）xún　请也，谓有询请。询询，举目视专也。又或为眩，令目眩也。《太素·十二疟》："目询询然。"（按：询，《素问》《甲乙》作"眴"。）

循 xún　谓以手切脉以心循历脉动所由，故曰切循其脉也。《太素·诊候之一》："而后切循其脉。"〇循，由也。《素问吴注·征四失论》："工之所循用也。"〇循，察也。《类经·论治类十八》："按循医事。"〇循，揣摩也。《类经·脉色类八》："循尺滑涩寒温之意。"〇循，摩也。《类经·藏象类二九》："谁可扪循之后答呼。"〇循，巡绕也。《类经·经络类二》："还循胃口。"〇循，依顺也。《类经·论治类十九》："工之所循用也。"〇循，因也。《类经·论治类十八》："循经守数。"〇循，音巡。察也。《类经·藏象类三一》："切循其经络之凝涩。"〇循，音巡。摩按也。《类经·脉色类十九》："必先按而循之。"〇循，音巡。由也。《类经·气味类二》："循喉咽。"〇循理，谓循肌肉之分理也。《素问·诊要经终论》："冬刺俞穴于分理。"〇循理，以指循其肌肉之分理也。《素问吴注·诊要经终论》："秋刺皮肤循理。"〇循循，顺动貌。《素问·离合真邪论》："其行于脉中循循然。"〇循循，渐也。《素问吴注·刺腰痛论》："循循然不可以俯仰。"〇循循，随顺貌。《类经·针刺类十四》："其行于脉中循循然。"

蕁（荨）xún，音寻。《本草纲目·荨麻》。

橝（杩）xún　音寻。《本草纲目·秦皮》："杩木。"

鱏（鲟）xún　寻、淫二音。《本草纲目·鲟鱼》："鲟鱼。"

卂 xùn　音迅。《本草纲目·人虱》："虱，从卂，从蚰。"

飿 xùn　音信。《本草纲目·青精干石飿饭》："飿之为言，

X

飧也。亦作砒。”

徇 xùn　疾也，《素问·上古天真论》：“幼而徇齐。”〇徇，疾也。《素问·五藏生成》：“徇蒙招尤。”〇徇，徐闰切。病也。《素问·上古天真论》：“幼而徇齐。”（按：王冰注：“徇，疾也。”病，乃疾之误。）〇徇，辞闰切。《历代名医蒙求·程据徇情》：“因徇情为贾后合巴豆杏子丸，害愍怀太子。”〇徇，徐润切。从善无我也。《素问吴注·上古天真论》：“幼而徇齐。”〇徇，徐俊切。顺也。《类经·摄生类一》：“幼儿徇齐。”〇徇，亦作巡，行视貌。《类经·疾病类十四》：“徇蒙招尤。”〇徇蒙，谓眩冒也。《太素·色脉诊》：“徇蒙招尤。”

巽 xùn　具也。《类经·疾病类六八》：“经巽之理。”〇巽，《易》曰：巽为鸡。巽，东方木也。《素问吴注·金匮真言论》：“其畜鸡。”

Y

桠（椏）yā　乌牙切。《证类本草·乌芋》：“叶有桠。”

牙 yá　两旁曰牙，当中曰齿。《本草纲目·牙齿》。〇牙车，即曲牙，当是颊车也。《类经·经络类十三》：“循牙车合阳明。”〇牙车，牙床也。《类经·脉色类三二》：“循牙车以下者股也。”

涯 yá　水际也，雨至之谓。《类经·运气类十七》：“时雨乃涯。”

雅 yǎ　与鸦同。《本草纲目·乌鸦》：“老雅。”

瘂（痖）yǎ　乌下切。《证类本草·蚱蝉》：“瘂蝉。”○痖，与哑同。《奇经八脉考·督脉》：“与手足三阳会合上痖门。”

鷃（鹖）yà　鹎鹖，音辖轧。《本草纲目·伯劳》：“服虔云：鹎鹖，白项鸦也。”○鹖，鹎鹖，音辖轧。《本草纲目·百舌》：“鹎鹖。”

魟（魟）yà　乙八切。《证类本草·鳣鱼》：“又有鉠魟。”

猰 yà　乌八切。《证类本草·蛞蝓》：“《尔雅》云：猰，貐类。”（按：猰字《证类本草》从犭，《尔雅》从豸。）

咽 yan　会厌后下食孔也。《太素·肠度》：“咽大二寸半。”○咽，音烟。《素问吴注·奇病论》：“咽为之使。”○咽，音烟。《素问吴注·血气形志》：“病生于咽嗌。”○咽，所以通饮食，居喉之后。《类经图翼·周身骨部名目》。○咽，音烟。《类经·气味类二》：“循喉咽。”○咽，音嚥。《医宗金鉴·伤寒论注·太阳上篇》：“脉紧者必咽痛。”○咽门，即食喉也，其名曰咽。《类经·藏象类二六》：“咽门重十两。”

焉 yān　何也。《类经·经络类二三》：“人焉受气。”○焉，何也。《类经·经络类十三》：“上十焉息。下八焉伏。”

蔫 yān　音烟，物不鲜而色败也。《类经·疾病类七六》注：“萎，音威，蔫枯也。”

閼（阏）yān　阏氏（yān zhī），音同燕脂。《本草纲目·燕脂》："匈奴人名妻为阏氏。"

延 yán　避宋真宗讳，改玄为延也。《本草纲目·延胡索》："延胡索。"〇延延，亦长意也。《类经·藏象类三一》："背延延然。"

蜒 yān　蜿蜒，龙蛇形貌。音延。《历代名医蒙求·璟知非娠》："妄堕大蛇，犹蜿蜒不死。"

顏（颜）yán　眉上也。《太素·经筋》："上头下颜。"（按：颜，《甲乙》作"额"。）〇颜，额也。《素问·刺热》："心热病者颜先赤。"〇颜，额也。《素问吴注·刺热论》："颜先赤。"〇颜，额上曰颜。《说文》曰："眉目之间也。"《类经图翼·周身骨部名目》。〇颜，额庭也。《类经·经络类十二》："标在颜下。"（按："标在颜下"句，《太素·经脉标本》作"标在頬下"。）〇颜，额也，亦曰庭。《类经·疾病类四四》："颜先赤。"〇颜，额曰颜。《类经·经络类四》："上头下颜。"〇颜，天庭也。《类经·针刺类三七》："候之于颜。"〇颜，颜为额角，即天庭也。《类经·脉色类三二》："庭者颜也。"

嚴（严）yán　谓戒，所以禁非也。《素问·疏五过论》："医不能严。"〇严严，庄重貌。《类经·藏象类三一》："阳明之下严严然。"

言 yán　自言也。《素问吴注·刺腰痛论》："其病令人善言。"

鹽（盐）yán　水化也。《素问吴注·宝命全形论》："夫盐之味咸者。”

广 yán　音俨。《本草纲目·大麻》：“麻从两木在广下，象屋下木麻之形也。”〇广，音掩。《本草纲目·苎麻》：“麻字从广。”

奄 yǎn　音掩，《伤寒论·平脉法》：“翕奄沉名曰滑。”〇奄，音厌。奄，忽也。《医宗金鉴·伤寒论注·阳明篇》：“奄然发狂。”

衍 yǎn　泮衍也，溢也。《素问·五常政大论》：“水曰流衍。”〇衍，溢也。《素问·五常政大论》：“其用沃衍。”〇衍，满而溢也。《类经·运气类十三》：“水曰流衍。”〇衍，溢满也。《类经·运气类十三》：“其用沃衍。”〇衍，溢也。《类经·运气类十》：“泉涌河衍。”

偃 yǎn　衣典切，仰卧也。《类经·疾病类八二》：“人之不得偃卧者何也。”〇偃刀，卧刀也。《类经·脉色类二四》：“脉至如偃刀。”〇偃卧，仰卧也。《素问吴注·病能论》：“人之不得偃卧者何也。”

黶（厣）yǎn　音掩。闭藏之貌。《本草纲目·海螺》：“厣名甲香。”

魘（魇）yǎn　於琰、於叶二切。《历代名医蒙求·葛治五绝》：“四曰鬼魇死。”〇魇，音压。梦惊也。《厘正按摩要术·灸法》：“治卒死暴绝鬼魇者。”

Y

眼 yǎn　目之总称。《类经·疾病类八十》：“精之窠为眼。”

演 yǎn　当涎，谓涎流坏中心也。《太素·阴阳杂说》："上为演坏。"（按：演坏，《素问》作"引如怀"。）〇演，音涎，肾液也。《太素·欬论》："甚则欬演。"（按：演，《素问》《甲乙》作"涎"。）〇演，衍同。长流貌。《类经·运气类十三》："其政流演。"

蝘 yǎn　蝘蜓，音偃殄。《本草纲目·守宫》："蝘蜓。"

鰋（鰋）yǎn　音偃。鰋，偃也。古曰鰋，今曰鲇。北人曰鰋，南人曰鲇。《本草纲目·鳠鱼》："鰋鱼。"

鶠（鶠）yǎn　百鸟偃伏也。《本草纲目·凤凰》："瑞鶠。"

鼹 yǎn　音偃。《证类本草·第十八目录》："鼹鼠。"〇鼹，音偃。《证类本草·鼹鼠》："鼹鼠。"〇鼹，音偃。《证类本草·总目录》："鼹鼠。"〇鼹，音偃。《本草纲目·鼹鼠》。〇鼹，音偃。《本草纲目·隐鼠》："鼹鼠。"

彦 yàn　美言也。《太素·水论》："故以人彦言曰：心悲名志悲。"（按：故以人彦言曰：《素问·解精微论》作"故谚言曰。"）

晏 yàn　晚也。《太素·三疟》："早晏何如。"〇晏，犹日暮也。《素问·疟论》："其作日晏与其日早者。"〇晏晡，谓申后九刻，向昏之时也。《素问·标本病传论》："夏晏晡。"〇晏晡，戌时也。《类经·疾病类九四》："夏晏晡。"〇晏食，谓寅时后二十五刻。《素问·标本病传论》："夏晏食。"

焰 yàn　阳焰也。《素问·六元正纪大论》："少阴所至为高明焰为曛。"○焰，弋念切。《素问·大奇论》注："薪然之火焰。"○焰，阳焰也。《素问吴注·六元正纪大论》："少阴所至为高明焰。"

鳽（鳽）yàn　张华注：鳱鳽并音雁。春则向北，集于山岸，故字从厈。《本草纲目·雁》："鳽以山言，自南而北。"

鳱（鳱）yàn　张华注：鳱鳽并音雁。冬则适南，集于水干，故字从干，《本草纲目·雁》："鳱以水言，自北而南。"

厭（厌）yàn　伊叶反。《太素·五藏脉诊》："厌厌聂聂。"○厌，於艳切。《素问·刺腰痛论》注："横入髀厌中。"○厌，益涉切。《难经·七十八难》："必先以左手厌按所针荣俞之处。"（按：此条原误作六十八难。）○厌，益涉切。《难经·十五难》："气来厌厌聂聂。"○厌，於协切。伏也。《证类本草·苦菜》："主五藏邪气厌谷。"○厌之，以手按其穴也。《素问吴注·骨空论》："厌之令病者呼譩譆。"○厌之，以指按其穴也。《类经·针刺类三六》："厌之令病者呼譩譆。"○厌关，骸关也，引膝骨相属，屈伸之处也。《太素·骨空》："治其厌关。"（按：厌关，《素问》作"骸关"。）○厌厌聂聂，翩翻之状，浮薄而流利也。《素问吴注·平人气象论》："平肺脉来厌厌聂聂。"○厌厌聂聂，众苗齐秀也。《类经·脉色类十三》："厌厌聂聂，如落榆荚。"

燕 yàn　安也。《素问·阴阳类论》："黄帝燕坐。"○燕，闲也。《类经·疾病类七》："黄帝燕坐。"

鷃（鴳）yàn　鹌，一作鴳。《本草纲目·鹨》："鹌，一作鴳。"

鷃（鷃）yàn，音晏。《证类本草·蚱蝉》："故礼有雀鷃。"

央yāng　久也，远也。《素问·四气调神大论》："则未央绝灭。"〇央，久也。《素问·生气通天论》："精神乃央。"〇央，殃同。《素问吴注·生气通天论》："精神乃央。"〇央，中半也。《类经·摄生类五》："与道相失，则未央绝灭。"〇央央然，困苦貌。《类经·疾病类五六》："腹满引背央央然。"

鉠（鉠）yāng　乌郎切。《证类本草·鲢魚》："又有鉠釓。"〇鉠釓，央轧。鉠釓以声也。《本草纲目·黄颡鱼》："鉠釓。"

胦yāng　烏朗切，又於桑切。《灵枢·九针十二原》："肓之原，出于脖胦。"

昜yáng　音羊。《证类本草·白头翁》："主温疟狂昜。"〇昜，音羊。《证类本草·蜣蜋》："颠疾狂昜。"

陽（阳）yáng　丈夫阴器曰阳。《太素·痈疽》："发于阳者。"〇阳，谓天气，亦风热也。《素问·四气调神大论》："阳气者闭塞。"〇阳，谓阳络。《素问·皮部论》："阳主外。"〇阳，火也。《素问吴注·阴阳应象大论》："逆气象阳。"〇阳，手足六阳也。《素问吴注·阴阳别论》："结阳者肿四支。"〇阳，谓阳和之脉，与真脏阴脉相反者也。肝木，心火，脾土，肺金，肾水；有弦、洪、缓、涩、沉之殊，是谓之五。《素问吴注·阴阳别论》："凡阳有五。"〇阳，四支之阳。《素问吴注·厥论》："阳气入则胃不和。"

○阳，至和之脉，有胃气者也。《素问吴注·玉机真藏论》："别于阳者。"○阳，足三阳之脉也。《素问吴注·厥论》："阳气衰于下。"○阳气，风也。《素问吴注·痹论》："阳气少。"○阳气，谓风也。《素问吴注·疟论》："阳气独发。"○阳气，虚阳也。《素问吴注·痿论》："胞络绝则阳气内动。"○阳气，亦阳明之气也。足阳明之脉营于面，循发际，故证验若此。《素问吴注·上古天真论》："阳气衰竭于上。"○阳维，奇经之一脉也。《素问吴注·刺腰痛论》："刺阳维之脉。"○阳至，有力而至也。《素问吴注·阴阳别论》："鼓阳至而绝曰石。"

揚（扬）yáng　盛也。《太素·知官能》："推而扬之。"○扬，散也。《类经·针刺类五》："五曰扬刺。"○扬者，散也。《类经·论治类八》："故因其轻而扬之。"○扬溢，盛也。《太素·天忌》："血气扬溢。"

瘍（疡）yáng　养良反，疮也。《太素·知方地》："故其病为痈疡。"○疡，疮也。《素问·风论》："故使肌肉愤䐜而有疡。"○疡，疮也。《素问·五常政大论》："其动疡涌分溃痈肿。"○疡，头疮也。《素问·五常政大论》："曰疡。"（按：新校正云：详王注云：故曰生疮。疮，身疮也。疡，头疮也。今经只言曰疡，疑经脱一疮字。别本"曰"作"口"。）○疡，音阳。《素问·生气通天论》注："结于肉理，故发为疡瘘。"○疡，以章切。《伤寒论·平脉法》注："热客皮肤，留而不去，则为痈疡。"○疡，音扬。《历代名医蒙求·异人治疽》："有苦背疡肿毒发，效验甚多。"○疡，音羊。《证类本草·当归》："诸恶疮疡。”〇疡，音羊。《证类本草·水银》：“主疥瘘痂疡。”〇疡，痈毒也。《素问吴注·风论》：“故使肌肉愤䐜而有疡。”〇疡，音阳。《类经·疾病类二八》：“故使肌肉愤䐜而有疡。”〇疡，音阳。创痈也。《厘正按摩要术·脉候》：“泻痢痞疡。”〇疡怫，疮毒内郁也。《素问吴注·六元正纪大论》：“疡怫呕逆。”〇疡疰，皮肤之疾。《类经·运气类十三》：“其动暴折疡疰。”

烊 yáng　音羊。烁也。《伤寒论·辨太阳病脉证并治下》：“内胶烊消尽。”〇烊，音羊。《医宗金鉴·伤寒论注·太阳中篇》：“内阿胶烊消尽。”

蛘 yáng　幽燕谓之蛾蛘。《本草纲目·蚁》：“幽燕谓之蛾蛘。”

仰 yǎng　仰息，不得隐也。《素问吴注·刺禁论》：“为喘逆仰息。”〇仰息，仰面而喘也。《类经·藏象类十》：“实则喘喝胸盈仰息。”

養（养）yǎng　上声。《医宗金鉴·伤寒论注·太阳上篇》：“后糜粥自养。”〇养者，养以气味。《类经·论治类十二》：“养之和之。”

怏 yàng　不畅也。《太素·胀论》：“腹满引背怏然。”（按：怏然，《灵枢》作“央央然”。）〇怏，於亮切。不服也。《伤寒论·辨不可下病脉证并治》：“客热在皮肤，怅怏不得眠。”〇怏，於亮切。《医宗金鉴·伤寒论注·可汗篇》：“客热在皮肤怅怏不得眠。”

夭 yāo　谓不明而恶。《素问·玉机真藏论》：“色夭不泽。”

○夭，谓死色，异常之候也。《素问·三部九候论》："其色必夭。"○夭，音幺。色不明也。《灵枢·痈疽》："上之皮夭以坚。"○夭，晦恶也。《类经·脉色类十二》："色夭不泽。"○夭者，枯暗不泽而色异常也。《类经·脉色类五》："五脏已败，其色必夭。"○夭枉，不得天命而死也。夭音妖，上声。《历代名医蒙求·虚牺九针》："制九针以拯夭枉。"

要 yāo　平声，约也。《类经·针刺类一》："要与之期。"○要，平声。约束也。《类经·疾病类九一》："是门户不要也。"

腰 yāo　身之大关节，所以司屈伸，故曰机关。《素问·痿论》："宗筋主束骨而利机关也。"○腰者，肾之府。《素问吴注·痿论》："则腰脊不举。"○腰，平脐周围曰腰。《类经·经络类十八》："腰围四尺二寸。"○腰，臀骨上曰腰。《类经·经络类二》："挟脊抵腰中。"○腰骨，尻上横骨也。《类经图翼·周身骨部名目》。○腰尻交，谓髁下尻骨两旁四骨空，左右八穴，俗呼此骨为八髎骨也。《素问·刺腰痛》："刺腰尻交者。"○腰髁骨，腰房夹脊平立陷者中，按之有骨处也。《素问·长刺节论》："刺腰髁骨间。"○腰髁，髁，苦瓦切。《中原雅音》作去声，即腰髂骨，自十六椎而下，夹脊附着之处也。《类经图翼·周身骨部名目》。

鴢（𬸘）yāo　音拗。《本草纲目·鸬鹚》："此即《尔雅》所谓鴢头鱼鸡者。"

Y

珧 yáo　音姚。《本草纲目·海月》："玉珧。"

銚（铫）yáo　音姚。《证类本草·羊桃》："一名铫弋。"〇铫芅，音姚弋，或作御弋。《本草纲目·羊桃》："铫弋。"

軺（轺）yáo　时饶切。《医宗金鉴·伤寒论注·阳明篇》："连轺二两。""连轺，即连翘根。"

遥 yáo　摇同。《类经·针刺类十》："遥大其穴。"

繇 yáo　摇也。《太素·经脉根结》："所谓骨繇者，摇也。"〇繇，摇也。《素问·气交变大论》："筋骨繇复。"〇繇，音摇。《灵枢·根结》："枢折即骨繇而不安于地。"〇繇，摇同。《类经·运气类三十》："主胜则筋骨繇并。"〇繇，摇同。骨繇者，骨节纵缓不收，摇动不安于地也。《类经·经络类三十》："枢折即骨繇而不安与地。"〇繇复，动摇反复也。《素问吴注·气交变大论》："筋骨繇复。"〇繇复，摇动反复也。《类经·运气类十》："筋骨繇复。"

鰩 yáo　馀招切。《证类本草·文鳐鱼》："文鳐鱼。"

窅 yǎo　焉蓼反，深也。《太素·尺诊》："按其手足上窅而不起者。"〇窅，焉了反，深也。《太素·胀论》："窅而不起。"（按：窅，《甲乙》作"腹陷"。）〇窅，音杳。《灵枢·论疾诊尺》："按其手足上，窅而不起者。"〇窅，音夭，深也。《类经·疾病类五七》："按其腹窅而不起。"〇窅，音夭。按之有窝也。《类经·脉色类十八》："按其手足上窅而不起者。"〇窅，音杳。《类经·摄生类二》注："无，窅然莫测也。"〇窅，音杳。深曲也。《厘正按摩要术·肿胀》："按之窅而不起。"

窈 yǎo　音杳。窈冥，玄微之谓。《类经·疾病类九》："吾问子窈冥。"〇窈冥，谓不可见者。《素问·示从容论》："吾问子窈冥。"〇窈冥，一本作冥冥。《灵枢·官能》："观其窈冥。"〇窈冥者，义理玄渺，非书传之陈言也。《素问吴注·示从容论》："吾问子窈冥。"〇窈冥，玄微之谓。《类经·疾病类九》："吾问子窈冥。"〇窈窈冥冥，言玄远也。《素问·徵四失论》："窈窈冥冥，熟知其道。"〇窈窈冥冥，状其玄远也。《素问吴注·征四失论》："窈窈冥冥，孰知其道。"〇窈窈冥冥，道深玄也。《类经·论治类十九》："窈窈冥冥。"

麇 yǎo　音夭。《本草纲目·麋》："其子曰麇。"

齩 yǎo　同"咬"。《厘正按摩要术·察齿》："齩牙齧齿者，湿热化风为痉病。"

鷕（鷕）yǎo　音杳。《本草纲目·雉》："其鸣曰鷕。"

要 yào　色见生病之处，谓是色部上下左右也。《太素·色脉诊》："各在其要。"〇要，枢纽也。《素问·天元纪大论》："至数之要。"〇要，谓禁要。《素问·脉要精微论》："是门户不要也。"〇要，藏气所主之处也。《素问吴注·玉版论要》："各在其要。"〇要，提其纲谓之要。《素问吴注·至真要大论》："至真要大论。"〇要，谓阴阳之所在也。《素问吴注·至真要大论》："知其要者。"〇要，旨要也。《素问吴注·玉版论要》："玉版论要。"

○要，至约之理也。《素问吴注·刺要论》："刺要论。"○要道，谓浑一之妙也。《太素·知要道》："然未得其要道也。"

藥（药）yào　谓草木虫鱼鸟兽之类，皆能除病者也。《素问·异法方宜论》："其治宜毒药。"○药，谓金玉土石草木菜果虫鱼鸟兽之类，皆可以祛邪养正者也。然辟邪安正，惟毒乃能，以其能然，故通谓之毒药也。《素问·藏气法时论》："毒药攻邪。"○药，音约。《本草纲目·白芷》："药。"○药，金石草木鱼虫鸟兽之类，皆可以祛邪养正者也。《素问吴注·藏气法时论》："毒药攻邪。"○药熨，以药之辛热者熨其处也。《素问吴注·调经论》："焠针药熨。"

耀 yào　以灼切。《证类本草·萤火》："一名熠耀。"○耀，音跃。《本草纲目·萤火》："熠耀。"○耀，针形光洁也。《素问吴注·宝命全形论》："针耀而匀。"○耀，精洁也。《类经·针刺类九》："针耀而匀。"

鷂（鹞）yào　目击遥也。《本草纲目·鸱》："鹞。"

暍 yē　音谒。暍暍，亦热盛也。《素问·刺疟》："熇熇暍暍然。"○暍，音谒。伤暑也。《伤寒论·辨痓湿暍脉证并治》："伤寒所至太阳痓、湿、暍三种。"○暍，於歇切，中热也，温也。《伤寒总病论·暑病表证》："暑病通用白虎，一如伤寒与暍证用之。"○暍，音曷。中热也。（按：校云：暍，音谒，於歇切。伤暑也。见《说文》。）《丹溪手镜·湿暍痓》："中暍之候，自汗面垢，烦热脉虚。"

〇暍，音谒。《素问吴注·刺疟》："熇熇暍暍然。"〇暍，音谒。暍暍，热甚貌。《类经·疾病类五十》："熇熇暍暍然。"〇暍，音谒。《医宗金鉴·伤寒论注·痉湿暍病篇》："太阳中热者暍是也。"〇暍暍，亦热盛也。《素问·刺疟》："熇熇暍暍然。"

噎 yē　乌结切，音咽。饭窒也。《厘正按摩要术·揉法》："揉精宁。治噎气，喘气。"〇噎，一结切。《医宗金鉴·伤寒论注·太阳下篇》："或渴或利或噎。"

餲（饐）yē　音噎也。（现音 yì。）《太素·五节刺》："餲不得息。"〇餲，音噎。《灵枢·刺节真邪》："病恶烟尘，餲不得息。"〇餲，音噎。义同。《伤寒论·辨脉法》："其人即餲。"〇餲，古噎字，食不下也。《类经·针刺类三三》："餲不得息。"〇餲，音噎。《医宗金鉴·伤寒论注·阳明篇》："故令气餲。"

蠮 yē　音噎。《证类本草·第二十二目录》："蠮螉。"〇蠮，音噎。《证类本草·蠮螉》："蠮螉。"〇蠮，音噎。《证类本草·总目录》："蠮螉。"〇蠮螉，即细腰蜂也。《本草纲目·土部》："蠮螉窠。"〇蠮螉，音噎翁。象其声也。《本草纲目·蠮螉》。

揶 yé　揶揄（yé yú），音鸦俞。举手相弄也。《后汉书·王霸传》："市人皆大笑，举手揶揄之。"《厘正按摩要术·惊风》："亦以免俗眼揶揄尔。"

冶 yě　地名也，在东南。《本草纲目·钩吻》："或作冶葛。"

夜 yè　夜半，子也。《素问吴注·藏气法时论》：“夜半静。”〇夜半后，谓子后八刻丑正时也。《素问·标本病传论》：“冬夜半后。”

掖 yè　腋同。《素问吴注·通评虚实论》：“掖痈大热。”〇掖，腋同。《类经·经络类九》：“掖下三寸。”

液 yè　谷气淖泽注于骨，骨属屈伸，淖泽补益髓脑，皮肤润泽，谓之为液。《太素·肠度》：“水谷精气津液皆尽矣。”〇液，谓清液。《素问·汤液醪醴论》：“为五谷汤液及醪醴奈何。”〇液，内渗空窍谓之液。《素问吴注·调经论》：“人有精气津液。”

腋 yè　膊之下，胁之上曰腋。《类经·经络类二》：“从肺系横出腋下。”〇腋，胁上际为腋。《类经·经络类二》：“下腋三寸。”〇腋，胁上之际。《类经图翼·周身骨部名目》。〇腋，音益。在肘后左右胁之间曰腋。《厘正按摩要术·肺经图》：“天府，腋下三寸。”

啶 yè　（《龙龛手鉴》：音夜。《禽经》：林鸟以朝嘲，水鸟以夜啶。）《本草纲目·禽部序》：“水鸟夜啶。”

枼 yè　《说文》：枼，楄枼，枼薄也。从木，世声。与涉切。《本草纲目·蛱蝶》：“蛱蝶轻薄，夹翅而飞，枼枼然也。”

葉（叶）yè　叶积，如叶之积，亦叠积之义。《类经·藏象类二六》：“左环回周叶积而下。”

饁（馌）yè　音浥。《本草纲目·糕》：“饵，……或谓之馌。”

蝾 yè　音叶。《本草纲目·青蚨》："蝾蝶。"

靨（靥）yè　音掩。俗名咽舌是矣。《本草纲目·豕》："靥。"

一 yī，大也。《太素·调阴阳》："因而一饮。"（按：一，《素问》作"大"。）○一，谓脉色之应也。《素问·玉版论要》："道在于一。"○一，奇也，阳也。《素问吴注·决死生论》："一曰天。"○一者，本也。《素问吴注·标本病传论》："言一而知百病之害。"○一者，本也。《类经·标本类五》："言一而知百病之害。"○一者，本也。《类经·论治类十七》："一者因得之。"○一者，奇也，故应天。《类经·脉色类五》："一者天。"○一之为道大矣，万事万物之原也。《类经·论治类十七》："治之极于一。"○一脉，犹言一经也。《类经·疾病类四》："有一脉生数十病者。"○一阳，为手少阳三焦，足少阳胆也。《素问吴注·阴阳别论》："一阳发病。"○一阴，谓手厥阴心主，足厥阴肝也。《素问吴注·阴阳别论》："一阴发病主惊骇。"

瑿 yī　乌兮切。琥珀又千年为瑿。《证类本草·瑿》："瑿。"○瑿，音黟。《本草纲目·瑿》："瑿是众珀之长。""其色黳黑，故名。"

鷖（鹥）yī　音医。《本草纲目·鸥》："鹥。"

猗 yī　去势曰猗。《本草纲目·狗》。

蛜 yī　音伊。《证类本草·鼠妇》："一名蛜蝛。"

蛜 yī　蛜蝛（yī qí），音伊祁。《本草纲目·蝎》："蛜蝛。"

噫 yī　痛伤之声也。音医。《历代名医蒙求·用成罔昧》："噫！今之医又故与前贤不同矣。"〇噫，音伊。《类经·疾病类九七》："善噫善呕。"〇噫，音伊。《类经·针刺类六四》："其动为噫。"

譩（谚）yī　一之反。谚譆，谓病声也。《太素·骨空》："大风汗出，灸谚譆。谚譆在背下夹脊旁三寸所，厌之令病者呼谚譆，谚譆应手。"〇谚譆，上音衣。《素问·气府论》："谚譆在第六椎下两旁。"〇谚譆，音衣希。足太阳经穴。《类经·针刺类五三》："刺谚譆。"〇谚譆，音医西。痛而呼之言也。《厘正按摩要术·膀胱经图》："谚譆，六椎旁三寸。"

鸃（鸡）yí　音仪。《本草纲目·鹫雉》："鵕鸡。"

荑 yí　荑也。《本草纲目·辛夷》。

鮧（鮧）yí　音夷，又音题。《证类本草·鮧鱼》："鮧鱼。"〇鮧，音夷。《证类本草·第二十目录》："鮧鱼。"〇鮧，音夷。《证类本草·总目录》："鮧鱼。"〇鮧，音夷。鮧，夷也。《本草纲目·鮧鱼》。

飴（饴）yí　音怡。《伤寒论·辨太阳病脉证并治中》："胶饴一升。"〇饴，糖之清者曰饴，形怡怡然也。《本草纲目·饴糖》。〇飴（饴），音饴。《医宗金鉴·伤寒论注·太阳中篇》："胶饴一斤。"

鮐（鲐）yí　音怡。《证类本草·橄榄》："疗鯸鲐毒。"

虵 yí　音贻。《证类本草·第三十目录》："委虵。"〇虵，音贻。《证类本草·委虵》："委虵。"〇虵，音贻。《证类本草·总目录》："委虵。"

栘 yí　音移。《本草纲目·扶栘》。〇栘，音移。《本草纲目·水杨》："蒲栘。"

移 yí　谓引口离常处也。《太素·经筋》："引颊移口。"〇移，谓移未复之脉，俾其平复。《素问·八正神明论》："行者移也。"〇移，谓移易。《素问·移精变气论》："惟其移精变气。"〇移，谓移未复之脉俾之平复。《素问吴注·八正神明论》："行者移也。"〇移者，臧气转移相并也。《素问吴注·气厥论》："寒热相移者何。"〇移，移易也。《类经·针刺类十六》："故阴阳不相移。"〇移光，谓日移光。《素问·六微旨大论》："移光定位。"〇移精，移易精神。《素问吴注·移精变气论》："移精变气论。"

蘺 yí　音移。《本草纲目·萎蕤》："萎蘺。"

螔 yí　螔蝓（yí yú），音移俞。《本草纲目·蜗牛》："螔蝓。"

萓 yí　鱼饥切。《灵枢·痈疽》："草萓不成。"〇萓，音宜，萓男草，鹿葱也。《类经·疾病类八六》："草萓不成。"

遺（遗）yí　余也。《太素·热病决》："故有所遗。"〇遗，邪气衰去不尽。《素问吴注·热论》："时有所遗者何也。"〇遗，自遗也。《素问吴注·征四失论》："后遗身咎。"

〇遗遗，柔退貌。《类经·藏象类三一》："少阳之上遗遗然。"

疑 yí　谓色脉之相类者当决疑也。《素问吴注·移精变气论》："决嫌疑。"

頤（颐）yí　颔中为颐。《类经·经络类二》："却循颐后下廉。"〇颐，颔中为颐。《类经图翼·骨度》。〇颐，腮下为颔，颔下为颐。《类经·经络类十八》："发以下至颐长一尺。"〇颐，音移，颔中为颐。《类经图翼·周身骨部名目》。〇颐，音移。《类经·经络类三》："出颐颔中。"〇颐颐，自得貌。《类经·藏象类三一》："太阳之下支支颐颐然。"〇颐颔，上以之切。《灵枢·经别》："出颐颔中。"

胰 yí　音夷。《证类本草·豚卵》："猪胰。"〇胰，音夷。《本草纲目·豕》："胰。亦作胰。"

臣 yí　音怡。养也。《本草纲目·白芷》："王安石《字说》云：茝香可以养鼻，又可养体，故字从臣。"

酏 yǐ　薄曰酏。《本草纲目·粥》。

乙 yǐ　鱼肠曰鲴，曰乙。《本草纲目·鱼魫》。

已 yǐ　以也。《素问·阴阳类论》："在理已尽。"〇已，止也。《素问·著至教论》："臣治疏愈，说意而已。"（按：孙诒让云：此当以"臣治疏"三字为句，"愈说意而已"五字为句。"愈"即"愉"字之变体，假借为"媮"，俗又作"偷"，苟且也。详见《札移》卷十一。）〇已，亦止也。《素问吴注·刺腰痛论》："见赤血而已。"○已，止针也。《类经·针刺类四九》："见赤血而已。"

以 yǐ 用也。《素问·经脉别论》："揆度以为常也。"○以，已同。《素问吴注·离合真邪论》："其气以至。"○以，已同。《类经·针刺类十四》："其气以至。"○以道，五星顺其度也。《素问吴注·气交变大论》："以道留久。"○以妄为常，言其不慎动也。《素问吴注·上古天真论》："以妄为常。"

苡 yǐ 音以。《证类本草·卷六目录》："薏苡人。"○苡，音以。《证类本草·薏苡人》："薏苡人。"○苡，音以。《证类本草·总目录》："薏苡人。"○苡，音以。《本草纲目·车前》："芣苡。"

苢 yǐ 义当苡，即十珠也（校：十，疑小之误）。《太素·真藏脉形》："如循薏苢累累然。"（按：薏苢，《素问》作"薏苡"，《甲乙》作"薏苡子"。苢，当是苢之误。苢同苡。）

倚 yǐ 偏也。一曰：当作异。《类经·藏象类二八》："无以相倚也。"○倚，身无力也。《类经·针刺类四十》："倚而热。"○倚伏，祸福之萌也。有祸者，福之所倚也；有福者，祸之所伏也。《素问·六微旨大论》："成败倚伏游乎中何也。"○倚伏者，祸福之萌也。《类经·运气类九》："成败倚伏游乎其中何也。"

螘 yǐ （蚁）亦作螘。《本草纲目·蚁》。

蟻（蚁）yǐ 有君臣之义，故字从义。《本草纲目·蚁》。

鱶（鮧）yǐ　音蚁。《本草纲目·鱼子》。○鮧，鱼子曰鮇，曰鮧。《本草纲目·鱼鱿》。

亦 yì　义当易也。《太素·寒热相移》："入胃之食亦。"（按：亦，《甲乙》作"㑊"。）○亦，易也。《素问·气厥论》："谓之食亦。"

㑊 yì　相传音亦。《太素·四时脉形》："大过则令人解㑊。"○㑊，音亦。《素问·平人气象论》："尺脉缓涩，谓之解㑊。"王注："尺为阴部，腹肾主之。缓为热中，涩为无血。热而无血，故解㑊，并不可名之。然寒不寒，热不热，弱不弱，壮不壮，㝉不可名，谓之解㑊也。"○㑊，音亦。解㑊，寒不寒，热不热，弱不弱，壮不壮，㝉不可名之名也。《素问吴注·平人气象论》："尺脉缓涩谓之解㑊。"○㑊，音亦。解㑊。《素问吴注·刺要论》："体解㑊然不去矣。"○㑊，迹也。《类经·疾病类五十》："令人身体解㑊。"○㑊，音迹。《类经·脉色类十》："太过则令人解㑊。"○㑊，音迹。《类经·脉色类十七》："迟脉缓涩，谓之解㑊。"○㑊，音迹。《类经·针刺类六三》："体解㑊然不去矣。"○㑊，音迹。解㑊者，形迹困倦，莫可名之之谓。《类经·针刺类十九》："令人解㑊。"

芅 yì　音弋。《本草纲目·羊桃》："铫芅。"

易 yì　音亦。《太素·五藏脉诊》："渴暴多饮而易入肌皮肠胃之外。"（按：易，《甲乙》作"溢"。）○易，谓变异常用，而痿弱无力也。《素问·阴阳离合论》："为偏枯痿易。"○易，亦也。《素问·骨空论》："易髓无空。"

〇易，音翼。《证类本草·白杨》：“毒气游易在皮肤中。”〇易，去声。《素问吴注·八正神明论》：“故血易泻。”〇易，去声。《素问吴注·大奇论》：“易治。”〇易，去声。《素问吴注·脉要精微论》：“而易入肌皮肠胃之外也。”〇易，去声。《素问吴注·平人气象论》：“病易已。”〇易，去声。《素问吴注·玉机真藏论》：“谓之易已。”〇易，去声。《素问吴注·针解》：“举膝分易见也。”〇易，去声。《素问吴注·针解》：“令气易行也。”〇易，变易也。《类经·论治类十四》：“易，重阳死，重阴死。”

佚 yì　音逸。《素问·生气通天论》注：“若起居暴卒，驰骋荒佚，则神气浮越，无所绥宁矣。”〇佚，音逸。《素问·征四失论》注：“贫贱者劳，富贵者佚。”

泆 yì　音亦。《灵枢·百病始生》：“至于其淫泆，不可胜数。”〇泆，溢同。《类经·脉色类十八》：“尺肤粗如枯鱼之鳞者，水泆饮也。”〇泆，音逸。流泆。《类经·疾病类二》：“至其淫泆。”〇泆，音逸。淫放也。《类经·藏象类九》：“至其淫泆离藏则精失。”〇泆，音逸。淫泆，荡散也。《类经·针刺类六二》：“形体淫泆。”〇泆饮，谓是甚渴暴饮，水泆肠胃之外、皮肤中，名曰泆饮。《太素·尺诊》：“水泆饮也。”

軼（轶）yì　音益。《证类本草·蛞蝓》：“轶筋。”

湒 yì　音诣。火烧松枝取液也。《本草纲目·松》：“松湒。”

疫 yì　音役。疫者，暴厉之气也。《伤寒论·伤寒例》：

Y

"及时行疫气之法。"○疫，温疫也。《类经·运气类四一》："变大疫也。"

邑 yì 邑邑，愁苦不堪之貌。旧作色色，僭改此。《素问吴注·脉解》："所谓邑邑不能久立。"

悒 yì 于急切。悒悒，不畅之貌。《素问·刺疟》："腹中悒悒。"○悒，音邑。悒悒，不快之意。《素问吴注·刺疟》："腹中悒悒。"○悒，音邑。悒悒，不畅之貌。《类经·疾病类五十》："腹中悒悒。"○悒悒，不畅之貌。《素问·刺疟》："腹中悒悒。"○悒悒，不快之意。《素问吴注·刺疟》："腹中悒悒。"

異（异）yì 谓水火木金土，不比和者。《素问·至真要大论》："异者从之。"○异法，治病不同其法。《素问吴注·异法方宜论》："异法方宜论。"

逸 yì 奔逸溃乱也。《类经·论治类四》："逸者行之。"

意 yì 亦神之用也。任物之心，有所追忆，谓之意也。《太素·藏府之一》："心有所忆谓之意。"○意，心有所忆谓之意。《灵枢·本神》。○意，心有所忆谓之意。《类经·藏象类九》："心有所忆谓之意。"○意者，病之情也。《类经·疾病类六八》："余已得其意矣。"

憶（忆）yì 思忆也。《类经·藏象类九》："心有所忆谓之意。"

薏 yì 於极反。《太素·真藏脉形》："如循薏苡累累然。"○薏，音意。《证类本草·薏苡人》："薏苡人。"○薏，药中薏。《本草纲目·莲藕》。

臆 yì　胸臆也。音忆。《历代名医蒙求·许用一味》："今不能别脉，莫识病源，以情臆度，多安药味，譬之于猎，不知兔处，多发人马，空广遮围，或冀一人偶然逢也，以此疗病，不亦疏乎？"

鷧（鹢）yì　鷧鸸（yì ér）。《本草纲目·燕》："鷧鸸"。

溢 yì　上溢也。《素问吴注·奇病论》："此五气之溢也。"〇溢，涌溢也。《素问吴注·经脉别论》："游溢精气。"〇溢，畅达也。《类经·经络类七》："因请溢意尽言其处。"〇溢，涌溢也。《类经·藏象类十二》："游溢精气。"〇溢，注也，满也。《类经·经络类八》："以溢奇邪。"〇溢意，纵志也。《太素·气穴》："固请溢意尽言其处。"

嗌 yì　咽也。《太素·痈疽》："痈发于嗌中。"〇嗌，於末反，咽也。《太素·藏府气液》："脉贯胃属脾络嗌。"〇嗌，谓喉之下接连胸中，肺两叶之间也。《素问·至真要大论》："内为嗌塞。"〇嗌，伊者切。《素问·阴阳应象大论》："地气通于嗌。"〇嗌，音益。咽也。《伤寒论·伤寒例》："以其脉布胃中，络于嗌。"〇嗌，音益。喉也。《证类本草·蜂子》："主痈肿嗌痛。"〇嗌，音益。喉也。《奇经八脉考·督脉为病》："女子为不孕癃痔遗溺嗌干。"〇嗌，音益。《类经·疾病类二八》："嗌干善怒。"〇嗌，音益。《类经·疾病类九七》："中热嗌干。"〇嗌，音益。《类经·疾病类六七》："嗌干善噫。"〇嗌，音益。《类经·疾病类十》："是动则病嗌干心痛。"〇嗌，音益。《类经·疾病类十七》："耳聋嗌干。"○嗌，音益。《类经·经络类二七》："不孕癃痔遗溺嗌干。"○嗌，音益。《类经·经络类五》："下络喉嗌。"○嗌，音益。《类经·论治类十》："病生于咽嗌。"○嗌，音益。《类经·运气类二五》："嗌肿喉痹。"○嗌，音益。《类经·针刺类二四》："嗌中吤吤然数唾。"○嗌，音益。《类经·针刺类四七》："腹大亦上走胸嗌。"○嗌，音益。《类经·针刺类四十》："热病嗌干多饮。"○嗌，音益。《类经·针刺类四四》："嗌干。"○嗌，音益。喉也。《类经图翼·周身骨部名目》。○嗌，音益。咽也。《类经·阴阳类四》："地气通于嗌。"○嗌，音益。《素问吴注·脉解》："所谓甚则嗌干热中者。"○嗌，喉咙也。《素问吴注·藏气法时论》："耳聋嗌干。"○嗌，喉咙也。《素问吴注·藏气法时论》："耳聋嗌干。"○嗌，音益。《素问吴注·热论》："太阴脉布胃中络于嗌。"○嗌，音益。《素问吴注·血气形志》："病生于咽嗌。"○嗌，音益。《素问吴注·阴阳应象大论》："地气通于嗌。"○嗌燥，火炎肺系。《素问吴注·气交变大论》："嗌燥耳聋。"

縊（缢）yì　自经死也。於智切。《历代名医蒙求·葛治五绝》："一曰自缢死。"

瘍yì　音亦。《证类本草·白僵蚕》："男子阴瘍病。"（按：《千金方》云：主男子阴痒痛。）

蜴yì　音亦。《证类本草·石龙子》："一名蜥蜴。"○蜴，音易。《本草纲目·石龙子》："石蜴。"

義（义）yì　理也。《太素·真邪补泻》："用针无义。"

熠yì　羊入切。《素问·至真要大论》注："阳光熠燿。"〇熠，以入切。《证类本草·萤火》："一名熠耀。"〇熠耀，音煜跃。《本草纲目·萤火》："熠耀。"

翊yì　翊日，明日也。《历代名医蒙求·铰匠铃蛇》："翊日果至。"

翳yì　音意。掩蔽也。《厘正按摩要术·疳疾》："翳生泪多。"

翼yì　佐之。《素问·六元正纪大论》："无翼其胜。"〇翼、赞，皆佐之。《素问·六元正纪大论》："无翼其胜，无赞其复。"

藙yì　音毅。《证类本草·蜀椒》："一名蘑藙。"〇藙，音毅。《本草纲目·食茱萸》："藙。"

鶂（䴔）yì　《本草纲目·鸬鹚》："名青䴔。"

囈（呓）yì　音意。睡语。《厘正按摩要术·听声》："郑声者如梦如呓。"

鷊（鹝）yì　（《说文》：鹝，䴔或从鬲。五历切。）《本草纲目·鷩雉》："鷩与鹝同名锦鸡。"

鷧（䴘）yì　音意。《本草纲目·鸬鹚》："䴘。"

因yīn　所因也。《类经·论治类十七》："一者因得之。"

殷yīn　隐也。隐然如木之孽也。《本草纲目·石部》："殷

Y

孽。”〇殷，雷声也。《素问吴注·六元正纪大论》：“雷殷气交。”〇殷，盛也。《类经·运气类二三》：“雷殷气交。”

陰（阴）yīn 妇人阴器曰阴。《太素·痈疽》：“发于阴者。”〇阴，寒也。《素问·四时刺逆从论》：“厥阴有余病阴痹。”〇阴，谓尺中也。《素问·阴阳离合论》：“阴搏阳别谓之有子。”〇阴，谓阴络。《素问·皮部论》：“阴主内。”〇阴，金气也。《素问吴注·诊要经终论》：“阴气始杀。”〇阴，谓五藏也。《素问吴注·阴阳别论》：“阴之所生和。”〇阴，五藏之阴。《素问吴注·厥论》：“阴气虚则阳气入。”〇阴，六阴脉也。《素问吴注·阴阳别论》：“结阴者便血一升。”〇阴，指尺脉而言。《素问吴注·阴阳别论》：“阴搏阳别。”〇阴，至不和者谓之阴。《素问吴注·阴阳别论》：“所谓阴者，真脏也。”〇阴，至不和之脉，真脏偏盛，无胃气者也。《素问吴注·玉机真藏论》：“别于阴者。”〇阴，足之三阴脉也。《素问吴注·厥论》：“阴气衰余下。”〇阴者，阴器也。《类经·气味类三》：“阴者，积筋之所终也。”〇阴别，任脉至阴而支别也。《素问吴注·气府论》：“下阴别一。”〇阴股，髀内近阴之股，名曰阴股。《太素·经脉之一》：“循阴股。”（按：阴股，《灵枢》《甲乙》作“股阴”。）〇阴厥，谓寒逆也。《素问·气交变大论》：“阴厥且格。”〇阴器，宗筋所聚也。《太素·经筋》：“聚于阴器。”〇阴气，寒与湿也。《素问吴注·痹论》：“阴气多。”〇阴气，谓寒也。《素问吴注·疟论》：“阴气先绝。”〇阴气，藏气也。《素问吴注·生气通天论》："阴气者，静则神藏。"〇阴痿，阳不举也。《类经·阴阳类二》："年六十，阴痿。"〇阴维，其经脉也。《素问吴注·刺腰痛论》："与阴维之会。"〇阴阳，四时昼夜也。《素问吴注·上古天真论》："法于阴阳。"

音 yīn　谓五音也。《素问·五藏生成》："五藏相音。"〇音，五音也。《类经·脉色类三四》："五藏相音。"〇音，宫商角徵羽也。相音，五音相为循环也。《素问吴注·五藏生成》："五藏相音。"

喑 yīn　读作音，又烟，入声。喑，哑也。《素问吴注·宣明五气》："博阳则为喑。"〇喑，失音也。《素问吴注·腹中论》："灸之则喑。"〇喑，音音。《素问吴注·脉解》："所谓入中为喑者。"

瘖 yīn　不能言也。《太素·经脉病解》："所谓入中为瘖者。"〇瘖，不能言也。《太素·五藏脉诊》："涩甚为瘖。"〇瘖，读作音。《素问·宣明五气论》："搏阴则为瘖。"（王注："令瘖不能言。"）〇瘖，谓不得言语也。《素问·奇病论》："九月而瘖。"〇瘖，音阴。《素问·腹中论》："灸之则瘖。"〇瘖，音音，又烟入声。瘖，失音也。《素问吴注·奇病论》："九月而瘖。"〇瘖，失音也。《类经·疾病类三八》："灸之则瘖。"〇瘖，音音，声不出也。《类经·脉色类二四》："脉不至若瘖。"〇瘖，音音。《类经·疾病类九四》："瘖乎其无声。"〇瘖，音音。《类经·疾病类十一》："所谓入中为瘖者。"〇瘖，音音。《类经·经络类五》："其病气逆则喉痹猝瘖。"〇瘖，音音。声哑不能出也。《类经·疾病类六二》："九月而瘖。"〇瘖，音音。声哑不能言也。《类经·针刺类四四》："暴瘖气鞕。"〇瘖，音音。声哑也。《类经·脉色类十九》："涩甚为瘖。"

愔 yīn　挹淫切。《历代名医蒙求·嗣明十万》："退告杨愔。"

黔 yīn　音阴。《素问·五常政大论》："沉黔淫雨。"〇黔，音阴。《素问·五常政大论》："沉黔霪雨。"〇黔，音阴。沈黔，阴云蔽日也。《类经·运气类十三》："沈黔淫雨。"

霒 yīn　与阴同。《素问吴注·五常政大论》："沉霒淫雨。"（按：《说文·云部》："黔，云覆日也。从云，今声。於今切。"其字篆文如品字型结构，上部为"雨"字头，下部并列"云今"。居敬堂刊本《素问》下部误为"云令"，音令。《吴注素问》误作"立今"。）

吟 yín　谓吟叹。《素问·宝命全形论》："呿吟至微。"

荶 yín　水中蒜也。《本草纲目·山蒜》："吕忱《字淋》云：荶，水中蒜也。"

淫 yín　过也。《太素·经脉之一》："狂疟温淫汗出。"〇淫，过也。《太素·阴阳杂说》："淫气喘息。"〇淫，不次也。不次而行，如浸淫相染而生病也。《素问·四时刺逆从论》："则生乱气相淫病焉。"〇淫，久雨也。《素问·五运行大论》："其眚淫溃。"〇淫，谓行所不胜己者也。《素问·至真要大论》："上淫于下。"〇淫，六气过盛而为邪也。《素问吴注·宝命全形论》："留淫日久。"

〇淫者，恃其太过而为虐也。《素问吴注·六节藏象论》：“命曰淫气。”〇淫，久雨也。《类经·运气类十三》：“沈黔淫雨。”〇淫，邪胜也。《类经·运气类二五》：“内淫而病何如。”〇淫者，恃己之强而肆为淫虐也。《类经·运气类二》：“命曰气淫。”〇淫气，谓气之妄行者。《素问·痹论》：“淫气喘息。”〇淫气，浸淫滋养之气也。《素问吴注·经脉别论》：“淫气于筋。”〇淫气，邪乱之气也。《类经·疾病类六七》：“淫气喘息。”〇淫烁，谓似酸痛而无力也。《素问·骨空论》：“淫烁胫痠。”〇淫泺，下述各切。《灵枢·终始》：“形体淫泆。”（按：经文作淫泆，篇后音释作淫泺。）〇淫烁，似于酸痛而无力也。《素问吴注·骨空论》：“淫烁胫痠。”〇淫烁者，浸淫日深之谓。《类经·疾病类九三》：“风痹淫烁。”〇淫溃，淫雨而上崩溃也。《素问吴注·五运行大论》：“其眚淫溃。”〇淫泆，荡散也。《类经·针刺类六二》：“形体淫泆。”

霪 yín　音淫。《素问·六微旨大论》注：“太阴居之为大雨霪霪。”〇霪，音淫。《类经·运气类十》：“则秋有肃杀霖霪之复。”

蟫 yín　潭寻二音。《证类本草·衣鱼》：“《尔雅》所谓蟫，白鱼。”〇蟫，音谈。《证类本草·衣鱼》：“一名蟫。”〇蟫，覃、淫、寻三音。《本草纲目·衣鱼》：“蟫鱼。”

鷣（鹯）yín　音淫。《本草纲目·鸱》：“《尔雅》云：鷣，负雀也。”

龂（断）yín　鱼斤切。《伤寒论·辨脉法》："藏气相熏，口烂食断也。"〇断，音斫。《素问吴注·骨空论》："一在断基下。"〇断，音银。《类经·经络类十九》："一在断基下。"〇断，音因。齿根也。《厘正按摩要术·督脉图》："断交，上齿内。"〇断，鱼斤切。《医宗金鉴·伤寒论注·平脉法篇》："藏气相熏，口烂蚀断也。"

齦（龈）yín　音银。齿根肉也。《奇经八脉考·督脉》："至兑端入断交。"（按：正文作断，后附音释作龈。）〇龈，音因。齿根肉。《厘正按摩要术·察齿》："齿为肾之余，龈为胃之络。"

引 yǐn　挽也。《太素·人迎脉口诊》："脉急则引。"〇引，敛也。《素问·五常政大论》："是谓收引。"〇引，谓导引。《素问·血气形志》："治之以熨引。"〇引，谓急也。《素问·至真要大论》："诸寒收引。"〇引，谓牵引，使收敛也。《素问·异法方宜论》："天地之所收引也。"〇引，谓牵引。《素问·痿论》："带脉不引。"〇引，谓牵引以缩急也。《素问·四时刺逆从论》："皮肤引急。"〇引，谓泄引也。《素问·阴阳应象大论》："引而竭之。"〇引，急也。《素问吴注·至真要大论》："诸寒收引。"〇引，急也。《类经·疾病类一》："诸寒收引。"〇引，引退也。《类经·针刺类十四》："候呼引针。"〇引针，引退其针。《素问吴注·离合真邪论》："候气引针。"

胤 yǐn　音引，当脊肉也。《类经·藏象类三一》："其为人也赤色广胤。"

蚓 yǐn　以志切。《素问·四气调神大论》注："初五日，蚯蚓出。"

釿（钔）yǐn　音引。《本草纲目·金石部》："锡谓之钔。"

飲（饮）yǐn　谓留饮也。《素问·刺志论》："饮中热也。"〇饮，音瘾。《证类本草·甘遂》："浮肿留饮宿食。"〇饮，清薄痰饮也。《素问吴注·六元正纪大论》："饮发注下。"〇饮，水谓之饮。《素问吴注·上古天真论》："食饮有节。"〇饮，涎饮，稀痰也。《素问吴注·六元正纪大论》："其病体重胕肿痞饮。"〇饮，痰饮也。《类经·运气类二三》："饮发注下。"〇饮食失节，言甚饱也。《素问·征四失论》："忧患饮食之失节。"

隱（隐）yǐn　俯首谓之隐。《素问吴注·阴阳别论》："有不得隐曲。"〇隐者，首俯而不能仰。《素问吴注·至真要大论》："及为隐曲之疾。"〇隐曲，便泻也。《素问·阴阳离合论》："发尽不得隐曲。"〇隐曲，谓隐蔽委曲之事也。《素问·阴阳离合论》："有不得隐曲。"〇隐曲者，谓隐蔽委曲之处也。《素问·风论》："隐曲不利。"〇隐曲之疾，谓隐蔽委曲之处病也。《素问·至真要大论》："发而濡泻，及为肿隐曲之疾。"〇隐轸，即瘾疹。《素问吴注·四时刺逆从论》："少阴有余病皮痹隐轸。"〇隐轸，即瘾疹也。《类经·疾病类七十》："少阴有余病皮痹隐轸。"〇隐白，穴名，在足大趾端。《素问吴注·阴阳离合论》："太阴根起于隐白。"

癮（瘾）yǐn　音隐。《证类本草·芜蔚》："茎主瘾疹。"

螾 yǐn　螼螾，音顷引。《本草纲目·蚯蚓》：“螼螾。”

胤 yìn　羊晋切。《历代名医蒙求·胤宗十全》：“许胤宗常州宜兴人。”

垽 yìn　鱼靳切。《证类本草·溺白垽》：“溺白垽。”〇垽，音鱼觐切。滓淀为垽。《本草纲目·溺白垽》。〇垽，音居近切。齿垢。《本草纲目·齿垽》。

賏（赗）yīng　项饰也。《本草纲目·莺》：“或云罂项有文，故从赗。”

嬰（婴）yīng　颈前曰婴也。《太素·痈疽》：“为马刀侠婴。”〇婴，音缨。《历代名医蒙求·僧垣通治》：“尝婴疾历年。”〇婴，音樱。《证类本草·第三十目录》：“婴桃。”〇婴，音樱。《证类本草·总目录》：“婴桃。”〇婴，颈饰也。故颈侧之筋曰婴筋。《类经·针刺类四四》：“在婴筋之前。”〇婴童，女曰婴，未有室家曰童，言其幼小也。上於盈切。《历代名医蒙求·葛洪肘后》：“时年八十一，视其貌如婴童。”

纓（缨）yīng　缨脉，结缨两旁之脉。《素问吴注·通评虚实论》：“与缨脉各二。”

嚶（嘤）yīng　於耕切。鸟鸣也。《伤寒论·辨不可下病脉证并治》：“贪水者，脉必厥，其声嘤。”〇嘤，於更切。《医宗金鉴·伤寒论注·可汗篇》：“其声嘤，咽喉塞。”

蘡（蘡）yīng　於庚切。《证类本草·葡萄》：“人说即此间蘡薁。”〇蘡薁，音婴郁。《本草纲目·婴郁》。

蠳 yīng　亦鸎音之转，《本草纲目·摄龟》："蠳龟。"

鸚（鹦）yīng　鹦鵡（yīng wǔ），亦作鹦䳇。《本草纲目·鹦䳇》。

罌（罂）yīng　瓦器也。音莺。亦作甖。《历代名医蒙求·商人罂底》："有乌蛇坠罂中。"

鸎 yīng　或作莺。《本草纲目·莺》："《禽经》云：鸎鸣嘤嘤，故名。"

應（应）yīng　引也。《太素·经筋》："弹之应于小指之上。"○应，候也。《太素·藏府应候》："应之奈何。"○应，当期为应。《素问吴注·六微旨大论》："应则顺。"○应，当也。《素问吴注·疟论》："其应何如。"○应，谓灾德征验也。《素问吴注·气交变大论》："应近则小。"○应，相值也。《素问吴注·疟论》："故卫气应乃作。"○应，动也。《类经·脉色类二五》："其应过五寸以上。"○应龙，有翼曰应龙。《本草纲目·蛟龙》。○应象者，应乎天象而配乎阴阳五行也。《素问吴注·阴阳应象大论》："阴阳应象大论。"

膺 yīng　胸旁也。《素问·腹中论》："有病膺肿颈痛胸满腹胀。"○膺，於陵切。胸也。《伤寒论·伤寒例》注："大杼、膺俞。"○膺，胸上两旁高处曰膺。《类经·经络类四》："系于膺乳。"○膺，胸之两旁高处也。《类经·疾病类三八》："有病膺肿颈痛。"○膺，胸之两旁为膺。《类经·经络类十二》："止之膺与背腧。"○膺，胸之两旁曰膺。《类经·经络类七》："膺俞十二穴。"○膺，音英。胸前为膺。一曰：胸两旁高处为膺。《类经图翼·周身骨部名目》。〇膺者，胸旁之高肉处也。《类经·疾病类八六》："发于膺。"〇膺背，一作肩背。《灵枢·邪气藏府病形》："其中于膺背两胁。"〇膺输，膺中输也。《太素·气穴》："膺输。"〇膺中，膺窗也。《太素·气傅》："膺中骨间各一。"

鹰（鷹）yīng　鸷鸟也。《类经图翼·二十四气》："鹰化为鸠。"

迎 yíng　时未至而令先至，若有所迎也。《素问吴注·天元纪大论》："知迎知随。"〇迎，夺也。《类经·针刺类十》："伸而迎之。"〇迎，逆也。《类经·针刺类四四》："阳迎头痛。"〇迎，去声。凡物来而接之，则平声；物未来而迓之，则去声。《类经·藏象类三一》："因而迎之。"〇迎者，迎其至也。《类经·运气类三》："知迎知随。"

盈 yíng　满实也。《太素·五藏脉诊》："盈实而滑。"〇盈，满也。《素问·五运行大论》："其化为盈。"〇盈，丰备也。《素问吴注·五运行大论》："其化为盈。"〇盈，无亏为盈。《素问吴注·六元正纪大论》："为员盈。"

荧（熒）yíng　小火也。《本草纲目·萤火》。〇荧，音行。《本草纲目·萎蕤》："其根多节，故有荧及玉竹、地节诸名。"

莹（瑩）yíng　荣、用二音。《类经·运气类十一》注："不彰不莹。"

滢（瀅）yíng　音莹。《素问·序》："深泉净滢，鳞介咸分。"

營（营）yíng　聚也。谓万物收藏归根，气亦得深搏骨，沉聚内营，故曰如营也。《太素·四时脉形》："动脉如营。"○营，血肉也。《太素·藏府之一》："脾藏营。"○营，脉沉而深，如营动也。《素问·玉机真藏论》："冬脉如营。"○营，谓深刺而必中其营也。《素问·骨空论》："寒府在附膝外解营。"○营，充养也。《素问吴注·厥论》："精气竭则不营其四支也。"○营，空也。《素问吴注·骨空论》："寒府在附膝外解营。"○营，血也。《素问吴注·痹论》："皮肤不营。"○营，阴血也。《素问吴注·刺热论》："营未交。"○营，阴血也。营，亦作荣，谓阴血有余，令人颜色华彩，如草木之荣也。故二字通用，义则各有攸当耳。《素问吴注·逆调论》："营气虚。"○营，营垒之营，兵之守者也。《素问吴注·玉机真藏论》："冬脉如营。"○营，应运于中也。《类经·经络类二三》："营在脉中。"○营，运也。《类经·藏象类二八》："所以行血气而营阴阳。"○营，运也。《类经·脉色类四》："一日一夜五十营。"○营者，阴气也。《类经·论治类十八》："名曰脱营。"○营者，营叠之谓，如士卒之团聚不散，亦沉石之义也。《类经·脉色类十》："冬脉如营。"○营气，精专血气，常营无已，名曰营气也。《太素·营卫气》："营气之道。"

榮（荣）yíng　於营切。《难经·一难》："荣卫行阳二十五度。"○荣，血也。《素问吴注·八正神明论》："刺必中其荣。"○荣，阴气也。《类经·疾病类四四》："荣在骶也。"○荣，营通用。《类经·疾病类四八》："此荣气之所舍也。"

〇荣，与“营”通用。《类经·经络类八》：“以通荣卫。”〇荣，营同。《类经·论治类十五》：“荣泣卫除。”

縈（萦）yíng　於营切。《伤寒论·辨脉法》：“脉萦萦如蜘蛛丝者，阳气衰也。”〇萦，於营切。《医宗金鉴·伤寒论注·平脉法篇》：“脉萦萦如蜘蛛丝者阳气衰也。”

蠅（蝇）yíng　蝇飞营营，其声自呼，故名。《本草纲目·蝇》。

梬 yǐng　音逞。《本草纲目·君迁子》：“梬枣。”

癭（瘿）yǐng　音影。侠瘿。《类经·疾病类十》：“马刀侠瘿。”

鞕 yìng　五猛反，强也。《太素·经脉厥》注：“坚鞕如石。”〇鞕，音硬。《伤寒论·辨脉法》注：“今大便鞕者，为阴气结固。”〇鞕，硬同。《类经·经络类四》注：“跟即踵上之鞕筋处也。”〇鞕，硬同。《类经·脉色类》注：“革至，如皮革之坚鞕也。”〇鞕，硬同。《类经·针刺类四五》注：“一软一鞕。”〇鞕，硬同。气鞕，喉舌强硬也。《类经·针刺类四四》：“暴瘖气鞕。”〇鞕，音硬。《医宗金鉴·伤寒论注·太阳上篇》：“心下痞鞕满。”

犝 yōng　《玉篇》：犝，余钟切。牛映领。《本草纲目·驼》：“大月氏出一封驼，脊上有一峰隆起若封土，俗谓之封牛，亦曰犝牛。”

雍 yōng　壅同。气滞而不流也。《甲乙经》作“痈”，未善。《素问吴注·大奇论》：“肺之雍。”〇雍，壅同。《类经·脉色类二四》：“肺之雍。”

壅 yōng　谓目下壅，如卧蚕形也。《素问·评热病论》："面胕痝然壅。"〇壅者，塞也。《本草纲目·序例上》："宣可去壅。"〇壅，重浊不清也。《类经·疾病类三一》："壅害于言。"〇壅骨，谓手鱼骨也。《太素·脉行异同》："伏行壅骨之下。"

鳙（鳙）yōng　音庸。《本草纲目·鳙鱼》。

癰（痈）yōng　凡痈疽之生，皆以寒气客于经络之中，令血凝涩不通，卫气归之，寒极化为热气，成痈疽。腐肉为痈，烂筋坏骨为疽。《太素·痈疽》："愿尽闻痈疽之形。"〇痈，微肿起也。《太素·尺诊》："视人之目果上微痈。"〇痈，纡恭反，肿也。《太素·人迎脉口诊》："人病胃管痈者。"〇痈，於容切。《伤寒论·辨脉法》："热气所过，则为痈脓。"〇痈，毒也。《素问吴注·病能论》："人病胃脘痈者。"〇痈，去声。《类经·脉色类十八》："视人目窠上微痈。"〇痈，壅同。《类经·针刺类四八》："留则痈成。"〇痈，壅也，即新起微肿状。《类经·脉色类十八》："视人目窠上微痈。"〇痈，於容切。《医宗金鉴·伤寒论注·厥阴篇》："必发痈脓也。"〇痈肿，脓疮也。《素问·五常政大论》："其动疡涌分溃痈肿。"

顒（颙）yóng　鱼容切。《历代名医蒙求·何颙无虚》："何颙有知人之鉴。"〇颙，鱼容切。颙颙，尊严敬慎也。《类经·藏象类三十》："颙颙然。"

咏 yǒng　与诠同。《历代名医蒙求·循陈高允》："吟咏如常。"

涌 yǒng　呕吐也。《素问·五常政大论》："其动疡涌分溃痈肿。"○涌，吐也。《素问·至真要大论》："酸苦涌泄为阴。"○涌，谓溢食不下也。《素问·六元正纪大论》："少阳所至为喉痹耳鸣呕涌。"○涌，溢也。《素问·五常政大论》："其动漂泄沃涌。"○涌，食不下而上溢也。《素问吴注·六元正纪大论》："耳鸣呕涌。"○涌，溢也。《类经·运气类十三》："其动漂泄沃涌。"○涌，如泉涌也。吐也。《类经·论治类四》："酸苦涌泄为阴。"○涌，湧同。《类经·阴阳类一》："酸苦涌泄为阴。"○涌，湧同。《类经·运气类二一》："少阳所至为喉痹耳鸣呕涌。"○涌，湧同。涌水者，水自下而上，如泉之涌也。《类经·疾病类四六》："肺移寒于肾为涌水。"○涌泉，如泉之始出涌涌而至也。《素问吴注·脉要精微论》："浑浑革至如涌泉。"○涌泉，言如泉之涌出也。《素问吴注·大奇论》："脉至如涌泉。"○涌泉，其来汩汩无序，但出不反也。《类经·脉色类二一》："浑浑革至如涌泉。"○涌泉者，如泉之涌，有升无降，而浮鼓于肌肉之中。《类经·脉色类二四》："脉至如涌泉。"○涌泉，穴名，在足心下蜷指宛宛中。《素问吴注·阴阳离合论》："少阴根起于涌泉。"○涌泄，吐下也。《素问吴注·至真要大论》："酸苦涌泄为阴。"

勇 yǒng　壮者为勇。《素问吴注·征四失论》："不别人之勇怯。"○勇，壮者谓之勇。《素问吴注·经脉别论》："人之居处动静勇怯。"

用 yòng　谓房色也。《素问·阴阳应象大论》："不能用此。"○用，谓用行刑罚也。《素问·五常政大论》："白起金用。"○用，功用也。《类经·运气类三》："夫变化之为用也。"○用，运用也。《类经·标本类二》："用之不殆。"

攸 yōu　所也。《素问·至真要大论》："随其攸利。"○攸，所也。《类经·论治类六》："随其攸利。"

幽 yōu　幽明，阴阳盛极之象也。《类经·运气类三三》："幽明何如。"

麀 yōu　音攸。《本草纲目·鹿》："牝曰麀。"

憂（忧）yōu　虑也，思也。《素问·五运行大论》："其志为忧。"（按：新校正：详王注以忧为思，有害于义。按本论思为脾之志，忧为肺之志，是忧非思明矣。忧者，愁也。）○忧，深虑也。《素问·阴阳应象大论》："在志为忧。"○忧，谓忧惧也。《素问·征四失论》："忧患饮食之失节。"

由 yóu　犹同。《素问吴注·至真要大论》："由拔刺雪污。"○由，病所丛生也。《类经·论治类十六》："可祝由而已。"○由，犹同。《类经·疾病类一》："由拔刺雪污。"

柚 yóu　音又。《本草纲目·柚》："柚色油然，其状如卣，故名。"

櫾 yóu　同柚。《本草纲目·柚》："《列子》云：吴越之间有木焉，其名为櫾。"

尤 yóu　音宥。《太素·色脉诊》："徇蒙招尤。"○尤，甚也。

《太素·府病合输》："少腹尤坚。"〇尤，甚也。《素问·五藏生成》："徇蒙招尤。"〇尤，斿同。招尤，摇动不定也。《素问吴注·五藏生成》："眴蒙招尤。"〇尤，甚也。《类经·疾病类十四》："徇蒙招尤。"

肬 yóu　音尤。疣也，又赘也，皮外小结也。《太素·十五络脉》："虚则生肬。"〇肬，音由。《灵枢·经脉》："虚则生肬。"〇肬，音尤。《证类本草·冬灰》："主黑子去肬。"〇肬，音尤。《本草纲目·螳螂》："蚀肬。"〇肬，音尤，赘也，瘤也。《类经·经络类五》："虚则生肬。"

疣 yóu　音由。疣赘也。《厘正按摩要术·灸法》："治赘疣诸痣。"

游 yóu　谓游行。《素问·阴阳类论》："一阳为游部。"〇游，流行也。《素问吴注·经脉别论》："游溢精气。"〇游，浮游也。《类经·藏象类十二》："游溢精气。"〇游部，游行于二部之中也。《素问吴注·阴阳类论》："一阳为游部。"

蕕（莸）yóu　音犹。《证类本草·莸草》："莸草。"〇莸者，痼也。朽木臭也。《本草纲目·莸》："其气痼臭，故谓之莸。"

有 yǒu　有分（yǒu fèn），肉中分理明显也。《类经·藏象类十五》："形充而大肉䐃坚而有分者肉坚。"〇有过，有失也。《素问吴注·脉要精微论》："胡乃可诊有过之脉。"

○有音，上气喘鸣声也。《太素·骨空》：“其上气有音者。”○有余，实邪有余。《素问吴注·方盛衰论》：“起所有余。”

鲉（鰗）yǒu　音幺。《本草纲目·杜父鱼》：“黄鰗鱼。”

莠yǒu　音诱。《素问·脉要精微论》注：“脉细者，动如莠蓬。”○莠，音酉。《本草纲目·狗尾草》：“莠。”○莠，音有，似稷之草。《类经·运气类四十》：“苗莠不荣。”

槱yǒu　音由去声。《历代名医蒙求·与权识证》：“子婿陈槱忧之。”

牖yǒu　音有。《类经·疾病类十》：“独闭户塞牖而处。”○牖，音有。《类经·疾病类五十》：“欲闭户牖而处。”○牖，音有。《类经·经络类十》：“名曰天牖。”○牖，音有。《类经·针刺类四四》：“名曰天牖。”

歍yǒu　狖或作歍。《本草纲目·果然》：“狖。”

右yòu　东也。（按：面北而言。）《素问·五运行大论》：“所谓面北而命其位。”○右，西也。（按：面南。上下异而左右殊也。）《素问·五运行大论》：“所谓面南而命其位。”○右，右寸也。《素问吴注·至真要大论》：“则右不应。”○右，主东言（主岁者位在南，故面北而言其左右）。《素问吴注·五运行大论》：“诸上见厥阴，左少阴，右太阳。”○右，主西言（在下着位在北，顾南面而言其左右也）。《素问吴注·五运行大论》：“则少阳在下，左阳明，右太阴。”○右病，右反病。《素问吴注·缪刺论》：“左盛则右病。”

狖 yòu　音又。《本草纲目·果然》："狖。"

貁 yòu　狖或作貁。《本草纲目·果然》："貁"

鼬 yòu　音佑。《本草纲目·鼬鼠》。

紆(纡)yū　纡曲(yū qǔ)，盘曲不舒之谓。纡，音于。《类经·藏象类二八》："诸阳经脉皆多纡曲者。"○纡曲，曲折也。纡，音于。《类经·藏象类二六》："胃纡曲屈。"○纡纡，曲折貌。《类经·藏象类三一》："太阳之下纡纡然。"

瘀 yū　衣倨切。《素问·生气通天论》注："瘀热攻中。"○瘀，於豫切，积血也。《伤寒总病论·可下证》："以太阳随经瘀血在里故也。"○瘀，音迂。积血也。《厘正按摩要术·验舌苔》："舌绛而紫，紫而暗，潮湿不干，内有瘀血。"○瘀，音迂。积血也。《厘正按摩要术·肿胀》："宜理瘀导滞。"○瘀，影据切。《医宗金鉴·伤寒论注·太阳中篇》："则为病在荣分有瘀血也。"

于 yú　于于，自足貌。《类经·藏象类三十》："居处于于。"

骬 yú　音于。《灵枢·本藏》："无髑骬者心高。"○骬，云居切。《灵枢·骨度》："缺盆以下至髑骬长九寸。"○骬，音于。《类经·藏象类二九》："骷骨有余，以候髑骬。"

予 yú　音与。《素问·四气调神大论》："予而勿夺。"○予，犹与也。《素问·阴阳离合论》："阳予之正，阴为之主。"○予，音与。《历代名医蒙求·仓公决疑》："更悉以禁方予之。"○予，与同。《素问吴注·大奇论》："是经气予不足也。”○予，与同。《素问吴注·离合真邪论》：“予人夭殃。”○予，与同。《素问吴注·四气调神大论》：“予而勿夺。”○予，与同。《素问吴注·阴阳离合论》：“阳予之正。”○予，与同。《素问吴注·玉机真藏论》：“乃予之期日。”○予，与同，党与之义。《类经·脉色类二四》：“是经气予不足也。”○予，与同。《类经·藏象类三一》：“则而予之。”○予，与同。《类经·经络类二九》：“阳予之正。”○予，与同。《类经·脉色类四》：“予之短期。”○予，与同。《类经·摄生类四》：“予而勿夺。”○予之短期，谓五藏脉乍疏乍数，不合五十之数，故可与之死期也。《太素·人迎脉口诊》：“予之短期者，乍疏乍数也。”

魚（鱼）yú　鳞虫也。《类经·论治类九》：“鱼者使人热中。”○鱼腹，腨之形类鱼腹也。《素问吴注·刺腰痛论》：“在腨踵鱼腹之外。”○鱼腹，鱼际以上高起之肉也。《素问吴注·刺禁论》：“刺手鱼腹。”○鱼腹，腨之形如鱼腹也。《类经·针刺类四九》：“在腨踵鱼腹之外。”○鱼际，凡手足黑白肉分之处如鱼腹者塞际，皆曰鱼际。《素问吴注·气府论》：“手足诸鱼际脉气所发者。”○鱼际，在手腕之前，其肥肉隆起处形如鱼者统谓之鱼。寸之前，鱼之后，曰鱼际穴。《类经图翼·周身骨部名目》。

蕍（萮）yú　音鱼。《证类本草·荏子》：“东人呼为萮，以其似蘇字，但除禾边故也。”○萮，音鱼。《本草纲目·荏》：“萮。”

Y

禺 yú　音遇。《本草纲目·果然》："禺。"

髃 yú　音隅，角也。《太素·经脉之一》："出髃前廉。"（按：髃，《灵枢》《甲乙》作"髃骨"。）○髃，音虞。《素问·五藏生成》注："手阳明脉自肩髃前廉上出于柱骨之会。"○髃，音偶，又音虞。肩前也。《伤寒论·伤寒例》注："云门、髃骨。"○髃，虞、偶二音。肩前也。《奇经八脉考·二跻为病》："会手阳明、少阳于肩髃。"○髃，音耦。髃骨，即肩髃。《素问吴注·水热穴论》："髃骨。"○髃，隅同。《类经·经络类二》："上肩出髃骨之前廉。"○髃，音鱼。肩前两间骨。《厘正按摩要术·大肠经图》："肩髃，肩端举臂取之。"○髃骨，肩端骨罅为髃骨。《类经·经络类二》："上肩出髃骨之前廉。"○髃骨，髃，音鱼。端也。肩端之骨。《类经图翼·周身骨部名目》。

愚 yú　不智见也。《素问·解精微论》："请问有毚愚仆漏之问。"

蝺 yú　音隅。《本草纲目·青蚨》："螆蝺。"

萸 yú　有俞、由二音。《本草纲目·吴茱萸》。

腴 yú　音俞。脂肥也。《类经·藏象类十八》："故能纵腹垂腴。"

愉 yú　音俞。《素问·上古天真论》："以恬愉为务。"○愉，悦也。《素问·上古天真论》："以恬愉为务。"○愉，音俞。恬愉自得，适性故也。《素问吴注·上古天真论》："以恬愉为务。"○愉，音俞。悦也。《类经·摄生类三》："以恬愉为务。"○愉愉，悦乐也。愉，音余。《类经·藏象类三十》："愉愉然。"

揄 yú　与朱反，引也。《太素·府病合输》："揄伸而取之。"○揄，读为摇。摇，谓摇动也。《素问·骨空论》："折使揄臂齐肘正。"○揄，舂朱切。《灵枢·邪气藏府病形》："取诸外经者，揄申而从之。"○揄，音余。引也。《类经·针刺类二四》："揄申而从之。"○揄，音俞。揶揄。《厘正按摩要术·惊风》："亦以免俗眼揶揄尔。"

榆 yú　俞、由二音。《本草纲目·榆》。○榆荚，榆钱也，春深而落。《类经·脉色类二四》："榆荚落而死。"○榆臂，如榆枝之掉摇其臂也。《素问吴注·骨空论》："折使榆臂。"（按：居敬堂刊本作"榆臂"，守山阁本改作"揄臂"。）

踰 yú　音于。踰垣，谓蓦墙也。《素问·阳明脉解》："踰垣上屋。"

蝓 yú　音俞。《证类本草·第二十一目录》："蛞蝓。"○蝓，音俞。《证类本草·蛞蝓》："蛞蝓。"○蝓，音俞。《证类本草·总目录》："蛞蝓。"○蝓，音俞。《本草纲目·蜗牛》："螔蝓。"○蝓，俞。《本草纲目·蜘蛛》："蠋蝓。"

羭 yú　黑曰羭。《本草纲目·羊》。

蕍 yú　音俞。《本草纲目·泽泻》："蕍。"

餘（余）yú　余食，犹言备食。《素问吴注·宝命全形论》："黔首共余食。"○余食，犹食之弃余。《类经·针刺类九》："黔首共余食。"

鲹（鲹）yú　音余。《证类本草·活师》："有尾和鲹。"

虞yú　山夹水曰虞。《本草纲目·水蓼》："按《尔雅》云：蔷，虞蓼也。"

鸆（鸆）yú　苍鸆。《本草纲目·鬼车鸟》："苍鸆。"

貐yǔ　音俞。《本草纲目·豪猪》："貆貐。"

宇yǔ　谓屋宇也。《素问·六微旨大论》："故器者生化之宇。"○宇者，天地四方曰宇。《类经·运气类九》："故器者生化之宇。"

羽yǔ　水声也。《素问·金匮真言论》："其音羽。"○羽，谓水音，沉而深也。《素问·阴阳应象大论》："在音为羽。"○羽，旁曰羽。《本草纲目·箭笴及箭镞》。○羽，音深而和为羽。《素问吴注·五常政大论》："其音羽。"

雨yǔ　水也。《素问吴注·阴阳应象大论》："雨气通于肾。"○雨，阴气。《素问吴注·四气调神大论》："暴雨数起。"○雨冰，谓雹也。《素问·至真要大论》："水凝雨冰。"○雨府，北极也。《素问吴注·六元正纪大论》："云趋雨府。"

傴（伛）yǔ　谓伛偻，身蜷屈也。《素问·刺禁论》："刺腰间中髓为伛。"○伛，雍主切。伛偻，背曲不伸也。《类经·针刺类四六》："伛偻者，肾心痛也。"

窳yǔ　音愈。《素问·玉机真藏论》注："诸附骨际及空窳处，亦同其类也。"

麌 yǔ　音语。《本草纲目·獐》："《尔雅》云：麔，牡曰麌。"

與（与）yù　疗也。《太素·经脉皮部》："不与而生大病。"（按：与，《甲乙》作"愈"。）〇与，去声。《类经·藏象类三一》："而阴阳之人不与焉。"〇与，预同。《类经·经络类三一》："不与而生大病也。"

蕷 yù　音预。《本草纲目·薯蓣》："薯蕷。"

吁 yù　音芋。疑怪貌。《本草纲目·芋》："《说文》云，芋犹吁也。"

玉 yù　玉版，古之帝王闻一善道，著之方策，以纪其事，谓之玉版。《素问吴注·玉版论要》："玉版论要。"〇玉机，以玉为机，所以象天仪也。《素问吴注·玉机真藏论》："玉机真藏论。"

鳿（鸡）yù　音玉。《本草纲目·鸐鳿》。

栯 yù　郁《山海经》作栯，馥郁也。《本草纲目·郁李》。

欲 yù　情之所喜，谓之欲也。《太素·七邪》注："是以养生须去情欲。"〇欲，乐色曰欲。《素问·上古天真论》："以欲竭其精。"〇欲，多欲曰欲。《素问吴注·上古天真论》："以欲竭其精。"

鵒（鹆）yù　音欲。《本草纲目·鸜鹆》。

寓 yù　寄居也，客也。音遇。《历代名医蒙求·张敦梦神》："尝侨寓潮州。"

御 yù　谓临御。《素问·天元纪大论》："御五位。"○御，临也。《素问吴注·天元纪大论》："天有五行御五位。"○御，临御也。《类经·运气类三》："御五位。"○御，统御也。《类经·藏象类二八》："所以御精神。"○御，统御也。《类经·摄生类一》："不时御神。"

語（语）yù　去声。《素问吴注·著至教论》："语子至道之要。"

藿 yù　羊六切。《证类本草·韭》："《尔雅》所谓藿，山韭。"○藿，音育。山韭也。《本草纲目·山韭》："藿。"

嫗（妪）yù　衣遇切。女老之称。《历代名医蒙求·村妪禁毒》："时有村妪善禁。"

宛 yù　不伸也，塞也。《太素·本输》："使逆则宛。"○宛，积者谓之宛。《素问吴注·汤液醪醴论》："去宛陈莝。"○宛，本经宛、菀皆通用，通作郁。《类经·针刺类七》："宛陈则除之者。"○宛，郁同。《类经·经络类十六》："使逆则宛。"○宛，郁同。《类经·针刺类七》："宛陈则除之。"○宛，郁同。积也。《类经·论治类十五》："去宛陈莝。"○宛陈，恶血。《太素·知针石》："宛陈则除之。"○宛陈，恶血聚也。《太素·知汤药》："去宛陈。"○宛陈，上音郁，又音蕴，又於阮切。《灵枢·九针十二原》："宛陈则除之。"

菀 yù　於阮反。痿死，槁枯也。《太素·顺养》："甘露不下则菀槀不荣。"（按：经文作"菀槀"注文作"宛槁"，经注文字不一，通用。）○菀，积也。《素问·大奇论》："五藏菀熟。”○菀，积也。《素问·生气通天论》：“而血菀于上。”○菀，积也。《素问·疏五过论》：“五藏菀熟。”○菀，积也。《素问·针解》：“菀陈则除之者。”○菀，谓菀积思虑。《素问·疏五过论》：“离绝菀结。”○菀，积也。《素问吴注·大奇论》：“五藏菀熟。”○菀，谓思虑郁积也。《素问吴注·疏五过论》：“离绝菀结。”○菀，小弁音郁。《素问吴注·生气通天论》：“而血菀于上。”○菀，音郁。菀，积也。《素问吴注·针解》：“菀陈则除之者。”○菀，于远切。菀槁，陈积枯槁也。《素问吴注·四气调神大论》：“则菀槁不荣。”○菀，积也。《类经·论治类十八》：“五藏菀热。”○菀，音郁。菀积。《类经·疾病类五》：“大怒则形气绝而血菀于上。”○菀，郁同。《类经·疾病类九》：“皆失八风菀热。”○菀，郁同。《类经·脉色类二四》：“五藏菀热寒热。”○菀，郁同。谓思虑抑郁。《类经·论治类十八》：“离绝菀结。”○菀，郁同。抑郁。《类经·摄生类五》：“白露不下，则菀藁不荣。”○菀热，积热也。《素问吴注·示从容论》：“皆失八风菀热。”

苑 yù　郁同。《类经·针刺类二六》：“苑蕴不得常所。”

蜟 yù　音育。《证类本草·蚱蝉》：“一名伏蜟。”

蜮 yù　音或。《本草纲目·并苦》：“一名蜮熏。”○蜮，音或。《本草纲目·溪鬼虫》：“蜮。”

薁 yù　音燠。《证类本草·醋》：“蘡薁诸杂果醋。”○薁，於六切。《证类本草·葡萄》：“人说即此间蘡薁。”○薁，音郁。《本草纲目·蘡薁》：“蘡薁，音婴郁。”

燠 yù　於六切。《素问・四气调神大论》注："燠热内消。"

矞 yù　音鹬。二色为矞。《本草纲目・橘》："橘从矞，谐声也。"

鱊（鱊）yù　音聿。《本草纲目・鱊鱼》。

鷸（鹬）yù　音聿。《证类本草・猬皮》："犹蚌鹬尔。"〇鹬，《本草纲目・鸱》："（鹨）一名鹬子。"〇鹬，音述。《本草纲目・鹬》。

鸒（鸒）yù　音预。《本草纲目・乌鸦》："鸒。"

鬱（郁）yù　盛也。《素问・五运行大论》："其令郁蒸。"〇郁，谓奔迫也。《素问・至真要大论》："诸气膹郁。"〇郁，谓郁抑天气之甚也。《素问・六元正纪大论》："土郁之发。"〇郁，郁燠不舒畅。《素问・五常政大论》："其气郁。"〇郁，音熨。《伤寒论・辨脉法》："上焦怫郁。"〇郁，怫也。《素问吴注・六元正纪大论》："郁之甚者。"〇郁，怫郁不畅也。《素问吴注・至真要大论》："诸气膹郁。"〇郁，否闷也。《类经・疾病类一》："诸气膹郁。"〇郁，音熨。《医宗金鉴・伤寒论注・合病并病》："阳气怫郁在表。"

冤 yuān　抑郁也。《素问吴注・气交变大论》："则体重烦冤。"〇冤，音婉。《素问吴注・阴阳应象大论》："齿干以烦冤腹满死。"〇冤，抑郁不舒也。《类经・运气类十》："体重烦冤。"〇冤，郁而乱也。《类经・阴阳类二》："以烦冤腹满死。"〇冤热，烦热也。《素问吴注・玉机真藏论》："少腹冤热而痛。"

痟 yuān　音渊。疼也。《素问·阴阳别论》："痿厥腨痟。"王注："痟，酸疼也。"○痟，酸疼也。《素问·阴阳离合论》："及为痿厥腨痟。"○痟，音涓。酸痛为痟。《素问吴注·阴阳别论》："及为痿厥腨痟。"○痟，音涓。痟心，心酸痛也。《素问吴注·经脉别论》："真虚痟心。"○痟，音渊，酸疼也。《类经·脉色类十五》："真虚痟心。"○痟，音渊。《类经·疾病类六》："及为痿厥腨痟。"

悁 yuān　季绵反。忧患也。《太素·阴阳杂说》："及为痿厥喘悁。"（按：悁，《素问》作"痟"。）

惌 yuān　纡元反。《太素·杂刺》："缓则烦惌。"（按：惌，《灵枢》作"悗"，《甲乙》作"闷"。）

元 yuán　大也。《本草纲目·鼋》："甲虫惟鼋最大，故字从元。"

杬 yuán　音玩。《史记》："案杬毒熨。"谓按摩而玩弄身体使调也。《厘正按摩要术·熨法》："案杬毒熨。"（按：杬，当作抏。）

黿（鼋）yuán　大鳖也。《本草纲目·鼋》。

原 yuán　谓膈膜之原。《素问·举痛论》："膜原之下。"○原，源也。《素问吴注·腹中论》："肓之原在齐下。"○原，肓之原也。《类经·疾病类六六》："膜原之下。"

蒝 yuán　乃茎叶布散之貌。《本草纲目·胡荽》："今俗呼为蒝荽。"

羱 yuán　音元。《证类本草·羚羊》："羱，如羊。"○羱，羱羊。《本草纲目·山羊》："羱羊。"

員（员）yuán　都耕反，头切痛也。《太素·至藏热病》："其头痛员员。"（按：校云："员员，据杨注都耕反，疑当作'贞贞'。本书卷二十六《厥头痛》贞贞头重而痛，杨注：贞，竹耕反。贞贞，头痛甚貌。是其证。"）○员，谓之规，法天而动，泻气者也。《太素·知官能》："泻必用员。"○员，亦音云。《本草纲目·云实》："员实。"○员，无缺为员。《素问吴注·六元正纪大论》："为员盈。"○员，流利也。《类经·针刺类十》："写必用员。"○员，员活也。《类经·针刺类十三》："补必用员。"○员，周也。《类经·运气类二一》："太阴所至为雨府、为员盈。"○员员，谓似急也。《素问·刺热》："其逆则头痛员员。"○员员，小痛貌。《素问吴注·刺热论》："其逆则头痛员员。"○员员，靡定貌。《类经·疾病类四四》："其逆则头痛员员。"○员员澹澹，上胡拳切，下达滥切。《伤寒总病论·素问载五种暑病》："热争则项痛员员澹澹然。"○员员澹澹，皆微痛也。《素问吴注·刺热论》："其逆则项痛员员澹澹然。"

圓（圆）yuán　周偏也。《类经·运气类十三》："其化圆。"

猨 yuán　善援引，故谓之猨。《本草纲目·狨附录》："猨。"

緣（缘）yuán　谓夤缘行去之貌。《素问·五藏生成》："针石缘而去之。"○缘，因也。《素问吴注·五藏生成》："针石缘而去之。"○缘，因也。《类经·经络类二一》："针石缘而去之。"

櫞 yuán　音沿。《证类本草·豆蔻》："枸櫞热。"○櫞，音员。《本草纲目·枸櫞》。

猨 yuán　猨俗作猿。《本草纲目·狨附录》："猿。"

遠（远）yuǎn　去声。《素问吴注·宝命全形论》："五实勿远。"○远，避也。《类经·运气类十七》："用寒远寒。"○远，谓犯星去久。《素问·气交变大论》："应远则大。"○远近，犹言亲疏也。《素问吴注·汤液醪醴论》："亲戚兄弟远近音声日闻于耳。"

曰 yuē　当作月。《类经·针刺类二四》："冬曰重感于寒即泄。"○曰者，重发立言之端也。《素问吴注·阴阳别论》："曰：二阳之病发心脾。"

約（约）yuē　法也。《太素·量顺刺》："刺之太约者。"○约，节量也。《太素·人迎脉口诊》："未知其所约也。"○约者，束也。《本草纲目·序例上》："名曰三焦约。"○约，不舒也。《类经·藏象类二八》："胃下者下管约不利。"○约，度也。《类经·藏象类三一》："刺之有约乎。"○约，度也。《类经·论治类十一》："服有约乎。"○约，固密也。《类经·藏象类二九》："三焦乃约。"○约，束也。《类经·气味类三》："绻约而不通。"○约，犹束缚也。《类经·疾病类七九》："心系急则气道约。"○约者，要也。《类经·针刺类二九》："未知其所约也。"○约束，眼胞也。《类经·疾病类八十》："肌肉之精为约束。"

Y

噦（哕）yuě　气忤也。《太素·附篇》："在变动为哕。"○哕，於月反。《太素·五藏脉诊》："小甚为善哕。"〇哕，乙劣切。《素问·阴阳应象大论》："在变动为哕。"〇哕，谓哕噫，胃寒所生。《素问·阴阳应象大论》："在变动为哕。"〇哕，谓声浊恶也。《素问·宝命全形论》："病深者，其声哕。"〇哕，乙劣切。《灵枢·邪气藏府病形》："小甚为善哕。"〇哕，於月切。逆气也。《伤寒论·辨脉法》："脉滑则为哕。"〇哕，於月切，逆气也。《伤寒总病论·湿证》："若下之早则哕。"〇哕，脾气作逆名曰哕。《素问吴注·阴阳应象大论》："在变动为哕。"〇哕，于决切，又音诲。《类经·疾病类九》："哕噫腹满。"〇哕，于决切。呃逆也。《类经·藏象类五》："在变动为哕。"〇哕，于决切。呃逆也。《类经·疾病类二五》："胃为气逆，为哕。"〇哕，于决切，呃逆也。哕出于胃，土气败也。《类经·脉色类二五》："必发哕噫。"〇哕，于决切，又音诲。呃逆也。《类经·疾病类七九》："人之哕者，何气使然。"〇哕，于决切，又音晦。《类经·针刺类四十》："哕者死。"〇哕，于决切，又音晦。呃逆也。《类经·针刺类五三》："哕，以草刺鼻。"张按：《内经》诸篇，并无呃逆一证，观此节治哕三法，皆所以治呃逆者，是古之所谓哕者，即呃逆无疑也。〇哕，于决切。《类经·脉色类十九》："小甚为善哕。"〇哕，于决切。《类经·运气类二八》："外为浮肿哕噫。"〇哕，于决切。呃逆也。《类经·针刺类九》："其声哕。"〇哕，渊入声。方书：有物无声曰吐，有声无物曰哕，有物有声曰呕。《厘正按摩要术·呕吐》："哕、即干呕也。"〇哕，於月切。

《医宗金鉴·伤寒论注·太阳中篇》："土败者其声哕也。"

哕 yuè　之月切。《难经·十六难》："掌中热而哕。"○哕，之月切。《伤寒总病论·温病哕方证》："温病有热饮水暴冷哕茅根葛根汤。"

哾 yuè　音税。《本草纲目·鱵鱼》："铜哾鱼。"

越 yuè　谓越扬也。《素问·阴阳应象大论》："因而越之。"○越，泄越也。《素问吴注·水热穴论》："以越诸阳之热逆也。"○越者，乖越礼法也。《素问吴注·至真要大论》："诸躁狂越。"○越，发扬也。《类经·论治类八》："其高者，因而越之。"○越，发扬也。《类经·针刺类三四》："凡此热邪越而苍。"○越，失常度也。《类经·疾病类一》："诸躁狂越。"○越之，吐之也。《素问吴注·阴阳应象大论》："其高者因而越之。"

月 yuè　月生死，望前为月生，望后为月死。《素问吴注·缪刺论》："以月生死为痏数。"

閲（阅）yuè　余说反，简也。《太素·藏府气液》："五藏常内阅于上，在七窍。"○阅，历也。《类经·经络类二二》："五藏常内阅于上七窍也。"○阅，外候也。《类经·脉色类三一》："余闻刺有五官五岳。"

蘥 yuè　音药。《本草纲目·雀麦》："蘥。"

爚 yuè　音药。《证类本草·水靳》："熟爚食之。"

躍（跃）yuè　勇动也。《太素·经脉病解》："所谓甚则跃者。”〇跃，谓跳跃也。《素问·脉解》：“所谓甚则跃者。”

鸑（鸑）yuè　鸑鷟（yuè zhuó）。《本草纲目·鹔鸡》：“鸑鷟。”

匀 yún　甲乙皆同也。《素问吴注·宝命全形论》：“针耀而匀。”〇匀，举措从容也。《类经·针刺类九》：“针耀而匀。”

芸 yún　音云。盛多也。《本草纲目·山矾》：“芸香。”

蚖 yǔn　谓蚕种为蚖。《本草纲目·原蚕》。〇蚖，音允。卵曰蚖。《本草纲目·蚕》。

隕（陨）yǔn　坠也。《素问·五运行大论》：“其眚为陨。”〇陨，坠也。《素问吴注·五运行大论》：“其眚为陨。”〇陨，音允。坠落也。《类经·藏象类六》：“其眚为陨。”〇陨，音允。苍陨，草木苍枯而雕落也。《类经·运气类十》：“其灾苍陨。”〇陨，音允。坠落也。《类经·运气类十》：“苍干凋陨。”

殞（殒）yǔn　羽粉切。《伤寒论·伤寒例》：“使病者殒殁。”〇殒，音允。伤也。《类经·论治类十三》：“有故无殒。”

鴆（鸩）yùn　音运。《证类本草·鸩鸟毛》：“一名鸩日。”〇鸩，鸩日，与运日同。《本草纲目·鸩》：“鸩日。”

運（运）yùn　谓五行应天之五运，各周三百六十五日而为纪者也。《素问·天元纪大论》：“夫五运阴阳者。”〇运，木火土金水之五运。《素问吴注·六元正纪大论》：“运居其中而常先也。”〇运，旋转也。《素问吴注·生气通天论》：“欲如运枢。”〇运枢，如天枢之独运于中也。《类经·疾病类五》：“欲如运枢。”〇运星，主运之星。《素问吴注·气交变大论》：“则运星北越。”

慍 yùn　怒也。音酝。《历代名医蒙求·赵言沈羞》：“常愠色而曰。”〇愠，音酝，又上声，蕴积也。《类经·运气类三二》：“病已愠愠。”〇愠，音组。《类经·藏象类三十》：“见人有荣，乃反愠怒。”〇愠愠，悲伤不乐之貌。《素问吴注·玉机真藏论》：“太过令人逆气而背痛愠愠然。”〇愠愠，悲郁貌。《类经·脉色类十》：“愠愠然。”

緼（缊）yùn　乱丝也。《本草纲目·海蕴》：“缊，乱丝也。其叶似之，故名。”

蘊（蕴）yùn　纡问切。积也。《伤寒论·辨太阳病脉证并治中》注：“以泄胸中蕴热。”〇缊，温、缊、酝三音。《本草纲目·海蕴》。

Z

雜（杂）zá　杂合，谓杂采众说而合之己意也。《素问吴注·征四失论》：“将言以杂合耶？”

災（灾）zāi　伤也。《类经·运气类十七》：“灾三宫。”

載（载）zǎi　音在。《证类本草·稷》：“百载。”

再 zài　再动，两动也。《类经·脉色类三》："人一呼脉再动。"

在 zài　察也。《素问吴注·方盛衰论》："以在经脉。"

蹔（蹔）zàn　慈滥切。《素问·五运行大论》注："暂以方治，乃同少火，反生气也。"顾校："王注蹔作暂。"

噆 zǎn　音匝。《历代名医蒙求·法靖辨蛭》："聚噆脏腑耳。"

贊（赞）zàn　佐之。《素问·六元正纪大论》："无赞其复。"○赞，助也。《类经·针刺类五》："十二曰赞刺。"

鏨（錾）zàn　音惭。《本草纲目·錾菜》："錾菜。"

牂 zāng　音臧。《本草纲目·羊》："牝羊曰羖，曰牂。"

藏 zàng　谓五藏血气。《太素·知针石》："五曰知输藏血气之诊。"○藏，藏也。言腹中之所藏者。《素问·灵兰秘典论》："愿闻十二藏之相使。"○藏，谓肺藏。《素问·脉要精微论》："中盛藏满。"○藏，谓五藏肝心脾肺肾，非兼四形藏也。《素问·气穴论》："藏俞五十穴。"○藏，谓五神藏。《素问·金匮真言论》："言人身藏府中阴阳。"○藏，谓五神藏。《素问·阳明脉解》："厥逆连藏则死。"○藏，谓五神藏也。《素问·疟论》："舍于何藏。"○藏，才浪切。《伤寒论·平脉法》注："心为牡藏。"（按："才浪切"谓读如"脏"。）○藏，去声。《素问吴注·平人气象论》："藏真散于肝。"○藏，去声。《素问吴注·上古天真论》："肾藏衰。"○藏，九藏也。九藏以象九野也。《素问吴注·六节藏象论》："六节藏象论。”〇藏，五藏之藏皆去声。《素问吴注·上古天真论》：“受五藏六腑之精而藏之。”〇藏，去声。《类经·脉色类十一》：“藏真散于肝。”〇藏，去声。藏也。六藏六府，总为十二。分言之，则阳为府，阴为藏。合言之，则皆可称藏。犹言库藏之藏，所以藏物者。《类经·藏象类一》：“愿闻十二藏之相使贵贱何如。”〇藏，五藏也。《类经·经络类七》：“藏俞五十九穴。”〇藏者，神之舍。《类经·脉色类五》：“五藏已败，其色必夭。”

臟（脏）zàng　肺脏。《素问吴注·脉解》：“上则邪客于脏腑间。”〇脏，肾脏。《素问吴注·水热穴论》：“皆脏之阴络。”〇脏，去声。《素问吴注·上古天真论》：“肾脏衰。”〇脏，谓肝心脾肺肾。《素问吴注·气穴论》：“脏俞五十穴。”〇脏满，脏气壅塞而满也。《素问吴注·脉要精微论》：“中盛脏满。”

遭 zāo　逢也。《太素·疽痈逆顺刺》：“其以有形不予遭。”〇遭，遇也。《素问·痹论》：“病气胜阳遭阴。”〇遭，逢也。《类经·疾病类六七》：“阳遭阴。”

早 zǎo　早食，谓早于食时，则卯正之时也。《素问·标本病传论》：“夏早食。”

蚤 zǎo　古“早”字。《太素·顺养》：“夜卧蚤起。”〇蚤，音早。《证类本草·十一目录》：“蚤休。”〇蚤，音早。《证类本草·蚤休》：“蚤休。”〇蚤，音早。《证类本草·总目录》：“蚤休。”

燥 zào　干枯也。《素问·气交变大论》："有泽有燥。"○燥，干也。《素问·气交变大论》："其令燥。"○燥，干也。《素问·五常政大论》："其令燥。"○燥，苏到切。干也。《伤寒论·辨脉法》注："火就燥。"○燥，燥土也。《素问吴注·五运行大论》："燥胜寒。"○燥者，其色枯也。《素问吴注·气交变大论》："有泽有燥。"○燥，干枯也。《类经·运气类十一》："有泽有燥。"

躁 zào　来去动疾曰躁。《太素·诊候之一》："盛躁而喘数者为阳。"○躁，手道反，扰也。《太素·人迎脉口诊》："二盛而躁。"○躁，谓烦躁。《素问·平人气象论》："一吸脉三动而躁。"○躁，则到切。《素问·生气通天论》注："烦谓烦躁。"○躁，子到切。动也。《伤寒论·辨脉法》："更发热而躁烦也。"○躁，烦扰也。《素问吴注·至真要大论》："诸躁狂越。"○躁，烦躁不宁也。《类经·疾病类一》："诸躁狂越。"○躁者，急疾之谓。《类经·脉色类三》："一吸脉三动而躁。"

則（则）zé　谓法则也。《素问·移精变气论》："治之大则。"○则，准也，约也。《素问·八正神明论》："必有法则。"○则，准则也。《素问吴注·八正神明论》："必有法则焉。"○则，度也。《类经·藏象类三一》："则而予之。"○则，式也。《类经·摄生类三》："法则天地。"○则，准则也。《类经·针刺类十三》："必有法则焉。"

笮 zé　诈白反。《太素·知方地》："其民笮食而脂肥。"○笮，音诈。《证类本草·沙塘》："笮甘蔗汁煎作。"

迮 zé　音窄。《素问吴注·天元纪大论》："迫迮以微。"○迮，音窄，近也。《类经·运气类三》："迫迮以微。"

幘（帻）zé　覆发之巾曰帻。《本草纲目·头巾》。

澤（泽）zé　洪润也。《素问·气交变大论》："有泽有燥。"○泽，润液也。谓微湿润。《素问·经络论》："热多则淖泽。"○泽，液也。《素问·疏五过论》："令泽不息。"○泽者，其色润。《素问吴注·气交变大论》："有泽有燥。"○泽，精液也。《类经·论治类十八》："令泽不息。"○泽，明润也。《类经·运气类十一》："有泽有燥。"○泽，润也。《类经·脉色类十二》："色泽以浮。"

蠌（蜂）zé　音泽。《证类本草·蟹》："《尔雅》云：蜎，蠌。"

鸅（鹥）zé　音泽。《本草纲目·鹈鹕》："鸰鹥。"

賊（贼）zéi　谓私害。《素问·刺要论》："反为大贼。"○贼，谓损劫。《素问·宝命全形论》："以为残贼。"○贼，害也。《类经·针刺类六三》："反为大贼。"○贼者，伤害之名。《类经·疾病类三三》："夫子言贼风邪气之伤人也。"○贼风，窃害中和，谓之贼风。《素问·上古天真论》："皆谓虚邪贼风。"

鰂（鲗）zéi　昨则切。《素问·腹中论》："以四乌鲗骨。"○鲗，音贼。乌鲗，即乌贼也，骨名海螵蛸。《类经·疾病类六三》："以四乌鲗骨。"○鲗，有文墨可谓法则，故名乌鲗。《本草纲目·乌贼鱼》："乌鲗。"○鲗，贼同。

《素问吴注·腹中论》："以四乌鲗骨。"

曾 zēng　音层。其青层层而生，故名。《本草纲目·石部》："曾青。"

憎 zēng　音曾。《类经·疾病类二八》："时憎女子。"〇憎，音曾。《类经·运气类十》："寝汗出憎风。"〇憎，音曾。恶。《类经·疾病类十七》："寝汗出憎风。"〇憎，早登切。《类经·针刺类三六》："从风憎风。"〇憎风，谓深恶之也。《素问·藏气法时论》："寝汗出憎风。"

繒（缯）zèng　厚者曰缯。《本草纲目·帛》。

渣 zhā　音楂。《证类本草·水斳》："又有渣芹。"

楂 zhā　音渣。《本草纲目·冥渣》。〇楂，音渣。《本草纲目·山楂》。〇楂，音渣。《本草纲目·楂子》："木桃酢涩而多渣，故谓之楂。"

皶 zhā　皶刺长于皮中，形如米，或如针，久者上黑，长一分，余色白黄而瘦（疑瘗）于玄府中，俗名粉刺。《素问·生气通天论》："寒薄为皶。"〇皶，织加切。《素问·生气通天论》："劳汗当风，寒薄为皶。"〇皶，侧加切。《证类本草·紫草》："以合膏疗小儿疮及面皶。"〇皶，织加切。形劳汗出，凄风外薄，肤腠当寒，脂液遂凝于玄府，皶刺生于皮中，俗称粉刺。《素问吴注·生气通天论》："寒薄为皶。"〇皶，支加切。形劳汗出，坐卧当风，寒气薄之，液凝为皶，即粉刺也。《中原雅音》云：酒皶鼻。《类经·疾病类五》："寒薄为皶。"

皻 zhā　音查。壮加切。鼻上炮也。（按：校云：皻，同齇，鼻上疱也。即鼻上生的红色小疮。）《丹溪手镜·酒皶鼻》：“酒皶鼻。”（按：篇后释音作“皻”，正文作“皶”。）

樝 zhā　音摣。《证类本草·木瓜》：“又有榠楂。”

鴜（䴞）zhá　音札。《本草纲目·鸊鷉》：“水䴞。”

鮓（鲊）zhǎ　酝也。以盐糁酝酿而成也。大者曰鲊。北人曰鲊。《本草纲目·鱼鲊》。

炨 zhà　音乍。《本草纲目·葵》：“术家取葵子微炒，令焊炨。”〇炨，音咤。《证类本草·冬葵子》：“取此葵子微炒令焊炨。”

蛇 zhà　除驾切。《证类本草·蜡》：“蜡，音蛇。”〇蛇，作、宅二音。闽人曰蛇，广人曰水母。《本草纲目·海蛇》。

蜡 zhà　音蛇。《证类本草·总目录》：“蜡。”〇蜡，音蛇。《证类本草·蜡》：“蜡。”〇蜡，音蛇。《证类本草·卷第二十二目录》：“蜡。”〇蜡，音蛇。《证类本草·蜡》：“蜡，味咸无毒。”一名水母，一名樗蒲鱼。

乍 zhà　乍疏乍数，虚阳明灭之象也。《素问吴注·决死生论》：“中部乍疏乍数者死。”〇乍阴乍阳，谓六脉之至各有其状，阴阳六出而不常也。《素问吴注·阴阳类论》：“此六脉者，乍阴乍阳。”

痄 zhà　音乍。《朱氏集验方》：“宋仁宗患痄腮，道士赞宁用赤小豆七粒，为末，敷之立愈。”《厘正按摩要术·头肿》："或发于两颐则为痄腮。"

蚱 zhà　音笮，又音侧。《证类本草·第二十一目录》："蚱蝉。"〇蚱，音笮，又音侧。《证类本草·蚱蝉》："蚱蝉。"〇蚱，音笮，又音侧。《证类本草·总目录》："蚱蝉。"〇蚱，音窄。蝉声也。《本草纲目·蚱蝉》。〇蚱蜢，谓其瘦长善跳，窄而猛也。《本草纲目·螽螽》："江东呼为蚱蜢。"

齋（斋）zhāi　韩康伯曰：洗心曰斋。《素问·灵兰秘典论》："非斋戒择吉日，不敢受也。"〇斋，洗心曰斋。《素问吴注·灵兰秘典论》："非斋戒择吉日，不敢受也。"〇斋，洗心曰斋。《类经·藏象类一》："非斋戒择吉日，不敢受也。"

瘵 zhài　病也。则界切。《历代名医蒙求·裴颜稽古》："每有疾瘵。不限贵贱，皆见拯疗。"〇瘵，音蔡。劳病也。《厘正按摩要术·按胸腹》："虚劳劳瘵。"

粘 zhān　同黏。音占。《厘正按摩要术·焠法》："不蘸油稍用口津，粘各穴上。"

蛅 zhān　音髯。《证类本草·雀瓮》："蛅蟖房。"〇蛅蟖，音髯斯。《本草纲目·雀瓮》："蛅蟖房。"

譫（谵）zhān　诸阎反，多言也。《太素·热病决》："不食谵言。"〇谵，诸阎反，多言也。相传乃衔反，独语也。《太素·经脉厥》："前闭谵言。"（按：新校正："全元起云：谵言者，气虚独言也。"）〇谵，乱言也。《素问·六元正纪大论》："少阴所至为惊惑恶寒战栗谵妄。"〇谵，乱语也。《素问·气交变大论》："谵妄心痛。"〇谵，之阎切。多言也。《素问·热论》："不欲食，谵语。"王注："谵语，谓妄谬而不次也。"〇谵，之阎切。多语也。《难经·十七难》："病若谵言妄语。"〇谵，音詹。《证类本草·生银》："谵语。"〇谵，音占。《素问吴注·热论》："谵言。"〇谵，音占。谵言，妄言也。《类经·疾病类四十》："不欲食谵言。"〇谵，音詹。《厘正按摩要术·验舌苔》："舌绛而谵语者，热入心营。"〇谵言，谓妄谬不次也。《素问·热论》："不欲食谵言。"〇谵言者，新校正云按全元起云：气虚独言也。《素问·厥论》："虚满前闭谵言。"〇谵言，妄缪无序也。《素问吴注·热论》："谵言。"〇谵言，妄言也。《类经·疾病类四十》："不欲食谵言。"

讝（讝）zhān　音俨。《素问·厥论》："虚满前闭谵言。"（按：经文作谵，卷后释音作讝。）〇讝，职廉切。病人寐而自语也。《伤寒论·辨脉法》注："如讝言妄语。"〇讝，之廉切，疾而寐语也。《伤寒总病论·叙论》："躁甚则讝语。"〇讝，职廉切。《医宗金鉴·伤寒论注·太阳下篇》："但发热讝语者。"

鸇（鹯）zhān　展曰鹯。《本草纲目·鸱》："展曰鹯。"

饘（馆）zhān　厚曰馆。《本草纲目·粥》。

鱣（鳣）zhān　音邅。《本草纲目·鳣鱼》。〇鳣字，平声。黄鱼也。《本草纲目·鳝鱼》："藏器言当作鳣鱼，误矣。"

湛 zhàn　明也。《类经·脉色类七》："守学不湛。"○湛湛，水澄貌，亦卑下自明之意。《类经·藏象类三十》："下齐湛湛。"

虥 zhàn　音栈。《本草纲目·虎》："《尔雅》云：浅毛曰虥猫。"

蘸 zhàn　以物内水。庄陷切。《历代名医蒙求·刘著十篇》："以甘草蘸水。"○蘸，斩去声。以物暂浸水也。《厘正按摩要术·诊指纹》："医者以左手握儿食指，以右手大拇指侧面，蘸口津，由命关推上气关、风关，指纹愈推愈出。"○蘸，庄陷切。《医宗金鉴·伤寒论注·阳明篇》："用蜜五合，煎凝时加皂角末五钱，蘸捻作挺。"

張（张）zhāng　□张也。《太素·痈疽》："阴阳已张。"○张，来者为张。《素问吴注·天元纪大论》："寒暑弛张。"○张，布列也。《类经·脉色类三一》："阙庭必张。"

章 zhāng　程也，式也。《素问·气交变大论》："政令者气之章。"○章，露也。《素问·方盛衰论》："反论自章。"○章，著见也。《素问吴注·气交变大论》："政令者，气之章。"○章者，物形彰显也。《素问吴注·天元纪大论》："品物咸章。"○章，明也。《类经·脉色类七》："章五中之情。"○章，昭著也。《类经·运气类三》："品物咸章。"○章，昭著也。《类经·运气类十二》："政令者气之章。"

彰 zhāng　明也。《素问·气交变大论》："必彰于物。"○彰，明也。《素问·五常政大论》："其动彰伏变易。"○彰，阐其义谓之彰。《素问吴注·著至教论》："明而未能彰。"

○彰，昭著也。《类经·运气类十》：“其德彰显。”○彰者，补之益之而使气血复彰也。《类经·论治类八》：“因其衰而彰之。”

獐 zhāng　獐喜文章，故字从章。《本草纲目·獐》。

樟 zhāng　音章。《证类本草·钓樟》：“钓樟。”○樟，其木理多文章，故谓之樟。《本草纲目·樟》。

餦（饧）zhāng　饧餭（zhāng huáng），音长皇。《本草纲目·饴糖》：“方言谓之饧餭。”

掌 zhǎng　腕前为掌。《太素·量缪刺》：“邪客于臂掌之间。”

長（长）zhǎng　谓外茂也。《素问·四气调神大论》：“则太阳不长。”○长，先也，先百病而有也。《素问·风论》：“故风为百病之长也。”○长，音掌。《伤寒论·伤寒例》注：“太阳为三阳之长。”○长，上声。《素问吴注·病能论》：“长气于阳。”○长，上声。《素问吴注·风论》：“故风者百病之长也。”○长，上声。《素问吴注·逆调论》：“肾脂枯不长。”○长，上声。《素问吴注·热论》：“十二经脉之长也。”○长，上声。《素问吴注·上古天真论》：“长而敦敏。”○长，上声。《素问吴注·上古天真论》：“齿更发长。”○长，上声。《素问吴注·疏五过论》：“问年少长。”○长，上声。《素问吴注·四气调神大论》：“奉长者少。”○长，上声。《素问吴注·四气调神大论》：“逆夏气则太阳不长。”○长，上声。《素问吴注·四气调神大论》：“养长之道也。”○长，上声。《素问吴注·太阳阳明论》：“常以四时长四藏。”〇长，上声。《素问吴注·痿论》：“肺者臧之长。”〇长，上声。《素问吴注·玉机真藏论》：“是故风者百病之长也。”〇长，上声。《素问吴注·玉机真藏论》：“万物之所盛长也。”〇长，上声。长，犹主也。《素问吴注·痿论》：“而阳明为之长。”〇长，上声。《素问吴注·阴阳离合论》：“长因夏。”〇长，上声。《素问吴注·四气调神大论》：“养长之道也。”〇长，生长也。《素问吴注·脉解》：“气盛而阳之下长。”〇长夏，六月也。《太素·尺寸诊》：“长夏胃微软弱曰平。”〇长夏，谓长养之夏。《素问·五常政大论》：“其应长夏。”〇长夏，谓六月也。夏为土母，土长于中，以长而治，故云长夏。《素问·藏气法时论》：“脾主长夏。”〇长夏，谓六月也。《素问吴注·藏气法时论》：“脾主长夏。”〇长，上声。《素问·阴阳离合论》：“长因夏。”〇长，上声。《类经·脉色类十》：“万物之有以盛长也。”〇长，上声。《类经·摄生类四》：“奉长者少。”〇长，上声。《类经·摄生类一》：“长而敦敏。”

脹（胀）zhàng　大谓之胀。《素问吴注·五藏生成》：“腹满䐜胀。”〇胀，胃病也。《素问吴注·标本病传论》：“五日而胀。”〇胀，腹胀也。《类经·针刺类四七》：“胀取三阳。”〇胀，音帐。腹满也。《厘正按摩要术·揉法》：“并治呕胀。”

瘴 zhàng　之亮切，瘴疠。《伤寒总病论·叙论》：“岚瘴间作。”

招 zhāo　谓掉也，掉摇不定也。《素问·五藏生成》：“徇蒙招尤。”○招，掉摇也。《类经·疾病类十四》：“徇蒙招尤。”○招，合也。《类经·运气类四一》：“相招其有期。”○招尤，谓目招摇，头动战尤也。《太素·色脉诊》：“徇蒙招尤。”○招招，犹迢迢。《素问吴注·平人气象论》：“软弱招招。”○招招，犹迢迢也。《类经·脉色类十三》：“软弱招招。”

昭 zhāo　明也。《素问吴注·六节藏象论》：“昭乎哉问也。”○昭昭，明也。《素问吴注·至真要大论》：“愿闻上合昭昭。”○昭昭，天之阳也。《素问吴注·阴阳类论》：“上合昭昭。”○昭昭，合天道之明显。《类经·运气类二四》：“愿闻上合昭昭。”

朝 zhāo　朝夕会也。古者君臣朝会谓之朝，夕会谓之夕。《素问吴注·五藏生成》：“此四支八溪之朝夕也。”○朝夕，即潮汐之义。言人身气血往来，如海潮之消长，早曰潮，晚曰汐。《类经·经络类二一》：“此四支八溪之朝夕也。”○朝阳，旦出之日也。《素问吴注·六元正纪大论》：“霞拥朝阳。”

嘲 zhāo　（《龙龛手鉴》：嘲，直交反。嘲唬也。）《本草纲目·禽部序》：“林鸟朝嘲。”

抓 zhǎo　侧交切。《素问·离合真邪论》：“抓而下之。”○抓，侧交切。《素问吴注·离合真邪论》：“抓而下之。”○抓，爪同，又平、去二声。以左手爪甲掐其正穴，而右手方下针也。《类经·针刺类十四》：“抓而下之。”

爪 zhǎo　侧绞切。《证类本草·白瓜子》："一名白爪子。"〇爪，侧绞切。《证类本草·赤爪木》："赤爪木。"〇爪，侧绞切。《证类本草·十四目录》："赤爪木。"〇爪，侧绞切。《证类本草·总目录》："赤爪木。"〇爪，策巧切。《本草纲目·山楂》："赤爪子。"〇爪，谓人之爪甲，肝之应也。《太素·五节刺》："刺节言去爪。"（按：注云："或水字错为爪字耳。"是"爪"或是"水"之误。《甲乙》作"衣"。）

獏 zhǎo　音爪。《本草纲目·杜若》："獏子姜。"

召 zhào　感召也。《素问吴注·天元纪大论》："动静相召。"〇召，犹招也。《类经·运气类九》："故高下相召。"

炤 zhào　音照。《证类本草·萤火》："一名炤。"〇炤，音照。《本草纲目·萤火》："即炤。"

兆 zhào　先也。《素问·天元纪大论》："阴阳之征兆也。"〇兆，十亿曰兆。《本草纲目·桃》："桃性早花，易植而子蘩，故字从木、兆。"〇兆，见也。《素问吴注·天元纪大论》："阴阳之征兆也。"〇兆，见也。《类经·阴阳类一》："水火者，阴阳之征兆也。"〇兆，见也。《类经·运气类三》："水火者，阴阳之征兆也。"

羑 zhào　音兆。未卒岁曰羑。《本草纲目·羊》："未卒岁曰羑。"

葅 zhào　猪孝切。《字淋》曰：葅，辛菜。南人食之去冷气。《证类本草·葅菜》："葅菜。"〇葅，音罩。葅，乃焯字之误尔。《本草纲目·焯菜》："葅菜。"

肇 zhào　始也。《素问·天元纪大论》："肇基化元。"〇肇，始也。《素问吴注·天元纪大论》："肇基化元。"〇肇，音赵。始也。《类经·运气类三》："肇基化元。"

折 zhē　腰强反折也。《太素·热病决》："腰折瘛疭齿噤齘也。" 〇折，谓抑之，制其冲逆也。《素问·六元正纪大论》："水郁折之。"〇折，音舌。《证类本草·白胶》："折跌伤损。"〇折，去也。《素问吴注·六元正纪大论》："必折其郁气。"〇折，音舌。《素问吴注·玉机真藏论》："毛折乃死。" 〇折，调制也。《类经·运气类二三》："水郁折之。"〇折，损伤也。《类经·经络类三十》："故开折则肉节渎二暴病起矣。"〇折，折衷也。《类经·经络类十八》："君子终折。"〇折木，谓大树摧拔折落，悬竿中拉也。《素问·六元正纪大论》："屋发折木。"〇折使，谓手拘挛而曲其所使也。《素问吴注·骨空论》："折使揄臂。"

驝（𬳿）zhé　𬳿𫘪，音谪冢。《本草纲目·骡》："牡牛交驴而生者，为𬳿𫘪。"

輒（辄）zhé　陟涉切。《医宗金鉴·伤寒论注·平脉法篇》："或亡病辄改易。"

貑（䝟）zhé　音摄。《本草纲目·豕》："梁州曰䝟。"

馲（驼）zhé　驼驵（zhé mò），音宅陌。《本草纲目·骡》："牡驴交牛而生者，为驼驵。"

蟄（蛰）zhé　伏于中。《类经·经络类三一》："名曰关蛰。"

轍（辙）zhé　乃车行迹也。《本草纲目·水部》："车辙中水。"

赭 zhě　音者。《证类本草·十卷目录》："赭石。"○赭，音者。《证类本草·赭魁》："赭魁。"○赭，音者。《证类本草·总目录》："赭石。"○赭，赤色也。《本草纲目·石部》："代赭石。"○赭，音者。《素问吴注·脉要精微论》："不欲如赭。"○赭，音者。代赭也，色赤而紫。《类经·脉色类三十》："不欲如赭。"

柘 zhè　音郑。《本草纲目·山矾》："柘花。""荆俗讹柘为郑，呼为郑矾。"

蔗 zhè　音柘。《证类本草·第二十三目录》："甘蔗。"○蔗，音柘。《证类本草·甘蔗》："甘蔗。"○蔗，音柘。《证类本草·总目录》："甘蔗。"○蔗，音柘。《本草纲目·甘蔗》。

鞾 zhè　之夜切。《证类本草·石韦》："一名鞾。"○鞾，音蔗。亦皮也。《本草纲目·石韦》："石鞾。"

䗪 zhè　音柘。《证类本草·第二十一目录》："䗪虫。"○䗪，音柘。《证类本草·总目录》："䗪虫。"○䗪，音蔗。《本草纲目·䗪虫》。

珍 zhēn　再养为珍。《本草纲目·原蚕》。

胗 zhēn　唇痒疮，音紧。《太素·经脉之一》："口喎唇疹。"（按：胗，《甲乙》作"紧"。）○胗，音轸，章忍切。唇疡也。疹同。《丹溪手镜·音释》。○胗，疹同。《素问吴注·气交变大论》："痱疹痈痤。"○胗，音疹。疮也。《类经·疾病类十》："口㖞唇疹。"○㾓，疹同。《类经·运气类三十》："客胜则丹㾓外发。"○胗，疹同。《类经·运气类十》："痱㾓痈痤。"

脉 zhēn　胗同。唇疡曰脉。《类经·疾病类五六》："必审其脉。"

貞（贞）zhēn　正也。《太素·邪传》："上下中外，分为三贞。"（按：贞，《灵枢》作"员"，《甲乙》作"真"。）○贞，竹耕反。贞贞，头痛甚貌。《太素·厥头痛》："贞贞头重而痛。"（按：贞贞，《甲乙》作"员员"。注云："《灵枢》作贞贞。"）○贞，都耕切。《灵枢·厥病》："贞贞头重而痛。"

鍼（针）zhēn　铍针也。《素问吴注·病能论》："宜以针开除去之。"

真 zhēn　理无妄谓之真。《素问吴注·至真要大论》："至真要大论。"○真，天真，悬象于天者，皆有真。《素问吴注·天元纪大论》："布气真灵。"○真，性真也。《素问吴注·金匮真言论》："非其真勿授。"○真，要也。《素问吴注·宝命全形论》："凡刺之真。"○真，正气也。《素问吴注·离合真邪论》："离合真邪论。"○真，正邪也。《素问吴注·疟论》："此真往而未得并者也。"○真，正治之法也。《素问吴注·病能论》："其真安在。"○真气，和气也。《太素·脉行异同》："真气坚固。"○真气，真脏气也。《素问吴注·评热病论》："真气上逆。"○真气，即元气也。《类经·疾病类四》："有真气。"○真人，谓成道之人。

《素问·上古天真论》："余闻上古有真人者。"○真人者，不假修为，天真全俱，天地阴阳惟其阖辟握持，若默运于其间也。《素问吴注·上古天真论》："余闻上古有真人者。"○真牙，谓牙之最后生者。《素问·上古天真论》："故真牙生而长极。"○真牙，谓牙之最后生者。《素问吴注·上古天真论》："故真牙生而长极。"○真牙，谓牙之最后生者。《类经·藏象类十三》："故真牙生而长极。"○真言，至真之言，见道之论也。《素问吴注·金匮真言论》："金匮真言论。"○真要，至真要旨也。《素问吴注·天元纪大论》："请言真要。"○真藏论，论真藏之气外泄，五脏偏盛而危也。《素问吴注·玉机真藏论》："玉机真脏论。"

眞 zhēn　古本有作正藏，当是秦始皇名正，故改为眞耳，眞、正义同也。《太素·眞藏脉形》："眞藏见。"○眞，正也。《太素·诊候之一》："眞病者在奇邪。"（按：眞，《素问》《甲乙》作"其"。）

葴 zhēn　音针。《本草纲目·酸浆》："苦葴。"

溱 zhēn　音臻。《灵枢·决气》："汗出溱溱。"○溱溱，滋泽貌。溱，音臻。《类经·藏象类二五》："汗出溱溱。"

甄 zhēn　音真。《历代名医蒙求·甄权图经》："甄权许州扶沟人。"

亲 zhēn　古榛字。《本草纲目·榛》："古作亲，从辛，从木。"

鱵（䱼）zhēn　音针。此鱼喙有一针，故有诸名。《本草纲目·鱵鱼》。

枕 zhěn　头上横骨为枕骨。《素问·骨空论》："头横骨为枕。"○枕，音沈。《本草纲目·钓樟》："枕。"○枕，脑后横骨为枕骨。《素问吴注·骨空论》："头横骨为枕。"

魫（魫）zhěn　音枕。诸鱼脑骨曰魫。《本草纲目·鱼魫》。（按：《广韻·寑韻》：式荏切，又丈林切，"魫，鱼子。"《汉语大字典》音 shěn，将鱼脑骨一项并入。实则鱼脑骨一项当读 zhěn。《正字通》云：魫，鱼脑骨曰枕。……俗作魫。）

疹 zhěn　丑刃切。《素问·奇病论》："故曰疹成也。"○疹，谓久病也。《素问·奇病论》："以成其疹。"○疹，之忍切。瘾疹也。《伤寒论·伤寒例》："小人触冒，必婴暴疹。"成注："触冒寒温者，必成暴疾。"（按：如成注则"疹"当读如"疢"。暴疹，谓暴疾，非谓瘾疹也。）○疹，病也。《素问吴注·奇病论》："以成其疹。"○疹，音轸。《厘正按摩要术·察耳》："两耳尖发冷者，主发痘疹。"○疹，之忍切。《医宗金鉴·伤寒论注·平脉法篇》："风气相搏必成瘾疹。"○疹筋，病筋也。《素问吴注·奇病论》："此所谓疹筋。"

診（诊）zhěn　谓经络脉诊候也。《太素·知针石》："五曰知输藏血气之诊。"○诊者，既见其状，因知所由，故曰诊也。《太素·诸风状论》："愿闻其诊。"○诊，谓可言之证。《素问·风论》："愿闻其诊及其病能。"○诊，候脉也。章忍切。亦作诊。《历代名医蒙求·郭玉诊手》：

“使玉各诊一手。”○诊，人诊之也。《素问吴注·风论》：“愿闻其诊。”○诊，视也，察也，候脉也。《类经·脉色类一》：“诊法何如。”○诊，视也。《类经·经络类六》：“凡诊络脉。”○诊要，珍视之旨要。《素问吴注·诊要经终论》：“诊要经终论。”

軫（轸）zhěn　车上前后两端横木也。《类经·针刺类四十》：“苛轸鼻。”

瘮（瘆）zhěn　音诊。《证类本草·茺蔚》：“茎主瘾瘆。”

鬒 zhěn　音轸。稠发也。《历代名医蒙求·姜抚通仙》：“使白还鬒。”

振 zhèn　动也。《太素·经脉病解》：“三月一振荣华。”○振，怒也。《素问·气交变大论》：“其变振发。”○振，谓振怒。《素问·五常政大论》：“其变振拉摧拔。”○振，动也。《素问吴注·脉要精微论》：“行则振掉。”○振，物性鼓动也。《素问吴注·脉解》：“三月一振。”○振，动也。《类经图翼·二十四气》：“蛰虫始振。”○振，奋动也。《类经·运气类十》：“其变振发。”○振，撼动也。《类经·运气类十七》：“其变振拉摧拔。”○振，谓振怒。《类经·运气类十三》：“其变振拉摧拔。”○振，平声。《医宗金鉴·伤寒论注·太阳中篇》：“身为振振摇者。”○振埃，犹振落尘埃。《类经·针刺类三三》：“振埃者，刺外经。”○振发，振起发动也。《素问吴注·气交变大论》：“其变振发。”○振寒，身怯寒而振栗也。《类经·疾病类七九》："人之振寒者，何气使然。"

震 zhèn　震惊，雷霆之作也。《素问·五常政大论》："其变震惊飘骤崩溃。"

鴆（鸩）zhèn　真阴切。《证类本草·总目录》："鸩鸟毛。"○鸩，真阴切。《证类本草·第三十目录》："鸩鸟毛。"○鸩，直音切。《证类本草·鸩鸟毛》："鸩鸟毛。"○鸩，音沉去声。《本草纲目·鸩》。

飳 zhēng　音征。《证类本草·落葵》："叶可飳鲊。"

征 zhēng　征鸟，鹰隼之属。《类经图翼·二十四气》："征鸟厉疾。"

烝 zhēng　之冰反，火气上行也。《太素·营卫气》："毛蒸理泄。"○蒸，热也。《素问·气交变大论》："其德溽蒸。"○蒸，热也。《素问·五常政大论》："其候溽蒸。"○蒸，热也。《素问·五运行大论》："其令郁蒸。"○蒸，诸仍切。火气上行也。《伤寒论·辨太阳病中》注："郁而变热，蒸于经络。"○蒸，热也。《素问吴注·气交变大论》："其德溽蒸。"○蒸，热也。《类经·运气类十三》："其候溽蒸。"

爭（争）zhēng　为五阴克贼。《素问吴注·阴阳别论》："阴争于内。"

徵（征）zhēng　信也，验也。《素问·天元纪大论》："阴阳之征兆也。"○征，取证也。《素问吴注·六元正纪大论》："征其下气而见可知也。"〇征，验也。《素问吴注·脉要精微论》："征其脉小色不夺者。"〇征，证也。《素问吴注·天元纪大论》："阴阳之征兆也。"〇征，证也。《素问吴注·征四失论》："征四失论。"〇征，验也。《类经·脉色类三六》："征其脉小色不夺者。"〇征，验也。《类经·运气类二一》："各命其所在以征之也。"〇征，证也。《类经·阴阳类一》："水火者，阴阳之征兆也。"〇征，证也。《类经·运气类二三》："征其下气而见可知也。"〇征，证也。《类经·运气类三》："水火者，阴阳之征兆也。"

癥 zhēng　腹病也。音征。《历代名医蒙求·长桑授鹊》："尽见五藏癥结。"〇癥，音征。腹结病也。《厘正按摩要术·灸法》："治小儿癫痫癥瘕。"〇癥瘕，音征遐。腹中积块坚者曰症，有物形曰癥。《厘正按摩要术·积聚》："《巢氏病源》别立癥瘕病名，以不动者为癥，动者为瘕。"

拯 zhěng　音烝，上声。救也。《历代名医蒙求·虚牺九针》："制九针以拯夭枉。"

正 zhèng　正经也。《太素·十五络脉》："手太阳之别，名曰支正。"〇正，斗建也。《素问·六节藏象论》："表正于中。"〇正，预期也。《素问吴注·著至教论》："内无正。"〇正，政也。《素问吴注·六元正纪大论》："六元正纪大论。"〇正者，正其子午。《类经·运气类一》："表正于中。"〇正方，以时正悬也，生物正升也，岁事正兴也。《素问吴注·诊要经终论》："天气正方。"〇正方，谓时气正升，岁事正新也。《类经·针刺类十九》："天气正方。"〇正邪，谓四时风也。《太素·色脉尺诊》："正邪之中人也微。"〇正邪者，不从虚之乡来也。《素问·八正神明论》："正邪者，身形若用力汗出。"〇正偃，仰卧也。《类经·疾病类三十》："不能正偃者。"〇正治，以寒治热，以热治寒，逆其病者，谓之正治。《类经·论治类四》："逆者正治。"

之 zhī　往也。《素问·气府论》："分之所在穴空。"〇之，往也。《素问·宣明五气》："阴出之阳则怒。"〇之，是也。《素问吴注·生气通天论》："生之本本于阴阳。"〇之，往也。《素问吴注·脉解》："则气去阳而之阴。"〇之，亦适也。《素问吴注·五常政大论》："生之温热者疮。"〇之，至也。《类经·气味类二》："之两藏。"〇之，走也。《类经·经络类九》："分之所在穴空。"

支 zhī　络脉也。《太素·十五络脉》："手太阳之别，名曰支正。"〇支，揞也。《太素·十五络脉》："其实则支鬲。"〇支，支离而痛也。《素问吴注·五藏生成》："支鬲胠胁。"〇支，隔塞也。《类经·疾病类十四》："支鬲胠胁。"〇支者，如木之有枝。此以正经之外而复有旁通之络也。《类经·经络类二》："其支者。"〇支络，孙洛也。《太素·五节刺》："刺关节之支络也。"〇支络，小络也。《太素·知官能》："左右支络。"〇支满，两胁满闷也。《素问吴注·至真要大论》："心痛支满。"〇支满，两胁热甚而满，是为支满。《素问吴注·至真要大论》："甚则胁痛支满。"○支满，支分而满也。《素问吴注·气交变大论》："肠鸣腹支满。"○支满者，两胁支离而满也。《素问吴注·藏气法时论》："胁支满。"○支满者，支分而满也。《素问吴注·腹中论》："有病胸胁支满者。"○支胁，两胁支痛也。《素问吴注·六元正纪大论》："支胁惊骇。"○支支，枝离貌。《类经·藏象类三一》："太阳之下支支颐颐然。"

枝 zhī　谓茎也。《素问·移精变气论》："治以草苏草荄之枝。"○枝，干也。《素问吴注·移精变气论》："治之以草苏草荄之枝。"○枝，茎也。《类经·论治类十七》："治以草苏草荄之枝。"

卮 zhī　酒器也。《本草纲目·卮子》："卮子象之，故名。俗作栀。"

栀 zhī　《说文·木部新附》：栀，木实可染。从木，卮声。章移切。《本草纲目·卮子》："卮，酒器也。卮子象之，故名。俗作栀。"

知 zhī　病愈也。《太素·量气刺》："数刺乃知者。"○知，谓知七损八益，全形保性之道也。《素问·阴阳应象大论》："知之则强。"○知内，谓知脉气也。《素问·脉要精微论》："知内者按而纪之。"○知外，谓知色象也。《素问·脉要精微论》："知外者终而始之。"○知道，知全真之道也。《素问吴注·上古天真论》："其知道者。"

氏 zhī　音同脂。《本草纲目·燕脂》："匈奴人名妻为阏氏。"

胝 zhī　音抵。《素问吴注·五藏生成》："则肉胝䐢而唇揭。"○胝，音支。皮厚也。《类经·藏象类八》："则肉胝而唇揭。"○胝䐢，上丁尼切，下侧救切。《素问·五藏生成论》："多食酸则胝䐢而唇揭。"（按：经文作"䐢"。卷后音释作䐢。䐢乃䐢之俗字。）

脂 zhī　旨也，其味甘旨也。《本草纲目·鱼脂》。

鼅 zhī　鼅鼄（zhī zhū），音与"知朱"同。《证类本草·蜘蛛》："《尔雅》云：次蟗，鼅鼄。"

直 zhí　当也。《太素·五藏脉诊》："滑不直。"○直，值同。《素问吴注·大奇论》："脉至如丸滑不直手。"○直，当也。《类经·脉色类二四》："滑不直手。"○直，当也。《类经·针刺类五》："以手直心若背。"○直，会也。《类经·运气类三》："承岁为岁直。"○直者，直下而外行也。《类经·经络类二》："其直者。"○直下，谓直尔下之。《素问·诊要经终论》："甚者直下。"○直扬，直视而光露也。《类经·藏象类二一》："长衡直扬。"

值 zhí　旧作"目"，僭改此。《素问吴注·气穴论》："值瞳子浮白二穴。"

膱 zhí　之力切。《素问·至真要大论》注："三阳胞膱胆亦有远近。"○膱，音直。大肠也。《类经·疾病类八五》："客于胞膱。"○膱。《本草纲目·鸡·蛋白》："头发垢膱。"

殖 zhí　音植。《类经·疾病类八六》："五谷不殖。"

執（执）zhí　执法，执政也。《素问吴注·六微旨大论》："天符为执法。"

漐（漐）zhí　直立切。《伤寒论·辨太阳病脉证并治上》："遍身漐漐。"○漐，音质。汗出貌。《金匮要略·呕吐哕下利病脉证并治》："遍身漐漐微似有汗。"○漐，丑入切，汗出貌。《伤寒总病论·阳明证》："手足漐漐汗出。"○漐，音蛰。《医宗金鉴·伤寒论注·太阳上篇》："遍身漐漐。"○漐习者，为振动若搐搦，手足时时引缩也。漐，直立切。《伤寒论·辨脉法》："四肢漐习者。"

縶（絷）zhí　系绊也。陟立切。《历代名医蒙求·法程报愆》："若有物絷其足。"

跖 zhí　音只。《本草纲目·鸭跖草》。

蹠 zhí　之石反。《太素·病解》："蹠跛。"○蹠，之石切。蹠，谓足也。《素问·通评虚实论》："蹠跛寒风湿之病也。"○蹠，谓足也。《素问·通评虚实论》："蹠跛，寒风湿之病也。"（按：影印本经注均作"蹠"，横排本注文作"跖"。）○蹠，音隻。《证类本草·蜜蜡》："蜜蹠。"○蹠，音只。足前点布谓之蹠。《素问吴注·通评虚实论》："蹠跛。"○蹠，音只。《类经·疾病类七八》："蹠跛。"

止 zhǐ　已也。《素问·举痛论》注："故痛止。"○止者，无他术之意也。《素问吴注·长刺节论》："必端内针为故止。"○止，出针也。《类经·针刺类十六》："谷气至而止。"

趾 zhǐ　音止。足也。《厘正按摩要术·肝经图》："大敦，大趾端。"

茝 zhǐ　音止，又昌海切。《本草纲目·白芷》："白茝。"

榰 zhǐ　榰㰕（zhǐ jǔ），音止矩。《本草纲目·枳椇》："蜜榰㰕。"（按：枳椇，徐锴注《说文》作榰㰕。又作枳枸，皆屈曲不伸之意。）

徵 zhǐ　火声也。《素问·金匮真言论》："其音徵。"〇徵，谓火音，和而美也。《素问·阴阳应象大论》："在音为徵。"〇徵，音和而美为徵。《素问吴注·五常政大论》："其音徵。"

枳 zhǐ　音止。《证类本草·十四目录》："枳椇。"〇枳，音止。《证类本草·枳椇》："枳椇。"〇枳，音止。《证类本草·总目录》："枳椇。"〇枳，两也。《本草纲目·两头蛇》："枳首蛇。"〇枳，音纸。木似橘。《厘正按摩要术·食积》："磨枳实汁调服。"〇枳椇，音止具。《本草纲目·枳椇》。〇枳茹，树皮也。《本草纲目·枳》。

至 zhì　极也。《太素·气穴》："肾者至阴也。"肾者，阴之极也。〇至，甚也。《太素·经脉之一》："病至则恶人与火。"〇至，谓病气来至也。《素问·评热病论》："后五日其气必至。"〇至，《难经》所谓沉短而敦也。《素问吴注·经脉别论》："一阴至。"〇至，道无尚谓之至。《素问吴注·至真要大论》："至真要大论。"〇至，动脉之至也。《素问吴注·离合真邪论》："其至也亦时陇起。"〇至，气至也。《素问吴注·六节藏象论》："求其至也。"○至，谓冬夏二至。《素问吴注·至真要大论》："分至何如。""气至谓之至。"○至，著于人身也。《素问吴注·阴阳应象大论》："故邪风之至。"○至，独至之义。《类经·脉色类十五》："一阴至。"○至，极也。《类经·摄生类三》："有至人者。"○至教，圣人之教，谓之至教。《素问吴注·著至教论》："著至教论。"○至人，至道之人。《素问吴注·上古天真论》："中古之时，有至人者。"○至数：至理也。《太素·四时脉形》："天下至数。"○至数，谓至极之数也。《素问·三部九候论》："此天地之至数。"○至阴，穴名，在足小指外侧。《素问吴注·阴阳离合论》："太阳根起于至阴。"

桎 zhì　窒同，局窒不通之义。《类经·藏象类三一》："桎之为人。比于左足太阳，太阳之上安安然。"

窒 zhì　塞也，知栗反。《太素·十五络脉》："实则鼻窒头背痛。"○窒，陟栗切。《素问·宣明五气论》注："气窒不泻，则溢而为水。"○窒，陟栗切。塞也。《伤寒论·辨太阳病脉证并治中》："胸中窒者。"成注："胸中窒塞。"○窒，陟栗切。《证类本草·蠮螉》："疗鼻窒。"○窒，塞也。《素问吴注·五常政大论》："嚏鼽衄鼻窒。"○窒，音只。窒塞。《类经·针刺类四十》："热病先肤痛窒鼻充面。"○窒，音质。《类经·经络类五》："实则鼽窒头背痛。"○窒，音质。塞。《类经·运气类十四》："鼻窒疮疡。"○窒，音侄。塞也。《厘正按摩要术·觇神气》：

“以为痰涎闭窒而致气尽者误。”○窒，陟力切。《医宗金鉴·伤寒论注·太阳中篇》：“胸中窒者。”○窒鼻，鼻塞也。《太素·热病说》：“热病先肤痛窒鼻充面。”

螲 zhì　音窒。《证类本草·螲蛸》：“螲蛸。”

蛭 zhì　马蟥也。音质。《历代名医蒙求·法靖辨蛭》：“草蛭在山草上。”○蛭，音质。《证类本草·第二十二目录》：“水蛭。”○蛭，音质。《证类本草·水蛭》：“水蛭。”○蛭，音质。《证类本草·总目录》：“水蛭。”○蛭，音质。《医宗金鉴·伤寒论注·太阳中篇》：“水蛭三十个熬。”

致 zhì　使之至也。《类经·藏象类三一》：“致气以温之。”

緻（致）zhì　大利反，谓皮腠闭密，肌肤致实。《太素·寿限》：“皮肤致密。”○致，直利切。《素问·异法方宜论》：“故其民皆致理而赤色。”王注：“人皆肉理密致。”○致，驰二切。《素问·水热穴论》注：“腠理坚致，元府闭封。”○致，池利切。密也。《灵枢·五阅五使》：“肌肉坚致。”○致，直利切。致密。《素问吴注·异法方宜论》：“故其民皆致理而赤色。”○致，密也。《类经·运气类三六》：“皮肤致。”○緻，音致，密也。《类经·脉色类三一》：“肌肉坚致。”○緻，音致，密也。《类经·疾病类七六》：“粗理而皮不致者腠理疏。”（按：正文作致，而注文作致。）○致，音致。《类经·藏象类二八》：“腠理致密矣。”

志 zhì　记也。《太素·知针石》：“深浅在志。”○志，肾神气也。《太素·虚实补泻》："志有余不足奈何。"〇志，心之志也。《太素·知形志所宜》："形志苦乐。"〇志，亦神之用也。所忆之意有所专存，谓之志也。《太素·藏府之一》："意有所存谓之志。"〇志，谓心志。《素问·血气形志》："形乐志苦。"〇志，谓肾气也。《素问吴注·阴阳类论》："志上控心。"〇志，意之所存谓之志。《类经·藏象类九》："意之所存谓之志。"〇志苦，谓结虑深思。《素问·血气形志》："形乐志苦。"〇志苦，心多虑也。《类经·论治类十》："形乐志苦。"〇志乐，谓悦怿忘忧也。《素问·血气形志》："形苦志乐。"〇志意，通言五神之大凡也。《素问·调经论》："志意通。"

痣 zhì　皮肤上黑子也。音志。《历代名医蒙求·太医獭髓》："左颊有赤点如痣"。

識（识）zhì　与誌同。《医宗金鉴·伤寒论注·太阳上篇》："常须识此。"

制 zhì　谓制度，定星辰则可知日月行之制度矣。《素问·八正神明论》："所以制日月之行也。"〇制，谓制止。《素问·至真要大论》："甚者制之。"〇制，谓准度。《素问·六节藏象论》："所以制日月之行也。"〇制，裁度也。《素问吴注·八正神明论》："所以制日月之行也。"〇制，始定也。《素问吴注·灵兰秘典论》："其形乃制。"〇制，谓制其所胜也。《素问吴注·五常政大论》："故气主有所制。"〇制，准也。《素问吴注·六节藏象论》："所以制日月之行也。"〇制，节也，正也。《类经·运气类一》："所以制日月之行也。"〇制，节制也。《类经·针刺类十三》："所以制日月之行也。"〇制，禁制也。《类经·运气类十四》："天气制之。"〇制者，克胜之也。《类经·运气类六》："承乃制。"〇制者，盛衰相制也。《类经·运气类十五》："故气主有所制。"

猘 zhì　音折。《本草纲目·狗》："狂犬曰猘。"

治 zhì　化也。《素问·五常政大论》："治而善下。"〇治，王也。《素问·征四失论》："治数之道。"〇治，主也。《素问·太阴阳明论》："治中央。"〇治者，王也。《素问·逆调论》："而阳独治。"〇治，谓精爽也。《素问吴注·生气通天论》："清净则志意治。"〇治，主治也。《素问吴注·经脉别论》："治在下俞。"〇治者，治其太过。《素问吴注·五常政大论》："治上下者逆之。"〇治，不乱也。《类经·脉色类三一》："五色乃治。"〇治，言写也。《类经·疾病类十六》："皆当治之。"〇治，主也。《类经·脉色类十五》："厥阴之治也。"〇治，主也。《类经·运气类一》："而皆治之。"〇治神，专其精神也。《素问吴注·宝命全形论》："必先治神。"

陟 zhì　音职，升也，高也。《类经图翼·二十四气》："鱼陟负冰。"

騭（骘）zhì　音质。《本草纲目·马》："牡马曰骘。"

痔 zhì　音雉。《类经·疾病类五》："肠澼为痔。"〇痔，音雉。《类经·经络类二七》："不孕癃痔遗尿嗌干。"

Z

彘 zhì　豕也。《素问·金匮真言论》："其畜彘。"〇彘，豕也。《素问·五常政大论》："其畜彘。"〇彘，直利切。彘，豕也。《素问·金匮真言论》："其畜彘。"〇彘，音滞。《本草纲目·豕》："彘。"〇彘，直利切。彘，猪也，色黑以象水。《素问吴注·金匮真言论》："其畜彘。"〇彘，音治。豕也。《类经·运气类十三》："其畜彘。"〇彘，音治。猪也。《类经·藏象类四》："其畜彘。"

智 zhì　亦神之用也。因虑所知，处物是非，谓之智也。《太素·藏府之一》："因虑而处物谓之智。"〇智，正知也，虑远也。《素问·五运行大论》："道生智。"〇智，知也。今人行一事则长一智识是也。《素问吴注·阴阳应象大论》："道生智。"〇智，因虑而处物谓之智。《类经·藏象类九》："因虑而处物谓之智。"

稙 zhì　音陟。《证类本草·菉豆》："又有稙豆。"

稚 zhì　音治。幼稚，小也。《厘正按摩要术·呕吐》："小儿为稚阳之体。"

雉 zhì　鸟耗也。《素问·五常政大论》："其主飞蠹蛆雉。"

滯（滞）zhì　留滞也。《本草纲目·序例上》："通可去滞。"

疐 zhì　谓系蔓处也。《本草纲目·甜瓜》："其蒂曰疐。"

幟（帜）zhì　昌志反，幡也。《太素·痈痈逆顺刺》："旗帜相望。"

摯（挚）zhì　音至。《历代名医蒙求·文挚见心》："龙叔谓文挚曰。”挚，音至。鹰感阴气，乃生杀心，学习击搏之事。《类经图翼·二十四气》：“小暑：三候，鹰始挚。”

質（质）zhì　成也。《素问·三部九候论》注：“《礼》曰：疑事无质。”○质，谓形质也。《素问·厥论》：“此人者质壮。”○质，实也。《素问吴注·决死生论》：“乃以为质。”○质，形也。《素问吴注·厥论》：“此人者质壮。”

櫛（栉）zhì　阻瑟切。梳也。《历代名医蒙求·光逊吸酒》：“非膚于巾栉也。”○栉，其齿连节也。《本草纲目·梳篦》。

中 zhōng　谓藏府中也。《太素·本输》：“中渎之府也。”○中，谓腹。《太素·邪传》：“上下中外，分为三贞。”○中，谓五藏。《太素·人迎脉口诊》：“寸口主中。”○中，谓腹中。《素问·脉要精微论》：“中盛藏满。”○中，谓腹中也。《素问·平人气象论》：“则病在中。”○中，音衷。《难经·十四难》：“损其肝者缓其中。”○中，半月也。《素问·六节藏象论》：“表正于中。”○中，腹中。《素问吴注·脉要精微论》：“中盛脏满。”○中，腹中也。《素问吴注·阴阳离合论》：“然则中为阴。”○中，如字。《素问吴注·风论》：“久风入中。”○中府，胃也。《素问吴注·离合真邪论》：“调之中府。”○中，宜也，堪也。《类经·脉色类三一》：“寿中百岁。”○中者，五藏也。《类经·经络类八》：“内解写于中者十脉。”○中古，伏羲以下，名曰中古。《太素·设方》：“中古之世德稍衰也。”○中满，腹中满也。《素问吴注·阴阳应象大论》：“中满者，泻之于内。”○中满者，胃中邪气作实也。《素问吴注·标本病传论》："先病而后中满者治其标。"〇中清，腹中清冷也。《素问吴注·气交变大论》："民病中清。"

終（终）zhōng　谓当三甲六甲之终。《素问·天元纪大论》："厥阴所谓终也。"〇终，谓尽也。《素问·诊要经终论》："愿闻十二经脉之终奈何。"〇终，败绝也。《素问吴注·诊要经终论》："愿闻十二经脉之终奈何。"〇终，尽也。《素问吴注·天元纪大论》："厥阴所谓终也。"〇终，尽也。《类经·运气类三》："厥阴所谓终也。"〇终，始终也。《类经·经络类十八》："君子终折。"〇终者，气尽之谓。《类经·疾病类九七》："愿闻十二经脉之终奈何。"〇终始，谓今病及初病也。《素问吴注·疏五过论》："凡诊者必知终始。"〇终始，谓始病及今病也。《素问吴注·疏五过论》："审于终始。"〇终始，本末也。《类经·经络类三十》："要在终始。"

鼨 zhōng　音终。《本草纲目·鼠附录》："鼨鼠。"

鍾（钟）zhōng　注也。此穴是少阴大络别注之处，故名大钟。《太素·十五络脉》："足少阴之别，名曰大钟。"〇钟钟，行不止住貌。《太素·阴阳合》："阴阳钟钟也。"（按：钟钟，《素问》作"䨪䨪"。）

尰 zhǒng　时勇切。《证类本草·甘草》："金疮尰。"

種（种）zhǒng　类之所生也。按《素问》作"肿"。《素问吴注·脉要精微论》："此寒气之种。"

腫（肿）zhǒng　或作踵，非。《素问·厥论》："则肿首头重。"○肿，谓臃肿也。《素问·大奇论》："即为肿。"○肿者，肿于外。《素问吴注·至真要大论》："诸湿肿满。"○肿翳，谓赤气也。《素问·六元正纪大论》："太虚肿翳。"（按：校云：肿，当作曛。）

瘇 zhǒng　肿痛。《类经·疾病类五七》："足胫瘇。"

踵 zhǒng　足也。《太素·经脉厥》："踵首头重。"（按：踵，《素问》《甲乙》作"肿"。）○踵，丑用切。《素问·刺腰痛论》："在腨踵鱼腹之外。"○踵，足跟也。《素问·痹论》："尻以代踵。"○踵，磨踵，接脚而来也。踵，之陇切。《历代名医蒙求·涪翁针经》："皆磨踵救之。"○踵，即足跟之突出者。《类经·经络类四》："结于踵。"○踵，足跟也。《类经图翼·周身骨部名目》。○踵，足跟也。《类经·针刺类四九》："在腨踵鱼腹之外。"

鱆（鲑）zhòng　音重。《证类本草·蠡鱼》："或作鳢鲑。"

中 zhòng　音众。《伤寒论·辨脉法》："乏当清邪中于上焦。"○中，中音去声。《历代名医蒙求·方庆百中》："撰《随身左右百发百中备急方》十卷。"○中，去声。《素问吴注·刺禁论》："刺膺中陷中肺。"○中，去声。《素问吴注·八正神明论》："刺必中其荣。"○中，去声。《素问吴注·长刺节论》："不可中骨也。"○中，去声。《素问吴注·刺禁论》："刺匡上陷骨中脉。"○中，去声。《素问吴注·刺禁论》："刺少腹中膀胱尿出。"○中，去声。《素问吴注·刺禁论》："刺中心。"○中，去声。《素问吴注·刺齐论》："过肉中筋也。"〇中，去声。《素问吴注·调经论》："无中其经。"〇中，去声。《素问吴注·风论》："所中则为偏风。"〇中，去声。《素问吴注·决死生论》："中手浑浑然者病。"〇中，去声。《素问吴注·离合真邪论》："其至寸口中手也。"〇中，去声。《素问吴注·六微旨大论》："邪之中也奈何。"〇中，去声。《素问吴注·脉要精微论》："湿若中水也。"〇中，去声。《素问吴注·疟论》："得之冬中于风寒。"〇中，去声。《素问吴注·疟论》："邪中异所。"〇中，去声。《素问吴注·皮部论》："邪中之则腠理开。"〇中，去声。《素问吴注·平人气象论》："寸口之脉中手短者曰头痛。"〇中，去声。《素问吴注·疏五过论》："虽不中邪。"〇中，去声。《素问吴注·玉机真藏论》："如以毛羽中人肤。"〇中，去声。《素问吴注·诊要经终论》："中心者环死。"〇中，去声。《素问吴注·征四失论》："何病能中。"〇中，去声。《素问吴注·征四失论》："诊不中五脉。"〇中，去声。《素问吴注·著至教论》："不中经纪。"〇中，去声。《素问吴注·卒痛论》："因重中于寒。"〇中，去声。中，邪气深入之名。《素问吴注·玉机真藏论》："身中卒至。"〇中，去声。《类经·经络类三一》："邪中之则腠理开。"〇中，去声。《类经·论治类十八》："虽不中邪。"〇中，去声。《类经·脉色类二七》："身中卒至。"〇中，去声。《类经·脉色类三六》："湿若中水也。"〇中，去声。《类经·脉色类十六》："寸口之脉中手短者。"〇中，音众。《医宗金鉴·伤寒论注·太阳上篇》：“名为中风。”〇中病，上音众。《伤寒论·伤寒例》：“医又不依次第而治之，则不中病。”〇中其经，一本作下其经。《灵枢·邪气藏府病形》：“亦中其经。”

蚛 zhòng 《广韵·送韵》：虫，虫食物。或作蚛。直众切。《本草纲目·防葵》：“凡使须拣去蚛末。”

衆（众）zhòng 常也。《类经·藏象类三一》：“众之为人。”〇众，音终。《本草纲目·秫》：“众。”〇众脉，谓七诊之脉。《素问·宝命全形论》：“众脉不见。”〇众人，谓众多之常人也。《类经·藏象类十八》：“故其形不小不大，各自称其身，命曰众人。”〇众凶，谓五藏相乘。《素问·宝命全形论》：“众凶弗闻。”

周 zhōu 谓周行地位。《素问·天元纪大论》：“五岁为一周。”〇周，给也。《类经·藏象类二八》：“所以奉生而周于性命者也。”

肘 zhǒu 手之曲也。《素问吴注·气穴论》：“胁肘不得伸。”〇肘，臂髆之节也。一曰曲池以上为肘。《类经·脉色类十八》：“肘所独热者。”〇肘，臂之中节曰肘。《类经图翼·骨度》。〇肘，手臂中节也。一曰：自曲池以上为肘。《类经图翼·周身骨部名目》。〇肘，音帚。臂节也。《厘正按摩要术·按法》：“走马在琵琶下，斗肘之上。”〇肘，音帚。臂节也。《厘正按摩要术·肺经图》：“侠白，肘上五寸。”〇肘内兑骨，谓肘内箱尖骨，名曰兑骨。《太素·经筋》：“结于肘内兑骨之后。”〇肘中，膊臂之交曰肘中。《类经·经络类二》：“下肘中。”

帚 zhǒu　凡竹枝、荆苕、黍秫、茭蒲、芒草、落帚之类，皆可为帚也。《本草纲目·弊帚》。

鯞（鳎）zhǒu　鳙鯞，小鱼也。《本草纲目·鳙鱼》：“《尔雅》云：鳙鯞，小鱼也。”

咮 zhòu　注咮同。《本草纲目·虫部序》：“以脰鸣、注鸣。”

䐢 zhòu　侧救切。《素问·五藏生成》：“多食酸则肉胝䐢而唇揭。”〇䐢，音绉。《素问吴注·五藏生成》：“则肉胝䐢而唇揭。”〇䐢，音绉。《类经·藏象类八》：“则肉胝䐢而唇揭。”

腽 zhòu　侧救切。《素问·五藏生成论》：“多食酸则肉胝䐢而唇揭。”（按：经文作“䐢”。卷后音释作腽。腽乃䐢之俗字。）

酎 zhòu　重酿曰酎。《本草纲目·酒》。

驟（骤）zhòu　骤注，急雨也。《素问·气交变大论》：“其变骤注。”〇骤注，急雨也。《素问吴注·气交变大论》：“其变骤注。”〇骤注，急雨也。《类经·运气类十》：“其变骤注。”

朱 zhū　音殊。《证类本草·扁青》：“武都朱提。”

誅（诛）zhū　除也。《类经·经络类六》：“盛而血者疾诛之。”

銖（铢）zhū　音殊。《伤寒论·平脉法》：“不失铢分。”

諸（诸）zhū　诸转反戾，转筋拘挛也。《类经·疾病类一》：

“诸转反戾。”

鼄 zhū　音与朱字同。《证类本草·蜘蛛》：“《尔雅》云：次蟗，鼅鼄。”

朮 zhú　直律切。《本草纲目·朮》：“朮。”

瘃 zhú　只玉切。《灵枢·阴阳二十五人》：“血少气多则肉而善瘃。”○瘃，音竹。寒肿也。《类经·藏象类三一》：“血少肉多则肉而善瘃。”

蓫 zhú　即蓄字，今之羊蹄也。《本草纲目·羊蹄》：“《诗·小雅》云：‘言采其蓫。’”○蓫，音逐。《证类本草·石斛》：“一名石蓫。”○蓫募，音逐汤。此物能逐荡水气，故曰蓫募。讹为商陆，又讹为当陆，北音讹为章柳。《本草纲目·商陆》：“蓫募。”

䃍 zhú　音除。《本草纲目·五味子》：“茎䃍。”

鱁（鱁）zhú　音逐。《证类本草·鱁鳀鱼》：“鱁鳀鱼。”○鱁鮧，音逐题。《本草纲目·鱁鳀》。

蠾（蠾）zhú　蠾蝓，属俞。《本草纲目·蜘蛛》：“蠾蝓。”

鸀（鸀）zhǔ　鸀鳿（zhǔ gù），音烛玉。《本草纲目·鸀鳿》。

主 zhǔ　谓五行之位也。《素问·至真要大论》：“客主之胜复奈何。”○主，谓主时月。《素问·玉机真藏论》：“然脾脉独何主。”○主，君主之官心也。《素问吴注·灵兰秘典论》：“故主明则下安。”○主，阴阳宗主也。《素

Z

问吴注·阴阳类论》："五中所主。"○主，宗也。《素问吴注·至真要大论》："此道之所主。"○主者，四时之六步。《类经·运气类三十》："客主之胜复奈何。"○主时，主乎岁首之时也。《素问吴注·阴阳类论》："是脉之主时。"

拄 zhǔ　知庾切。《素问·血气形志论》："即以两隅相拄也。"（按：拄，影本、印本均误作柱，经文与二十二子本不误，据改。）○拄，知庾切。《历代名医蒙求·玄景拄木》："汝以此木拄之即愈。"○拄，音主。《类经·经络类十一》："即以两隅相拄也。"

麈 zhǔ　大鹿也。《本草纲目·诸蛇》："玄蛇吞麈。"

屬（属）zhǔ　胫骨与跗骨相连之处曰属也。《太素·冲脉》："伏行出跗属。"○属，连也。《太素·少气》："息短不属。"○属，付也。《类经·脉色类五》："以属子孙。"○属者，所部之谓。《类经·经络类二》："上膈属肺。"○属骨，为骨相连属处。《素问·阴阳应象大论》："溪谷属骨。"

芧 zhù　序、暑二音。杼同。《本草纲目·橡实》："芧，杼同。"

杼 zhù　除吕反。《太素·气穴》："大杼。"○杼骨，一名大杼，在于五藏六府输上。《太素·气穴》："胸中大输在杼骨之端。"

注 zhù　雨久下也。《素问·五运行大论》："其变动注。"○注，咮同。《本草纲目·虫部目录》："注鸣。"○注，灌注也。《类经·经络类十四》："所注为腧。"○注下，谓水利也。《素问·气交变大论》："血溢血泄注下。"○注下，大便暴注而下也。《素问吴注·六元正纪大论》："饮发注下。"○注下，大便暴注而下也。《素问吴注·气交变大论》："注下。"○注下，大便暴泄也。《类经·运气类二三》："饮发注下。"○注雨，骤雨。《素问吴注·六元正纪大论》："终为注雨。"

柱 zhù　䐃之属也。《类经·针刺类二六》："肉之柱。"○柱骨，缺盆左右箱高骨，名曰柱骨。《太素·骨度》："角以下至柱骨。"○柱骨，谓缺盆骨上极高处也。《太素·经脉之一》："上出于柱骨之会上。"○柱骨，肩背之上，颈项之根，为天柱骨。《类经·经络类二》："上出于柱骨之会。"○柱骨，肩骨之上，颈项之根也。《类经·经络类十八》："角以下至柱骨长一尺。"○柱骨，肩胛上际颈根曰柱骨。《类经图翼·骨度》。○柱骨，颈项根骨也。《类经图翼·骨度》。

助 zhù　佐也。《素问吴注·移精变气论》："本末相助。"

祝 zhù　咒同。之救切。《类经·论治类十六》："可祝由而已。"○祝，咒同。祝者，巫咒之属，即祝由也。《类经·疾病类三三》："其祝而已者。"○祝由，南方神。《太素·知祝由》："故可移精祝由而已也。"○祝由者，即符咒禁禳之法。《类经·论治类十六》："故祝由不能已也。"

疰 zhù　音注。《厘正按摩要术·灸法》："治尸疰客忤中恶等症。"

羜 zhù 音宁。羔五月曰羜。《本草纲目·羊》。

筑 zhù 与竹同音。《本草纲目·萹蓄》："许慎《说文》作扁筑。"○筑筑，气痛如筑也。《奇经八脉考·冲脉为病》："有气筑筑然牢而痛。"

著 zhù 明也。《素问吴注·著至教论》："著至教论。"○著，彰显于外也。《素问吴注·太阳阳明论》："脾藏者常著胃土之精也。"

箸 zhù 与筯同。《历代名医蒙求·张锐两治》："尽敛席上金匕箸遗之。"○箸，古箸以竹，故字从竹。《本草纲目·筯》："箸。"

霔 zhù 音注。《素问·六微旨大论》注："太阴居之为大雨霔霔。"

麆 zhù 音助。《本草纲目·獐》："《尔雅》云：麕，牡曰麌，牝曰麜，其子曰麆。"

豠 zhù 音锄。《本草纲目·豕》："齐徐以小猪子为豠。"

專（专）zhuān 独也。《素问·阴阳类论》："专阴则死。"○专，任也。《素问·解精微论》："五藏之专精也。"○专盛，独胜也。《素问吴注·气交变大论》："专胜兼并。"

轉（转）zhuǎn 谓转动也。《素问·离合真邪论》："吸则转针。"○转，传送也。《素问吴注·刺疟》："宛转大便难。"○转，旋转如斡也。《素问吴注·玉版论要》："神转不回。"○转，搓转也，谓之催气。《类经·针刺类十四》："吸则转针。"○转，运行不息也。《类经·论治类十四》："神转不回。"○转，株栾切。《医宗金鉴·伤寒论注·阳明篇》："伤寒转紧阳明者。"○转索，上株恋反，《伤寒论·辨脉法》："脉紧者，如转索无常也。"

傳（传）zhuàn　去声。《素问吴注·著至教论》："子不闻阴阳传乎。"

壯（壮）zhuàng　谓持针坚定也。《素问·针解》："欲其壮也。"○壮，持针坚而定也。《素问吴注·针解》："欲其壮也。"

撞 zhuàng　宅江切。击也。《伤寒论·辨厥阴病脉证并治》："气上撞心。"○撞，宅江切。《医宗金鉴·伤寒论注·厥阴篇》："消渴气上撞心。"

隹 zhuī　音锥。鸟之短尾也。《本草纲目·雀》："（雀）字从小，从隹。"○隹，音锥。隹者，尾短之名也。《本草纲目·斑鸠》："斑隹。"

頧（顀）zhuī　音椎。《灵枢·五邪》："背三节五藏（一本作五顀又五节）之傍。"○顀，椎同，音槌。《类经·经络类三》："当十四顀出属带脉。"

椎 zhuī　脊节之谓椎。《素问·刺热》："三椎下间主胸中热。"○椎，音锤（槌）。《伤寒论·辨太阳病脉证并治下》："当刺大椎。"○椎，音缒。脊之骨节也。《奇经八脉考·督脉》："会于大杼第一椎下两旁。"○椎，木瘤也。《素问吴注·离合真邪论》："不知其取如扣椎。"○椎，木椎也。《类经·针刺类十五》："不知其取如扣椎。"○椎，音槌。

脊骨节也。《类经·疾病类四四》："三椎下间主胸中热。"

鵻（䳡）zhuī　音锥。《本草纲目·青䳡》。

鵻（骓）zhuī　隹本作骓。《本草纲目·鸱》："隹，本作骓。"

鼵 zhuī　音锥。《本草纲目·鼠》："鼵鼠。"

追 zhuī　言补也。《素问·调经论》："是谓追之。"〇追，谓刺其冲后，泻其虚之乡也。《素问吴注·离合真邪论》："其往不可追。"

蝃 zhuō　音掇。《证类本草·蜘蛛》："江东呼蝃蝥。"（按：音掇，原作音蝃。据《尔雅》改。）〇蝃蝥，蚍蜉亦作蝃蝥。《本草纲目·蜘蛛》："蚍蜉。"

蚍 zhuō　音拙。《证类本草·蚍蜉》："蚍蜉。"〇蚍，章悦切。《证类本草·蜘蛛》："亦名蚍蜉。"

頔（顿）zhuō　谓面颧秀高骨也，专劣反。《太素·经脉之一》："是动则病齿痛颇肿。"（按：颇，《灵枢》作"颈"，《甲乙》作"頞"。）〇颇，之劣切。《灵枢·经脉》："别頞上颇抵鼻。"〇颇，音拙，目下也。《类经·经络类二》："以屈下頞至颇。"〇颇，音拙。《类经·经络类》："上颏颇。"〇颇，音拙。目下为颇。《类经·经络类二》："别頞上颇抵鼻。"〇颇，音拙。《类经·经络类二四》："出颇内。"〇颇，音拙。《类经·运气类二五》："目瞑齿痛颇肿。"〇颇，音拙。目下为颇。《类经图翼·周身骨部名目》。〇颇頞，上音拙。面骨也。下音遏，鼻也。《伤寒论·伤寒例》注："阳明之脉正上颇颎。"

棁 zhuō　五骨反。动也。《太素·知针石》："可棁往来。"（按：棁，《素问》《甲乙》作"玩"。）

灼 zhuó　烧也。燔之与灼，皆火之用。《素问·五常政大论》："其用燔灼。"○灼，光也。《素问吴注·至真要大论》："居气为灼化。"○灼，光明也。《类经·运气类二四》："居气为灼化。"○灼，音酌。《医宗金鉴·伤寒论注·坏病篇》："两阳相熏灼。"

鼩 zhuó　音酌。《本草纲目·鼫鼠》："鼩鼠。"

啄 zhuó　呼角切。《难经·十五难》："啄啄连属。"（按：《类篇·口部》："啄，竹角切。鸟食也。"此作"呼角切"误。）

著 zhuó　澄略反，在也。《太素·藏府气液》："脾藏有常著土之精也。"○著，住也。《太素·痹论》："湿气盛者为著痹。"○著，谓常约著于胃也。《素问·太阴阳明论》："脾藏者常著胃土之精也。"○著，谓肾气内薄，著而不行也。《素问·示从容论》："是肾气内著也。"○著，着同。《素问吴注·宝命全形论》："著于骨髓。"○著，着同。《素问吴注·调经论》："著针勿斥。"○著，着同。《素问吴注·疟论》："阴邪内著。"○著，着同。《素问吴注·气穴论》："气竭血著。"○著，着同。《素问吴注·四时刺逆从论》："内著骨髓。"○著，着同。《素问吴注·四时刺逆从论》："血气内著。"○著，着同。辟著，枝茎干而不络也。《素问吴注·气交变大论》："泽刚木辟著。"〇著，着同。干槁而皮肤着于骨也。《素问吴注·决死生论》："皮肤著者死。"〇著，着同。著，留而不去也。《素问吴注·痿论》："著则生痿躄。"〇著，着同。著，实也。《素问吴注·腹中论》："其气溢于大肠而著于肓。"〇著，着同。著者，着于一处而不移也。《素问吴注·痹论》："湿气胜者为著痹。"〇著，纪也。《类经·脉色类五》："著之骨髓。"〇著，音灼，被服也。《类经·针刺类十九》："必以布憿著之。"〇著，直略切，留滞也。《类经·经络类八》："气竭血著。"〇著痺，上直略切。《灵枢·四时气》："著痹不去。"

着 zhuó　淫气不得流行，着于一处而为病也。《素问吴注·经脉别论》："怯者则着而为病也。"

斲 zhuó　音卓。《类经·疾病类七六》："削斲材木。"

濁（浊）zhuó　言食气之厚者也。《类经·藏象类十二》："浊气归心。"〇浊气，上焦氤氲之气也。《素问吴注·经脉别论》："浊气归心。"

籗 zhuó　音罩。《本草纲目·鱼笱》："取鱼之器曰笱、曰䉂、曰罛、曰籗。"

濯 zhuó　徒角反，肠中水声也。《太素·府病合输》："肠中切痛而鸣濯濯。"〇濯濯，水声也。《太素·邪传》："濯濯有音。"〇濯濯，水声也。《素问吴注·气厥论》："疾行则鸣濯濯如囊裹水。"〇濯濯，肠鸣水声也。《类经·疾病类五六》："肠鸣而痛濯濯。"

鵫（鹕）zhuó　音罩。《本草纲目·雉》："白曰鹕雉。"

鷟（鷟）zhuó　《本草纲目·鹳鸡》："鸑鷟。"

兹 zī　青之恶色也。《太素·证候之一》："故色见青如草兹者死。"〇兹，滋也，言如草初生之青色也。《素问·五藏生成》："故色见青如草兹者死。"〇兹，滋同。《类经·脉色类三七》："故色见青如草兹者死。"

孳 zī　音兹。《证类本草·雁肪》："春夏则孳育于北。"

粢 zī　音慈。《证类本草·稻》："解粢字云：稻饼也。"〇粢，音咨。《证类本草·粟米》："或呼为粢米。"〇粢，单糯粉作者曰粢。《本草纲目·糕》。〇粢，音咨。《本草纲目·稷》："粢。"

髭 zī　髯上为髭。《本草纲目·髭须》。〇髭，唇上曰髭，属手阳明。《本草纲目·乱发》。〇髭，在口上曰髭，在口下曰须。《类经·藏象类三一》："血气盛则髭美。"〇髭，在口上曰髭。《类经·藏象类十七》注："通髯极须者少阳多血。"

鯔（鲻）zī　色缁黑，故名。《本草纲目·鲻鱼》。

子 zǐ　统男女而言，男曰男子，女曰女子。《类经·藏象类》："故能有子。"〇子处，子宫也。《类经·脉色类三二》："面王以下者膀胱子处也。"〇子槁，土干也。《素问吴注·五常政大论》："火行子槁。"

茈 zǐ　茈莀（zǐ lǐ），音紫戾。《本草纲目·紫草》："茈莀。"

滓 zǐ　音子。柤也。《类经·疾病类八三》："去其滓。"〇滓，音子。柤也。《类经·针刺类三二》："干并用滓与棉絮。"〇滓，音朿。《医宗金鉴·伤寒论注·太阳上篇》："微火煮取三升，去滓。"

朿 zǐ　音滓。《本草纲目·栜》："栜从朿，谐声也。"

自 zì　自功，自以为功也。《素问吴注·征四失论》："更名自功。"

牸 zì　牝羊曰牸。《本草纲目·羊》。

荸 zì　音字。《本草纲目·大麻》："荸麻。"

眦 zì　才诣反。目崖，一曰目眶。《太素·卫五十周》："别于目兑眦。"〇眦，在计切，又前计切。《素问·生气通天论》注："膀胱脉生于目眦。"〇眦，静计切。《伤寒论·辨脉法》注："病人两目眦有黄色起者，其病方愈。"〇眦，音剂。目角际也。《奇经八脉考·二维为病》："而终于目内眦。"〇眦，音资。《类经·经络类二》："至目锐眦。"〇眦，音资。《类经·经络类二七》："与太阳起于目内眦。"〇眦，音渍。《类经·疾病类二八》："循脉而上至目内眦。"〇眦，音渍。《类经·疾病类十》："目锐眦痛。"〇眦，音渍。目眦，眼角也。《类经·针刺类三七》："目眦外决于面者为锐眦。"〇眦，当作"视"。《类经·疾病类八十》："故目眦盲。"〇眦，音剂。眼角也。《厘正按摩要术·察鼻准》："病人鼻尖山根明亮，目眥黄者，病欲愈。”○眥，音既。目崖也。《厘正按摩要术·膀胱经图》：“睛明，目内眥。”

眦 zì　视也。《素问·解精微论》：“故目眦盲。”○眦，谓四际眼睑之本也。《素问·气交变大论》：“目赤痛眦疡。”○眦，音咨。《素问吴注·风论》：“至目内眦。”○眦，音眥。《素问吴注·骨空论》：“与太阳起于目内眦。”

漬（渍）zì　即赐切。《素问·阴阳应象大论》：“其有邪者，渍形以为汗。”○渍，疾智切。沤也。《伤寒论·辨太阳病脉证并治中》注：“水汽内渍。”○渍，疾赐切，浸也。《伤寒总病论·叙论》：“津液强渍。”○渍，疾赐切。渍形，谓天气寒，腠理密，汗不易出，则以辛散之物，煎汤渍其形体，覆以取汗也。《素问吴注·阴阳应象大论》：“渍形以为汗。”○渍，浸也。《类经·论治类八》：“渍形以为汗。”○渍，浸也。《类经·针刺类三二》：“渍酒中。”○渍，蚤四切。《类经·疾病类七一》：“肌肉濡渍。”○渍，曾四切。上渍者，身半以上汗多如渍也。《类经·疾病类二八》：“上渍。”○渍，资四切，浸洗也。《类经·论治类六》：“行水渍之。”○渍，疾智切。《医宗金鉴·伤寒论注·厥阴篇》：“水渍入胃必作利也。”○渍形，谓天气寒，腠理密，汗不易出，则以辛散之物，煎汤渍其形体，覆而取汗也。《素问吴注·阴阳应象大论》：“渍形以为汗。”

宗 zōng　本也。《太素·水论》：“水宗者精。”○宗，总也，人身大筋总聚于前阴也。《太素·寒热厥》：“前阴者，宗筋之所聚也。”○宗，总也。《太素·十五络脉》：“入耳会于宗脉。”○宗，总也。《太素·营卫气行》：“宗气。”○宗，尊也。《太素·尺寸诊》：“脉宗气盛喘数绝者。”○宗，属也。《素问·至真要大论》：“归其所宗。”○宗，遵也。《素问·平人气象论》：“脉宗气也。”○宗，主也。《素问吴注·至真要大论》：“归其所宗。”○宗，尊也。《素问吴注·平人气象论》：“脉宗气也。”○宗，大也。《类经·疾病类四》：“宗气归之。”○宗，主也，本也。《类经·脉色类十一》：“脉宗气也。”○宗，总也。《类经·疾病类七九》：“宗脉之所聚也。”○宗筋，谓阴髦中横骨上下之竖筋也，上络胸腹下贯臀尻，又经于背腹上头项，故云宗筋主束骨而利机关也。《素问·痿论》：“主润宗筋。”○宗筋，身中之大筋也。《素问吴注·痿论》：“主润宗筋。”○宗筋者，众筋之所聚也。《类经·疾病类三四》：“前阴者宗筋之所聚。”○宗气，大气也。《类经·疾病类八三》：“其糟粕、津液、宗气，分为三隧。”○宗司，统者为宗，分者为司也。《素问吴注·六元正纪大论》：“别其宗司。”

綜（综）zōng　子宋切。《历代名医蒙求·嗣明十万》：“博综经方。”

鯮（鲸）zōng　鲮，《食疗》作鯮。《本草纲目·鲮鱼》。

椶 zōng　俗作棕。《本草纲目·棕榈》：“皮中毛缕如马之鬃鬣，故名椶。”

騣（骔）zōng 《本草纲目·马》："鬐毛，即骔也，一名鬛。"

鯼（鯼）zōng 鯼性啖鱼，其目睃视，故谓之鯼。《本草纲目·鯼鱼》。

鬉 zōng 音总。亦发也。《本草纲目·发髲》："鬉。"

豵 zōng，三子曰豵。《本草纲目·狗》。

塅 zōng，音纵。《本草纲目·木耳》："木塅。"

揔 zǒng 音总。《素问·痿论》："阴阳揔宗筋之会。"

㟅（炏）zǒng 音揔。《素问·五运行大论》注："若行云暴升，㟅然叶缉。"（按：印本注文作炏。）

瘲（疭）zòng 音纵。《素问·诊要经终论》："太阳之脉，其终也戴眼反折瘛疭。"○疭，音纵。《灵枢·邪气藏府病形》："心脉急甚者为瘛疭。"○疭，音纵。《证类本草·牡丹》："主寒热中风瘈疭。"○疭，子用切。《证类本草·龙骨》："角主惊痫瘈疭。"○疭，子用切。《证类本草·蛇蜕》："瘈疭颠疾。"○疭，音纵，之用切。小儿病。《丹溪手镜·瘈疭》："疭者，筋脉伸缓也。"○疭，手足外张为疭。《素问吴注·至真要大论》："内为瘛疭。"○疭，音纵。瘛疭。《素问吴注·诊要经终论》："其终也戴眼反折瘛疭。"○疭，音纵。弛长曰疭。《类经·脉色类十九》："心脉急甚者为瘛疭。"○疭，音纵。瘛疭。《类经·运气类二三》："瘛疭骨痛。"○疭，音纵。瘛疭。《类经·针刺类四十》："瘛疭而狂。"○疭，音纵。瘛疭。《类经·针刺类四十》：

“腰折瘛疭。”〇疭，音纵。疭者，筋之缓也。《类经·疾病类九七》：“戴眼反折瘛疭。”〇疭，音纵。瘛疭。《厘正按摩要术·察耳》：“耳后青筋起主瘛疭。”〇疭，音纵。瘈疭。《厘正按摩要术·痫证》：“以先体热瘛疭惊啼而后发。”〇疭，音蹤。《医宗金鉴·伤寒论注·温病篇》：“時瘈疭。”

縱（纵）zòng　谓纵缓不相就。《素问·痹论》：“逢热则纵。”〇纵，弛纵也。《类经·针刺类三七》：“四肢之脉皆胀而纵。”〇纵，宽也。《类经·运气类三六》：“皮肤纵。”〇纵，平声。《类经·藏象类二一》：“其焦理纵。”〇纵，去声。宽纵也。《类经·藏象类十八》：“多气而皮纵缓。”

從（从）zòng　纵同。《类经·论治类二》：“骄恣从欲。”

糉 zòng　俗作粽。《本草纲目·粽》。〇糉，音众。同粽。包黍也。《厘正按摩要术·食积》：“附治伤面筋糉子等物。”

走 zǒu　凑之也。《素问吴注·调经论》：“下虚则阳气走之。”

葅 zū　音祖。《证类本草·水苏》：“一名芥葅。”〇葅，音祖。《本草纲目·水苏》：“芥葅。”

足 zú　本曰足。《本草纲目·箭笴及箭镞》。〇足，能也。《素问吴注·生气通天论》：“足生大丁。”〇足，多也。《类经·疾病类五》：“足生大丁。”〇足歧骨，大指本节后曰岐骨。《类经图翼·周身骨部名目》。

卒 zú　终也。《太素·知汤药》：“卒治权衡。”〇卒，如字。

《素问吴注·藏气法时论》："愿卒闻之。"〇卒，卒业也。《素问吴注·征四失论》："受师不卒。"〇卒，尽也。《类经·藏象类三一》："愿卒闻之。"〇卒，尽也。《类经·疾病类二四》："愿卒闻之。"〇卒，尽也。《类经·经络类二》："愿卒闻经脉之始生。"〇卒，尽也。《类经·经络类七》："愿卒闻之。"〇卒，尽也。《类经·脉色类七》："受师不卒。"〇卒，尾也。《类经·针刺类二》："去末寸半卒锐之。"

鏃（镞）zú　江淮之间谓之镞。《本草纲目·箭笴及箭镞》。

阻 zǔ　坏也。兹吕反。《太素·调阴阳》："而出汗偏阻。"

駔（驵）zǔ　音楚。《本草纲目·无花果》："及波斯所谓阿驵也。"

纂 zuǎn　纂间（zuǎn jiàn），谓二阴之间。《素问吴注·骨空论》："合纂间。"

蟕 zuī　子夷切。《证类本草·秦龟》："广州有蟕蠵。"〇蟕蠵，音兹夷。《本草纲目·蠵龟》："蟕蠵。"

峻 zuī　《本草纲目·人精》："谓精为峻者，精非血不化也。"。

晬 zuì　子内反。《太素·虫痏》："食晬时乃出。"〇晬，祖赖反，一日周时也。《太素·三变刺》："每渍必晬其日。"〇晬，祖对切。周岁也。《伤寒论·伤寒例》："当晬时观之。"成注："晬时者，周时也。"〇晬，音醉。周日也。《类经·针刺类三二》："每渍必晬其日乃出干。"〇晬，音醉。晬时，周时也。《类经·针刺类四八》："食晬时乃出。"○晬，祖对切。《医宗金鉴·伤寒论注·厥阴篇》："手足厥冷，晬时脉还。"

遵 zūn　遵循，音逡巡，穷究寻也。《太素·气穴》："黄帝捧手遵循而却。"（按：遵循，《素问》作"逡巡"。）

鳟 zūn　鳟好独行，尊而必者，故字从尊。《本草纲目·鳟鱼》。

犨 zuó　音作。《本草纲目·犛牛》："犨牛。"

左 zuǒ　东也。《素问·五运行大论》："所谓面南而命其位。"○左，西也。（按：面向北而言之。）《素问·五运行大论》："所谓面北而命其位。"○左，主东言（在下着位在北，顾南面而言其左右也）。《素问吴注·五运行大论》："则少阳在下，左阳明。"○左，主西言（主岁者位在南，故面北而言其左右）。《素问吴注·五运行大论》："诸上见厥阴，左少阴。"○左病，左反病。《素问吴注·缪刺论》："右盛则左病。"○左右，两手也。《素问吴注·决死生论》："上下左右之脉相应。"○左右，左间右间四间气也。《素问吴注·六微旨大论》："左右有纪。"

作 zuò　发也。《太素·厥头痛》："为恶日作者。"○作，发作也。《素问·疟论》："是以日作。"○作，谓作务。《素问·阴阳应象大论》："此阴阳反作。"○作，病发邪动也。《素问吴注·疟论》："其蓄作有时者何也。"○作，用力谓之作。《素问吴注·上古天真论》："不妄作劳。"○作，为也。《类经·阴阳类一》："此阴阳反作，病之逆从也。"

○作，旧作他，误也。《类经·论治类十四》：“阴阳反作。”

○作强，作用强力也。《素问吴注·灵兰秘典论》：“作强之官。”

柞 zuò　音作。《本草纲目·橡实》：“柞子。”

坐 zuò　处也。《类经·论治类十九》：“坐之薄厚。”

附录 1

简体字繁体字对照表

第一表

不作简化篇旁用的简化字

【A】

碍［礙］
肮［骯］
袄［襖］

【B】

坝［壩］
板［闆］
办［辦］
帮［幫］
宝［寶］
报［報］
币［幣］
毙［斃］
标［標］
表［錶］
别［彆］
卜［蔔］
补［補］

【C】

才［纔］
蚕［蠶］
灿［燦］
层［層］
搀［攙］
谗［讒］
馋［饞］
缠［纏］
忏［懺］
偿［償］
厂［廠］
彻［徹］
尘［塵］
衬［襯］
称［稱］
惩［懲］
迟［遲］
冲［衝］
丑［醜］
出［齣］
础［礎］
处［處］
触［觸］
辞［辭］
聪［聰］
丛［叢］

【D】

担［擔］
胆［膽］
导［導］
灯［燈］
邓［鄧］
敌［敵］
籴［糴］
递［遞］
点［點］
淀［澱］
电［電］
迭［迭］
冬［鼕］
斗［鬥］
独［獨］
吨［噸］
夺［奪］
堕［墮］

【E】

儿［兒］

【F】

矾［礬］
范［範］
飞［飛］
坟［墳］
奋［奮］
粪［糞］
凤［鳳］
肤［膚］
妇［婦］
复［復］
［複］
［覆］

【G】

盖［蓋］
干［乾］
［幹］
赶［趕］
个［個］
巩［鞏］
沟［溝］
构［構］
购［購］
谷［穀］
顾［顧］
刮［颳］
关［關］
观［觀］
柜［櫃］

【H】

汉［漢］
号［號］
合［閤］
轰［轟］
后［後］
胡［鬍］
壶［壺］
沪［滬］
护［護］
划［劃］
怀［懷］
坏［壞］
欢［歡］
环［環］
还［還］
回［迴］
伙［夥］
获［獲］
［穫］

【J】

击［擊］
鸡［鷄］
积［積］
极［極］
际［際］
继［繼］
家［傢］
价［價］
艰［艱］
歼［殲］
茧［繭］
拣［揀］
硷［鹼］
舰［艦］
姜［薑］
浆［漿］
奖［獎］
讲［講］
酱［醬］
胶［膠］
阶［階］
疖［癤］
洁［潔］
借［藉］
仅［僅］
惊［驚］
竞［競］
旧［舊］
剧［劇］
惧［懼］
卷［捲］

【K】

开［開］
克［剋］
垦［墾］
恳［懇］
夸［誇］

块［塊］
亏［虧］
困［睏］

【L】

腊［臘］
蜡［蠟］
兰［蘭］
拦［攔］
栏［欄］
烂［爛］
累［纍］
垒［壘］
类［類］
里［裏］
礼［禮］
隶［隸］
帘［簾］
联［聯］
怜［憐］
炼［煉］
练［練］
粮［糧］
疗［療］
辽［遼］
了［瞭］
猎［獵］
猎［獵］
临［臨］
邻［鄰］
岭［嶺］
庐［廬］
芦［蘆］
炉［爐］
陆［陸］
驴［驢］
乱［亂］

【M】

么［麽］
霉［黴］
蒙［矇］
［濛］
［懞］
梦［夢］
面［麵］
庙［廟］
灭［滅］
蔑［衊］
亩［畝］

【N】

恼［惱］
脑［腦］
拟［擬］
酿［釀］
疟［瘧］

【P】

盘［盤］
辟［闢］
苹［蘋］
凭［憑］
扑［撲］
仆［僕］
朴［樸］

【Q】

启［啓］
签［籤］
千［韆］
牵［牽］
纤［縴］
［纖］
窍［竅］
窃［竊］
寝［寢］
庆［慶］
琼［瓊］
秋［鞦］
曲［麯］
权［權］
劝［勸］
确［確］

【R】

让［讓］
扰［擾］
热［熱］
认［認］

【S】

洒［灑］

伞［傘］
丧［喪］
扫［掃］
涩［澀］
晒［曬］
伤［傷］
舍［捨］
沈［瀋］
声［聲］
胜［勝］
湿［濕］
实［實］
适［適］
势［勢］
兽［獸］
书［書］
术［術］
树［樹］
帅［帥］
松［鬆］
苏［蘇］
［囌］
虽［雖］
随［隨］

【T】

台［臺］
［檯］
［颱］
态［態］
坛［壇］
［罎］
叹［嘆］
誊［謄］
体［體］
粜［糶］
铁［鐵］
听［聽］
厅［廳］
头［頭］
图［圖］
涂［塗］
团［團］
［糰］
椭［橢］

【W】

洼［窪］
袜［襪］
网［網］
卫［衛］
稳［穩］
务［務］
雾［霧］

【X】

牺［犧］
习［習］
系［係］
［繫］
戏［戲］
虾［蝦］
吓［嚇］
咸［鹹］
显［顯］
宪［憲］
县［縣］
响［響］
向［嚮］
象［像］
协［協］
胁［脅］
亵［褻］
衅［釁］
兴［興］
须［鬚］
悬［懸］
选［選］
旋［鏇］

【Y】

压［壓］
盐［鹽］
阳［陽］
养［養］
痒［癢］
样［樣］
钥［鑰］
药［藥］
爷［爺］
叶［葉］
医［醫］
亿［億］
应［應］
痈［癰］
拥［擁］

佣［傭］
踊［踴］
忧［憂］
优［優］
邮［郵］
余［餘］
御［禦］
吁［籲］
郁［鬱］
誉［譽］
渊［淵］
园［園］
远［遠］
愿［願］
跃［躍］
运［運］
酝［醖］

【Z】

杂［雜］
赃［贜］
脏［臟］
［髒］
凿［鑿］
枣［棗］
灶［竈］
斋［齋］
毡［氈］
战［戰］
赵［趙］
折［摺］
这［這］
征［徵］
症［癥］
证［證］
只［隻］
［衹］
致［緻］
制［製］
钟［鐘］
［鍾］
肿［腫］
种［種］
众［衆］
昼［晝］
朱［硃］
烛［燭］
筑［築］
庄［莊］
桩［樁］
妆［妝］
装［裝］
壮［壯］
状［狀］
准［準］
浊［濁］
总［總］
钻［鑽］

第二表

可作简化偏旁用的简化字和简化偏旁

【A】

爱［愛］

【B】

罢［罷］
备［備］
贝［貝］
笔［筆］
毕［畢］
边［邊］
宾［賓］

【C】

参［參］
仓［倉］
产［産］
长［長］
尝［嘗］
车［車］
齿［齒］
虫［蟲］
刍［芻］
从［從］
窜［竄］

【D】

达［達］
带［帶］
单［單］
当［當］
　［噹］
党［黨］
东［東］
动［動］
断［斷］
对［對］
队［隊］

【E】

尔［爾］

【F】

发［發］
　［髮］
丰［豐］
风［風］

【G】

冈［岡］
广［廣］
归［歸］
龟［龜］
国［國］
过［過］

【H】

华［華］
画［畫］
汇［匯］
　［彙］
会［會］

【J】

几［幾］
夹［夾］
戋［戔］
监［監］
见［見］
荐［薦］
将［將］
节［節］
尽［盡］
　［儘］
进［進］
举［舉］

【K】

壳［殼］

【L】

来［來］
乐［樂］

离［離］
历［歷］
［曆］
丽［麗］
两［兩］
灵［靈］
刘［劉］
龙［龍］
娄［婁］
卢［盧］
虏［虜］
卤［鹵］
［滷］
录［録］
虑［慮］
仑［侖］
罗［羅］
［囉］

【M】

马［馬］
买［買］
卖［賣］
麦［麥］
门［門］
黾［黽］

【N】

难［難］
鸟［鳥］
聂［聶］
宁［寧］
农［農］

【Q】

齐［齊］
岂［豈］
气［氣］
迁［遷］
佥［僉］
乔［喬］
亲［親］
穷［窮］
区［區］

【S】

啬［嗇］
杀［殺］
审［審］
圣［聖］
师［師］
时［時］
寿［壽］
属［屬］
双［雙］
肃［肅］
岁［歲］
孙［孫］

【T】

条［條］

【W】

万［萬］
为［爲］
韦［韋］
乌［烏］
无［無］

【X】

献［獻］
乡［鄉］
写［寫］
寻［尋］

【Y】

亚［亞］
严［嚴］
厌［厭］
尧［堯］
业［業］
页［頁］
义［義］
艺［藝］
艺［藝］
阴［陰］
隐［隱］
犹［猶］
鱼［魚］
与［與］

云[雲]	专[專]	纟[糸]	𠬝[睪]
		𠬤[臤]	𢀖[巠]
【Z】	**简化偏旁**	𫇦[𤇾]	亦[䜌]
		𠂉[臨]	呙[咼]
郑[鄭]	讠[言]	只[戠]	
执[執]	饣[飠]	钅[釒]	
質[質]	𠃓[昜]	⺍[𦥯]	

附录 2

异体字整理表

ai

呆[獃]

[騃]

an

庵[菴]

暗[闇]

[晻]

案[桉]

鞍[鞌]

岸[屽]

ao

坳[㘭]

拗[抝]

鳌[鼇]

翱[翶]

ba

霸[覇]

bai

柏[栢]

稗[粺]

ban

坂[阪]

[岅]

bang

帮[幫]

[幇]

膀[髈]

榜[牓]

bao

刨[鉋]

[鑤]

褓[緥]

宝[寶]

褒[襃]

bei

背[揹]

备[俻]

悖[誖]

杯[盃]

[桮]

ben

奔[犇]

[奔]

[逩]

beng

绷[繃]

bi

痹[痺]

逼[偪]

毙[斃]

秘[祕]

弊[獘]

秕[粃]

bian

遍[徧]

biao

膘[臕]

bie

鳖[鼈]

瘪[癟]

bing

冰[氷]

并［併］
［並］
［竝］
禀［稟］

bo

钵［缽］
［盋］
博［愽］
驳［駮］
脖［䪬］

bu

布［佈］

cai

睬［倸］
踩［跴］
采［寀］
［採］
彩［綵］

can

惭［慙］
参［叅］

cao

草［艸］
操［撡］
［㨆］

ce

册［冊］
厕［廁］
策［筞］
［筴］

cha

碴［鍣］
查［査］
察［詧］
插［揷］

chan

铲［剷］
［剗］
谄［諂］

chang

尝［嚐］
［甞］
肠［腸］
场［塲］

che

扯［撦］

chen

嗔［瞋］
趁［趂］

cheng

乘［乗］
［椉］
撑［撐］
澄［澂］
塍［塖］

chi

吃［喫］
翅［翄］
耻［恥］
痴［癡］
敕［勅］
［勑］

chou

仇［讎］
［讐］
瞅［矁］
［田丑］
酬［酧］
［詶］
［醻］
绸［紬］

chu

锄［鉏］
［耡］
蹰［躕］
橱［櫥］
厨［廚］
［厨］

chuan

船［舩］

chuang

创［剏］
［刱］
窗［窓］
［窓］
［窻］
［牕］

[牕]
庄[牀]

chui

捶[搥]
棰[箠]
锤[鎚]

chun

唇[脣]
春[脣]
醇[醕]
蠢[惷]
淳[湻]
莼[蓴]

ci

词[詈]
辞[辤]
糍[餈]
鹚[鶿]

cong

匆[悤]
[怱]
葱[蔥]

cou

凑[湊]

cu

粗[觕]
[麤]
蹴[蹵]

cuan

篡[簒]

cui

脆[脃]
悴[顇]

cun

村[邨]

cuo

锉[剉]

da

瘩[瘩]

dai

玳[瑇]

dan

啖[啗]
[噉]
淡[澹]
耽[躭]

dang

挡[擋]
荡[盪]

dao

捣[擣]
[擣]
岛[島]

de

德[悳]

deng

凳[櫈]

di

堤[隄]
抵[牴]
[觝]
蒂[蔕]

diao

雕[彫]
[鵰]
[凋]
[琱]
吊[弔]

die

蝶[蜨]
叠[曡]
[疊]
[疉]
喋[啑]

ding

碇[椗]
[矴]

dong

动[働]

dou

兜[兠]
斗[閗]
[鬬]
[鬭]
豆[荳]

du

睹[覩]
妒[妬]

dun

敦[敦]

惇[惇]

遁[遯]

墩[墪]

duo

朵[朶]

垛[垜]

跺[跥]

e

腭[齶]

讹[譌]

额[頟]

扼[搤]

萼[蕚]

峨[峩]

鹅[鵞]

[䳘]

婀[娿]

[婐]

厄[阨]

[戹]

鳄[鱷]

er

尔[尒]

fa

罚[罸]

筏[栰]

法[灋]

[㳒]

珐[琺]

fan

繁[緐]

翻[飜]

[繙]

凡[凢]

帆[㠶]

[颿]

泛[汎]

[氾]

fang

仿[彷]

[髣]

[倣]

fei

痱[疿]

废[廢]

fen

氛[雰]

feng

蜂[蠭]

[蠭]

峰[峯]

fu

俯[俛]

[頫]

佛[彿]

[髴]

妇[媍]

附[坿]

麸[粰]

[麩]

ga

戛[戞]

嘎[嘎]

gai

丐[匄]

[匃]

概[槩]

gan

赣[贑]

[灨]

秆[稈]

杆[桿]

干[乹]

[乾]

干[榦]

gang

杠[槓]

肛[疘]

gao

皋[臯]

[皐]

槁[槀]

糕[餻]

稿[稾]

ge

阁[閤]

胳[肐]

[骼]

歌[謌]

个[箇]

gen

亘[亙]

geng

耕[畊]

[粇]

[秔]

gong

躬[躳]

gou

够[夠]

钩[鉤]

构[搆]

gu

雇[僱]

菇[菰]

鼓[皷]

gua

挂[掛]

[罣]

guai

拐[枴]

怪[恠]

guan

管[筦]

馆[舘]

罐[鑵]

gui

规[槼]

瑰[瓌]

guo

果[菓]

椁[槨]

han

函[圅]

悍[猂]

焊[釬]

[銲]

捍[扞]

hao

嗥[嘷]

[獋]

皓[皜]

[暠]

蚝[蠔]

he

呵[訶]

盍[盇]

核[覈]

和[龢]

[咊]

heng

恒[恆]

hong

哄[閧]

[鬨]

hou

糇[餱]

hu

呼[虖]

[嘑]

[謼]

糊[粘]

[餬]

胡[衚]

hua

话[䛡]

哗[譁]

花[芲]

[蘤]

huan

獾[貛]

[獾]

欢[懽]

[讙]

[驩]

浣[澣]

huang

恍[怳]

晃[㨪]

hui

毁[燬]

[譭]

蛔［蛕］
［蚘］
［痐］
［蛔］
辉［煇］
［暉］
汇［滙］
回［迴］
［廻］
徽［徽］

hun

魂［䰟］
混［溷］
昏［昬］

huo

祸［旤］

ji

羁［羈］
鸡［雞］
楫［檝］
绩［勣］
迹［跡］
［蹟］
期［朞］
赍［賫］
［齊］

jia

假［叚］
夹［裌］
［袷］

jian

笺［牋］
［椾］
剑［劎］
鉴［鑑］
［鑒］
缄［椷］
奸［姦］
硷［鹻］
碱［堿］
剪［翦］
减［減］
茧［璽］

jiang

缰［韁］
僵［殭］
奖［獎］

jiao

侥［儌］
［僥］
叫［呌］
剿［勦］
［勦］
脚［腳］

jie

秸［稭］
届［屆］
阶［堦］
洁［絜］
劫［刼］
［刧］
［刦］
杰［傑］
捷［㨗］

jin

斤［觔］
晋［晉］
紧［緊］
［緊］

jing

阱［穽］
径［逕］
净［淨］
胫［踁］
粳［秔］

jiong

炯［烱］
迥［逈］

jiu

厩［廐］
［廄］
韭［韮］
救［捄］
纠［糺］
揪［揫］

ju

巨[鉅]

矩[榘]

局[侷]

[跼]

据[據]

举[擧]

飓[颶]

juan

狷[獧]

眷[睠]

倦[勌]

jue

橛[橜]

撅[噘]

决[決]

jun

俊[儁]

[㑺]

浚[濬]

隽[雋]

kai

慨[嘅]

kan

刊[栞]

瞰[矙]

侃[偘]

坎[埳]

kang

糠[穅]

[粇]

炕[匟]

kao

考[攷]

ke

咳[欬]

疴[痾]

克[尅]

ken

肯[肎]

keng

坑[阬]

kou

寇[冦]

[宼]

叩[敂]

扣[釦]

ku

裤[袴]

kuai

脍[鱠]

kuan

款[欵]

kuang

况[況]

矿[鑛]

诓[誆]

kui

馈[餽]

愧[媿]

窥[闚]

kun

昆[崑]

[崐]

捆[綑]

坤[堃]

kuo

阔[濶]

括[𢪸]

la

辣[辢]

腊[臘]

lai

赖[賴]

lan

懒[嬾]

婪[惏]

lang

螂[蜋]

琅[瑯]

lei

泪[淚]

leng

棱[稜]

楞[愣]

li

厘［釐］

里［裡］

历［歷］

［歴］

历［厤］

莅［蒞］

［涖］

犁［犂］

狸［貍］

梨［棃］

隶［隸］

［隷］

藜［蔾］

栗［溧］

［慄］

璃［琍］

［瓈］

荔［茘］

lian

廉［亷］

［廌］

镰［鐮］

［鎌］

奁［匳］

［匲］

［籢］

炼［鍊］

剑［歛］

liang

梁［樑］

凉［涼］

lin

麟［麐］

吝［悋］

邻［隣］

淋［痳］

磷［燐］

［粦］

ling

菱［蔆］

liu

留［畱］

［畄］

［甾］

琉［瑠］

［璢］

瘤［癅］

柳［栁］

［桺］

long

弄［衖］

［挵］

lu

橹［艪］

［樐］

［艣］

［櫓］

碌［磟］

戮［剹］

［勠］

炉［鑪］

虏［虜］

lun

仑［崘］

［崙］

luo

裸［躶］

［羸］

骡［贏］

lü

绿［菉］

lue

略［畧］

ma

骂［駡］

［傌］

麻［蔴］

蟆［蟇］

mai

脉［脈］

［衇］

［衂］

mao

冒［冐］

帽［帽］

卯［夘］

［戼］

猫［貓］
牦［犛］
［氂］
mei
梅［楳］
［槑］
meng
虻［蝱］
mi
幂［冪］
眯［瞇］
觅［覔］
mian
绵［緜］
面［麵］
miao
眇［[illegible]］
渺［渺］
［淼］
妙［玅］
mie
咩［哶］

［[illegible]］
min
泯［泯］
ming
命［[illegible]］
冥［㝠］
［冥］
mo
馍［饝］
谟［謩］
mu
幕［幙］
亩［[illegible]］
［畮］
［畆］
［畒］
［畋］
na
拿［舒］
［拏］
［挐］

nai
奶［嬭］
［妳］
乃［迺］
［廼］
nan
楠［枬］
［柟］
nao
闹［閙］
nen
嫩［嫰］
ni
霓［蜺］
你［妳］
昵［暱］
拟［儗］
nian
拈［撚］
念［唸］
粘［黏］
年［秊］

niang
娘［孃］
niao
袅［嫋］
［嬝］
［褭］
nie
啮［齧］
［囓］
捏［揑］
涅［湼］
孽［孼］
ning
宁［寧］
［甯］
nü
衄［衂］
［[illegible]］
nong
农［辳］
nuan
暖［煖］

[燠]

[噢]

nuo

糯[穤]

[稬]

挪[挼]

[捼]

pao

疱[皰]

炮[砲]

[礮]

pei

胚[肧]

peng

碰[掽]

[踫]

pi

毗[毘]

区[疋]

piao

飘[飃]

ping

凭[凴]

瓶[缾]

po

迫[廹]

pu

铺[舖]

qi

戚[慼]

[慽]

启[啟]

[啓]

棋[碁]

[棊]

栖[棲]

凄[淒]

[悽]

旗[旂]

弃[棄]

憩[憇]

qian

铅[鈆]

潜[濳]

愆[諐]

qiang

强[彊]

[疆]

襁[繦]

墙[墻]

樯[艢]

羌[羗]

[羌]

枪[鎗]

qiao

樵[顦]

[癄]

跷[蹻]

峭[陗]

荞[荍]

锹[鍫]

qie

惬[悘]

qin

寝[寑]

勤[懃]

琴[栞]

揿[搇]

qiu

丘[坵]

[邱]

虬[虯]

鳅[鰌]

秋[烁]

[穐]

球[毬]

qu

曲[麯]

驱[駈]

[敺]

quan

券[劵]

que

榷[搉]

[権]

却[卻]

[郄]

qun

群［羣］

裙［帬］

［裠］

ran

冉［冄］

髯［髥］

rao

绕［遶］

ren

韧［靭］

［靱］

［韌］

轫［軔］

饪［餁］

妊［姙］

rong

冗［宂］

绒［羢］

［毧］

熔［鎔］

融［螎］

ru

蠕［蝡］

ruan

软［輭］

rui

蕊［蕋］

［橤］

［蘂］

睿［叡］

ruo

箬［篛］

sa

飒［颯］

sai

腮［顋］

san

伞［傘］

［繖］

散［㪔］

sang

桑［桒］

se

涩［澁］

［濇］

shan

鳝［鱓］

删［刪］

姗［姍］

栅［柵］

珊［珊］

膳［饍］

膻［羶］

［羴］

shao

筲［䈰］

she

蛇［虵］

射［䠶］

shen

深［湥］

慎［昚］

参［蓡］

［葠］

sheng

升［陞］

［昇］

剩［賸］

shi

虱［蝨］

是［昰］

尸［屍］

湿［溼］

谥［諡］

实［寔］

时［旹］

视［眎］

［眂］

柿［柹］

shu

倏［倐］

［儵］

庶［庻］

竖［豎］

漱［潄］

疏［疎］

薯［藷］

si

饲［飤］

祀［禩］

厮［廝］

俟［竢］

似［佀］

sou

嗽［嗽］

搜［蒐］

su

溯［泝］

［遡］

宿［宿］

诉［愬］

苏［蘓］

［甦］

sui

岁［嵗］

sun

笋［筍］

飧［飱］

suo

琐［瑣］

锁［鎻］

蓑［簑］

挲［挱］

ta

塔［墖］

拓［搨］

它［牠］

tan

叹［歎］

坛［罈］

［壜］

袒［襢］

tang

趟［趟］

［蹚］

［蹦］

糖［餹］

tao

掏［搯］

绦［縧］

［縚］

teng

藤［籐］

ti

剃［薙］

［鬀］

啼［嗁］

蹄［蹏］

tiao

眺［頫］

tong

筒［筩］

同［仝］

［衕］

峒［峝］

tou

偷［媮］

tu

兔［兎］

［兠］

tui

腿［骽］

颓［穨］

tun

臀［臋］

tuo

驮［馱］

托［託］

驼［駞］

拖［拕］

wa

蛙［鼃］

袜［韈］

［韤］

wan

挽［輓］

玩［翫］

碗［盌］

［椀］

［瓮］

wang

亡［亾］

望［朢］

往［徃］

罔［罔］

wei

喂［餵］

［餧］

猥［蝟］

wen

吻［脗］

蚊［蟁］

［蝱］

weng

瓮［甕］

［罋］

wu

污［汙］

［汚］

坞［隖］

忤［啎］

xi

嘻［譆］

溪［谿］

蜥［晳］

［晳］

席［蓆］

熙［熈］

［煕］

戏［戲］

膝［厀］

xia

厦［廈］

狭［陿］

xian

衔［銜］

［啣］

弦［絃］

仙［僊］

鲜［尠］

［鱻］

［尟］

闲［閒］

娴［嫺］

涎［次］

线［綫］

籼［秈］

xiang

享［亯］

饷［饟］

向［嚮］

厢［廂］

xiao

笑［咲］

效［効］

［傚］

xie

胁［脇］

邪［衺］

蟹［蠏］

燮［爕］

蝎［蠍］

泄［洩］

绁［絏］

鞋［鞵］

携［攜］

［擕］

［攜］

［攜］

xin

欣［訢］

xing

幸［倖］

xiong

汹［洶］

凶［兇］

胸［胷］

xiu

修［脩］

绣［繡］

锈［鏽］

xu

叙［敘］

［敍］

勖［勗］

恤［邺］

［卹］

［賉］

婿［壻］

xuan

喧［諠］

楦［楥］
萱［萲］
［蕿］
［蘐］
［藼］
璇［璿］

xue

靴［鞾］

xun

熏［薰］
［燻］
徇［狥］
勋［勳］
埙［壎］
寻［尋］
巡［廵］

ya

鸦［鵶］
丫［枒］
［椏］

yan

赝［贗］
雁［鴈］
验［驗］
烟［煙］
［菸］
胭［臙］
燕［鷰］
鼹［鼴］
腌［醃］
咽［嚥］
檐［簷］
岩［巗］
［巖］
［喦］
焰［燄］
艳［豔］
［豓］
宴［讌］
［醼］

yang

扬［颺］
［敭］

yao

淆［殽］
肴［餚］
耀［燿］
咬［齩］
窑［窰］
［窯］
夭［殀］

ye

野［埜］
［壄］
夜［亱］
烨［燁］
［曄］

yi

翳［瞖］
异［異］
咿［吚］
移［迻］
以［叺］
［㠯］

yin

因［囙］
殷［慇］
饮［㱃］
淫［婬］
［滛］
喑［瘖］
堙［陻］
阴［陰］
吟［唫］
荫［廕］
姻［婣］

ying

罂［罌］
颖［頴］
映［暎］
莺［鶯］

yong

咏［詠］
涌［湧］
恿［慂］
［恖］

雍［雝］

you

游［遊］

yu

于［於］

寓［庽］

欲［慾］

逾［踰］

愈［瘉］

［癒］

郁［鬱］

［欝］

yuan

冤［寃］

［寃］

猿［猨］

［蝯］

yue

岳［嶽］

yun

韵［韻］

za

杂［襍］

匝［帀］

zai

灾［災］

［烖］

［菑］

再［再］

［再］

zan

咱［喒］

［偺］

［偺］

［倃］

暂［蹔］

赞［賛］

［讚］

簪［簮］

zang

葬［塟］

［塟］

zao

皂［皁］

糟［蹧］

噪［譟］

皂［皁］

zha

札［劄］

［劄］

闸［牐］

榨［搾］

扎［紮］

［紥］

咤［吒］

zhai

寨［砦］

斋［亝］

zhan

盏［琖］

［醆］

毡［氈］

占［佔］

崭［嶄］

沾［霑］

zhang

獐［麞］

zhao

照［炤］

棹［櫂］

zhe

浙［淛］

辄［輙］

谪［讁］

哲［喆］

慑［慴］

［讋］

zhen

针［鍼］

鸩［酖］

砧［碪］

珍［珎］

侦［遉］

zhi

卮［巵］

帙［袟］

［袠］
址［阯］
置［寘］
跖［蹠］
栀［梔］
只［衹］
［秖］
志［誌］
纸［帋］
稚［穉］
［稺］
侄［姪］
［妷］

zhong

冢［塚］
众［眾］

zhou

周［週］
咒［呪］
帚［箒］

zhu

煮［煑］
箸［筯］
伫［竚］
［佇］
注［註］
猪［豬］

zhuan

砖［甎］
［塼］
撰［譔］
专［耑］
馔［籑］

zhuang

妆［粧］

zhuo

斫［斲］
［斵］
［斮］
桌［槕］

zi

姊［姉］
资［貲］
眦［眥］

zong

偬［傯］
鬃［騌］
［騣］
［鬉］
踪［蹤］
棕［椶］
粽［糉］

zu

卒［卆］

zuan

纂［篹］
钻［鑽］

zui

最［冣］
［冣］
罪［辠］

zun

樽［罇］

采用书目

隋·杨上善《黄帝内经太素》（人民卫生出版社 1965 年竖排本）

唐·王冰《黄帝内经素问》（人民卫生出版社 1956 年影印本、1963 年横排本）

宋·史崧《灵枢经》音释（人民卫生出版社 1956 年影印本、1963 年横排本）

宋·成无己《注解伤寒论》释音（人民卫生出版社 1956 年影印本、1963 年横排本）

宋·高保衡《金匮要略方论》音释（人民卫生出版社 1956 年 3 月影印本）

宋·王惟一《难经集注》音释（人民卫生出版社 1956 年影印本）

宋·庞安时《伤寒总病论》音训（上海古籍出版社 1991 年 4 月影印《四库医学丛书》本）

宋·周守忠《历代名医蒙求》释音（人民卫生出版社 1955 年影印本）

宋·唐慎微《重修政和经史证类备用本草》（人民卫生出版社 1957 年影印本）

元·朱丹溪《丹溪手镜》音释（人民卫生出版社 1982 年 2 月校点本）

明·李时珍《本草纲目》（人民卫生出版社 1977 年校点本）
明·李时珍《奇经八脉考》音释（明万历间刻本）
明·吴昆《内经素问吴注》（山东科学技术出版社 1984 年 1 月校点本）
明·张介宾《类经》（人民卫生出版社 1965 年竖排本）
清·张振鋆《厘正按摩要术》音释（人民卫生出版社 1956 年影印本）
清·吴谦《医宗金鉴》音释（上海古籍出版社 1991 年 4 月影印《四库医学丛书》本）